関連図 と 検査 で理解する

疾患 病態 生理 パーフェクトガイド

監修 道又 元裕　杏林大学医学部付属病院 看護部長

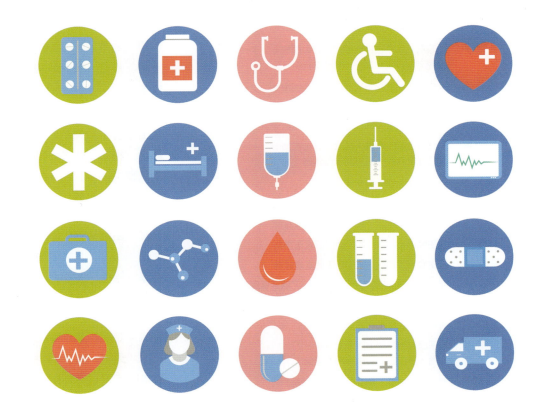

総合医学社

執筆者一覧

●監　修
道又　元裕　杏林大学医学部付属病院 看護部長

●執　筆 （執筆順）

四本　竜一	東邦大学医療センター大森病院
高橋ひとみ	杏林大学医学部付属病院／救急看護認定看護師
髙石　　壯	関西医科大学附属病院／急性・重症患者看護専門看護師
鈴木　　淳	総合病院 土浦協同病院／集中ケア認定看護師
関屋　智子	金沢大学附属病院／日本難病看護学会認定難病看護師
中山　優季	公益財団法人 東京都医学総合研究所
荻野　敏行	国立精神・神経医療研究センター病院／日本難病看護学会認定難病看護師
岡田由佳理	大阪府立病院機構大阪はびきの医療センター／緩和ケア認定看護師
岩田　　香	大阪府立病院機構大阪はびきの医療センター／緩和ケア認定看護師
良田　紀子	大阪府立病院機構大阪はびきの医療センター／がん化学療法看護認定看護師
清水　孝宏	那覇市立病院／集中ケア認定看護師
崔　　晶淑	大阪府立病院機構大阪はびきの医療センター
鬼塚真紀子	大阪府立病院機構大阪はびきの医療センター／慢性呼吸器疾患看護認定看護師
谷口千恵子	大阪府立病院機構大阪はびきの医療センター／小児アレルギーエデュケーター
竹川　幸恵	大阪府立病院機構大阪はびきの医療センター／慢性疾患看護専門看護師
橋本　美鈴	大阪府立病院機構大阪はびきの医療センター
渡部　妙子	大阪府立病院機構大阪はびきの医療センター／慢性呼吸器疾患看護認定看護師
佐伯　京子	山口大学大学院医学系研究科
増田　博紀	済生会熊本病院／集中ケア認定看護師
平江　里美	済生会熊本病院／集中ケア認定看護師
松下　聖子	済生会熊本病院／集中ケア認定看護師
坂本美賀子	済生会熊本病院／集中ケア認定看護師
鎮目　祐子	総合病院 土浦協同病院／集中ケア認定看護師
松田　勇輔	杏林大学医学部付属病院／集中ケア認定看護師
有村さゆり	杏林大学医学部付属病院
新山　和也	埼玉医科大学国際医療センター／急性・重症患者看護専門看護師
山川　　賢	熊本中央病院／集中ケア認定看護師
森　みさ子	聖マリアンナ医科大学横浜市西部病院／日本静脈経腸栄養学会認定 NST 専門療法士
小川　哲平	奈良県立医科大学附属病院／集中ケア認定看護師
有田　　孝	日本看護協会看護研修学校／集中ケア認定看護師
辻本　雄大	奈良県立医科大学附属病院／急性・重症患者看護専門看護師
北別府孝輔	倉敷中央病院／急性・重症患者看護専門看護師
原田　雅子	杏林大学医学部付属病院／集中ケア認定看護師
西尾　宗高	杏林大学医学部付属病院／救急看護認定看護師
村上　香織	近畿大学医学部附属病院／救急看護認定看護師／急性・重症患者看護専門看護師
森　小律恵	日本看護協会看護研修学校／糖尿病看護認定看護師
中山　法子	糖尿病ケアサポートオフィス／糖尿病看護認定看護師
二階堂名奈	伊藤病院
後藤　　希	伊藤病院
中丸　悠子	東京女子医科大学病院
藤岡　千果	東京女子医科大学病院
高原　麻耶	元東京女子医科大学病院
本間　明香	元東京女子医科大学病院
土田　真紀	東京女子医科大学病院
森下裕美子	元東京女子医科大学病院
勝守　理子	東京女子医科大学病院
島田　聖子	東京女子医科大学病院
齊藤　舞衣	東京女子医科大学病院
塚越真由美	国立がん研究センター中央病院／がん看護専門看護師
藤井　恵美	国立がん研究センター中央病院／がん化学療法看護認定看護師
石渡　由貴	東京女子医科大学病院
佐藤　　優	東京女子医科大学病院
冨澤　絵美	元東京女子医科大学病院
佐野麻里子	杏林大学医学部付属病院／日本エイズ学会認定 HIV 感染症看護師
大槻　勝明	総合病院 土浦協同病院／集中ケア認定護師
露木　菜緒	杏林大学医学部付属病院／集中ケア認定看護師
宮本いずみ	久留米大学医学部看護学科
林　　里香	杏林大学医学部付属病院
金井　久子	聖路加国際病院／乳がん看護認定看護師

序　文

　医療は，科学技術のめざましい進歩に相まって進歩を遂げています．疾患の病態生理は，不明であった点も徐々に明らかにされ，また，それに対する新たな検査や治療法も数多く開発され，それが続々と臨床の場に導入されています．

　疾患を特定するための診断は，患者の訴えや症状，病歴を踏まえながら，フィジカルイグザミネーションと，血液や画像をはじめとする必要と判断した種々の検査によって行われます．また，疾患に特有な病態生理は，疾患によってヒトの正常な機能が異常をきたしたり，また，調節機能が変調あるいは破綻した身体機能の状態，あるいは破綻をきたす原因や要因を明らかにするための"すべ"として不可欠なものです．

　看護師は，医療サービスを担う重要なメンバーとして，対象となる患者が有する疾患とその病態生理，検査と診断，治療法について正しく理解して，担当患者に相応した看護ケアを提供することが必要です．つまり，患者が有する疾患の診断プロセスと治療方法は勿論のこと，患者の体に何が起こっていて，今後それを治療すれば，あるいは放置すればどのように変化してゆくのかを理解していなければ，その患者に必要な看護ケア方法について，決定，実践することは困難です．また，担当医師をはじめとするチーム医療のメンバーとの協働作業もうまくいかなくなります．

　臨床看護実践は，医療サービスを受ける対象者に，安全かつ安心な看護を提供することにあることは，いつの時代になっても変わらぬ基本ですが，その基本を軸に患者の健康障害の全容を理解したうえで，患者が有する健康問題と反応を的確に見極め，適切なケアを実践することが不可欠です．

　そこで，私たちは臨床で遭遇する頻度の高い疾患を取り上げ，その疾患の病態によって体の中で，どんなことが起きていて，どんな検査を行い，その検査の値がどのように変動するのかを中心に，診断や治療にもふれながら，疾患，病態の全体像を把握できる書籍を刊行しました．また，本書は病態，病期とそれに相応した検査について関連図を用いて，より一層理解を深められるようにしたことも特長です．

　本書のおもな疾患項目は，臨床の中でよく遭遇する「脳神経系疾患」「呼吸器系疾患」「循環器系疾患」「消化器系疾患」「内分泌・代謝系疾患」「腎・泌尿器系疾患」「血液・造血器疾患および免疫機能障害，感染症」「婦人科系疾患・乳腺疾患」から66の疾患とその病態をピックアップしました．看護の現場ですぐ役立つようなプラクティカルな内容になっています．

　本書は，病める患者さんに献身的に看護ケアを実践する看護に携わる方々とこれから看護の道を歩もうとする看護学生の方々にぜひとも活用していただきたいと思います．

2017年5月

道又　元裕

目次

I 脳神経系疾患 … 1
- 脳腫瘍 … 2
- 脳卒中 … 6
- クモ膜下出血 … 13
- 髄膜炎 … 18
- 脊髄小脳変性症 … 22
- パーキンソン病 … 28
- 筋萎縮性側索硬化症（ALS） … 32

II 呼吸器系疾患 … 37
- 肺がん … 38
- 肺炎 … 43
- 慢性閉塞性肺疾患（COPD） … 46
- 気管支喘息 … 50
- 間質性肺炎 … 55
- 肺結核 … 59
- 睡眠時無呼吸症候群 … 63
- インフルエンザ肺炎 … 67

III 循環器系疾患 … 71
- 高血圧 … 72
- 不整脈 … 76
- 心不全 … 80
- 狭心症, 心筋梗塞 … 85
- 心筋症 … 90
- 弁膜症 … 94
- 大動脈瘤 … 101
- 感染性心内膜炎 … 105
- 肺血栓塞栓症 … 109
- 深部静脈血栓症 … 113
- 閉塞性動脈硬化症 … 116

IV 消化器系疾患 … 121
- 食道がん … 122
- 逆流性食道炎 … 126
- 胃・十二指腸潰瘍 … 129
- 胃がん … 132
- 大腸がん … 136
- 潰瘍性大腸炎, クローン病 … 140
- 肝炎 … 147
- 脂肪肝 … 151
- 肝硬変 … 154
- 肝がん … 159
- 膵炎（急性・慢性） … 165
- 膵がん … 169
- 胆石, 胆嚢炎 … 173
- 急性腹膜炎 … 177

V 内分泌・代謝系疾患 … 181
- 糖尿病 … 182
- 高尿酸血症, 痛風 … 187
- 脂質異常症 … 190
- 甲状腺機能亢進症（甲状腺中毒症）・低下症 … 195
- 甲状腺腫瘍 … 198
- 先端巨大症, クッシング病, 中枢性尿崩症, 下垂体腫瘍 … 202
- 副腎腫瘍, クッシング症候群 … 206
- 骨粗鬆症 … 210

VI 腎・泌尿器系疾患 … 213
- 糸球体腎炎 … 214
- 腎不全（急性・慢性） … 218
- ネフローゼ症候群 … 223
- 尿路結石症 … 226
- 尿路感染症 … 230
- 前立腺がん … 233

VII 血液・造血器疾患および免疫機能障害, 感染症 … 237
- 白血病, 悪性リンパ腫 … 238
- 多発性骨髄腫 … 243
- 関節リウマチ … 248
- 全身性エリテマトーデス（SLE） … 253
- 全身性強皮症 … 256
- HIV感染症 … 261
- 敗血症 … 266
- 播種性血管内凝固症候群（DIC） … 271

VIII 婦人科系疾患・乳腺疾患 … 277
- 子宮がん（子宮頸がん, 子宮体がん） … 278
- 卵巣がん … 281
- 子宮筋腫 … 285
- 乳がん … 290

索引 … 295

I 脳神経系疾患

- 脳腫瘍
- 脳卒中
- クモ膜下出血
- 髄膜炎
- 脊髄小脳変性症
- パーキンソン病
- 筋萎縮性側索硬化症（ALS）

脳神経系疾患

脳腫瘍

四本竜一

ポイントになる検査項目
頭部CT，頭部MRI，脳血管撮影，頭蓋骨X線

病態と検査の関連図

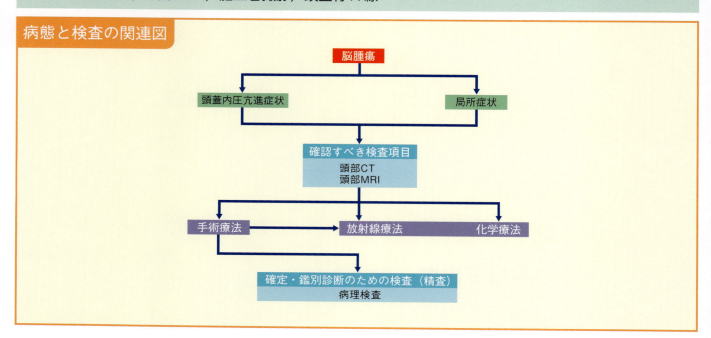

どんな疾患か

- 脳腫瘍は頭蓋内の脳実質，髄膜，脳神経，下垂体などから発生する腫瘍の総称である．
- これらの部位に原発性に発生する原発性脳腫瘍と，身体の他の臓器の腫瘍が脳に転移して発生する転移性脳腫瘍がある．
- 原発性脳腫瘍は人口10万人中，おおよそ20人程度に発生し，由来する組織によって脳実質外腫瘍と脳実質内腫瘍に分けられる．
- 脳実質外腫瘍は髄膜，脳神経，下垂体から発生し，髄膜腫，神経鞘腫，下垂体腺腫となる．脳組織との境界が明瞭なものが多く，病理学的に良性が多い．
- 脳実質内腫瘍は神経膠細胞から発生し，神経膠腫となる．腫瘍の境界は不明瞭で，脳実質内に浸潤性に発育する．病理学的に悪性が多い（表1）．
- 転移性脳腫瘍の原発巣として最も多いのは肺がんである．乳がん，胃がんからの転移が続く．
- 脳腫瘍の分類には（WHO 世界保健機関）による組織型分類が用いられる．組織型は130以上にもなるが，原発性脳腫瘍の中では髄膜腫と神経膠腫の発生頻度が高く，この2つだけで全体の6割以上を占めている．

表1　おもな脳腫瘍の種類と好発部位

種類	好発部位
髄膜腫	大脳半球円蓋部，傍矢状洞部
神経膠腫	テント上
下垂体腺腫	下垂体前葉

用語解説

- 髄膜：硬膜，クモ膜，軟膜を合わせて髄膜と呼ぶ．
- 脳腫瘍のWHOによる組織型分類：組織グレードは腫瘍を構成する細胞の異型性，核分裂像，壊死像，血管増殖の有無など病理所見で評価される．グレードⅠ〜Ⅳに分けられる．

体の中で起きていること（病態生理）

- 脳腫瘍による症状は，頭蓋内圧亢進による症状と発生部位による局所症状がある．
- 頭蓋内圧亢進による症状は，頭痛，嘔吐，うっ血乳頭が三大症状とされ，一般的にどのタイプの腫瘍にもみられる．腫瘍の増大や脳浮腫，髄液の循環障害などにより頭蓋内圧亢進をきたす（図1）．
- 腫瘍の発生部位による局所症状は，麻痺，感覚障害，言語障害，けいれん，内分泌異常，視野異常などがある．腫瘍の発生部位が運動野の周辺であれば手足が動きにくくなる（麻痺），感覚野の周辺であればしびれなど感覚の異常，言語野の近くであれば言語障害など，それぞれ特徴的な症状がみられる（図2）．
- CT，MRIの普及とともに，無症候性の脳腫瘍が発見されることも多くなっている．
- 脳脊髄液の循環障害により水頭症を生じることがある．

症状に関する臨床知

- 脳腫瘍による局所症状は，進行性に悪化するという特徴がある．
- 血管障害では発症とともに症状が出るのに対して，腫瘍がゆっくり浸潤性に発育する場合は，症状がわかりづらいこともある．

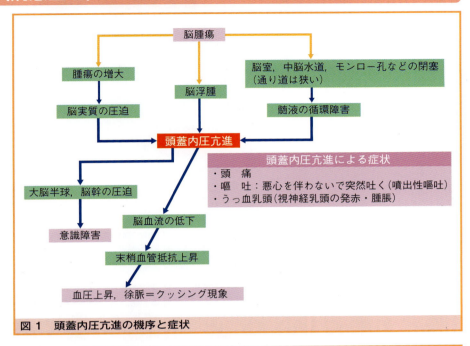

図1 頭蓋内圧亢進の機序と症状

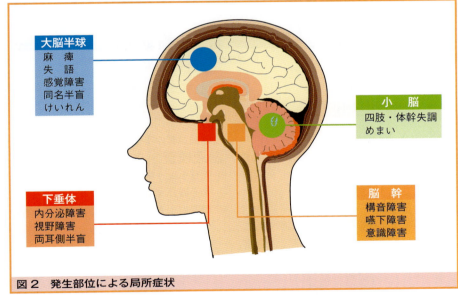

図2 発生部位による局所症状

検査の読み方　ここがポイント！

頭部CT
- CTでは出血や石灰化があれば高吸収域（白色），虚血や浮腫があれば低吸収域（黒色）として写し出される．
- 脳腫瘍では腫瘍の種類，発生部位により低吸収域，高吸収域，両吸収域が混在したものまでさまざまな像を呈する．

頭部MRI
- MRIは撮影条件を変えることによりT1強調画像，T2強調画像，拡散強調画像，FLAIR画像がある．黒く見える部分を低信号，白く見える部分を高信号，周辺組織と同じ色に見える部分を等信号という．
- 脳腫瘍ではT1強調画像，T2強調画像，造影画像を比較することにより，腫瘍の性質や脳との関係を明らかにすることができる．造影剤によって増強することで，

より鮮明な画像を得ることができる.
- MRIで髄膜腫は，均一に造影されることが多い（図3）．腫瘍付着部周囲の硬膜も造影されることが多い（dural tail sign）.
- MRIで神経膠腫は，不均一に造影されることが多い（図4）．リング状増強がみられる.
- MRIで転移性脳腫瘍は，不均一に造影されることが多い．リング状や塊状の増強がみられる．多発性であることがしばしばある.

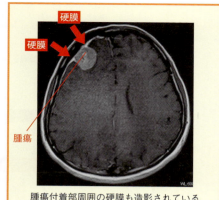

腫瘍付着部周囲の硬膜も造影されている.

図3　髄膜腫の造影MRI

補足説明
- 造影の効果により，腫瘍の範囲と種類を予想する：造影検査により，腫瘍と腫瘍以外にコントラストをつけることで，どこまでが腫瘍で，どこからが正常な脳組織なのか，区別することができる．それにより，画像上で腫瘍の種類を予想し，治療方針を検討する.

MRIに関する臨床知
- MRIでは磁気や磁性体の持ち込み確認はもちろんだが，閉所恐怖症の有無を確認する．検査前に鎮静剤を投与し，入眠した状態で撮影することもある.
- 造影剤使用時は副作用によるアナフィラキシーショックや嘔吐に注意し，急変に素早く対応できるよう備えておく必要がある.

画像に関する臨床知
- 画像所見は決して難しくない．腫瘍の部位や大きさを知ることにより，出現するであろう症状を予測することができ，異常の早期発見に役立てることができる．医師が画像を見ているとき，一緒に確認し，わからないところは質問しよう.
- 読影のポイント
  ・まずは正常解剖に慣れること
  ・左右対称かどうか
  ・脳室の形（偏位があるか，大きさはどうか）

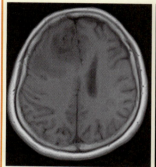
T1強調画像

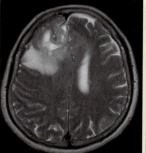
T2強調画像

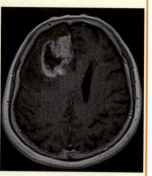
造影画像
リング状増強がみられる.
壊死部分は低信号となる.

図4　神経膠腫のMRI

頭蓋骨X線撮影
- トルコ鞍の変化（下垂体腫瘍では拡大する）や，手術を安全に行うために前頭洞の大きさを確認する.

脳血管撮影
- 脳腫瘍で開頭術を行う場合，撮影することが多い．腫瘍と血管の位置関係や腫瘍を栄養する血管を明らかにすることにより，手術を安全に行える．必要に応じて栄養血管の塞栓を行う.

髄液検査
- 転移を疑う場合，髄液中の悪性細胞の有無を確認する.
- 頭蓋内圧亢進が明らかな場合，脳ヘルニアを起こす危険性があるため，腰椎穿刺は禁忌である.

血液検査
- 下垂体ホルモン，腫瘍マーカーを測定する.

病理検査
- 病理検査には手術中に採取した組織を凍らせて診断する術中迅速診断と，永久標本を作成したのちに時間をかけて診断する方法がある.
- 病理組織診断を行い，腫瘍の種類や悪性度を判定する.

診断のされ方
- 脳腫瘍の術前診断は，症状，画像所見などの結果を総合的に判断して診断する.
- 確定診断は，病理検査で行う.

診断に関する臨床知
- 脳腫瘍と診断された患者は何よりも大きな不安に包まれ，脳腫瘍そのものや治療，その後の経過など，患者，家族の疑問は尽きない．患者の不安の軽減は大切なケアの一つである．そのためには，脳腫瘍そのものに対する正しい知識を身につけ，患者の疑問に胸を張って答えられる看護師でありたい.

治療法の選択

手術療法
- 脳腫瘍の治療は一般的に手術療法が主体となる．腫瘍の種類，発生部位，大きさなどにより術式を決定する．
- 良性腫瘍は全摘出できれば治癒が可能である．悪性腫瘍は摘出率が高いほど生存率が高い傾向にある．
- 下垂体腫瘍は経蝶形骨洞下垂体腫瘍摘出術を行う．腫瘍が大きい場合には，開頭術を行うこともある．
- 腫瘍の種類，性質によっては放射線療法・化学療法を追加することもある．
- 組織診断のみ行う場合もある．組織生検術と呼ばれる．診断によって治療方法が決まる．

放射線療法
- 脳腫瘍の放射線療法には，通常照射と定位照射がある．
- 通常照射は，腫瘍を含む広範囲に照射することが可能である．1日の照射線量を減らし，3～6週間程度に分割照射を行うことで，正常組織の損傷を抑制する．
- 定位照射は，腫瘍に対して正確に集中的に，短時間で照射することが可能である．治療期間は短く，通常単一の病変では数日の入院で治療が可能である．入院期間が短いことと侵襲が小さくて患者の負担が少ないことが長所である．

化学療法
- 化学療法は，悪性腫瘍の場合に手術後や放射線療法と併用して行われることが多い．
- 使用頻度が多いものとしてテモゾロミドがある．テモゾロミドは血液脳関門を通過しやすく，放射線療法を併用した場合の相乗効果が認められており，悪性神経膠腫で使用されている内服薬である．

補足説明
- ニューロ・ナビゲーションシステム：手術操作位置を三次元的にリアルタイムに確認できる．迅速かつ確実に術中の解剖学的構造を把握し，より安全で確実な腫瘍摘出が行える．近年は3Dプリンター模型なども用いられる．

治療に関する臨床知
- 化学療法は副作用の出現率が高いため，治療前に十分な患者への説明と理解が必要である．治療継続のためには，治療期間が長く，しかも難治性あるいは不治であることによる患者や家族の精神的葛藤をよく理解し，的確な精神的援助を行っていかなければならない．
- 緩和ケアは，がん治療と一緒に受ける積極的な医療である．患者の症状を緩和し，QOLを最大限に尊重したケアを提供する必要がある．

文献
1）村川裕二 監：新・病態生理できった内科学7 神経疾患．医学教育出版社，pp197-205, 2009
2）渋井壮一郎：脳腫瘍疫学の変遷．Neurological Surgery 43(11)：1031-1042, 2015

脳神経系疾患

脳卒中

高橋ひとみ

ポイントになる検査項目
頭部CT, 頭部MRI, NIHSS, BP（血圧）, APTT, INR, FDP, Dダイマー, 血糖値

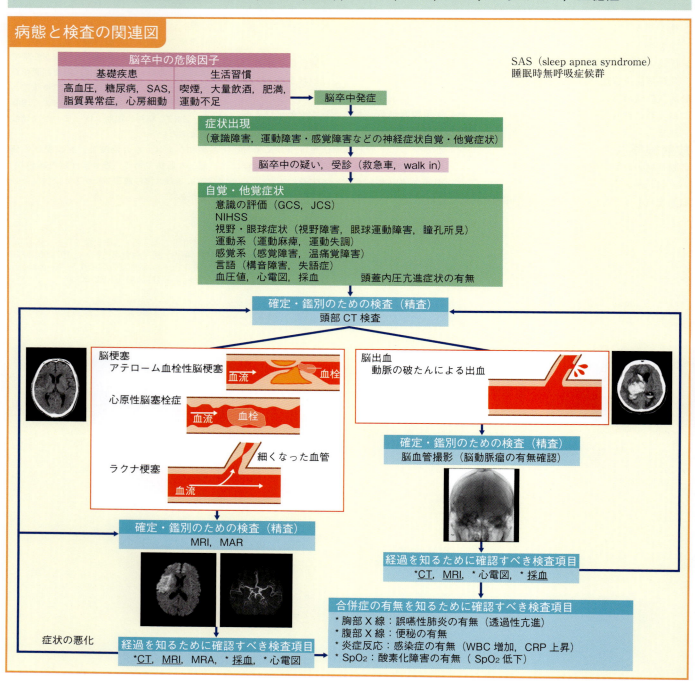

病態と検査の関連図

SAS (sleep apnea syndrome)
睡眠時無呼吸症候群

どんな疾患か

- 脳卒中とは，脳の血管に何らかの障害が起きる脳血管障害の総称である．大きく分けると，脳出血，脳梗塞，クモ膜下出血の3つに大別される．本項では，脳出血と脳梗塞について述べる（図1）．
- 脳出血は，脳組織の中で，血管が破たんして起きた出血をいう．
- 脳梗塞は，脳に血液を運ぶ動脈が閉塞あるいは狭窄することで，脳組織への血流が途絶え，その結果，脳組織が壊死する状態をいう．

用語解説

- BAD（Branch atheromatous disease）：ラクナ梗塞とアテローム血栓性脳梗塞の中間となる病態．入院時に比較して入院後に神経症状が増悪することがしばしばみられる．
- Trousseau's syndrome（トルソー症候群）：悪性腫瘍の遠隔効果による血液凝固異常により脳塞栓症をきたしたもの．
- A to A：動脈原性微小塞栓（artery-to-artery embolism）．
- TIA（transient ischemic attack）：一過性脳虚血発作．

図1 脳卒中の分類（臨床病型）

```
脳卒中
├ 出血性脳卒中
│   ├ 脳出血
│   ├ クモ膜下出血
│   └ その他の頭蓋内出血
└ 虚血性脳卒中
    ├ アテローム血栓性梗塞（A to A，BAD）
    ├ 心原性脳塞栓
    ├ ラクナ梗塞
    └ その他（TIA，Trousseau's syndrome，大動脈原性脳塞栓 など）
```

体の中で起きていること（病態生理）（図2，3）

脳出血

- 脳出血は，高血圧や糖尿病，脂質異常症など生活習慣病が基礎疾患にあることが多い．そのため動脈硬化が進行し，脳内の微小な動脈の一部が変性し，小さな瘤ができる．そこに強い力（高血圧）が加わることで血管が破たんし出血する病態である．

脳梗塞

- 脳梗塞は，脳動脈の閉塞により，脳組織の酸素や栄養が不足したために壊死に陥る疾患である．脳出血と同様に，生活習慣病が基礎疾患にあることが多い．脳梗塞には，大きく分けて2つのパターンがある．1つは，脳動脈が高血圧による変性や動脈硬化で狭窄あるいは閉塞するもの（ラクナ型，アテローム型）．もう1つは，血栓などの塞栓因子が脳動脈を閉塞するもの（目詰まり型，飛び散り型）である．

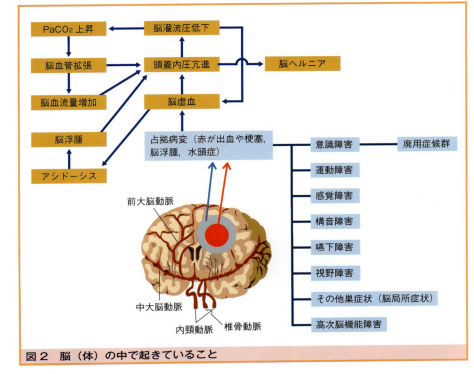

図2 脳（体）の中で起きていること

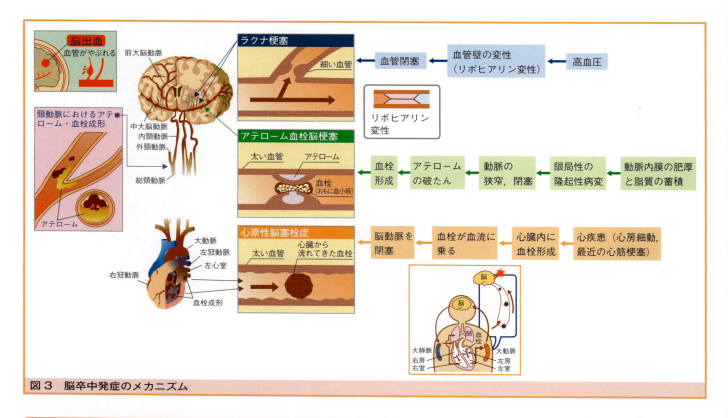

図3 脳卒中発症のメカニズム

検査の読み方　ここがポイント！

- 脳疾患の画像診断に用いられる代表的な検査を表1に示す．
- 画像診断は，出血に強い検査と梗塞（虚血）に強い検査，血管の形状がわかる検査などがある．
- 患者の疾患や，脳組織の変化，現状を知るために行われる．

脳出血の画像（図4）

＊出血の頭部CTにおいて，急性期は高吸収域を示す．画像では白く写っている部

表1　代表的な脳画像検査の種類と特徴

種類	特徴
CT	輪切りにした画像で写し出す．出血を判断しやすい．
MRI	CTでは写せない小さな所見や脳梗塞などの病変を判別しやすい．
MRA	脳動脈のスクリーニングに役立つ．血管狭窄の検索に役立つ．
3DCT	脳の血管を立体構造として三次元に写し出す．
血管造影（DSA）	造影剤を用いて血管の異常を捉える．
脳血流シンチグラフィ	脳の断面の血流状態がわかり，虚血領域を確認する．

文献1)を参照して作成

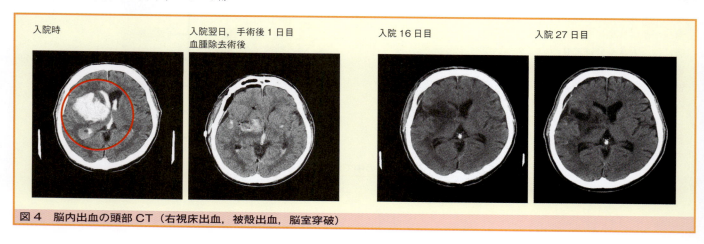

図4　脳内出血の頭部CT（右視床出血，被殻出血，脳室穿破）

分である．
- 出血は，4〜7日後から低吸収域（黒く写る）になる．
- 2〜4週間後には高吸収になるが，数カ月後には囊胞化を示す．

脳梗塞の画像（図5，6）
- 急性期では，頭部CTにおいて，低吸収域を示す（黒っぽく写る）．
- 亜急性期の1〜3週間では，fogging effect（梗塞巣が一時的に不明瞭化する）から低吸収域へと移り変わる．
- 発症から1ヵ月以上を経た慢性期では，髄液濃度といわれる低吸収域を示し，瘢痕化していく．
- 脳梗塞の診断によく用いられる検査にMRIがある．MRI検査の撮影方法には5つある（表2）．
- そのほかに，よく実施される検査の画像を図7に示す．画像の左右差や色調の変化などを普段から見て，障害されている脳の部位の評価や医師の考えを理解する．

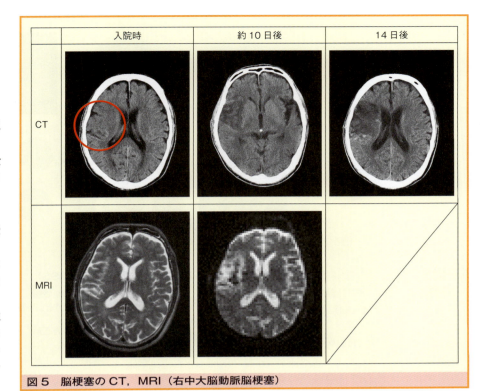

図5　脳梗塞のCT，MRI（右中大脳動脈脳梗塞）

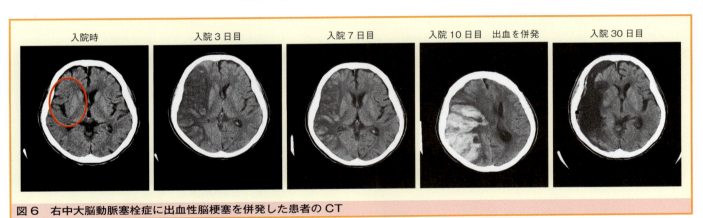

図6　右中大脳動脈塞栓症に出血性脳梗塞を併発した患者のCT

表2　MRIの5つの撮影方法とその特徴

T1	脂肪は白く（高信号域），脳脊髄液は黒く（低信号域）写る．構造の理解に適している．
T2	病変の検索に適している．浮腫を検出しやすく，脳脊髄液は白く（高信号域）写る．
T2*	微小出血は黒く（低信号域）写る．陳旧性脳出血の検出に適している．
FLAIR	脳脊髄液は黒く（低信号域）写る．脳槽や脳溝は白く（高信号域）写る．側脳室周囲白質や皮質の病巣の検出に用いられる．
DWI	急性期脳梗塞の検出に有効．病変部位が白く（高信号域）写る．

MRIでは，黒く写し出されることを「低信号域」，白く写し出されることを「高信号域」と表現する．
FLAIR：水抑制画像
DWI：拡散強調画像
「T2*」は，ティーツースターと読む．

文献2)を参照して作成

用語解説
- **fogging effect**：血管性浮腫が引いて水分が少なくなるため，低吸収域の濃度が相対的に上昇して正常画像のように見える現象のこと．

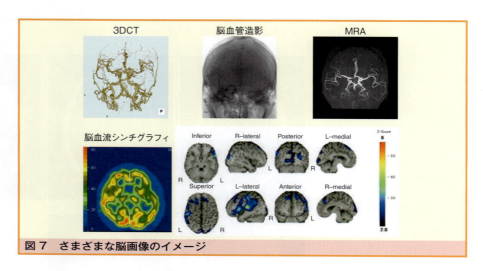

図7 さまざまな脳画像のイメージ

NIHSS

- NIHSSは，脳卒中の神経症状の評価スケールで，世界で最も頻用されている（表3）．
- 脳梗塞発症4.5時間以内に使用される組織プラスミノーゲンアクチベータ（rt-PA，アルテプラーゼ）静注療法の判断基準の一つである．
- rt-PA静注療法の適応の目安は，NIHSS値5点以上，25点以下．
- rt-PA投与後の神経症状の変化，経時的変化を数値で知ることができる．
- 数字（合計点）の経時的変化だけでなく，それぞれの項目の変化にも注意していく．

表3 NIH Stroke Scale（NIHSS）

項目	評価
1a.意識水準	□0：完全覚醒　□1：簡単な刺激で覚醒 □2：繰り返し刺激，強い刺激で覚醒　□3：完全に無反応
1b.意識障害−質問 （今月の月名および年齢）	□0：両方正解　□1：片方正解　□2：両方不可能
1c.意識障害−従命 （開閉眼，「手を握る・開く」）	□0：両方正解　□1：片方正解　□2：両方不可能
2.最良の注視	□0：正常　□1：部分的注視視野　□2：完全注視麻痺
3.視野	□0：視野欠損なし　□1：部分的半盲 □2：完全半盲　□3：両側性半盲
4.顔面麻痺	□0：正常　□1：軽度の麻痺　□2：部分的麻痺　□3：完全麻痺
5.上肢の運動（右） *仰臥位の時は45度右上肢 □9：切断，関節癒合	□0：90度を10秒間保持可能（下垂なし） □1：90度を保持できるが10秒以内に下垂 □2：90度の挙上または保持ができない □3：重力に抗して動かない　□4．全く動きがみられない
上肢の運動（左） *仰臥位の時は45度左上肢 □9：切断，関節癒合	□0：90度を10秒間保持可能（下垂なし） □1：90度を保持できるが10秒以内に下垂 □2：90度の挙上または保持ができない □3：重力に抗して動かない　□4．全く動きがみられない
6.下肢の運動（右） *仰臥位の時は30度右下肢 □9：切断，関節癒合	□0：30度を5秒保持可能（下垂なし） □1：30度を保持できるが5秒以内に下垂 □2：重力に抗して動きがみられる □3．重力に抗して動かない　□4．全く動きがみられない
下肢の運動（右） *仰臥位の時は30度左下肢 □9：切断，関節癒合	□0：30度を5秒保持可能（下垂なし） □1：30度を保持できるが5秒以内に下垂 □2：重力に抗して動きがみられる □3．重力に抗して動かない　□4．全く動きがみられない
7.運動失調 □9：切断，関節癒合	□0：なし　□1：1肢　□2：2肢
8.感覚	□0：障害なし　□1：軽度から中等度　□2：重度から完全
9.最良の言語	□0：失語なし　□1：軽度から中等度 □2：重度の失語　□3：無言，全失語
10.構音障害 □9：挿管または身体的障壁	□0：正常　□1：軽度から中等度　□2：重度
11.消去現象と注意障害	□0：異常なし □1：視覚，触覚，聴覚，視神経，または自己身体に対する不注意，あるいは1つの感覚様式で2点同時刺激に対する消去現象 □2：重度の半側不注意あるいは2つ以上の感覚様式に対する半側不注意

42点満点でスコア0（正常）〜40点（最重症），9点は合計点に加えない

重要度の高い検査マーカー

- 生活習慣病に関連した項目と，病態把握に役立つ検査について挙げる（表4）．
- 血圧コントロール

【脳出血】

* 脳出血急性期の血圧は，できるだけ早期に収縮期血圧140 mmHg未満に降下させ，7日間維持することを考慮してもよい．
* 来院時に降圧する際は，来院時血圧の20％以内にする．
* 脳出血急性期の血圧目標値については，十分な科学的根拠とデータはない．
* 医師の指示に基づきコントロールする．
* 再出血や血腫の増大を防ぎ，血腫周辺の脳血流を低下させないためには血圧のコントロールが必要である．

【脳梗塞】

* 脳梗塞急性期では，収縮期血圧＞220 mmHgまたは拡張期血圧＞120 mmHgの場合は，発症後24時間は15％程度の降圧療法を行うことが推奨されている．
* 脳梗塞急性期では，血液脳関門の破たんや脳自動調節能が失われている状態にあるため，急激・過度な降圧は脳梗塞に陥る可能性がある．
* そのため，血圧の目標値は高めに設定されている．
* rt-PA適応の適応外に，大動脈解離がある．体幹CT撮影を行うが，両上肢もしくは四肢の血圧測定を行う．

表4 検査マーカー

検査の数値は各施設で基準が若干異なる

検査	評価項目	基準値
血液検査	酸素運搬能の評価，貧血の有無	RBC：386～492万/μL Hb：11.6～14.8 g/dL Ht：35.1～44.4 % Plt：15.8～34.8×10⁴
	感染症の有無	WBC：3,300～8,600 /μL CRP：0～0.14 mg/dL
	腎機能の評価	BUN：8.0～20 mg/dL Cr：0.46～0.79 mg/dL
	凝固系の評価	APTT：27.0 ～40.0秒 　ヘパリンナトリウムを投与する場合，APTTを前値の1.5～2.0倍を目標に投与量を調節 PT：80～100％ PT-INR：1.0 　ワルファリン療法が行われ，PT-INRを2.0～3.0に維持する（70歳以上のNVAFがある場合は，PT-INR 1.6～2.6）．
	凝固系の検査 血栓を起こす疾患の有無判定	Dダイマー：0.5 μg/mL以下 フィブリノゲン：200～400mg/dL
	脂質異常の評価	総コレステロール：130～220 mg/dL 中性脂肪：50～150 mg/dL
	電解質のバランス：高血圧，肝，腎疾患，利尿薬，脱水などで変化	Na：138～145 mEq/L Cl：101～108 mEq/L K：3.6～4.8 mEq/L
	心不全の生化学的マーカー	BNP：18.4pg/mL以下
	糖尿病の評価	血糖値（空腹時）：60～110 mg/dL HbA1c（ヘモグロビンA1c）：～5.8 %
尿検査	腎臓・膵臓の機能を知る手がかりとなる	尿蛋白：陰性 尿糖：陰性
	膵臓から分泌されているインスリン量の測定	C-ペプチド 　血中C-ペプチド：1.2～2.0ng/mL 　尿中C-ペプチド排泄量：24～97 μg/day
エコー検査	動脈閉塞や塞栓源，病型診断に用いる	心エコー，頸動脈エコー，経食道心エコー，下肢静脈エコー
心電図検査	不整脈の有無や種類	心電図モニター 12誘導心電図

APTT：活性化部分トロンボプラスチン時間，PT-INR：プロトロンビン時間-国際標準化
NVAF：非弁膜症性心房細動
BNP：脳性ナトリウム利尿ペプチド（brain natriuretic peptide）の略で，心臓（おもに心室）で合成され分泌されるアミノ酸からなるホルモン．脳卒中の患者は，心疾患を合併していることも多く測定される．

診断のされ方

- 脳卒中の診断には，CTやMRI，血管造影などの画像診断が用いられる．
- 脳卒中の危険因子には，高血圧，糖尿病，脂質異常症，非弁膜症性心房細動，ヘマトクリット高値，フィブリノゲン高値，血清コレステロール高値，経口避妊薬内服などがある．これらの既往歴聴取は病型の診断にも有用である．
- 意識障害や頭痛のほか，手足の動きにくさやしびれ，話しにくさ，顔の歪みなどの自覚・他覚症状で来院することも多い（図8）．
- 脳梗塞の場合，病型により治療に用いられる薬剤が異なる．そのため，頭部のMRIだけでなく，頸部と体幹（胸腹部）のCTやMRI・MRAが同時に行われることが多い．

補足説明

- 脳梗塞の分類には1990年に米国のNINDS（National Institute of Neurological Disorders and Stroke）が発表した分類（NINDS Ⅲ）が広く用いられている．NINDS Ⅲでは脳梗塞の発症機序と臨床病型を分類し，その組み合わせで病型診断を行うことを提唱している．発生機序からの病型分類は，①血栓性，②塞栓性，③血行力学性となっている．

図8 Act FAST

Face	Arm	Speech	Time
顔の歪み　うまく笑顔がつくれるか？　口を「イー」と横に広げてみる．	両手の掌を上に向けて上げてもらう．どちらかの手が内旋しながら下垂してこないか．	うまく言葉が出てこない，呂律が回らない，などないか．	左記の3つのうち1つでもあれば脳卒中の可能性は70%．すぐドクターコール！

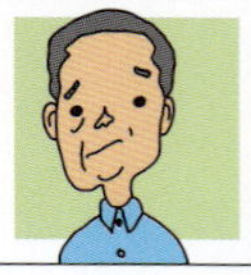

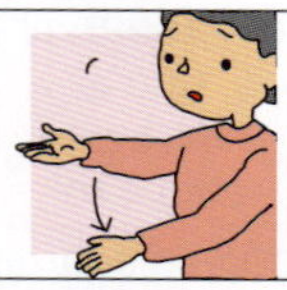

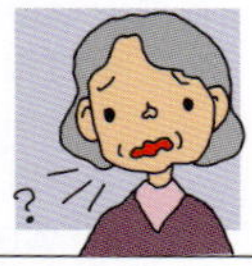

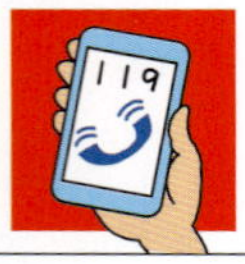

診断に関する臨床知

- 話しにくさや動かしにくさなどの運動系の症状だけでなく，右手と左手で温度の感じ方が違う，右足がいつも靴下を履いてる感じで鈍いといった感覚性の障害を訴えることも多い．感覚の左右差も確認する．
- 普段，顔を見て話し，動いている姿を看ている看護師だからこそ，いつもと違うことに最初に気づくことができる．
- 救急受診した場合には，付き添ってきた家族に，いつもと違うところを聞いてみる．

治療法の選択

脳出血

●**外科的治療**

* 皮質下，被殻，小脳出血は secondary brain damage を回避するために，開頭血腫除去術，定位脳手術による血腫除去手術が行われる．
* 視床出血や脳幹出血は，血腫除去術の適応はないが，血腫が脳室内に穿破し，非交通性水頭症を合併した場合には，穿頭脳室ドレナージが行われる．

●**内科的治療**

* 頭蓋内圧亢進を伴う場合には，脳圧降下剤（高張グリセロール，マンニトール）が投与される．
* 降圧剤は，急性期には微量点滴静脈注射で投与し，医師の指示する範囲で血圧がコントロールされるよう管理する．
* 降圧剤は，可能であれば経口治療へ切り替える．
* 合併症の予防，早期リハビリテーションの開始，再発防止も治療の目的である．

脳梗塞

●**外科的治療**

* 中大脳動脈灌流領域を含む一側大脳半球梗塞において，適応を満たせば，発症48時間以内に硬膜形成を伴う外減圧手術が強く勧められる．
* 脳梗塞の外科的治療には，頸動脈内膜剥離術，頸部頸動脈血行再建術，血管内再開通療法，バイパス術などがある．

●**内科的治療**

* 脳梗塞急性期の治療には，抗凝固療法，血栓溶解療法，急性期抗血小板療法などがある．
* 脳梗塞急性期には，ダメージコントロールと，脳保護療法（脳保護剤：エダラボン）が行われる．
* 脳梗塞急性期の薬剤療法に，血液希釈療法が行われることがある．
* 合併症の予防，早期リハビリテーションの開始，再発防止も治療の目的である．

治療に関する臨床知

- 再発予防の治療においては，入院前の生活習慣を整える必要がある．身体面だけでなく精神面のケアと，家族の協力が必要になる．患者だけでなく家族も看護ケアの対象者として支援する．
- 常にベッドサイドにいる看護師だからこそ，神経学的変化に気づくことができる．経過を把握し，変化が起きたときにどのような治療が行われるか予測し，早期に対応できるようにする．

補足説明

- 外科的治療の適応：①年齢18〜60歳，②NIHSS が15より高い症例，③NIHSS の1a が1以上の症例，④CT にて前大脳動脈もしくは後大脳動脈領域の脳梗塞の有無は問わないが，中大脳動脈の脳梗塞が，すくなくとも50%以上あるか，拡散強調MRI 画像（DWI）にて，脳梗塞の範囲が 145 cm^3 を超える症例，⑤症状発現後48時間以内の症例．

文献

1) 高橋ひとみ：脳術後．"ICU ディジーズ" 道又元裕 編．学研メディカル秀潤社，p48，2014
2) 伊藤英道：画像検査．"最新脳卒中患者ケアガイド" 田口芳雄，他編．学研メディカル秀潤社，p45，2007
3) 日本脳卒中学会脳卒中ガイドライン委員会編：脳卒中治療ガイドライン2015．協和企画，p143，2015
4) 前掲書3）．p6
5) 前掲書3）．p66
6) 前掲書3）．pp57-76

脳神経系疾患

クモ膜下出血

髙石 壯

ポイントになる検査項目
CT，3D-CTA，MRI FLAIR像，MRA，IVR，DSA，髄液検査

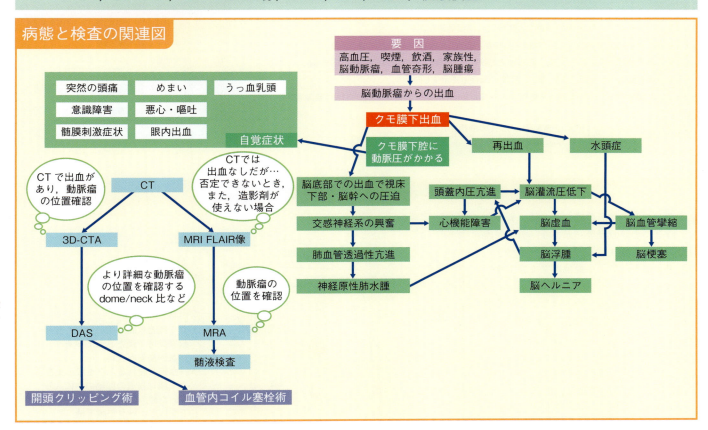

病態と検査の関連図

どんな疾患か

● クモ膜下腔にある動脈が出血して，脳脊髄液中に血液混入した状態である．原因として多いのは脳動脈瘤の破裂によるものである．突然の頭痛，嘔気・嘔吐，意識障害を主訴とすることが多い．意識障害の程度は予後と強く相関しており，意識障害が強いほど予後が悪い．クモ膜下出血（subarachnoid hemorrhage：SAH）後の合併症として再出血，水頭症，脳血管攣縮のリスクが存在する．脳血管攣縮はクモ膜下出血後第4〜14病日に発生する．

クモ膜下出血の重症度分類

重症度分類はクモ膜下出血患者の治療方針を決定するにあたっては，重要となる．各施設によって使われているものが異なるかもしれないが，以下に国際的に活用されている分類とその特徴を示した．

● Hunt and Hess 分類（表1）
＊最も広く普及している分類であり，手術のリスクを評価するために作成されたものである．

● Hunt and Kosnik 分類（表2）
＊Hunt and Hess 分類に，未破裂の動脈瘤「Grade 0」と，固定した神経症状はあるが他のクモ膜下出血の徴候がない「Grade Ia」を加えたもので，基本的には Hunt and Hess 分類と同じである．

● WFNS 分類（表3）
＊WFNS 分類（World Federation of Neurological Surgeons）は，意識障害分類のグラスゴーコーマスケール（Glasgow Coma Scale：GCS）と失語あるいは片麻痺の有無を併せて重症度を評価するものである．

表1　Hunt and Hess 分類（1968）

Grade I	無症状か，最小限の頭痛および軽度の項部硬直をみる
Grade II	中等度から強度の頭痛，項部硬直をみるが，脳神経麻痺以外の神経学的失調はみられない
Grade III	傾眠状態，錯乱状態，または軽度の巣症状を示すもの
Grade IV	昏迷状態で，中等度から重篤な片麻痺があり，早期除脳硬直および自律神経障害を伴うこともある
Grade V	深昏睡状態で除脳硬直を示し，瀕死の様相を示すもの

表2　Hunt and Kosnik 分類（1974）

Grade 0	未破裂の動脈瘤
Grade I	無症状か，最小限の頭痛および軽度の項部硬直をみる
Grade Ia	急性の髄膜あるいは脳症状をみないが，固定した神経学的失調のあるもの
Grade II	中等度から強度の頭痛，項部硬直をみるが，脳神経麻痺以外の神経学的失調はみられない
Grade III	傾眠状態，錯乱状態，または軽度の巣症状を示すもの
Grade IV	昏迷状態で，中等度から重篤な片麻痺があり，早期除脳硬直および自律神経障害を伴うこともある
Grade V	深昏睡状態で除脳硬直を示し，瀕死の様相を示すもの

表3　WFNS 分類（1983）

Grade	GCS score	主要な局所神経症状（失語あるいは片麻痺）
I	15	なし
II	14〜13	なし
III	14〜13	あり
IV	12〜7	有無は不問
V	6〜3	有無は不問

体の中で起きていること（病態生理）

- 頭蓋骨の内側は，硬膜，クモ膜，軟膜という3つの膜（髄膜）があり，脳を保護している（図1）．
- 脳動脈瘤が破裂し，血液がクモ膜下腔に流入する．
- クモ膜下腔に流入した血液によって脳が圧迫され，短時間で頭蓋内圧が亢進する．
- 血管が破れたことにより脳血流の低下をきたす．
- 頭蓋内圧亢進，脳血流の低下によって脳灌流圧が低下し，脳組織へ血流を十分に送り込めなくなるため，脳は虚血状態となる．
- ＊脳灌流圧＝脳動脈圧（≒平均動脈圧）－頭蓋内圧

  脳血流比は脳灌流圧に比例し，脳血管抵抗に反比例する．
- 脳虚血により意識障害が起こる．
- 重症例では脳幹に圧がかかることによって呼吸障害や不整脈などが生じることもある．
- 再出血，脳血管攣縮，脳浮腫，急性水頭症，脳ヘルニアのリスクがある．

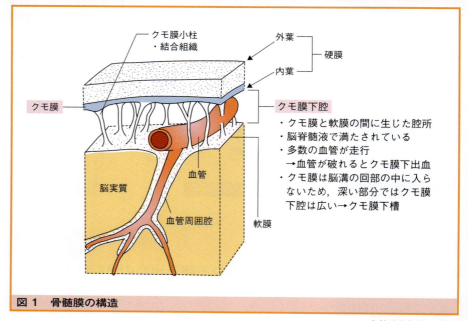

図1　骨髄膜の構造

文献2）を参照して作成

検査の読み方　ここがポイント！

- まずはコンピュータ断層撮影法所見（computed tomography：CT）が重要となる（図2）.
- SAHではクモ膜下槽へ血流が流入し高吸収域になる.
- 約90％の割合で鞍上部周囲のクモ膜下腔にヒトデ型の高吸収域を認める.
- SAHと診断された場合，その原因や破裂部位を特定するためヨード造影剤を用いCT血管撮影（CT angiography：CTA）を行い（図3），次いで術前に血管のみを撮影するDSA（digital subtraction angiography）法で脳血管撮影を実施し（図4），開頭クリッピング術もしくは動脈瘤コイル塞栓術を実施する.
  * 最近のCTAは，脳動脈瘤の診断能力が高く，DSAに比べ迅速かつ低侵襲的であるため，緊急時などに行われる.
  * 脳動脈瘤破裂によるSAHでは破裂部位以外にも脳動脈瘤が多発していることが多い. このため原則として左右の内頸動脈，椎骨動脈の4本を別々に造影し血管病変を観察する4 vessel study（DSA）が必要となる.
- 少量または時間が経過したSAHでは，CTで出血による高吸収域がみられないことが多い.
- CTでSAHが不明瞭な場合でも，MRIのFLAIR像で高吸収信号（白く見える）病変が認められる可能性がある（図5）.
- 造影剤のアレルギーなどにより，3D-CTAやDSAが行えない場合は，MRアンギオグラフィ（magnetic resonance angiography：MRA）が用いられる（CTA, DSAは造影剤を用いる）.

各画像検査の特徴

- **MRI FLAIR**
  * FLAIRであれば急性期のみならず亜急性期例の診断が可能. CTと同等以上とされる.
  * 急性期はCTと同等, 亜急性期はCT以上.
  * SAHが疑わしいがCTでははっきりしないときは, 腰椎穿刺ではなく, FLAIRを撮影することが多い.
  * 軽微なSAHもFLAIRであれば明瞭な高信号として描出される.
  * ただし, CT同様, FLAIRでSAHを確認できても, 否定することはできない.

- **CTアンギオグラフィ（computed tomographic angiography：CTA）**
  * 出血の原因を調べるため造影剤を点滴して行う.
  * クモ膜下出血では, MRAよりも画像が鮮明であるCTAのほうがよく行われる. 動脈瘤のだいたいの位置がわかる.
  * ほとんどの動脈瘤を診断することが可能だが, CTでは骨も一緒に写ってしまうため, 骨の近くの動脈瘤や解離性動脈瘤などは診断できないことがある.
  * さらに3D-CTAという, CTを使用した血管撮影方法を用いることで, 撮影した画像を三次元的に処理し, 脳動脈瘤周囲の血管の構造を立体的に把握できる.
  * 3D-CTAは脳動脈瘤の正確な形状把握には不十分である（動脈瘤頸部が不正確に表示される可能性がある）ため, DSAが必要になることがある.

- **デジタルサブトラクション血管造影（digital subtraction angiography：DSA）**
  * カテーテルを進めて血管造影により選択的に血管を観察することができる.
  * 塞栓術に必須である精密な計測や動脈瘤の形状把握などの情報を短時間で得ることができるため, 塞栓術の適応を速やかに判断でき, 現在最も確実な診断法とされている.
  * 診断の血管撮影からそのままおもにカテーテルを用いた低侵襲治療法であるインターベンショナルラジオロジー（interventional radiology：IVR）に移行することも可能である.
  * 脳動脈瘤がクリッピング術治療される場合, CTAの単独検査で十分なこともあるが, CTAだけで血管内治療の適応を判定することには議論がある.
  * 脳血管撮影は最終診断として行われる.
  * 三次元の脳血管撮影では, さらに周辺の血管との関係が明らかになる.
  * また, 3D-DSAという三次元撮影を動脈や静脈のタイミングで撮影することで, 術前シミュレーションに役立つ融合画像を作成することが可能である.

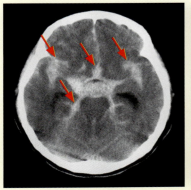 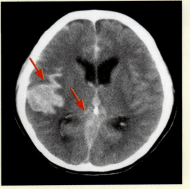

図2　クモ膜下出血のCT画像

CT, MRI画像では, 足のほうから見ている断面図になる. つまり画面の向かって左が患者の右, 上が前面, 下が背面である. CTでは, 出血, 骨, 石灰化, 線維, 金属は白く写り高吸収域という. 新しい出血は病気の起きた直後からわかる. 一方, 梗塞, 脳脊髄液は黒く写り, 低吸収域という.

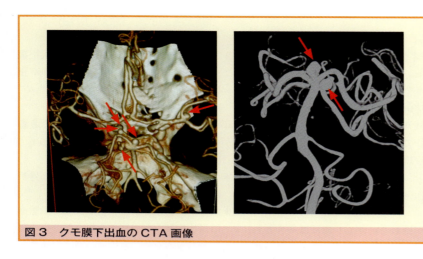

図3 クモ膜下出血のCTA画像

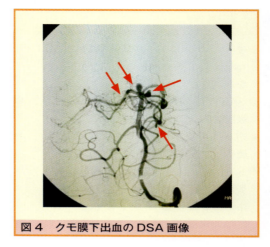

図4 クモ膜下出血のDSA画像

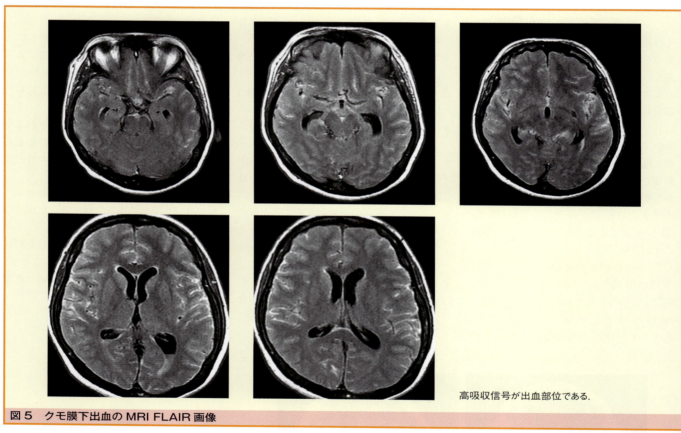

高吸収信号が出血部位である．

図5 クモ膜下出血のMRI FLAIR画像

診断のされ方

- 診断は，典型例では臨床症状と頭部CT検査でクモ膜下腔の高吸収域の検出により確定する（発症24時間以内であれば診断率は90％以上）．
- 突然の頭痛や意識障害，めまい，悪心・嘔吐を認めた場合にはクモ膜下出血を想起する．多くの場合「突然起こった今までに経験したことのない激しい頭痛」で発症するが，激しくないときもあり，歩いて病院まで来る患者もいる．
- 突然の頭痛に加えて，比較的若く，神経障害を認める場合は，クモ膜下出血を示唆する．

治療法の選択

- 手術による再出血の予防は，病態の悪化を防ぐため，きわめて重要である．
- 手術には頭を開け動脈瘤の根元にクリップをかける開頭動脈クリッピング術と，IVRで脳動脈瘤にコイルを詰めて動脈瘤への血流を断つ動脈瘤コイル塞栓術がある．

●開頭動脈クリッピング術
* 専用の金属クリップを用いた脳動脈瘤頸部クリッピング術（ネッククリッピング）がある．動脈瘤の状態や位置の関係から，クリッピング術が困難な場合は，動脈瘤壁全体を補強する動脈瘤被包術（コーティング術，ラッピング術）を行う場合がある．この場合，再出血予防効果はクリッピング術に比べて劣る．

●動脈瘤コイル塞栓術
* 開頭せずに血管内手術により脳動脈瘤を治療する低侵襲な治療法である．脳を損傷させるリスクも低く術後後遺症も少ないが，動脈瘤の頸部が広いとき，大型，巨大，血栓化動脈瘤は難しい．

- 血管攣縮予防のtriple H療法である循環血液量増加（hypervolemia），血液希釈（hemodilution），人為的高血圧（hypertension）は脳循環改善には有効であるが，脳血管攣縮の発生を予防する効果は低いと考えられ，『脳卒中治療ガイドライン2015』でも否定的であった．

補足説明：動脈瘤の頸部の広さとは

- dome/neck比：この比率が大きいほど破裂しやすいが，小さいとコイルがおさまりにくくコイル塞栓術が困難となる（図6）．

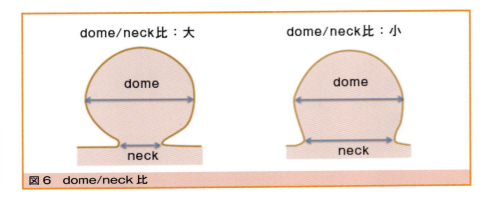

図6　dome/neck比

文献
1） 上田森生，他監：病気がみえる vol.7—脳・神経．メディックメディア，pp110-121, 2011
2） 福士政広 編：診療放射線技師 ブルー・ノート基礎編．メジカルビュー社, p171, 2004
3） 日本脳卒中学会脳卒中ガイドライン委員会 編：脳卒中治療ガイドライン2015．協和企画, 2015

脳神経系疾患

髄膜炎

鈴木 淳

ポイントになる検査項目
髄液検査（腰椎穿刺），血液培養（2セット），グラム染色，頭部CT

病態と検査の関連図

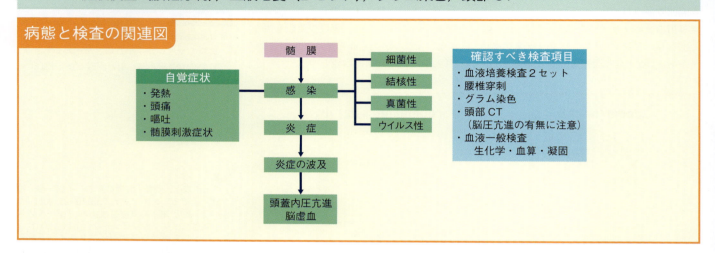

どんな疾患か

- 髄膜炎とは，クモ膜・軟膜・クモ膜下腔に炎症をきたす疾患である．一方，脳実質に炎症をきたす疾患を脳炎という（図1，2）．
- 髄膜炎は細菌性髄膜炎・結核性髄膜炎・真菌性髄膜炎と，化膿性髄膜炎などのウイルス感染といった無菌性髄膜炎に分類され，急性（数時間〜数日程度）に発症する．なかでも細菌性髄膜炎は致死的で予後不良であり，治療が遅れると神経学的後遺症を合併してしまうため，早期治療開始が必要となる．
- 本項では，細菌性髄膜炎を中心に解説する．
- 細菌性髄膜炎は，細菌が血行性にクモ膜下腔の脳脊髄液に侵入し炎症を起こす疾患である．症状は，発熱・頭痛・嘔吐に始まり，重篤化すると意識障害やけいれん，敗血症を認める．新生児や乳児など，年齢が低いほど症状は非特異的である．成人では髄膜刺激症状（図3）を認めるが，新生児や乳児では，必ずしも認めず，大泉門の膨隆を認めることがある．
- 無菌性髄膜炎は，一般的にウイルス性が多く，エンテロウイルス属が原因となる．症状は，頭痛は前頭部痛，後眼窩痛であることが多く，その他，細菌性髄膜炎同様であるが，腹痛・下痢も認めることがある．

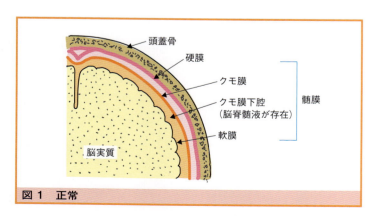

図1　正常

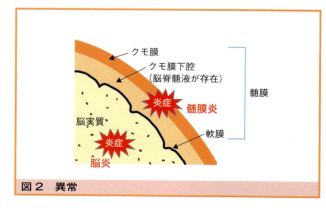

図2　異常

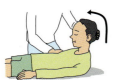 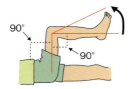 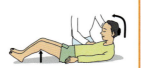

《項部硬直》
仰臥位で寝ている患者の後頭部から頸部に手をあて、頭部を持ち上げ前屈位にする。正常では下顎が前胸部に触れるが、抵抗を示す。

《ケルニッヒ徴候》
仰臥位で寝ている患者の一方の膝を少し曲げ、股関節を90°に曲げる。その後、膝の関節を90°からさらに持ち上げようとしたときに十分伸びない場合。

《ブルジンスキー徴候》
仰臥位で寝ている患者に、頭部を持ち上げ、項部を屈曲させたとき、股関節と膝関節に自動的な屈曲が起こる。

図3　髄膜刺激症状

用語解説

● **脳脊髄液**：脳脊髄液は脈絡叢から分泌され、ルシュカ孔・マジャンディ孔を通って、クモ膜下腔に出て、脳表面と脊髄内の中心管を満たす。成人では1日に約550 mL産生される。無色透明で水様性、比重は1.006、蛋白量10〜40 mg/dL、糖50〜75 mg/dL、細胞数は1 μLあたり5個以下である。脳脊髄液圧は腰椎穿刺で50〜180 mmH$_2$Oが正常範囲である。

● **エンテロウイルス属**：エンテロウイルスは、コクサッキーウイルスA群・B群、ポリオウイルスなどで構成されるウイルスの総称。最近ではエンテロウイルスD68に罹患した小児に麻痺が出現したと、国内外で話題となっている。

体の中で起きていること（病態生理）（図4）

● ウイルス性髄膜炎のような無菌性髄膜炎は自然軽快する場合もあるが、細菌性髄膜炎では重篤な合併症を招くおそれがある。

● 細菌性髄膜の感染経路としては、鼻咽頭に存在している肺炎レンサ球菌、インフルエンザ菌、髄膜炎菌が血管内に侵入後、血液脳関門を通じて髄腔内に侵入する。近年では、頻度は低いが、リステリア菌による消化管経路による感染が散見されている[1]。その他の感染経路として、副鼻腔炎や中耳炎などでも、細菌が髄腔内に侵入する場合や、脳外科手術などの外部との交通がある。

● 起因菌が髄腔内に到達すると、サイトカインの放出から炎症が悪化する。また、興奮性アミノ酸・活性酸素などのメディエーターが産生・分泌後、神経の損傷を進行させてしまう。これらの物質は血液脳関門の透過性を高めることにより、血管原性浮腫を生じさせる。

● 同時に、血清蛋白の漏出により髄液の流れを遅くさせ、水頭症や脳浮腫を招き、脳灌流の減少から頭蓋内圧を亢進させてしまう。そのほか炎症が脳血管に及ぶと、血栓性病変の出現から脳虚血を招いてしまう場合がある。

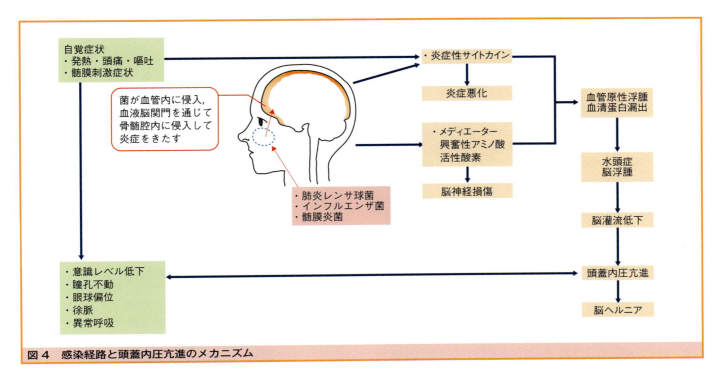

図4　感染経路と頭蓋内圧亢進のメカニズム

用語解説

- **リステリア菌**：河川水や動物の腸管内などに広く分布する細菌．一般的な食中毒菌と同様に加熱により死滅するが，4℃以下の低温や，12％食塩濃度下でも増殖できる点が特徴（参照．http://www.mhlw.go.jp/stf/seisakunitsuite/bunya/0000055260.html 厚生労働省「リステリアによる食中毒」）．
- **興奮性アミノ酸**：生体内のエネルギー代謝における重要な中間産物．細胞内に多く含まれるが，一度細胞外に放出されると，神経細胞に対し毒性をもってしまう．
- **活性酸素**：大気中の酸素よりも活性化された酸素で，酸素原子を含む反応性の高い化合物（酸素代謝物）の総称．不安定でさまざまな物質と反応しやすい性質をもっている．

検査の読み方　ここがポイント！

- 髄液検査（通常，腰椎穿刺は第3・4腰椎間腔に針を刺して行う）では，正常であれば，初圧≦180 mmH₂O，細菌性髄膜炎では**初圧＞180 mmH₂O**を認めることがある．性状は細菌数や細胞成分，蛋白濃度が濃い場合は混濁する．細菌性髄膜炎であればグルコース濃度比が低下し，蛋白濃度上昇，細胞数の上昇（通常，多核球が80％以上）となる[2]（表1）．
- 髄液検査がすぐに行えないときは，**血液培養検査とグラム染色**を実施する．
- 細菌性髄膜炎患者の50～90％は血液培養陽性，グラム染色で起因菌は60～90％で判明する．特異度は97％以上とされている[2]．グラム染色により起因菌が同定された場合は，それに応じた抗菌薬を投与する．脳圧亢進症状があれば，髄液検査の前に頭部CTを施行する．

検査に関する臨床知

- 指示を受けた際，何のための検査かを考える．
- 頭痛・発熱・嘔吐や髄膜刺激症状を認めた際，血液培養2セットを準備し，採取後は抗菌薬の有無を医師に確認する．
- 採血部位は，動脈と静脈では検出率に差がないため，痛みの少ない静脈を選択し，可能であれば汚染の少ない上腕とする．
- 血液培養ボトルに血液を注入する際は，嫌気ボトルに空気を注入しないように注意する（嫌気性菌が検出されにくくなる）．
- 髄液検査前は，頭蓋内圧亢進症状の有無について観察し，必要であれば頭部CT施行を医師と相談する．
- 髄液検査では，皮膚の常在菌などが混入しないよう，手洗いを行い処置に必要な物品は清潔操作で準備する．また検査中は，患者に声をかけ，施設の手順に基づき介助する．
- 髄液採取後は，速やかに検査科に提出する．

表1　細菌性髄膜炎のおもな髄液所見

	性状	細胞数 (/μL)	(/mm³)	蛋白 (mg/dL)	糖 (mg/dL)	Cl (mEq/dL)	髄液圧 (mmHg)
正常	水様透明	0.05	5以下	15～45	50～80（髄液糖/血糖比＝0.6～0.8）	120～130	70～180
異常	混濁 膿性	500以上 多核白血球優位		50～1,000	0～20	正常もしくは上昇	上昇

文献6)を参照して作成

診断のされ方

- 細菌性髄膜炎では，先述のとおり髄液のグラム染色と培養検査，髄液細菌抗原検査，血液培養検査が必要である．加えて，頭痛・発熱・嘔吐や髄膜刺激症状を総合的に判断し，診断をする．

用語解説

- **血液培養検査**：患者から採取した血液を培地（培養液）入りボトルに接種し，感染をひき起こす起因菌を調べる検査法．陽性・陰性で判定される．
- **グラム染色**：細菌を色素によって染める方法で，グラム陽性（青色）と陰性（赤色）に分類される．

治療法の選択

- 初期治療では，起因菌が特定されるまでは，年齢や基礎疾患，グラム染色の参考のもと髄液移行性のよい抗菌薬を選択することになる．
- 同時に脱水や肺炎，敗血症など合併している場合もあるため，これらを念頭におき，治療が開始される．なお，起因菌未確定時の初期選択薬については，わが国の『細菌性髄膜炎診療ガイドライン2014』[3]に示されている．
- わが国では，副腎皮質ステロイド薬の併用が推奨されている．ただし，頭部外傷が外科的侵襲に併発した細菌性髄膜炎に対しては推奨されていない[3]．
- 細菌性髄膜炎の起因菌には，おもに髄膜炎菌，B型溶連菌，大腸菌，リステリア菌，クレブシエラ，肺炎球菌，インフルエンザ桿菌，好気性グラム陰性桿菌，黄色ブドウ球菌，A群β溶連菌，コアグラーゼ陰性菌がある（表2）．

表2 細菌性髄膜炎の起因菌

年齢，背景	起因菌
1ヵ月以下	B群溶連菌，大腸菌，リステリア菌，クレブシエラ
1ヵ月～1歳以下	肺炎球菌，髄膜炎菌，B群溶連菌，インフルエンザ桿菌，大腸菌，リステリア菌
1～6歳	肺炎球菌，髄膜炎菌，インフルエンザ桿菌
6～60歳	肺炎球菌，髄膜炎菌，リステリア菌，好気性グラム陰性桿菌
脳外科術後	好気性グラム陰性桿菌，黄色ブドウ球菌，コアグラーゼ陰性ブドウ球菌

文献7)を参照して作成

治療に関する臨床知

- 症状変化は数時間かけて悪化する劇症型と，数日間かけて悪化する亜急性型がある．
- 髄膜炎症状の変動や増悪を想定し，継時的に意識レベルや運動麻痺の有無の観察を行う．脳圧亢進が合併した場合，動眼神経麻痺や外転神経麻痺が生じるため瞳孔や眼位の観察は必須である．
- 肺炎，敗血症の合併を考え，呼吸数や呼吸パターン，バイタルサインをチェックする．
- 抗菌薬使用時の薬疹の観察も実施する．
- けいれん出現に備えて，気管挿管など救急カート準備をする．
- 脳圧亢進を認めた際は頭蓋内圧を亢進させる要因の除去に努める．
- 二酸化炭素分圧を正常値内に維持するために，呼吸管理を行う．
- 適正な脳循環を維持するため頭位挙上は医師と相談し20～30°とする．
- 頭位は頸部を屈曲させないよう枕で調節し正中位とする．
- 病室環境を整え，不用な騒音や会話など配慮する．
- 排便や排尿コントロールを行う．

文献

1) 砂川慶介，他：本邦における小児化膿性髄膜炎の動向（2003-2004）．感染症学雑誌 80（1）：27-38，2006
2) 特集・重症感染症．INTENSIVIST 2（1），2010
3) 日本神経学会，他監：細菌性髄膜炎診療ガイドライン2014．南江堂，2015
4) 飯田貴美代：血液培養．"ICUナースの検査値の読み方" 道又元裕 監．日総研出版，2014
5) 馳 亮太：細菌性髄膜炎．INFECTION CONTROL 23（8）：765，2014
6) 石倉宏恭，他：髄膜炎．BRAIN NURSING 28（3）：247，2012
7) 大城健哉：髄膜炎の患者の検査．INFECTION CONTROL 21（5）：533，2012

脳神経系疾患

脊髄小脳変性症

関屋智子・中山優季

ポイントになる検査項目
頭部 MRI，神経学的診察，自律神経検査，遺伝子検査

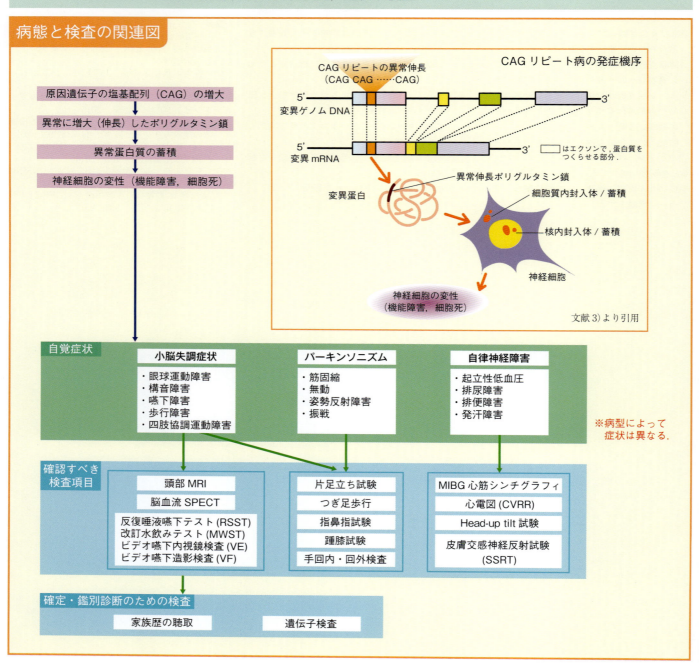

病態と検査の関連図

どんな疾患か

- 脊髄小脳変性症（spinocerebellar degeneration：SCD）とは，脊髄と脳幹，小脳などの神経細胞が徐々に侵され，運動失調を主症状とし，原因が感染症，中毒，腫瘍，栄養素の欠乏，奇形，血管障害，自己免疫性疾患などによらない疾患の総称である．
- 有病率は人口10万人あたり18.6人と，比較的頻度の高い神経変性疾患である．
- SCDは分類ごとに発症のメカニズムや症状，経過が異なるので，本項ではSCDの中でも図1中の■に焦点をあてて記載する．
- 遺伝性（約30％）と孤発性（約70％）に大別される．遺伝性の多くは**常染色体優性遺伝**である．
- 家系内で世代を経るごとに発症年齢が早くなり，病型が重症化する「表現促進現象」がみられる場合がある．
- 小脳失調症状のみの病型は，比較的予後が良好であり，パーキンソニズムや自律神経障害を伴う病型は，予後がやや悪い．
- 経過は緩徐に進行する．

補足説明

常染色体優性遺伝（図2）

- **常染色体**：ヒトは22対の常染色体と，1対の性染色体，計46本の染色体をもつ．
- **優性遺伝と劣性遺伝**：遺伝子は2本1組で，それぞれ1本ずつ両親から受け継ぐ．このとき，1本の遺伝子が伝える情報だけでも形質が遺伝することを「優性遺伝」，2本ともに同じ情報を与えないと形質が遺伝しないことを「劣性遺伝」という．

- **多系統萎縮症**（multiple system atrophy：MSA）：小脳を含む中枢神経の多系統に変性がみられ，孤発性脊髄小脳変性症の多くを占める．「MSA-C」「MSA-P」「SDS」の3型は，初発症状が異なるが，進行するにつれて他の症状を認め，最終的には同一の身体所見となる（図3）．
- *MSA-C（MSA with predominant cerebellar ataxia）：小脳症状を初発症状とする．進行するにつれパーキンソニズム，自律神経症状も出現する．好発年齢は30〜60歳．日本の脊髄小脳変性症の中で最も多い．
- *MSA-P（MSA with predominant parkinsonism）：パーキンソニズムを初発症状とする．レボドパに対する反応性はパーキンソン病に比べて低い．進行するにつれ小脳症状，自律神経症状も出現する．好発年齢は50〜70歳．
- *SDS（Shy-Drager syndrome）：自律神経症状を初発症状とする．進行するにつれ小脳症状，パーキンソニズムなども出現する．好発年齢は40〜60歳．

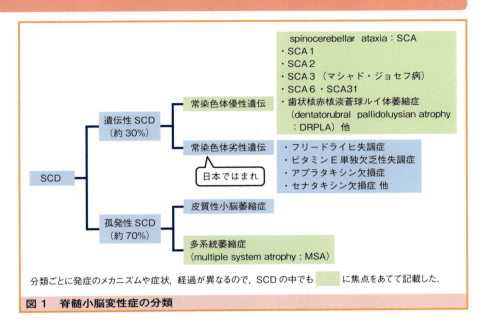

図1　脊髄小脳変性症の分類

分類ごとに発症のメカニズムや症状，経過が異なるので，SCDの中でも■に焦点をあてて記載した．

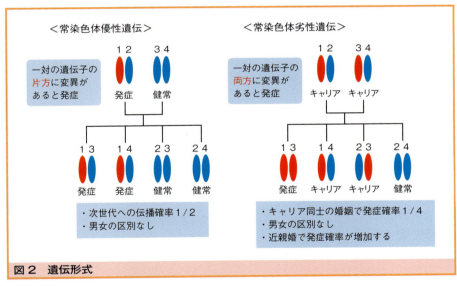

図2　遺伝形式

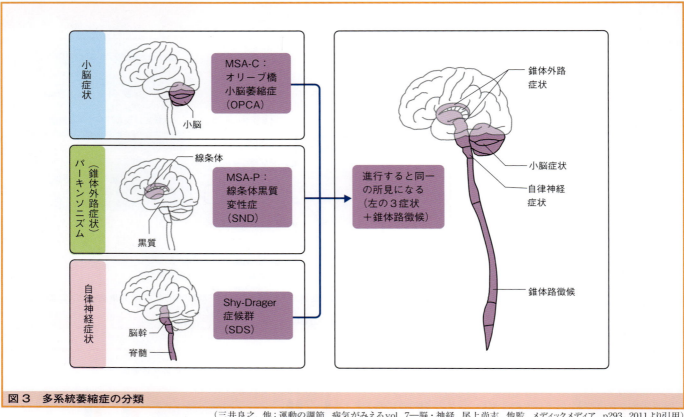

図3　多系統萎縮症の分類

(三井良之，他：運動の調節．病気がみえるvol. 7―脳・神経．尾上尚志，他監．メディックメディア，p293，2011より引用)

体の中で起きていること（病態生理）

小脳の働きとは？
- 大脳や脳幹，脊髄と密接に連携し，運動がスムーズにできるように身体を調節し，バランスを保つように機能する（図4）．

小脳失調症状
* 眼球運動障害（眼振，緩徐眼球運動，びっくり眼）
* 構音障害：呂律が回らない．音と音がつながってしまい，会話が聞き取りにくい．
* 歩行障害，ふらつき：筋力は正常でも，筋肉が協調して動かず，運動が円滑にできない状態．
〈特徴〉歩行時に腰部の位置が定まらずゆらゆらと揺れる体幹動揺．足を左右に広げて歩く失調性歩行．
* 四肢協調運動障害：箸がうまく使えない，字がうまく書けない．

パーキンソニズム（図5）
* 筋固縮，無動，姿勢反射障害，振戦

自律神経障害
- 汗の量や血圧の調整を行っている自律神経の働きが乱れる．
* 起立性低血圧：めまい，立ちくらみ，失神発作
* 排尿障害：排尿困難，残尿，溢尿性尿失禁，尿閉，頻尿，尿意切迫
* 排便障害：便秘，下痢
* 発汗障害：発汗低下

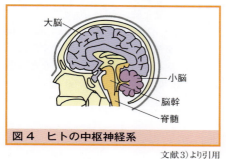

図4　ヒトの中枢神経系

文献3)より引用

図5　パーキンソニズム

検査の読み方　ここがポイント！

神経学的診察
- 神経学的診察に必要な検査として，片足立ち試験，つぎ足歩行，指鼻指試験，踵膝試験，手回内・回外検査などが挙げられる（図6）．

- ●片足立ち試験
  開眼，閉眼で実施する．
  閉眼片足立ち10秒以上可能ならば正常．
  5秒以下であれば運動失調を疑う．

- ●つぎ足歩行
  一方の足の踵を他方の足のつま先につけるようにして，直線上をつぎ足で歩く．
  歩行運動失調があると，この方法で歩行障害が著明になる．
  転倒のリスクがあるので，そばで支える用意をしながら実施する．

- ●指鼻指試験
  患者の示指を自分の鼻先にあてさせ，次にその指で検者の指先と，患者の鼻先を交互に触るように命ずる．
  検者は，指の位置を1回ごとに移動させる．
  「もっと速く」「次はゆっくり」などと速度を変えるように指示し，応じられるかどうかをみる．
  示指の動き，振戦の出現，鼻先に正確に達するかで測定異常，協調運動障害，振戦の有無が判定できる．
  指の振戦が目的物に近づくほど著明になるのを企図振戦と呼び，小脳性振戦の特徴とされる．

- ●踵膝試験
  ①②足をあげ，踵を他側の膝につける．
  ③母趾を天井に向けるようにして，踵を向こう脛に沿って下降させる．
  ④踵が足背に達したら，足を元の位置に戻す．
  小脳障害では，踵はうまく膝にのらず，向こう脛に沿ってまっすぐに，また円滑に動かすことができない．

- ●手回内・回外検査
  上肢を前方にゆったりと挙上させ手掌を上に向ける．
  手を最大速度で，できるだけ続けて回内・回外させる．
  小脳失調があると，緩慢，不規則さがみられる．

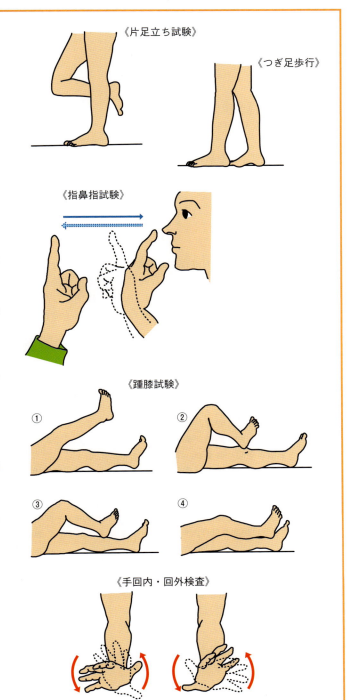

図6　神経学的診察で用いるおもな検査

文献1)を参照して作成

MIBG心筋シンチグラフィ
- 自律神経障害がある場合，心臓へのMIBG集積が低下する．

脳血流SPECT
- 小脳の血流低下を認める．

心電図（CVRR）
- CVRRとは，coefficient of variation of R-R intervalsの略で心電図R-R間隔変動係数のことである．
- 心電図を記録してR-R間隔の変動をみる．

head-up tilt試験（図7）
- 検査台に横になり，血圧計，心電図などを装着する．
- ギャッチアップをしながら，他動的に傾斜をつけ，血圧，心電図の推移，失神の徴候をみる．
- 収縮期血圧下降＞20mmHg，拡張期血圧下降＞10mmHgのとき，起立性低血圧と判断する．

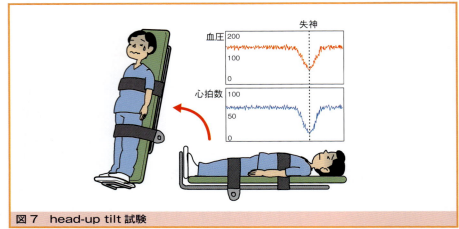

図7 head-up tilt試験

文献5）を参照して作成

診断のされ方
- 運動失調症状の神経学的診察，家族歴，頭部MRI画像などの検査から総合的に判断，診断する．
- 検査結果と脊髄小脳変性症の可能性について本人（家族）へ病状説明を行う．
- 遺伝子検査を行うことによって，病型が確定する．
- 遺伝子検査を受け，病型や遺伝形式が明らかになることのメリット，デメリットについて説明を行ったうえで，遺伝子検査を受けるかどうか，話し合いを重ねて決定する．

診断に関する臨床知

遺伝性疾患の告知，遺伝子検査を受けること，その後に寄り添うこと
- 遺伝子検査を受けることで，確定診断がつき，病型が明らかになる．
- 病型が明らかになることは，今後どのような症状が出現するか，病気が進行するとどのような生活が予想されるか，予測をつけることができ，今後疾患と付き合いながら生活していく心の準備をするうえで，意義のあることである．
- 一方で，陽性であった場合に患者本人や家族が，どのように現実を受け入れ，向き合っていくかが大きな課題となる．常染色体優性遺伝の場合，50％の確率で次世代へ遺伝する．
- 患者は，自身の疾患を受け入れることだけでなく，配偶者や子どもに伝えるかどうか，またどのように伝えるかという問題と向き合うこととなる．脊髄小脳変性症患者は，その発症年代から，未婚の青年期女性，小学生・中学生の子どもをもつ壮年期男性，子・孫のいる高齢期男性など，さまざまなライフステージにある．
- それぞれの患者のライフステージや家族構成，家族との関係性，さまざまな情報を共有しながら，結果を受け止める意思や，本人を支えるサポート体制を確認し，「知る権利」「知らないままでいる権利」についても考慮しながら，丁寧に寄り添い，意思決定を支援する看護が大切である．
- 家庭内における遺伝性疾患の問題は，家族員の発達段階に応じて変化しうるものであり，適宜支援しながら，継続してかかわる必要がある．

治療法の選択
- 現在のところ，根治療法は未確立であり，対症療法が中心である．

小脳失調症状
- 酒石酸プロチレリン（注射），タルチレリン水和物（内服）
〔作用〕身体の活動を高める甲状腺ホルモンの分泌を促進し，神経系の働きを活発にし，運動失調を改善する作用がある．しかし，失調症状は緩徐に進行する．
〔副作用〕食欲不振，嘔気，下痢，ふらつき．

パーキンソニズム
- 抗パーキンソン病薬の内服にて症状軽減をはかる．

自律神経障害
- 起立性低血圧：内服加療（塩酸ミドドリン，メシル酸ジヒドロエルゴタミン，ドロキシドパ，メチル硫酸アメジニウム，酢酸フルドロコルチゾンなど）
  * 臥位高血圧は脳血管障害併発のリスクもあり，慎重に投与量を調節する．
  * 水分負荷（1日1.5〜2L），塩分負荷，弾性ストッキングの着用，睡眠時15〜20°ギャッチアップで就寝．
- 排尿困難：内服加療（臭化ジスチグミン，

塩酸プラゾシン），自己導尿，膀胱留置カテーテルの導入を検討．

●**尿失禁，頻尿**：内服加療（塩酸オキシブチニン，塩酸プロピベリン）．

●**排便障害**：内服加療（止痢剤，緩下剤，浣腸），腹部マッサージ．

治療に関する臨床知
●患者の病型，発症からの年数，年齢などによって，症状や程度はさまざまである． ●告知による衝撃，精神的苦痛や，完治を望めず，徐々に進行する疾患と生きていく不安に寄り添いながら，少しでも症状を緩和し，患者の望む生活に近づくことができるよう，主治医，リハビリスタッフ（PT,OT,ST）と連携し看護を行う． ●緩徐に進む症状と付き合いながら，自宅で安全に有意義な生活を送れるように，MSWや地域スタッフと連携し，住環境の見直し・調整や，介護保険，訪問看護の介入などを考慮する． ●働き盛りの世代での発症も多く，現在の仕事は支障なく行えているのか，困難感を抱えたり，危険を伴っていないか，配置転換などは可能か，上司に何をどこまで伝えるべきかなど，MSWや社会保険労務士，産業医などの協力を得ながら職場復帰を支援していく．

文献

1）田崎義昭，他編：ベッドサイドの神経の診かた．南山堂，p6, 58, 146, 147, 151, 2006
2）柊中智恵子：遺伝看護．"難病看護の基礎と実践"中山優季 編．桐書房，pp28-31, 2014
3）金澤一郎，他：脊髄小脳変性症 知っておきたい病気のこと．田辺製薬，p2, 11, 2008
4）難病医学研究財団/難病情報センター：難病情報センター http://www.nanbyou.or.jp/
5）慶應義塾大学病院医療・健康情報サイト KOMPAS http://kompas.hosp.keio.ac.jp/
6）三井良之，他：運動の調節．"病気がみえる vol. 7―脳・神経"尾上尚志，他監．メディックメディア，pp184-187, 292-299, 2011

脳神経系疾患

パーキンソン病

荻野敏行

ポイントになる検査項目
ドパミントランスポーターシンチグラフィ（DaTスキャン），MIBG心筋シンチグラフィ，脳血流シンチグラフィ

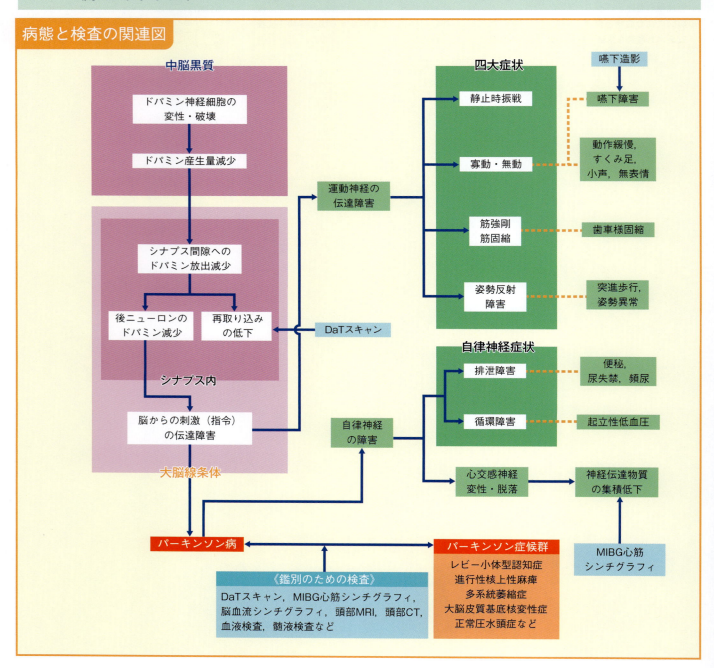

病態と検査の関連図

どんな疾患か

- パーキンソン病は，中脳黒質にあるドパミン神経細胞の変性により，脳内のドパミン（神経伝達物質）が減少することで起こる疾患である．神経細胞に「レビー小体」という蛋白質の異常な蓄積がみられることも特徴である．
- 発病機序はいまだ不明であり，治療方法も確立されていないことから，国の難病に指定されている．好発年齢は50〜65歳前後であり，40歳以下で発症したものを特に若年性パーキンソン病と呼ぶ．
- 運動症状としては「静止時振戦」「筋強剛（筋固縮）」「寡動・無動」「姿勢反射障害」の四大症状がある．いずれの症状もドパミンの産生量の不足により，脳からの刺激（指令）が筋肉に正確に伝達されないことにより出現する．
- 非運動症状としては，便秘，排尿障害，起立性低血圧などの自律神経症状，幻覚や認知力の低下などの精神症状や睡眠障害などがある．
- パーキンソン病の進行度判定は「ホーン・ヤールの重症度分類」による（表1）．
- ドパミン量の減少によらず，四大症状のうち2つ以上の症状を呈するものをパーキンソン症候群という．パーキンソン病とパーキンソン症候群では，治療方法や予後が大きく異なることから，その鑑別は大変重要である．

表1　ホーン・ヤールの重症度分類

Yahr I度	症状は一側性（左右どちらかの上下肢）であり，機能障害があっても軽微．
Yahr II度	両側の障害があるが，姿勢反射障害はみられない．多少の障害はあるが，日常生活動作は自立している．
Yahr III度	姿勢反射障害がみられる．活動の制限はあるが，日常生活動作は自立している．
Yahr IV度	重篤な機能障害があり，自力のみでの日常生活は困難である．支えられることで，何とか歩行可能である．
Yahr V度	立位保持困難であり，介助なしにはベッド，車椅子生活が余儀なくされる．

用語解説

- **静止時振戦**：静止時に起こり，「物を持つ」など動作時には消失もしくは軽減する振戦．
- **筋強剛**：意思に反して筋肉に力が入り，こわばる症状．他動的に関節運動をした際に「カクカク」と抵抗がある（歯車様固縮）．
- **寡動・無動**：動作がゆっくりとなったり（動作緩慢），なくなったりする症状．歩き始めの1歩目が出にくい「すくみ足」や声量の低下など．無意識に行っていた筋肉の動きも障害される（表情がなくなる「仮面様顔貌」，嚥下障害など）．
- **姿勢反射障害**：無意識に行っていた身体バランス調整機能の障害．前傾姿勢などの姿勢異常や，小走りをするような歩きとなる「突進歩行」など．

体の中で起きていること（病態生理）

- 脳からの刺激（指令）は神経細胞を介して筋肉へと伝達されるが，神経細胞と神経細胞の間（シナプス間隙）では，神経伝達物質の受け渡しによって刺激の伝達が行われている．
- ドパミンは，中脳黒質のドパミン神経細胞で産生され，神経線維を経て大脳基底核の線条体に充填される．ドパミン神経終末（前ニューロン）から線条体神経細胞（後ニューロン）へのドパミン受け渡しの機序は次のとおりである（図1）．
- ドパミンは中脳黒質のドパミン神経細胞で産生され，①神経線維を経て線条体に移動し，②ドパミン神経細胞終末の「シナプス小胞」に蓄積される．③脳からの刺激を受けてシナプス間隙に向けてドパミンが放出される．放出されたドパミンは，④ドパミンレセプターより後ニューロンに取り込まれ刺激が伝達される．取り込まれなかった一部のドパミンは，⑤<mark>ドパミントランスポーター</mark>より，前ニューロンに再取り込みされ再利用される．
- パーキンソン病では，ドパミン神経細胞

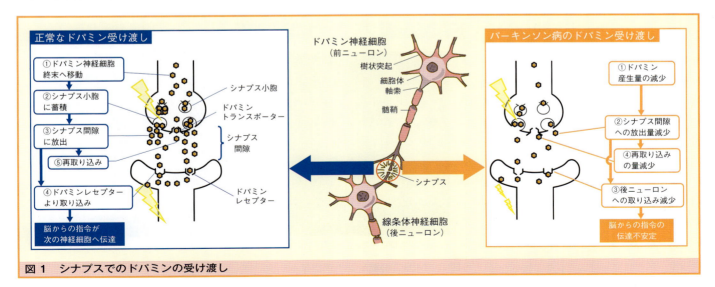

図1　シナプスでのドパミンの受け渡し

の変性・機能低下によりドパミンの産生量が減少する．①ドパミンの産生量減少により，②シナプス間隙に放出されるドパミンが減少．③ドパミンレセプターから後ニューロンに取り込まれるドパミンも減少する．同時に④ドパミントランスポーターから再取り込みされるドパミンも減少する．その結果，脳からの刺激の伝達が不安定となり運動障害が生じる．

- なお，神経細胞の変性・機能低下の原因は明らかになっていないが，老化や酸化ストレスが一因であると考えられている．

検査の読み方　ここがポイント！

- パーキンソン病特有の異常が検出できる検査として，ドパミントランスポーターシンチグラフィやMIBG心筋シンチグラフィがある．

ドパミントランスポーターシンチグラフィ（DaTスキャン）

- パーキンソン病では，ドパミン神経細胞の脱落により，ドパミントランスポーター（DaT）の密度が低下する．DaTスキャンはDaTの分布状態を評価することで，パーキンソン病の病状を直接的に表す画像検査である．
- DaTスキャンは，DaTで取り込まれやすい放射線医薬品（^{123}Iイフォルバン）を投与し，集積の状態を画像に反映するRI核医学検査である．
- 正常な場合は^{123}Iイフォルバンが三日月状に集積するが，パーキンソン病では，DaTの分布を反映して左右非対称や点状に集積する（図2）．
- パーキンソン病やレビー小体型認知症などのドパミン神経障害とその他のパーキンソン症候群との鑑別に有用である．

MIBG心筋シンチグラフィ

- パーキンソン病が進行すると，心臓の交感神経（心交感神経）にも変性・脱落がみられる．
- MIBG心筋シンチグラフィは，心交感神経に取り込まれやすい放射線医薬品（MIBG）を投与し，その集積をみることで，心交感神経の状態を評価するRI核医学検査である．
- 正常な場合，MIBGの集積が良好であり心臓の形がはっきり写るが，パーキンソン病では集積低下により不鮮明となる（図3）．
- パーキンソン病やレビー小体型認知症では，MIBGの集積低下がみられるが，多系統萎縮症や進行性核上性麻痺では，MIBGの集積低下はみられず，鑑別に有用である．

脳血流シンチグラフィ

- パーキンソン病が進行すると脳神経細胞の変性により認知機能の低下，脳血流量の低下がみられる．
- 脳血流シンチグラフィは，RI核医学検査により，脳血流量の低下やその部位をみることで，脳神経細胞の機能低下を評価する検査である．
- パーキンソン病の進行期やレビー小体型認知症では後頭葉の血流量低下，進行性

> **用語解説**
> - RI核医学検査：静脈から造影剤（放射性医薬品）を投与し，造影剤が目的とする組織に集積したところで，体内の造影剤から出る放射線を体外から読み取り，画像として描写する検査．

正常な画像	パーキンソン病の画像
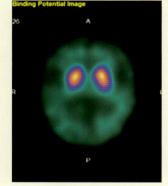	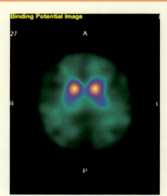
^{123}Iイフォルバンが三日月状に集積	^{123}Iイフォルバンが点状に集積

図2　ドパミントランスポーターシンチグラフィ（DaTスキャン）

正常な画像	パーキンソン病の画像
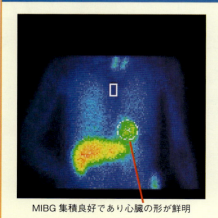	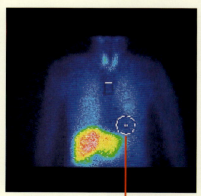
MIBG集積良好であり心臓の形が鮮明	MIBG集積低下により心臓の形が不鮮明

図3　MIBG心筋シンチグラフィ

核上性麻痺では前頭葉の血流量低下，大脳皮質基底核変性症では血流量に左右差がみられる．
- パーキンソン症候群やその他の疾患との鑑別として，MRI検査，CT検査，血液検査，髄液検査などが行われるが，パーキンソン病ではいずれも正常である．
- 薬剤反応性を評価する検査では，食事や内服薬などの条件を排除したうえでレボドパを内服し時間ごとに身体の動きを診察することで，レボドパに対する反応性（効果）を評価する．

診断のされ方

- パーキンソン病の診断は，厚生省（現・厚生労働省）特定疾患・神経変性疾患調査研究班「パーキンソン病診断基準」により行われる．
- 特定の検査や所見で確定診断をすることは困難であるため，問診，神経学的診察，検査，画像検査，診断的治療などの所見から総合的に判断して確定診断をする（図4）．
- 症状経過，病歴，家族歴，内服歴などの問診は，他疾患（パーキンソン症候群など）との鑑別や，薬剤に対する反応性を知るうえで有用である．
- 神経学的診察により，四大症状を含むその他の症状の有無を評価する．
- 診断的治療では，レボドパもしくはドパミンアゴニストを内服して薬剤反応性を判定する．
- 四大症状のうち2つ以上の症状があり，薬剤反応性が良好であれば，パーキンソン病の可能性が高く，さらに画像診断やその他の検査結果を総合的に考慮して確定診断がされる．

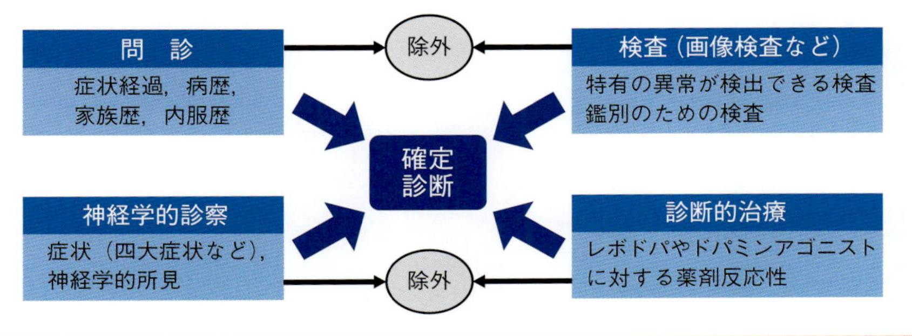

図4 診断の流れ

問診：症状経過，病歴，家族歴，内服歴
検査（画像検査など）：特有の異常が検出できる検査，鑑別のための検査
神経学的診察：症状（四大症状など），神経学的所見
診断的治療：レボドパやドパミンアゴニストに対する薬剤反応性
→ 確定診断（除外あり）

検査に関する臨床知
- パーキンソン病は一生付き合っていく病気であり，診断を受けた患者の精神的苦痛は大きいものである．精神科リエゾンやMSWなど多職種との連携は，看護師の重要な役割である．

治療法の選択

- パーキンソン病の治療は薬物療法が中心となり，内服薬で中心となるものはレボドパ合剤（L-dopa）とドパミン受容体作動薬（ドパミンアゴニスト）である．
- レボドパ合剤（メネシット®，マドパー®など）は，不足したドパミンを補う役割をし，長期間服用ではジスキネジアやウェアリングオフ現象といった副作用が起こりうる．ドパミン受容体作動薬（ペルマックス®，ビ・シフロール®など）は，不足したドパミンに代わりドパミンレセプターと結合する作用があり，幻覚や眠気などの副作用が起こりうる．
- 内服薬のほかにも，持続性のある貼付薬（ニュープロ®パッチ），即効性のある皮下注射薬（アポカイン®），ポンプによる持続注入（DuoDopa）などが患者の症状や生活様式に合わせ選択される．
- 症状が進行し，薬物療法の効果がみられない場合には，脳深部にリードを挿入し電気信号を送ることで脳の異常活動を抑制する脳深部刺激療法（DBS）が適用となる．
- 発症当初からリハビリテーションを行うことは，身体機能の維持・病気の進行を遅らせるためにも重要である．感覚の自己校正に焦点をあてたリハビリテーションとして動作緩慢に対してLSVT®BIGが，声量低下に対してLSVT®LOUDが注目されている．

用語解説
- **ジスキネジア**：四肢や頸部，体幹などがクネクネと動いてしまう不随意運動．
- **ウェアリングオフ現象**：薬の効果時間が少しずつ短くなり，薬の効果が途切れる時間が出現する現象．薬の効いている時間を「オン」，効いていない時間を「オフ」という．

補足説明
- DuoDopaは経胃瘻空腸チューブより，ジェル状のレボドパを持続的に直接空腸に注入するものである．日本では臨床治験を終えて2016年9月より実用化．

治療に関する臨床知
- パーキンソン病の患者は社会生活をしている人も多く，指示どおりの内服が守れない場合が少なくない．薬の効果を維持し副作用を予防するためにも，服薬指導はとても重要である．

文献
1) 村田美穂 監：スーパー図解 パーキンソン病―すみやかな改善を目指す最新知識．法研，2015
2) 水野美邦 編：神経内科ハンドブック―鑑別診断と治療．第4版，医学書院，pp938-959，2010
3) 山永裕明，他：図説 パーキンソン病の理解とリハビリテーション．三輪書店，2010

脳神経系疾患

筋萎縮性側索硬化症（ALS）

中山優季

ポイントになる検査項目

ALSは，原因不明で治療法が確立していない疾患であるため，残念ながらこれをすれば診断がつくという検査は存在せず，他疾患との鑑別診断となる．

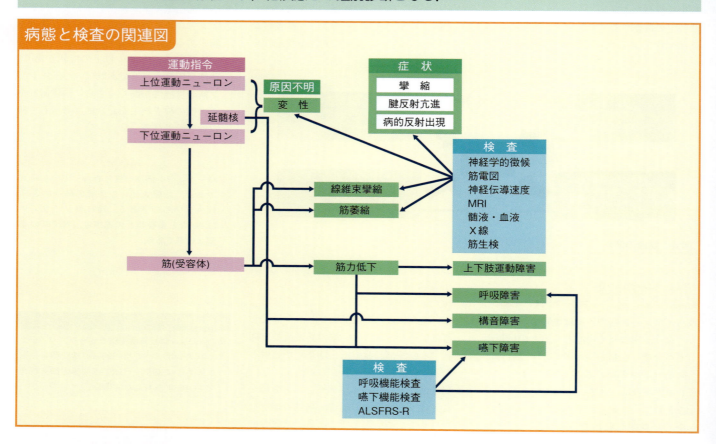

病態と検査の関連図

どんな疾患か

- 筋萎縮性側索硬化症（amyotrophic lateral sclerosis：ALS）は，全身の運動神経が選択的に侵される原因不明の進行性の難病で，現在のところ治療法はない．
- 発病率は人口10万人あたり1.1～2.5人で，壮年期以降の発症が多く，男女比は1.3：1程度に男性が多い．2013（平成25）年の特定疾患登録者数は，約9,200人である．約5％に家族性（遺伝性）の発症があるといわれている．

- 症状は，筋萎縮と筋力低下が主体であり，進行すると上肢の機能障害，歩行障害，構音障害，嚥下障害，呼吸障害などが生じる．一般に感覚障害や排尿障害，眼球運動障害はみられないが，人工呼吸器による長期生存例などでは，認められることもある．
- 病勢の進展は比較的速く，換気補助をしなければ，通常は2～5年で死亡することが多い．

- 症状の出現，進行は多様で個人差が大きいことが特徴で，発症部位により，①上肢型（上肢の筋萎縮と筋力低下が主体），②球型（言語障害，嚥下障害など球症状が主体），③下肢型（下肢から発症し，二次運動ニューロンの障害が前面に出る）の3型に分けられるが，このほか，呼吸筋麻痺が初期から前景となる例や，体幹筋障害が主体となる例，認知症を伴う例もみられる．

体の中で起きていること（病態生理） (図1)

- **上位運動ニューロン**：大脳皮質運動野または脳幹から始まり，脊髄や核までをいう．運動情報を下位運動ニューロンに伝える役割を担う．
- **下位運動ニューロン**：脊髄や核から筋肉まで伸びる末梢神経をいう．上位運動ニューロンから受けた運動指令を筋まで伝達する．
- 一般に，運動は，上位運動ニューロンからの運動指令を下位運動ニューロンが筋まで伝達することで成立する．ALSでは，上位・下位運動ニューロンとも変性をきたすことが特徴である（図2）．
- 上位運動ニューロンの変性により，攣縮，腱反射亢進，手指の巧緻運動障害，病的反射の出現がみられ，下位運動ニューロン障害の症候として，筋力低下，筋萎縮，筋弛緩，線維束性攣縮などがみられる．
- 日常生活上，特に留意する症状としては，上下肢筋力低下による日常生活動作・活動（ADL）の低下（運動障害），呼吸筋力低下による低換気（呼吸障害），嚥下困難による誤嚥や低栄養（嚥下障害），球麻痺症状による呂律不全（構音障害）などをきたす．

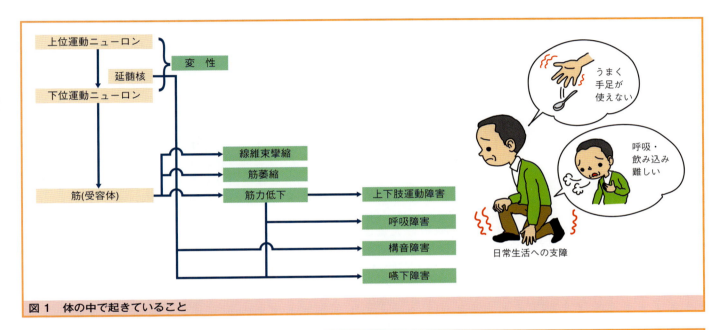

図1　体の中で起きていること

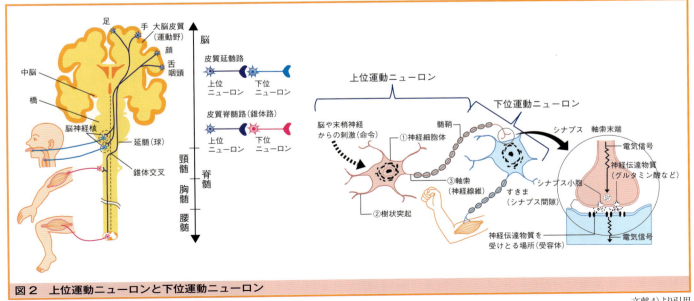

図2　上位運動ニューロンと下位運動ニューロン

文献4）より引用

検査の読み方　ここがポイント！

- 検査は，疾患の確定診断のための検査と各種障害への対症療法導入のための検査に大別される．

確定診断のための検査
- 確立された生化学マーカーなどは，存在せず，鑑別診断（除外診断）が主となる．

● 電気生理学的検査
* 針筋電図：下位運動ニューロン徴候を鋭敏に検出するために行われる．急性および慢性の脱神経所見が認められると筋萎縮性側索硬化症（amyotrophic lateral sclerosis：ALS）である可能性が高い．
  - 急性の脱神経所見…安静時の線維束性収縮電位，線維自発電位，筋線維の自家放電．
  - 慢性の脱神経所見…運動単位の振幅増大・多相化・持続時間延長，運動単位の発射頻度の増加・リクルートメントの低下が挙げられる．
* 神経伝導検査：脱髄性ニューロパチーの除外のために必須である．ALSでは，感覚神経伝導（伝導速度，活動電位振幅）は正常であり，脱髄基準を満たす伝導遅延，伝導ブロック所見は認められない．

● 神経画像検査
* MRI検査：診断のための画像検査として，確立されたものはない．脳脊髄の画像診断は，形態学的変化を伴う疾患の除外のために有用である．加えて，運動野と錐体路の信号変化が観察されることもあり，上位運動ニューロン障害の検出の参考になる場合もある．

● 血液・髄液検査
* 特異的なマーカーとして確立されたものはなく，除外診断のために生化学検査が行われる．時に，ALSとして，筋逸脱酵素（クレアチンキナーゼ：CK）と脳脊髄液蛋白上昇もみられるため，留意する．

対症療法導入のための検査
- 呼吸障害に対する換気療法，嚥下障害に対する経管栄養療法の選択がある．それら適応の可否を確認するため，呼吸機能検査と嚥下機能検査が行われる．

● 呼吸機能
* 病歴，症状，身体所見から呼吸筋麻痺の徴候を見逃さないようにする．
* 呼吸障害は，夜間睡眠中から始まることが多く，低換気症状としての，断眠，早朝の頭重感，日中の眠気，声が小さい，咳が小さい，痰が出せないなどの症状を見逃さない．
* ベッドサイドでも簡単に行える呼吸機能検査としては，以下の検査が挙げられる．

《換気補助手段導入の目安となる検査》
- 努力性肺活量（%forced vital capacity：%FVC）…最大吸気から呼気に転じた際の肺気量．換気量計（スパイロメータ）で測定可能．球麻痺があると保持できず不正確となる．50%未満が，換気補助が必要となる目安．
- 咳の最大流速（cough peak flow：CPF）…呼気（特に咳）のスピードを，ピークフローメータで測定する．気道分泌物を除去する力の程度をみるもので，排痰補助装置の導入の目安となる．270 L/m以下で，風邪をひいた際に，160 L/m以下で常時の機械的排痰補助装置が必要となる．
- 最大吸気圧（maximal inspiratory pressure：MIP）・最大呼気圧測定（maximal expiratory pressure：MEP）…吸気（最大呼気位から最大吸気努力）と呼気（最大吸気位から最大呼気努力）の圧力を呼吸筋力計で測定する．機種間での測定値に差があるが，MIP60 cmH$_2$O未満で換気補助が必要となる目安となる．

- 終夜酸素飽和度測定…睡眠中の酸素飽和度をパルスオキシメータで測定する．88%未満が5分以上続く際に，換気補助が必要となる目安となる．

* ほかに，以下の検査がある．
  - 血液ガス分析…呼吸不全進行期にのみ，異常を呈する．PCO$_2$45 Torr以上で，換気補助が必要．
  - 終夜睡眠ポリグラフ…睡眠時無呼吸症候群の検出に有用．
  - 横隔神経伝導検査…伝導検査の1種．横隔膜複合筋電位の振幅が呼吸機能と相関するといわれる．

● 嚥下機能
* 嚥下運動とは，食物などが咀嚼され口腔から咽頭へ送り込まれ（口腔期），咽頭から食道へ輸送され（咽頭期），食道から胃へ移動する（食道期）一連の過程をいい，このどの過程が障害されても嚥下障害が生じることになる．ALSでは，比較的嚥下障害の自覚があるため，自覚症状や問診から疑われれば，嚥下機能検査によって，障害を同定し，代償方法を早めに導入して，栄養を確保する．

《嚥下造影検査（videofluoroscopic examination of swallowing：VF）》
- X線透視下で，飲み込み状態を観察することで，実際に，嚥下の何相に障害があるかを確認する方法である．むせなどの自覚症状との関係をみることができる．
- また，どんな形態の食物であれば，誤嚥をきたしにくいかがわかり，液体の粘度や固形食の刻み方など，その後の食形態を考慮するための参考にもなる．

診断のされ方

● 診断基準
1) 上位および下位運動ニューロン障害
2) 進行性の経過
3) 除外診断

* 臨床所見と補助検査（電気生理学的検査・神経画像）生化学的マーカーなどは存在しない．重症度，生活障害の程度：表1に示す分類に基づき進行を把握する．

* 神経内科の専門医による詳細な診察と各種補助診断（血液検査，髄液検査，X線検査，筋電図，筋生検）による．

* 専門医であれば，特徴的な症状や経過により，比較的診断に至りやすいが，発症時期に他科を受診したり，鑑別のための

脳神経系疾患

症状が出ていないことがあると，診断までに時間を要する場合があり，早めの専門医受診につなげる必要がある．

*診断基準（表2）には，definite（確実），probable，possibleのグレードがあり，臨床症状が特定の領域に限局した早期の段階での診断や治療の開始に役立てられる．

● ALSFRS-R

ALSの日常生活機能評価尺度であり，米国で作成され日本でも信頼性・妥当性の評価を行っている[2]．球機能，上肢のADL，下肢のADL，呼吸状態の4領域，計12項目の質問を各項目4点計48点満点で，日常生活を表し，総合的な重症度，病態進行の評価として使用される．経時的に計測することで，患者の病態，進行の程度の把握や予後予測に用いることができるため，国際的にも汎用されている（表3）．

表1 ALSの重症度分類

重症度1	家事・就労がおおむね可能．
重症度2	家事・就労は困難だが，日常生活（身の回りのこと）は，おおむね自立．
重症度3	自力で食事，排泄，移動いずれか一つ以上ができず，日常生活に介助を要する．
重症度4	呼吸困難，痰の喀出困難，あるいは嚥下障害がある．
重症度5	気管切開，非経口的栄養摂取（経管栄養，中心静脈栄養など），人工呼吸器を要する．

文献1）より引用

表2 Awaji基準

診断グレード

Definite
- 脳幹と脊髄2領域における上位・下位運動ニューロン障害の臨床徴候あるいは電気生理学的異常
- または，脊髄3領域における上位・下位運動ニューロン障害の臨床徴候あるいは電気生理学的異常

Probable
- 2領域における上位・下位運動ニューロン障害の臨床徴候あるいは電気生理学的異常，かつ下位運動ニューロン徴候より頭側の領域に上位運動ニューロン徴候

Possible
- 1領域における上位・下位運動ニューロン障害の臨床徴候あるいは電気生理学的異常
- または，2領域以上の上位運動ニューロン徴候のみ
- または，1領域の上位運動ニューロン徴候とそれより頭側の下位運動ニューロン徴候

文献2）より引用

表3 ALSFRS-R（ALS機能評価スケール改訂版）

I．言 語	II．唾 液
4．正 常	4．正 常
3．軽度言語障害	3．口に唾液が溜まり夜間漏れる
2．繰り返すと理解できる	2．中程度に唾液が多く少し漏れる
1．言語以外に伝達法を併用	1．明らかに唾液が漏れる
0．言葉にならない	0．たえず紙やハンカチをあてる

III．嚥 下	IV．書 字
4．何でも飲み込める	4．正 常
3．時々むせる	3．遅く拙劣だが判読できる
2．食事内容の工夫を要する	2．判読できない文字がある
1．経管栄養が補助的に必要	1．ペンを握れても書けない
0．全面的に非経口摂取	0．ペンを握れない

Va．食物を切る・器具を使う（胃瘻なし）	Vb．食物を切る・器具を使う（胃瘻あり）
4．正 常	4．正 常
3．少し遅く拙劣でも介助なくできる	3．拙劣ながら動作はすべて自立
2．遅く拙劣でも介助不要	2．閉じる・閉めるに部分介助
1．切ってもらえればゆっくり食べられる	1．介助者に少しだけ介助依頼
0．全面介助	0．どのような作業もできない

VI．身支度と身体の清潔	VII．ベッドでの体位変換とシーツ掛け
4．障害なく正常に着る	4．障害なくできる
3．努力をし遅くとも完全自立	3．努力を要し遅いが自立
2．時々介助あるいは工夫を要する	2．やっとできる
1．介助が必要	1．開始の動作しかできない
0．全面介助	0．何もできない

VIII．歩 行	IX．階段昇降
4．正 常	4．正 常
3．すぐ歩行困難	3．遅 い
2．介助歩行	2．軽度に不安定，疲れやすい
1．歩行不能	1．介助を要する
0．意図した下肢の動きができない	0．まったくできない

X．呼吸困難	XI．起坐呼吸
4．な い	4．な い
3．歩行時に出る	3．通常は2つ以上の枕が必要でない
2．食事・入浴・身支度一つ以上に出る	2．睡眠に枕が2つ以上必要
1．坐位あるいは安静臥床時に出る	1．坐位でなければ睡眠できない
0．呼吸器が必要	0．睡眠できない

XII．呼吸不全	各スコアの合計点　　　／48点満点
4．な い	
3．間欠的にBiPAPを使用する	
2．夜間はBiPAPを継続する	
1．昼夜ともBiPAPを継続する	
0．気管挿管または気管切開で呼吸器装着	

文献3）より引用

検査に関する臨床知

- ALSは，除外診断でありすぐに確定診断がつくわけではない．インターネットの普及により，患者はある程度の知識や情報を得て，検査に臨む場合が多く，「違ってほしい」「まさか自分が」という気持ちが入り混じり，計り知れない不安の中におり，この時期の患者の不安を受け止め，相談先など社会資源の紹介が早期に行えるよう支援する．
- 検査は，きわめて客観的な指標と思いがちであるが，たとえ呼吸機能の値が基準値内であっても，患者は苦しがっていたり，逆に基準値を超えて，換気補助が必要な状態であっても，通常どおりにしている場合もある．患者の主観をまず第一に受け止め，おかれている状況に共感を示すこと，次に検査結果との乖離が生じている状況を適切にアセスメントし，対応を考慮する姿勢が重要である．特に，日々の揺れを含めて，長期的な観察により，教科書的な基準値ではなく，その人ごとの目安を患者と共有することが，検査結果の看護的な活用方法といえる．

治療法の選択

- 根本的な治療法はない疾患であるが，治療法の開発や治験が進行している．現在，保険適応の薬剤としては，リルゾールやエダラボン（ラジカット®）があり，いずれも気管切開が必要な呼吸障害が生じるまでの期間を延長する効果があるといわれている．
- 進行期の栄養状態が，予後規定因子の一つであり，体重減少を起こさない栄養療法が推奨される．このために，胃瘻など補助栄養手段の確保が欠かせない．
- 呼吸障害への対応は，人工呼吸療法によってなされる．人工呼吸療法には，マスクやインターフェースを用いたNIV（non invasive ventilation）と気管切開によるTIV（tracheostomy invasive ventilation）がある．ALSでは，球麻痺症状も呈するため，気道確保が困難となり，いずれNIV療法の限界が生じることがあり，TIVへの移行をするかどうか検討が必要となる．
- 現在のところ，対症療法としての医療処置は，本人の意思を最も優先するとされ，病名告知，対症療法の選択における情報提供のあり方が重要である．

用語解説

- **難病と指定難病**：2015年の難病医療法施行にあたり，難病の定義は，1）発病の機構が明らかでなく，2）治療方法が確立していない，3）希少な疾患であって，4）長期の療養を必要とするもの，という4つの条件を必要としており，さらに医療費助成などの対象になる，「指定難病」は，5）患者数がわが国において一定の人数（人口の約0.1％程度）に達しないこと，6）客観的な診断基準（またはそれに準ずるもの）が成立していることという条件を満たしたもので，2015年7月現在306疾患が指定されている．

治療に関する臨床知

- ALSは，進行の過程で単に医学的のみならず，生活機能障害，社会的問題などさまざまな困難が生じ，さらに生きるための手段の選択が迫られるという過酷な疾患である．このため，多職種連携（multidisciplinary care team）のチームアプローチでしか対応できない．このことは，院内から地域社会への広がりと治らない疾患とともに生きる社会の構築を実感することで，看護師としての成長の機会ともなりえる．

文献

1) 厚生労働省：指定難病一覧―筋萎縮性側索硬化症
http://www.mhlw.go.jp/file/06-Seisakujouhou-10900000-Kenkoukyoku/0000089881.pdf
2) de Carvalho M, et al：Electrodiagnostic criteria for diagnosis of ALS. Clin Neurophysiol 119(3)：497-503，2008
3) 大橋靖雄，他：筋萎縮性側索硬化症（ALS）患者の日常活動における機能評価尺度日本版改訂ALS Functional Rating Scaleの検討．脳と神経 53：346-355，2001
4) ALS疾患啓発委員会：ALS筋萎縮性側索硬化症の疾患・治療に関する情報プログラム．サノフィ株式会社
http://www.als.gr.jp/public/als_about/about_05.html

II 呼吸器系疾患

- 肺がん
- 肺炎
- 慢性閉塞性肺疾患（COPD）
- 気管支喘息
- 間質性肺炎
- 肺結核
- 睡眠時無呼吸症候群
- インフルエンザ肺炎

呼吸器系疾患

肺がん

岡田由佳理・岩田 香・良田紀子

🔑 ポイントになる検査項目

確定診断のための検査：胸部単純X線，胸部CT，腫瘍マーカー（CEA，SCC，ProGRP，NSE，CYFRA，SLXなど），喀痰細胞診，胸水細胞診，気管支鏡下肺生検，CTガイド下肺生検，胸腔鏡下生検，外科的肺生検（縦隔鏡・胸腔鏡・開胸）など
進行度診断のための検査：胸部・腹部CT，エコー，頭部MRI，陽電子放出断層撮影（PET），骨シンチグラフィなど
全身機能評価のための検査：血液検査（血算，生化学，止血，血液型，感染症），心電図，呼吸機能検査など
治療方針決定のための検査：がん細胞の遺伝子検査

病態と検査の関連図

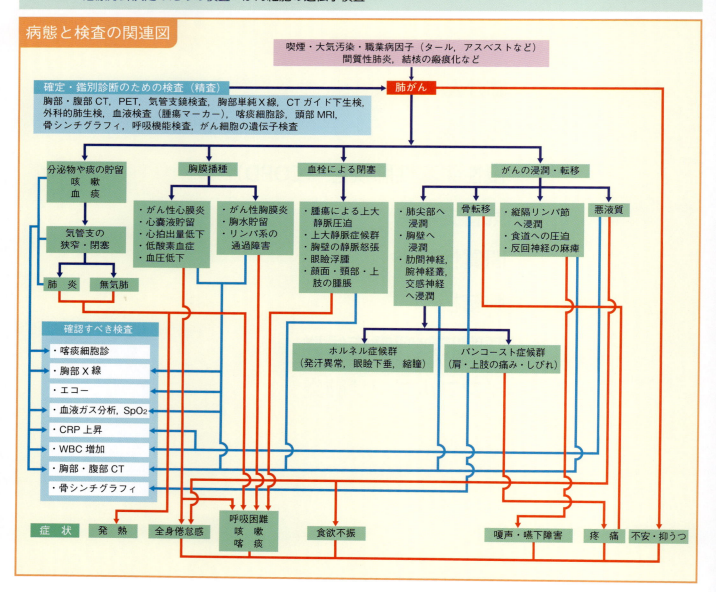

どんな疾患か

- 肺がんは組織型によって，扁平上皮がん，腺がん，大細胞がん，小細胞がんの4つに大きく分類され（表1），そのほかにカルチノイド，粘表皮がん，多形がんなど非常にまれな組織型も存在する．
- 60～70歳にピークがあり，男性に多くみられる．
- 日本の死因の第1位は悪性新生物であり，その中でも，肺がんは部位別死亡率第1位である．
- 近年では75歳以上の高齢者の肺がんが増加しているのが特徴．
- 肺がんは，喫煙（扁平上皮がん，小細胞がんで関連が大きい），職業的物質（アスベスト，ニッケル，ラドンなど），大気汚染などの影響を受けるといわれる．
- 肺がんのおもな症状としては咳，痰，血痰（血の混じった痰），痛み，呼吸困難，食欲不振，全身倦怠感などがみられるが，初期の段階ではこれらの症状は出現しにくく，また出現しても風邪や気管支炎の呼吸器症状とよく似た症状のため見過ごされることがあり，注意が必要である．進行すると嗄声（声が出にくくなりかすれること），嚥下障害などが出現することもある．

体の中で起きていること（病態生理）（表1）

表1 体の中で起きていること

	非小細胞がん			小細胞がん
	扁平上皮がん	腺がん	大細胞がん	
頻度	約35%	約45%	約5%	約15%
好発部位	肺門（中枢）	肺野（末梢）	肺野（末梢）	肺門（中枢）
画像所見	・空洞形成，無気肺	・銭形陰影（coin lesion）	・notch sign（境界不明瞭な凹凸）	・肺門リンパ節腫大
腫瘍マーカー	SCC，CYF	CEA，SLX	CEA，SLX	NSE，ProGRP
喫煙との関係	強い	あり		強い
進行の速さ	比較的遅い			速い
その他特徴	比較的太い気管支から発生する．血痰などの症状が出現する可能性が高い．高Ca血症が起こりやすい．	女性に多い．非喫煙者に多い．分子標的薬の適応になることがある．末梢にあるので，胸膜に影響を及ぼし，胸水が貯留することがある．	非小細胞がんの中では，進行が速い．診断されたときには，大きな腫瘤影として検出されることも多い．	放射線や抗がん剤の感受性が高い．悪性度が高い．SIADH（抗利尿ホルモン分泌異常症候群）や，ランバート・イートン症候群を合併することがある．

肺門：肺の入口近くの気管や太い気管支．
肺野部（末梢型）：肺の奥の細い気管支や肺胞．

検査の読み方　ここがポイント！

- 肺がんの確定診断・進行度診断のための検査を中心に述べる．肺がんの確定診断のための検査には以下のものがある．

胸部単純X線（図1）

- 正常な気管支や肺胞は空気で満ちているため黒く写るが，病変は細胞が異常繁殖しているため密度が濃く，X線の透過が弱くなり白い影となって写し出される．胸部X線検査では，この白い影の有無によって肺がんの有無を判断する．進行度や病変の状態を確認することまでは不可能．

胸部CT（図2）

- X線照射によって確認できる変化をコンピュータで解析し，断層画像（身体を輪切りにした断面像）として表示する．がんの大きさや形，胸壁などの浸潤の有無，縦隔への転移の有無，遠隔転移，リンパ節転移の有無を判断する．

腫瘍マーカー

- ①がんの診断の補助や組織型の推測，②進行度の推測，③治療効果の判定や再発予測，④予後の推定，に利用される．確定診断は画像診断や組織診断で行う．そ

の他，I-CTP，NTx は骨転移に有用とされている．

喀痰細胞診
- 痰にがん細胞が含まれているかどうかを判断する検査．陽性率が低い．おもに「扁平上皮がん」の早期発見を目的にしている．3日間の集痰をすることで精度が高くなる．

胸水細胞診
- 胸水にがん細胞が含まれているかどうかを判断する検査．確定診断や悪性胸水などを判断する．
- 肺がんの進行度診断のための検査としては，肺がんは，脳，骨，肺，肝臓，副腎に転移しやすいため，胸・腹部CT検査のほかに，脳MRI検査，PET（図3），骨シンチグラフィ（図4）などを行い，病期診断を行う．

腹部 CT
- 腹部臓器への遠隔転移の有無を判断する．腹部CT検査では，肝臓や胸・腰・仙椎，副腎などへの転移が認められることがある．

PET
- がん細胞の「ブドウ糖を多く取り込む」という性質を利用する．ブドウ糖に近い成分（FDG）を注射し，しばらくしてPETで撮影を行うと，ブドウ糖が多く集まる場所がわかり，がんの場所を特定することができる．腫瘍の良性・悪性の区別，進行度の推定に有効．肺門・縦隔リンパ節転移，副腎，骨などの遠隔転移に特に有用といわれている．ただし，脳，心臓，膀胱などの評価は難しい．
- PET-CT は CT 装置を併用することで，さらに鮮明な画像で腫瘍の位置や大きさを撮影することができ，より詳しく分析することができる．

がん細胞の遺伝子検査
- 一部の分子標的治療は，遺伝子検査にて奏効を予測することができ，治療方針の決定に用いられる．気管支鏡など確定診断のときに採取した組織や細胞を用いて検査を実施する．

用語解説
- **TNM 分類**：「T」は原発巣の状態を現し，がんの大きさと浸潤の状態を分類，「N」は所属リンパ節転移の状態を現し，「M」は遠隔転移の有無を現している．

検査に関する臨床知
- 気管支鏡検査，CTガイド下針生検は，前処置など指示を遵守する．患者にオリエンテーションを十分に行う．合併症〔気胸，肺炎，出血，空気塞栓（CTガイド下針生検）など〕に注意．

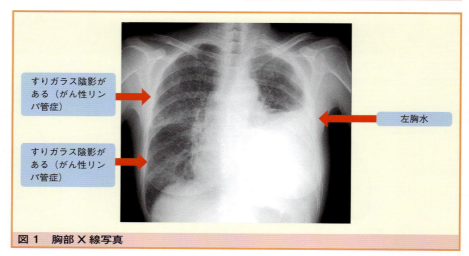

図1　胸部X線写真

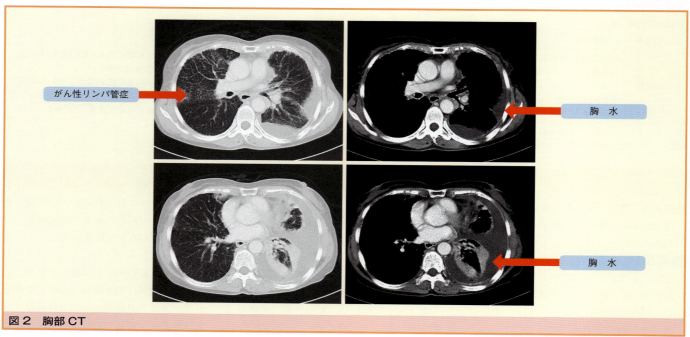

図2　胸部CT

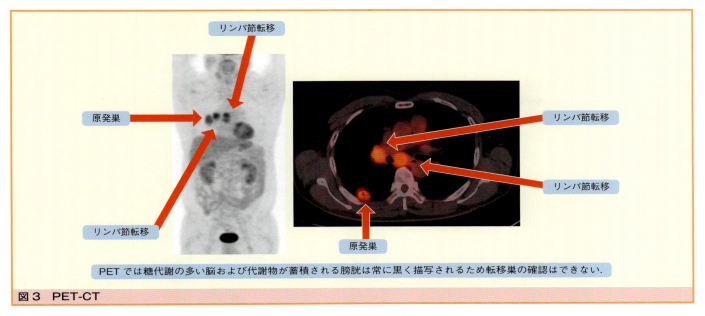

図3　PET-CT

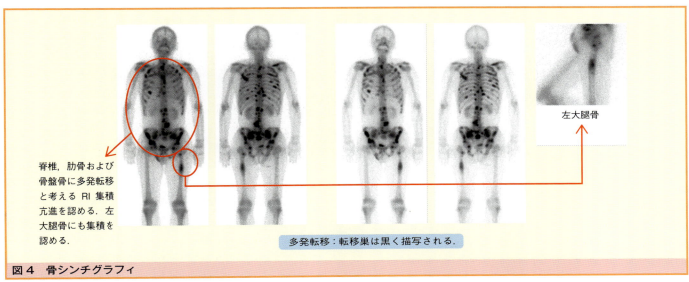

図4　骨シンチグラフィ

診断のされ方

- 肺がんは，病歴，症状，検査データ，画像所見などの結果を総合的に判断して診断する．
- 肺がんと確定診断するためには細胞や組織片を採取する必要があり，基本的な手順としては，①気管支鏡検査，②CTガイド下針生検である．それでも確定診断に至らない場合は，外科的肺生検を行う場合もある．
- また，しばしば喀痰細胞診や胸水細胞診，リンパ節生検・細胞診にて確定診断に至ることもある．
- 肺がんの病期は，TNM分類で決定されている（日本肺癌学会 編『臨床・病理 肺癌取扱い規約』参照）．病期診断は治療方針決定や予後予測の目安となるため重要である．

治療法の選択

- 肺がんの治療方法は，おもに局所治療である外科療法（手術）と放射線療法，全身療法である化学療法，免疫療法に分けられる．積極的治療と並行し，痛みをはじめとするさまざまな苦痛に伴う症状に対する緩和治療も行われる．

肺がん

- 肺がんの標準手術には肺葉切除とリンパ節郭清がある．術後合併症には，肺炎，出血，肺水腫，肺瘻，膿胸，肺塞栓などがある．
- 放射線療法は，根治的照射と緩和的照射に大別される．放射線療法のおもな副作用には，放射線宿酔，粘膜障害，皮膚障害，骨髄抑制，神経障害，放射線肺臓炎がある．
- 化学療法は，小細胞肺がんと非小細胞肺がんで大きく異なる．近年，肺がんにおいては，分子標的薬が開発され画期的な効果がもたらされている．
- 化学療法の副作用には，過敏症，悪心・嘔吐，骨髄抑制，食欲不振，脱毛，末梢神経障害などがあり，発現時期は異なる．分子標的薬による副作用には，皮膚障害（ざ瘡様皮疹や手足症候群など）や高血圧，蛋白尿，喀血，視覚障害などがあり，副作用が多様化している．
- 免疫療法では，免疫が強化されることにより自己免疫疾患様の副作用出現が認められている．おもなものとして腸炎や肝炎，甲状腺機能低下症，間質性肺炎などの副作用がある．

治療に関する臨床知

- 免疫療法でみられる副作用はこれまでの抗がん剤とは異なる．さまざまな薬剤が開発され，副作用も多種となりその対処も個別化されるなか，薬剤ごとの特徴を理解し患者ケアを行うことが重要．

文献
1) 加藤治文，他：肺がん患者の治療とケア最前線．がん看護 20：587-632, 2015
2) 石原英樹，他編：呼吸器看護ケアマニュアル．中山書店，pp42-50, 2014
3) 榮木実枝，他編：肺がん患者ケア（がん看護セレクション）．学研メディカル秀潤社，pp10-190, 2012

呼吸器系疾患

肺　炎

清水孝宏

ポイントになる検査項目
胸部X線，胸部CT，喀痰検査，血液ガス分析，WBC，CRP，BUN

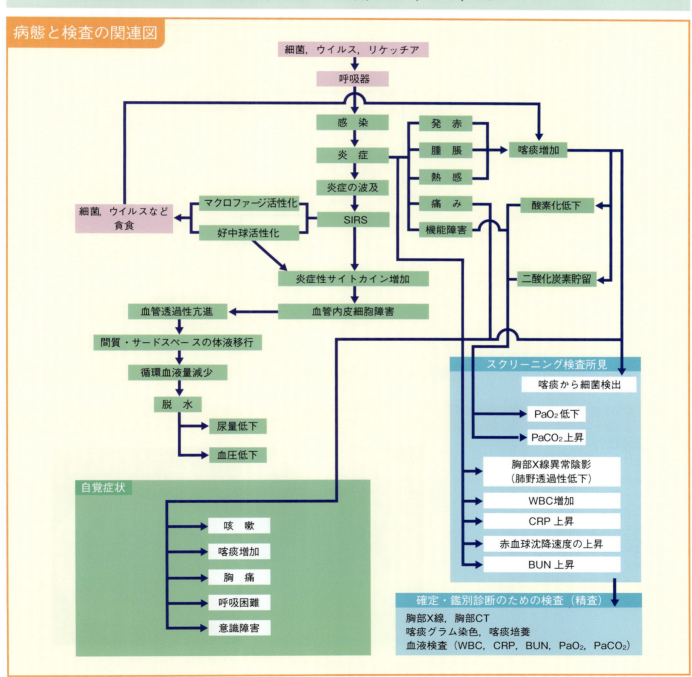

どんな疾患か

- 肺炎とは，微生物が呼吸器に感染し炎症が起きた状態である．細菌による肺炎を定型肺炎，細菌以外のウイルスやリケッチアなどによる肺炎を非定型肺炎という．
- 一般社会で発症した肺炎を市中肺炎（community-acquired pneumonia：CAP），入院していた患者に発症した肺炎を院内肺炎（hospital-acquired pneumonia：HAP）と分類し，検出される細菌にそれぞれ特徴がある．
- 肺炎は，肺の炎症による局所的な症状と，炎症が全身に波及することで起こる症状とに分けて考える必要がある．
- 肺炎は高齢になるほど罹患率は高く，入院後に発症する院内肺炎や，人工呼吸器装着後に発症する肺炎などは重篤化しやすい特徴がある．

体の中で起きていること（病態生理）

- 肺炎による炎症は，局所の炎症と，炎症が全身へと波及することによる症状を分けて考える必要がある（図1）．
- 肺胞局所の炎症はガス交換の障害をきたし，低酸素血症や高炭酸ガス血症を生じる．
- 肺胞局所では好中球やマクロファージによる細菌やウイルスの貪食が活発になり，気道の分泌物が増加する．
- 全身への炎症の波及には炎症性サイトカインが関与し，炎症性サイトカインは全身の血管内皮細胞を障害し，血管の透過性を亢進させる．
- 血管透過性亢進が起こると，血管内の血漿成分は間質（セカンドスペース）や間質の一部であるサードスペースに移行し循環血液量が減少する．
- 循環血液量の減少は脱水を招き，尿量低下，血圧低下，重症ならば意識障害をきたすこともある．

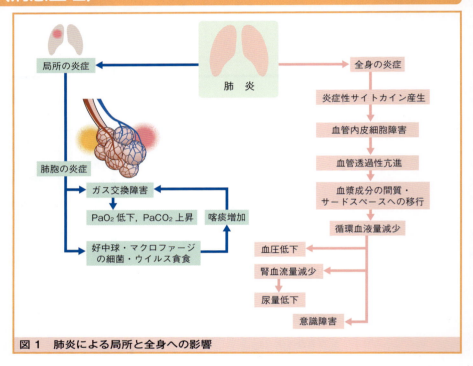

図1　肺炎による局所と全身への影響

検査の読み方　ここがポイント！

肺炎の画像所見

- 肺の炎症による発赤や腫脹，分泌物の増加は，胸部X線や胸部CTで炎症の起きていない部分に比べ白く濃い画像として写し出される．これを透過性の低下や異常陰影として表現する．
- 胸部X線に比べ，胸部CTではより鮮明な画像からの情報を得ることができ，特に背側の炎症所見を判断するには有用である（図2）．

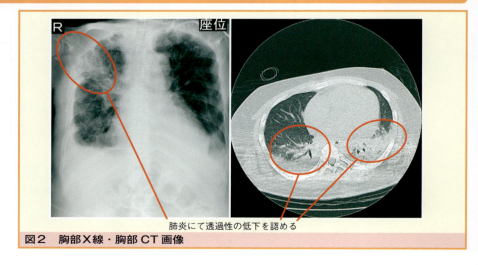

肺炎にて透過性の低下を認める

図2　胸部X線・胸部CT画像

喀痰検査

- 喀痰が採取されたらグラム陰性菌かグラム陽性菌か迅速な結果が得られるグラム染色が行われ，その結果で初期投与の抗菌薬が選択される．
- 喀痰はさらに数日間培養し，細菌感染ならば菌種が同定される．
- 菌種が同定されたら各種抗菌薬の効果を調べる感受性検査が行われ，その結果から細菌に最も効果がある抗菌薬を選択する．
- 喀痰培養で細菌が検出されない場合は，細菌以外のウイルスやリケッチア感染の疑いもあるため，血清抗体価や寒冷凝集反応，尿中抗原などの検査が行われる．

血液検査

白血球数（WBC）増加，CRP 上昇，PaO_2 低下，$PaCO_2$ 上昇，尿素窒素（BUN）上昇

- 細菌やウイルスを貪食する好中球を含む WBC は通常増加する．しかし，白血球数 4,000/μL 以下や未熟顆粒球が 10％以上含まれる場合も炎症が起きていることを示唆する所見である．
- C反応性蛋白（C-reactive protein：CRP）は体内で炎症が起こることで上昇する．
- 肺の炎症によるガス交換障害により，動脈血ガス分析では PaO_2 の低下がまず起こり，重症あるいはⅡ型呼吸不全のある患者では $PaCO_2$ の上昇を伴うことがある．
- 血管透過性亢進に起因する循環血液量の減少は腎臓の血流低下をきたし，その結果，腎糸球体における尿素窒素の濾過量が減少することで血中尿素窒素である BUN が上昇する（脱水による BUN 上

血液検査基準値
- WBC：3,300～8,600/μL
- CRP：0.2 mg/d 以下
- PaO_2：80～90 Torr
- $PaCO_2$：35～45 Torr
- BUN：8～20 mg/dL

診断のされ方

- 肺炎は病歴，症状，バイタルサイン，検査データ，画像所見，喀痰検査などの結果を総合的に判断して診断する．
- 低酸素血症による呼吸困難で来院する患者が多く，経皮的動脈血酸素飽和度（SpO_2）を測定することで低酸素血症を診断し，胸部 X 線で炎症所見を確認すれば肺炎と診断される．
- さらに重症度や詳細なデータを知る目的で，動脈血ガス分析や各種血液検査，胸部 CT，喀痰検査が行われる．
- 肺炎はその重症度に応じて外来通院，病棟入院，ICU 入院に区別して管理する（表1）．

表1 肺炎の重症度分類

① 男性≧70歳　女性≧75歳
② BUN≧21 または脱水＋
③ 酸素飽和度≦90％
④ 意識障害（肺炎に由来する）
⑤ 収縮期血圧≦90mmHg

軽　症：上記いずれも満たさない（外来治療）
中等度：上記1～2つを満たす（外来または入院治療）
重　症：上記3つを満たす（入院）
超重症：上記4～5つまたはショックあり（ICU入院）

治療法の選択

- 肺炎の治療は抗菌薬治療と各症状に対する対症療法が行われる．
- 問診と画像所見，喀痰グラム染色の情報から起因菌を想定し，広い範囲で効果が期待される抗菌薬を投与する（エンピリック治療）．
- 喀痰培養の結果で細菌が同定されたらその細菌に効きやすい抗菌薬に変更する（デ・エスカレーション治療）．
- 低酸素血症には酸素吸入が行われ，重症であればマスクあるいは気管挿管，人工呼吸管理が行われる．
- その他，脱水があれば輸液管理が行われ，経口摂取が困難な場合は経腸あるいは静脈栄養による栄養管理が行われる．
- 治療の効果判定は，低酸素血症や呼吸困難の改善，画像所見，血液検査による炎症所見の改善で評価する．

補足説明

エンピリック治療とデ・エスカレーション治療

- 例えば肺炎を例に説明する．肺炎の原因細菌を同定するには喀痰培養検査のため数日間は細菌が同定されない．そのため年齢や病歴，発症状況などから細菌の種類を予測する．この予測に基づき広い抗菌範囲の抗菌薬を投与する．このような一連の過程をエンピリックセラピー（empiric therapy）という．その後，培養検査の結果で細菌が同定されたら感受性のある抗菌薬に切り替える．この過程をデ・エスカレーション（de-escalation）という．

呼吸器系疾患

慢性閉塞性肺疾患（COPD）

崔　晶淑・鬼塚真紀子

ポイントになる検査項目
胸部単純X線，胸部CT，呼吸機能検査，血液ガス分析，運動負荷試験，心電図，心エコー，喀痰検査，CPP，WBC，BNP

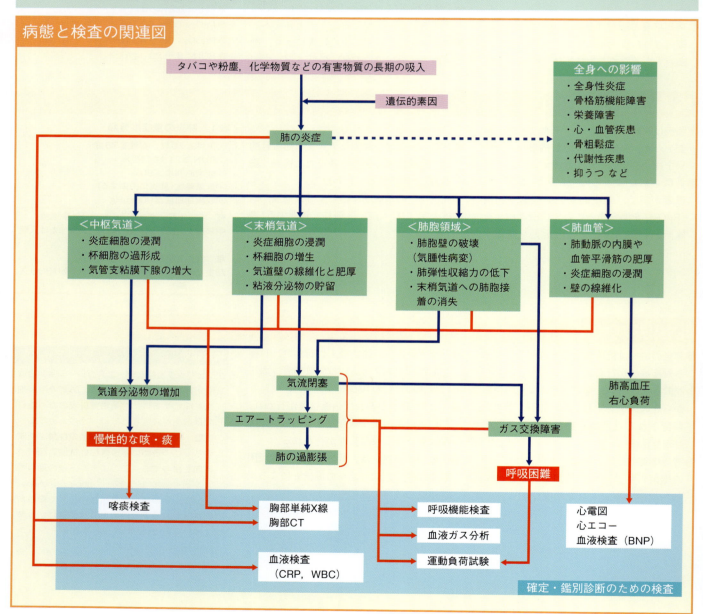

病態と検査の関連図

どんな疾患か

- 慢性閉塞性肺疾患（chronic obstructive pulmonary disease：COPD）は，「タバコ煙を主とする有害物質を長期に吸入曝露することで生じた肺の炎症性疾患である．呼吸機能検査で正常に復すことのない気流閉塞を示す．気流閉塞は末梢気道病変と気腫性病変がさまざまな割合で複合的に作用することにより起こり，通常は進行性である．臨床的には徐々に生じる労作時の呼吸困難や慢性の咳，痰を特徴とするが，これらの症状に乏しいこともある」[1]と定義されている．

体の中で起きていること（病態生理）（図1）

- 炎症により，肺胞壁が破壊され気腔が拡大し（気腫性病変をきたし），肺弾性収縮力（肺が縮もうとする力）の低下が生じる．また，末梢気道の線維化や肥厚，気道粘液の過剰分泌が生じ，さらに，気道壁を外側へ牽引している肺胞壁が断裂・減少することで，気道内腔が閉塞しやすくなり，気道抵抗が増加する．
- 上記のような，肺の弾性収縮力の低下や気道抵抗の増加により，呼気時のエアトラッピング（空気のとらえ込み現象）が起こり，肺が過膨張となる．
- ＊特に，COPD増悪時には，気道粘液の増加や気道の攣縮などにより，空気のとらえ込みが増えるため，内因性PEEP（autoPEEP）が増加した状態となる．
- 肺胞壁の破壊や気流閉塞によりガス交換障害が生じ，進行すると低酸素血症，高炭酸ガス血症となる．
- 炎症は肺のみではなく全身性に認められ，栄養障害，骨格筋機能障害，心血管疾患などを誘発する．

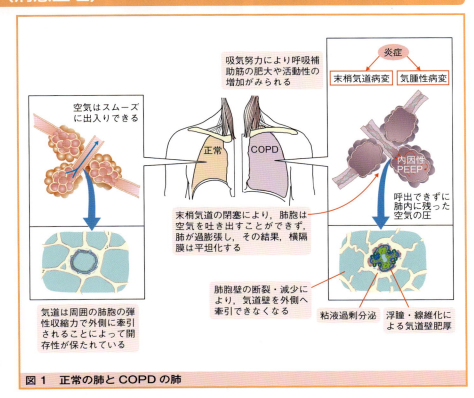

図1　正常の肺とCOPDの肺

検査の読み方　ここがポイント！

胸部単純X線（図2）

- 正面像では，肺野の透過性の亢進，肺野末梢血管影の細小化，肺過膨張所見（横隔膜の低位平坦化，肋間腔の拡大），滴状心などがみられる．
- 側面像では，横隔膜の平坦化，胸骨後腔の拡大，心臓後腔の拡大などが認められる．

胸部CT（図2）

- HRCT（高分解能CT）では，気腫性病変は明瞭な壁をもたない低吸収領域（law attenuation area：LAA）として認められ，黒く描出される．気腫性病変が進行すると，LAAは拡大・融合する．
- 気道病変は，気道内腔の狭小化や気道壁の肥厚として認められる．

用語解説

- 滴状心：心臓が過膨張した肺に圧迫されて細長い形になったもの．

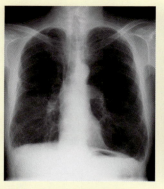
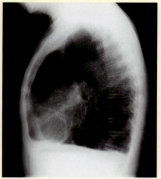
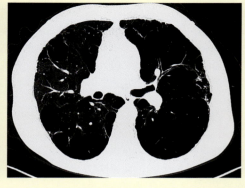

図2　胸部単純X線と胸部CT

呼吸機能検査
- 気管支拡張薬投与後の1秒率（FEV_1/FVC）が70％未満のときCOPDと診断される．
- 肺弾性収縮力の低下および呼出制限により全肺気量や機能的残気量，残気量が増加する．

動脈血ガス分析
- 動脈血ガス分析は，患者の酸素化能，換気状態，酸塩基平衡の評価に用いられる．

運動負荷試験
- 6分間歩行試験，シャトルウォーキング試験，エルゴメータ，トレッドミルなどがあり，運動耐容能や運動制限因子・疾患の重症度などの評価に有用である．

肺循環・右心機能評価
- 心不全の評価に関しては，心エコー，心電図，胸部単純X線，BNPなどのバイオマーカー，右心カテーテル検査などがあり，身体所見（浮腫，頸静脈怒張など）と併せて評価する．

喀痰
- ウイルスや細菌により気道感染を起こすことで，COPDの増悪を招くことが多く，喀痰検査によりその原因菌を検索し，薬剤の使用を検討する．

血液検査
- CRP，白血球数（WBC）などの炎症反応物質が増加する．
- COPD患者で重症な肺高血圧症がある場合，BNPが高値となる．ただし，左心不全がある場合にもBNPは高値となるため注意が必要である．

動脈血ガス分析基準値
- pH（水素イオン濃度指数）：7.35〜7.45
- PaO_2（酸素分圧）：80 Torr以上（年齢によって異なる）
- $PaCO_2$（二酸化炭素分圧）：35〜45 Torr
- SaO_2（酸素飽和度）：95％以上（年齢によって異なる）
- HCO_3^-（重炭酸イオン）：22〜26 mEq/L
- BE（塩基過剰）：−2〜+2

検査に関する臨床知
- PaO_2 60 Torr未満，あるいはSpO_2 90％未満の場合には，酸素投与を行う．ただし，慢性的に$PaCO_2$が上昇している患者では，酸素投与によってCO_2ナルコーシスのリスクが高まるため，低濃度の酸素投与から開始する．
- $PaCO_2$が45 Torrを超え，かつpH 7.35未満の場合には，換気補助療法を検討する．

診断のされ方

- 診断には，気管支拡張薬投与後のスパイロメトリーで1秒率（FEV_1/FVC）が70％未満であることを確認する．ただし，確定診断には，呼吸機能検査や画像診断などにより，他の気流閉塞をきたしうる疾患を除外することが必要となる．
- COPDの病期分類は，予測1秒量に対する比率（対標準1秒量：％FEV_1）を用いる（表1）．

表1　COPDの病期分類

病期		特徴
I期	軽度の気流閉塞	％$FEV_1 \geq 80\%$
II期	中等度の気流閉塞	$50\% \leq$ ％$FEV_1 < 80\%$
III期	高度の気流閉塞	$30\% \leq$ ％$FEV_1 < 50\%$
IV期	きわめて高度の気流閉塞	％$FEV_1 < 30\%$

気管支拡張薬投与後の1秒率70％未満が必須条件となる．

治療法の選択

- 治療には，禁煙，ワクチン接種，呼吸リハビリテーション，薬物療法（気管支拡張薬，吸入ステロイド薬など），酸素療法，換気補助療法，外科的治療などがあり，病期や重症度に応じて行われる（図3）．

文献
1）日本呼吸器学会COPDガイドライン第4版作成委員会 編：COPD（慢性閉塞性肺疾患）診断と治療のためのガイドライン．第4版，メディカルレビュー社，p5, 64, 2013

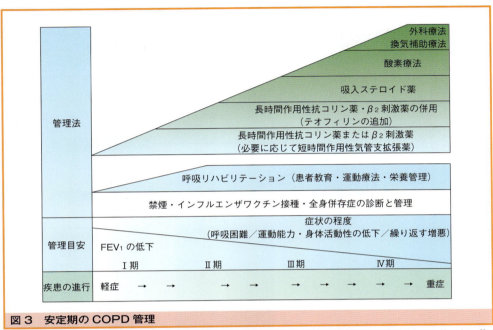

図3 安定期のCOPD管理

（日本呼吸器学会COPDガイドライン第4版作成委員会 編：COPD（慢性閉塞性肺疾患）診断と治療のためのガイドライン．第4版，メディカルレビュー社，p64, 2013より引用）

呼吸器系疾患

気管支喘息

谷口千恵子

🔑 ポイントになる検査項目

呼吸機能検査，気道過敏性運動負荷試験，気道可逆性検査，鼻汁中や喀痰中好酸球，呼気中一酸化窒素濃度，IgE

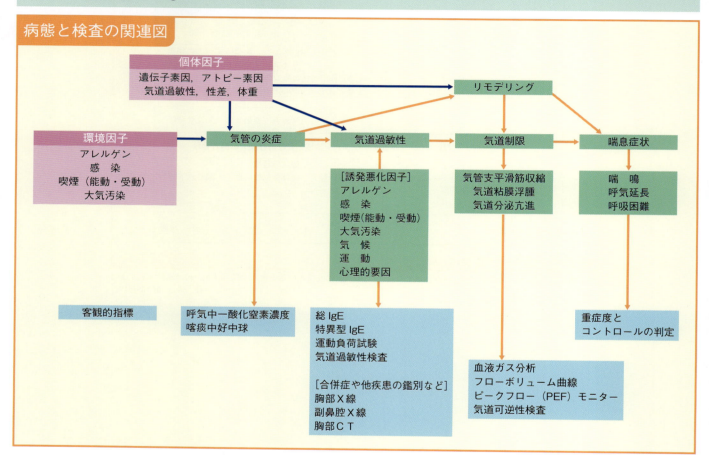

病態と検査の関連図

どんな疾患か

- 気管支喘息（以下，喘息）は，発作性に起こる気道狭窄によって，喘鳴や呼気延長，呼吸困難を繰り返す疾患である．これらの臨床症状は自然ないし治療により軽快，消失するが，ごくまれには致死的となる．気道の狭窄は，気道平滑筋収縮，気道粘膜浮腫，気道分泌亢進がおもな成因となる．
- 喘息は個体因子（遺伝的素因など）と環境因子が絡み合って発症する．特に，アレルギー性素因（アトピー）とは，環境アレルゲンの曝露によってIgE抗体を発生しやすい体質であり，小児の気管支喘息の90％以上がこの「アトピー型喘息」であるといわれている．成人発症喘息は非アトピー型が多く，発生因子は不明だが気道感染，運動，ストレスなどにより発症することが多い．

補足説明

- 日本では喘息患者は増加しているが，喘息死は減少傾向にあり，2013年には1,728人となり史上最低となった．この背景には，吸入ステロイド薬の導入による影響が大きい．また，現在の喘息死のほとんどは高齢者に認められている．

体の中で起きていること（病態生理）（図1）

- **気道炎症**：喘息発作のほとんどは，ウイルス感染やアレルギーの原因になる環境性抗原（ダニ，粉塵，動物の毛など）の吸入によって，気管支粘膜で免疫反応が起こるために，ヒスタミン，ロイコトリエン，化学伝達物質が遊離され，マスト細胞，好中球，リンパ球によるアレルギー炎症反応が生じる．長期間続くことで気道の慢性炎症が起こる．
- **気道過敏性**：気道の慢性炎症が起こっていると気道の過敏性が増強し，冷気を吸ったり，運動したりしたときなどに喘息発作が出現する状態である．しかし，気道炎症レベルと気道過敏性の間の相関については明確ではない．
- **気道リモデリング**：慢性的な気管支の炎症によって気道に障害が生じた場合，不可逆性の気道壁が肥厚し，気管支の内腔が狭くなる現象のことである．

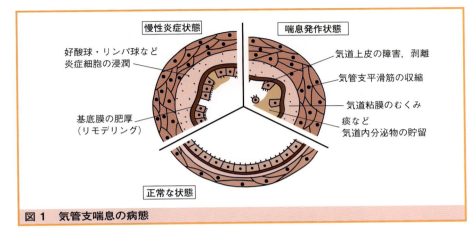

図1　気管支喘息の病態

検査の読み方　ここがポイント！

呼吸機能検査（肺機能や気道閉塞の状態を調べる検査）（図2）

- **フローボリューム曲線**（図3）
  * スパイロメータにより，呼吸速度（フロー）を縦軸に，肺気量（ボリューム）を横軸に記録する．
  * スパイロメータによる検査は，練習のもと4歳ぐらいから適応となり，学童以上となるとほぼ検査可能となる．

【おもな指標】
* 努力性肺活量（forced vital capacity：FVC）：最大に吸気させた状態から，最大に呼出させたときの容積．できるだけ深く息を吸って，一気に吐いたときの空気の量．
* 1秒量（forced expiratory volume 1：FEV_1）：1秒間に吐き出す呼気の量．太い気管支（中枢側）の閉塞の指標．
* $FEV_{1\%}$（FEV_1/FEC）（1秒率）：気道閉塞の程度の指標．
* $FEV_{1\%}$の基準値は成人で70％以上である．小児では確定的な基準はないが，健康児では80％以上程度あると考えられている．
* ピークフロー（peak expiratory flow：PEF）：最大の呼気流量（呼気の速さ），中枢気道の状態を反映している．自己管理用のピークフローメータを用いて測定することも可能である（図4）．
* $\dot{V}50$は，肺活量の50％を吐き出した時点での呼出流量（呼気の速さ）で$\dot{V}25$とともに末梢気道の状態を反映している．喘息例では，低下しているほど気道閉塞が生じ重症であることを示している（図3）．
* 喘息患者は，FEV_1や$FEV_{1\%}$が低下する傾向がある．$FEV_{1\%}$が標準値の70％（小児では80％）以下に低下している場合は喘息が疑われる．
* 正常者は，図3下段グラフのように丸くふくらみ気味のカーブ（上に凸）となる．
* 重症の喘息患者は　発作が起こっていないときでも図3下段グラフのように，下に凸の曲線になる．これは気道が狭くなることで，一定のフローを維持できずに急激に低下するためである．
* 典型的な喘息様症状がないか軽症であることにもかかわらず，1秒率，1秒量，PEFの低下が持続する場合は，慢性閉塞性肺疾患（chronic obstructive pulmonary disease：COPD）やその合併を疑う．

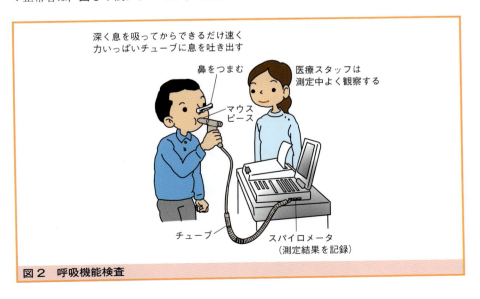

図2　呼吸機能検査

検査に関する臨床知

- **ピークフローメータ**：簡易型のピークフローメータを測定することで手軽かつ，客観的に気道閉塞の程度を評価することができるため，自宅における自己管理において使用する．注意値は最良値の80％以下，危険値は最良値の60％以下を示す場合である．

- **気道可逆性検査**（喘息の確定診断，治療効果の判定）
  * 短時間作用β₂刺激薬の吸入前後に1秒量を測定し，改善の割合をみる．この値が12％以上であれば気管支拡張剤効果がある．つまり，吸入前は閉塞していて治療に反応することを意味し，喘息であると診断できる可能性が高い（成人での国際ガイドラインの基準）．小児でもこの基準に準じてよいが，小児は吹き方にむらがあり，慎重に評価する必要がある．拡張剤効果が15％以上ある場合は明らかに気管支喘息の可能性が高い．10％以上でも注意値となる．
  * まったく変化しない閉塞性換気障害は喘息ではない可能性もあり，肺気腫や慢性閉塞性疾患を疑う．

- **呼吸抵抗検査**（簡便な呼吸機能検査）
  * 安静時で呼吸機能の異常を調べられるメリットがあり，呼吸機能検査が困難な小児や高齢者，努力性呼吸で苦痛を生じるような患者でも簡便に調べることができる．
  * 機器のスピーカーを口にくわえ，スピーカーより音波が送られ，音波に対して抵抗が生じることから気道の様子を把握する．
  * 現時点では確定した正常値，基準値がなく補助検査としての位置づけである．

気道過敏性検査（喘息の確定診断，重症度，治療効果の判定，予後の推測）

- **アセチルコリン・メサコリン・ヒスタミン吸入試験**
  * 気道収縮物質であるアセチルコリンやメサコリンなどの吸入をごく少量の濃度から徐々に濃度を上げて吸入する．
  * 1秒量が吸入前の値に比べて20％以上低下したときの薬剤濃度を閾値とし，閾値が低いほど過敏性が高いと判断する．喘息患者は常に気管支が過敏な状態になっているため，重症度が高い人や罹患期間が長い人ほど，気道の過敏性が高くなる．陰性であれば，ほぼ喘息は否定できる．
  * 対象：測定や手技の安全性からは学童以上．

- **運動負荷試験**（喘息発作と運動量をチェック）
  * トレッドミル，自転車エルゴメータなどを用いて，体格に合った定量的な負荷を一定時間かけ，その後呼吸機能の低下の有無や喘息発作が起こるかどうかを評価する．
  * 小児にとって運動による運動誘発喘息（exercise induced asthma：EIA）の症状が生活のQOLを左右するため重要な検査である．
  * FEV₁が15％以上低下，あるいはPEFが20％以上低下すれば陽性．

気道炎症を示す検査

- **喀痰検査**（気管支の状態を知る）
  * 鼻汁，喀痰中の細胞をみることによって気道炎症の存在を直接的，間接的に証明することができる．
  * 喀痰中の好酸球比率が2～3％以上あれば，好酸球性気道炎症が存在すると判定する．

- **呼気中一酸化窒素濃度（FeNO）**（非侵襲的な気道炎症の評価）

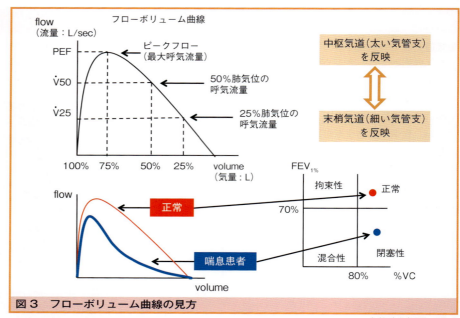

図3　フローボリューム曲線の見方

文献1)を参照して作成

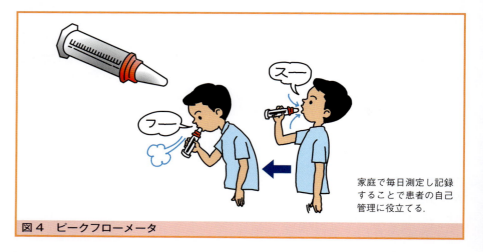

図4　ピークフローメータ

家庭で毎日測定し記録することで患者の自己管理に役立てる．

* FeNO は，気道における好酸球炎症を反映する．喘息の診断や COPD との鑑別，気道炎症のコントロールの評価に有用である．未治療で FeNO が上昇，吸入ステロイド薬により低下，COPD では活性酸素により NO が気道局所で消費されるため増加しないとされている．ただし合併症や喫煙などによる影響もあり，評価には注意を要する．
* **標準値：正常 < 25ppb，気道炎症の可能性 25～50ppb，気道炎症が強い > 50ppb**

アレルギーの検査（アレルギー体質・アレルギー抗原の推測）

● 総 IgE 抗体検査（アレルギー体質の強さ）
* 血清総 IgE は I 型アレルギー反応が関与する多くの疾患で高値を示すため，I 型アレルギーのスクリーニング検査として行われる．RIST 法による日本人の平均値は 100～200U/mL である．血清総 IgE 値は，アトピー性疾患（アレルギー性鼻炎，アトピー性気管支炎喘息，アトピー性皮膚炎），寄生虫感染などで上昇する．
* 個人差がとても大きく影響し，成長につれて IgE 値は変動する．

● 特異型 IgE 抗体検査（アレルギー抗原の推測）
* いくつかの測定方法があるが，血液中の特異的 IgE 抗体の有無とその相対的量を調べることができる CAP-RAST 法が多用されている（表1）．ハウスダスト，ダニ，卵白，牛乳などの特定のアレルギーに反応する．
* IgE がどれだけあるかを調べる．

【結果の見方】
* 特異型 IgE 値は測定方法によって異なるが，CAP-RAST 法ではクラス 0～6 の 7 段階で結果が示される．
* **クラス0を陰性，クラス1を偽陽性，クラス2以上を陽性とし，陰性か陽性か評価**される．数値が高くなるにつれてアレルゲンである可能性は高まる．

検査に関する臨床知
● アレルゲンが推測できれば，気道炎症の要因となる物質の環境整備の方法について患者に説明していく．室内環境においては，カビ，ダニ，毛足の長いカーペットなどのアレルゲンの排除ができるような環境調整の方法を具体的に，かつ，患者の生活に沿った指導をしていくことが大切である．

血液ガス分析，動脈血酸素分圧（PaO_2），動脈血炭酸ガス分圧（$PaCO_2$），動脈血酸素飽和度（SaO_2）

* 喘息発作の判定時に行うことがある．合併症がなく寛解期にあれば健常者とほとんど変わらないが，気道狭窄が進行すると表2のような所見になる．
* 呼吸困難が強い患者への頻回な血液ガス採血は困難な場合が少なくないので，治療方針確定後はパルスオキシメータによる酸素飽和度モニターが経過観察に適している．

検査に関する臨床知
● パルスオキシメータは呼吸管理上有用ではあるが，CO_2 の蓄積が検知できないため，呼吸状態の観察や意識障害の有無などを観察しながら，酸素管理を行っていく必要がある．

● その他の疾患との鑑別に行う検査
* 胸部X線：肺炎などの感染症と喘息との鑑別を行う．重症の喘息の場合，呼気性の呼吸困難で，肺に空気が残り肺が過膨張している状態があることが多い．
* 胸部CT：気管支狭窄症，気管支拡張症などの他の肺の器質性疾患との鑑別．
* 副鼻腔X線：副鼻腔炎の有無を確認する．副鼻腔炎の合併は，軽症に比べて重症の喘息で優位に高い．

表1 特異的 IgE 抗体の評価（CAP-RAST 法）

クラス（またはスコア）	0	1	2	3	4	5	6
IgE 抗体の値（単位：UA/mL）	<0.35	0.35～<0.7	0.7～<3.5	3.5～<17.5	17.5～<50	50～<100	≧100
判定	陰性	偽陽性	陽性				

表2 喘息発作の強度と動脈血ガス所見，呼吸機能変化

喘息発作	FEV_1（%）	動脈血 PaO_2	動脈血 $PaCO_2$	動脈血 pH	換気血流不均等 −＋	肺胞低換気
軽度	80以上	正常	45mmHg未満	正常	−か＋	−
中等度	60～80	60mmHg超	45mmHg未満	正常か↑	＋	−
高度	60未満	60mmHg以下	45mmHg以上	正常か↓	＋	−
重篤	測定不能	60mmHg以下	45mmHg以上	↓	＋	＋

注：FEV_1 は予測値に対する%値を示す．
（日本アレルギー学会喘息ガイドライン専門部会 監：喘息予防・管理ガイドライン2015．協和企画，p68，2015 より引用）

診断のされ方

- 一般診療では，問診と身体所見に加え，少なくとも閉塞性換気障害の証明と，気管支拡張剤による可逆性を確認する．ただし小児では非発作時にこれら検査の所見が欠落することも多い．
- 喘息の診断の目安を表3に示す．
- 成人喘息においては，COPDや心不全を合併している場合には診断が困難となる．

表3 喘息の診断の目安

1. 発作性の呼吸困難，喘鳴，胸苦しさ，咳（夜間早朝に出現しやすい）の反復
2. 可逆性の気流制限
3. 気道過敏性の亢進
4. アトピー素因の存在
5. 気道炎症の存在
6. 他疾患の除外

- 上記の1.2.3.6が重要である．
- 4.5は症状とともに喘息の診断を支持する．
- 5は通常，好酸球性である．

（日本アレルギー学会喘息ガイドライン専門部会 監：喘息予防・管理ガイドライン2015．協和企画，p3，2015より引用）

診断に関する臨床知

- 患者は，医師にすべての情報を伝えきれていないときもある．看護師は話しやすい環境をつくり，患者の不安や治療の方針など不明点がないか確認し，医師と情報の共有を行い，より確実な診断に役立てる．

治療法の選択

- 重症度に合わせた標準治療を行う．患者や家族とのパートナーシップを確立し，薬物治療のみならず，悪化因子対策や患者教育（支援）を一体で進める必要がある．
- 長期管理薬と喘息発作時薬の両者の役割を認識して重症度により組み合わせて使用する．特に，優先順位を踏まえた薬剤選択と，使用法に対する細かな指導が重要である．成人における喘息治療では，吸入ステロイド薬が第一選択である（表4）．

＊重症度および治療ステップについては，『喘息予防・管理ガイドライン2015』を参照されたい．

用語解説

- **LABA**：長時間作用が持続することによって喘息発作を予防するβ_2刺激薬．
- **SABA**：短時間で素早く効果を現すことで喘息発作を和らげるβ_2刺激薬．

治療に関する臨床知

- 症状の変化や，呼吸機能の悪化があるときは，薬剤の不確実な吸入手技が原因となっている場合もある．息止めや吸気速度などの吸入手技が確実に行われているかの確認や再指導が必要となる．
- 患者教育には病態の知識の充足および環境調整の工夫やアドヒアランス向上支援が含まれる．

表4 喘息治療薬の分類

分類	薬剤	投与経路
I. 長期管理薬 （喘息をコントロールする薬） コントローラー	ステロイド薬	吸入（経口）
	気管支拡張薬（LABA）	吸入（経口，貼付）
	ロイコトリエン受容体拮抗薬	経口
	テオフィリン徐放製剤	
	その他の抗アレルギー薬	
	抗IgE抗体	皮下注
II. 発作治療薬 （発作治療に使う薬） リリーバー	短時間作用性吸入β刺激薬	（吸入SABA）
	ステロイド薬	経口，静注
	その他　抗コリン薬	吸入
	アミノフィリン	点滴

文献

1) 日本アレルギー学会喘息ガイドライン専門部会 監：喘息予防・管理ガイドライン2015．協和企画，p3，11，68，74，141，242，2015
2) 木村謙太郎，他監：呼吸器疾患（Nursing Selection ①）．学研メディカル秀潤社，pp143-148，2003
3) 日本小児難治喘息・アレルギー疾患学会 編：小児アレルギーエデュケーターテキスト 基礎篇．診断と治療社，pp10-19，2013
4) 国立病院機構相模原病院アレルギー科 編：アレルギー診療ゴールデンハンドブック．南江堂，pp119-131，2013
5) 向山徳子，他：ぜん息＆COPDのための生活情報誌　すこやかライフ 特別号：22-25
6) Nurse-mo 看護技術・看護計画・医療用語：気管支喘息／気管支炎の看護計画と治療のための適切な看護方法．http://nurse-like.com/

呼吸器系疾患

間質性肺炎 特発性間質性肺炎を中心に

竹川幸恵

ポイントになる検査項目

胸部X線，胸部高分解能CT，呼吸機能検査，血液ガス分析，運動負荷試験，心エコー，血液検査（KL-6，SP-D，SP-A，LDH），気管支鏡検査（BAL，TBLB），外科的肺生検（VATS，OLB）

病態と検査の関連図

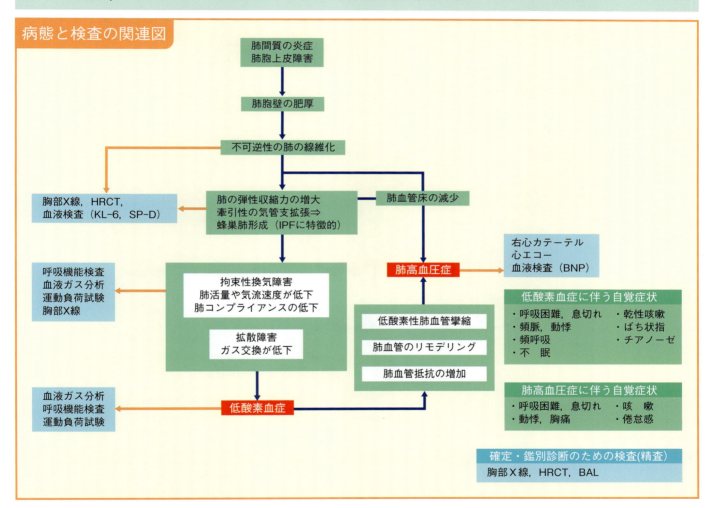

どんな疾患か

- 間質性肺炎は，肺の間質をおもな病変とし，炎症や線維化をきたす疾患の総称である．
- 間質とは，大気を取り込む肺胞と毛細血管とが接近して絡み合うのを取り囲んで支持している組織．肺胞腔を支える肺胞壁を狭義の間質（肺胞上皮と，毛細血管基底膜に挟まれた領域），気管支血管周囲，小葉間隔壁および胸膜なども含めたものを広義の間質という．
- 薬剤や，粉塵の吸入，膠原病やサルコイドーシスなどの全身性疾患に付随して発症する原因が明らかなものと，原因が特定できないものがあり，後者を特発性間質性肺炎（idiopathic interstitial

pneumonias：IIPs）という．
- IIPs は，臨床病理学的に疾患名が分類され（表1）[1]，予後や治療効果はさまざまである．
- 病態の進行に伴い特に労作時の低酸素血症をきたし，急性期は低酸素血症が著明となる．

表1　IIPs の分類

分類	臨床病理型疾患名
主要IIPs	特発性肺線維症（IPF）
	特発性非特異性間質性肺炎（NSIP）
	呼吸細気管支炎関連性間質性肺疾患（RB-ILD）
	剥離性間質性肺炎（DIP）
	特発性器質化肺炎（COP）
	急性間質性肺炎（AIP）
まれなIIPs	リンパ球性間質性肺炎（LIP）
	特発性上葉優位型肺線維症（IPPFE）
分類不能型IIPs	

体の中で起きていること（病態生理）（図1）

- 肺間質の炎症により，間質の肥厚，線維化が起こる．また，肺胞壁の炎症により，気腔内の滲出，器質化が起こり肺胞腔内にも線維化が起こる．
- 線維化の進行により，肺弾性収縮力が増大し，肺が固く膨らみにくくなり，肺の容積が減少して拘束性換気障害をきたしたり，肺拡散能力やガス交換能が低下する．
- 肺拡散能力の障害，換気血流比の不均等分布，肺血管抵抗の増大に伴う肺高血圧症により，労作時に著明に低酸素血症になる．

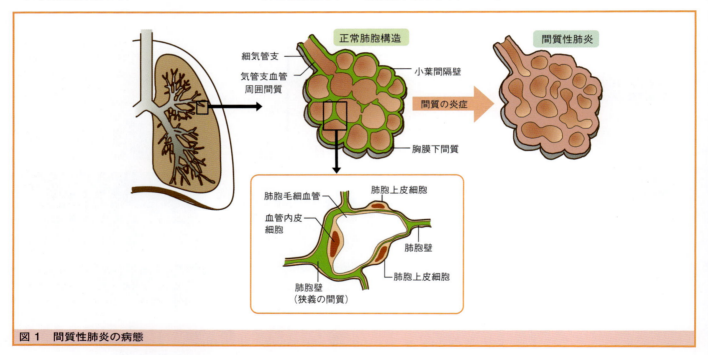

図1　間質性肺炎の病態

検査の読み方　ここがポイント！

胸部単純X線（図2）
- 胸部単純X線は，肺全体の中での所見の分布，肺容積の変化，所見の経時変化の把握に有用である．
- すりガラス陰影，網状影，肺野の縮小が特徴である．蜂巣肺は，輪状影として映し出される．

肺の画像所見（胸部高分解能CT：HRCT）
- 病変の広がりや程度の評価，特徴的な病変分布の場合は，鑑別診断の手がかりとして有用である．
- 肺内病両肺底部・胸膜直下優位に蜂巣肺，牽引性気管支拡張．

血液検査
- KL-6 上昇，SP-D 上昇，SP-A 上昇，LDH 上昇．
- 赤血球沈降速度の亢進，高γ-グロブリン血症，CRP 陽性，WBC の増加．
- KL-6, SP-D, SP-A は，肺の線維化を反映し，疾患活動性，治療効果判定，予後

- 予測に有用である．
- KL-6 は，特に特発性肺線維症（idiopathic pulmonary fibrosis：IPF）の病態を反映している．急激な上昇は，急性増悪を示唆する．
- SP-D, SP-A は，IPF 以外の IIPs（NSIP, COP, DIP, RB-ILD, AIP），膠原病肺や過敏性肺臓炎などのびまん性肺疾患でも高値を示す．IPF 急性増悪時にさらに高値となる．SP-D は，細菌性肺炎ではほとんど上昇しないので，IPF 急性増悪との鑑別に役立つ．

血液検査基準値
- KL-6（肺胞 II 型細胞由来のムチン蛋白）：正常値 <500U/mL，重症例では高値
- SP-D（肺サーファクタントプロテイン D）：正常値 <110 ng/mL
- SP-A（肺サーファクタントプロテイン A）：正常値 <43.8 ng/mL
- LDH（乳酸脱水素酵素）：正常値 120～242 U/L

- SP-D, SP-A は，KL-6 より早期から上昇．KL-6 は，SP-D, SP-A よりも蜂巣肺所見を強く反映する傾向にある．

呼吸機能検査
- 拘束性換気障害（%VC < 80%）をきたし，全肺気量（TLC）と肺活量（VC）が減少する．
- 肺拡散能障害（DLco<80 の低下）も認める．拡散障害の低下は，肺容量の低下に先行して認められることもある．
- %DLco<40% では予後不良と判断される．

呼吸機能検査基準値
- %VC ≧ 80%，%DLco ≧ 80%

血液ガス分析
- 酸素化や換気状態を評価する．
- ①動脈血酸素分圧の低下，②肺胞気動脈血酸素分圧較差（A-aDo₂）の増大，③分時換気量が増大しているため PaCO₂ は正常あるいは低下する．終末期は PaCO₂ が貯留することがある．

血液ガス分析基準値
- pH：7.35～7.45
- PaCO₂：35～45 Torr
- PaO₂：75～100 Torr
- SaO₂：95～100%
- A-aDo₂：5～20

運動負荷試験
- 6 分間歩行テストは，簡便な運動耐容能検査として有用である．運動時の SpO₂<88% は重要な予後予測因子である．

肺高血圧症の評価（間質性肺炎に合併する肺高血圧症は，慢性低酸素血症に伴う肺血管収縮や血管の破壊，リモデリングによって誘導された二次性のもの）
- 予後推定に重要である．
- 心エコーは，スクリーニング検査として有用である．確定診断には右心カテーテル検査を行う．
- 安静時の平均肺動脈圧が 25mmHg 以上，肺動脈楔入圧が 15mmHg 以下は肺高血圧症と診断される．呼吸器疾患においては，平均肺動脈圧が 20mmHg 以上を肺高血圧症という[2]．

気管支内視鏡検査
- 気管支肺胞洗浄（BAL）：気管支鏡下に生理食塩水で肺胞領域の洗浄を行い，細胞分画・細胞診などから局所の免疫状態や炎症・腫瘍・感染の有無などについて評価を行う．
- 経気管支肺生検（TBLB）：細気管支から肺胞領域の小組織を経気管支的に採取して診断を試みる．

外科的肺生検（SIB）
- TBLB や BAL で診断が確定しないびまん性肺疾患で手術が禁忌でない患者を対象とする．
- 胸腔鏡下肺生検（VATS），開胸肺生検（OLB）により確定診断を行う．

補足説明
- 予後予測因子：努力性肺活量（FVC）の経時的低下，DLco 低下，労作時低酸素血症，肺高血圧の合併，HRCT での肺線維化の悪化，KL-6, SP-A, SP-D の著明な高値，特発性肺線維症（IPF）の急性増悪など[3]．

検査に関する臨床知
- 拡散障害の低下は，肺容量の低下（%VC の低下）に先行して認められることもある．%DLco が低値の場合は，労作時に著明に低酸素血症になるため，労作時の SpO₂ や脈拍の観察が重要．

用語解説
- DLco（diffusing capacity of the lung Carbon monoxide，一酸化炭素肺拡散能力）：DLco は，肺胞から肺胞の毛細血管に酸素を抜酸（供給）する能力（肺胞ガス交換能力）を意味する．

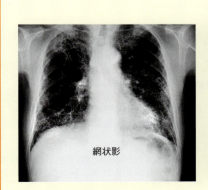
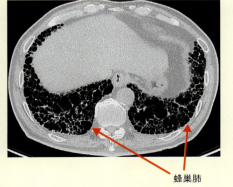

図2　間質性肺炎の画像（左：胸部単純 X 線，右：HRCT）

診断のされ方

- IIPsは，臨床病理型疾患によって予後や治療効果が異なること，厚生労働省特定疾患であることから，間質性肺炎の診断は，フローチャートに従って的確に診断を行うことが重要である（図3）．
- 重傷度分類判定を表2に示す．

治療法の選択

- IIPsは，病理組織パターンによって臨床経過や治療反応性が異なる．治療反応性とリスクを考慮し，十分なインフォームド・コンセントのもとで決定する（図4）．
- IIPsの増悪時には，一般的にステロイド投与（プレドニゾロンなど）が行われる．
- 免疫抑制薬は，ステロイドに反応しない場合や，ステロイドの重篤な副作用が出現あるいは出現するリスクが高い場合に使用される．IPFは，ステロイドの治療効果が乏しく，早期から免疫抑制薬が併用される（免疫抑制薬のシクロスポリン服用時，血中濃度を測定し100～150ng/mL程度に調整する）．
- IPFは，ステロイドに治療抵抗性を示すため，抗線維化剤としてピルフェニドン（ピレスパ®），ニンテダニブエタンスルホン酸塩（オフェブ），抗凝固薬などが使用されることもある．
- 免疫抑制状態による日和見感染症の予防のため，ST合剤（バクタ®）の予防投与を行うことが多い．
- 低酸素血症には，酸素療法が行われ，自発呼吸で酸素化がはかれない場合は非侵襲的陽圧換気療法（noninvasive positive pressure ventilation：NPPV），気管挿管下人工呼吸療法管理が行われる．
- 治療の効果判定は，画像所見，KL-6，SP-D，SP-Aの低下などの血液検査により評価する．

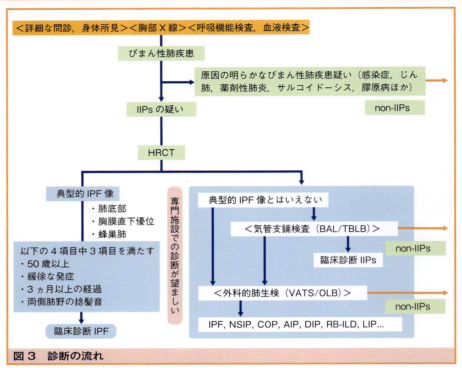

図3　診断の流れ

（日本呼吸器学会びまん性肺疾患診断・治療ガイドライン作成委員会 編：特発性間質性肺炎　診断と治療の手引き．改訂第2版，南江堂，p7, 2011より引用）

表2　重症度分類判定表

新重症度分類	安静時動脈血ガス	6分間歩行時SpO₂
I	80Torr以上	
II	70Torr以上80Torr未満	90%未満の場合はIIIにする
III	60Torr以上70Torr未満	90%未満の場合はIVにする（危険な場合は測定不要）
IV	60Torr未満	測定不要

（日本呼吸器学会びまん性肺疾患診断・治療ガイドライン作成委員会 編：特発性間質性肺炎　診断と治療の手引き．改訂第2版，南江堂，p112, 2011より引用）

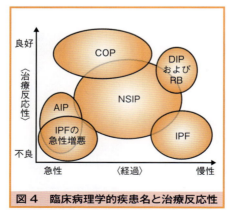

図4　臨床病理学的疾患名と治療反応性

（日本呼吸器学会びまん性肺疾患診断・治療ガイドライン作成委員会 編：特発性間質性肺炎　診断と治療の手引き．改訂第2版，南江堂，p38, 2011より引用）

文献

1）杉山幸比古 編：特発性肺線維症（IPF）改訂版．医薬ジャーナル社，pp41-42, 2013
2）びまん性肺疾患研究会 編：びまん性肺疾患の臨床 診断・管理・治療と症例．第4版，金芳堂，p392, 2013
3）日本呼吸器学会びまん性肺疾患診断・治療ガイドライン作成委員会 編：特発性間質性肺炎 診断と治療の手引き．改訂第2版，南江堂，pp13-14, 55-58, 2011
4）前掲載3）．p7
5）前掲載3）．p112
6）前掲載3）．p38

呼吸器系疾患

肺結核

橋本美鈴

ポイントになる検査項目
胸部X線，胸部CT，IGRA，喀痰検査〔塗抹，核酸増幅法（PCRなど），培養，感受性〕

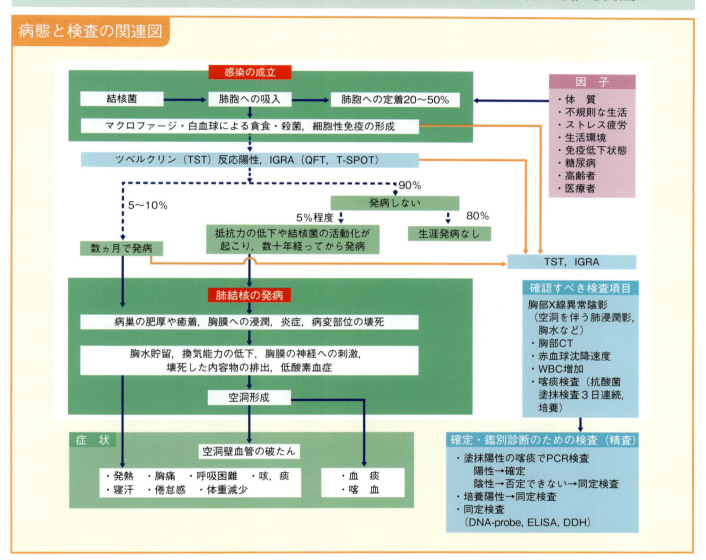

病態と検査の関連図

どんな疾患か

- 肺結核は抗酸菌属に属する結核菌（*Mycobacterium tuberculosis*）によって起こる肺感染症で，結核全体の約80％を占める〔リンパ節結核，腸結核，カリエス（骨結核）など〕．
- 肺結核は，結核菌が空気感染することで発症する伝染性疾患である．感染症法の二類感染症に指定されており，診断した医師はただちに患者居住地の管轄保健所へ届け出が義務づけられている．
- 保健所へ公費負担申請し認定されると公費で治療が受けられる（表1）．

- 感染しても発病するのは10％程度．発病者の中で，感染後2年以内に発病する人は3/4程度である．したがって，排菌している結核患者と濃厚接触した人は，接触後2年間は半年ごとの胸部X線撮影にて経過観察が必要である（IGRA陰性者は不要）．

表1　公費負担制度

	感染症法37条	感染症法37条-2
対象	塗抹陽性患者	塗抹陰性患者
公費	入院費用の全額負担	結核の検査・治療に関して一部公費負担

体の中で起きていること（病態生理）（図1）

感染
- 空気中に漂った結核菌を含んだ飛沫核（1〜2μm）を吸入し肺胞に定着すると，マクロファージや好中球による貪食・殺菌が始まり，細胞性免疫ができる．

発病
- 一次結核：特異的免疫（INF-γ）が成立する前に発症する結核で，初期感染原発巣から結核菌がリンパ行性・血行性に移行し肺門・縦隔リンパ節，頸部リンパ節結核，胸膜炎，粟粒結核などに進展する．発症時期は感染後2ヵ月以降で，小児に多い．
- 二次結核：特異的免疫成立により病巣に結核菌が封じ込められるが，糖尿病，低栄養，疲労，免疫抑制薬，抗がん剤，生物学的製剤使用，高齢などの要因で免疫力が低下したときに内因性再燃を起こし発病する．発症期間は感染後4ヵ月〜20年以上にわたる．

補足説明

特異的免疫（INF-γ）の有無ってどうしてわかるの？
- QFT検査でBCG接種にて獲得した抗体を除外され，感度・特異度ともに高く結核菌特有の免疫の有無がわかる．陽性であると，結核菌に感染していると判定される．

QFT採血の方法
① 3本の試験管に適切量採取する（多くても少なくてもいけない）．
② 採血の順番を守る（グレー・赤・紫の試験管の順）．
③ 採血後，ゆっくり上下に混和する（試験管を転がしたり，シェイクしない）．
④ 早く提出する（外注検査の場合は，検体の配送時刻に合わせて採血する）．

結核発病の危険因子
- やせ型，不規則な生活，低栄養，ストレス，過労，高齢，糖尿病，ステロイド治療，血液透析，胃潰瘍や胃切除後，肝硬変，HIV感染，抗がん剤治療，免疫抑制薬治療，社会的弱者，医療者など．

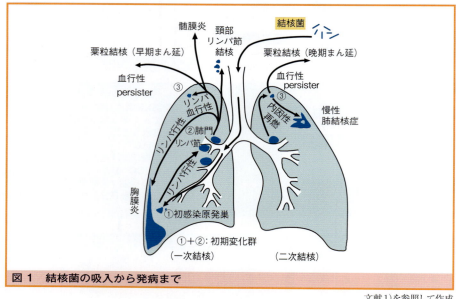

図1　結核菌の吸入から発病まで

文献1）を参照して作成

検査の読み方　ここがポイント！

画像所見
- 胸部X線および胸部CT画像を図2，3に示す．
- **胸部X線**
  * 右上葉肺尖区・後区，左上葉肺尖後区，各肺葉の上区に好発．しばしば両側性．
  * 線維性，小粒状影を伴う不規則な浸潤影（癒合結合や空洞形成を伴うことがある）．
  * 壁の厚いやや不整形な空洞形成．
  * 肺野の収縮．
- **胸部CT**
  * 多発性の結節影，辺縁明瞭で経気道散布増．
  * 空洞を伴う腫瘤影．
  * 主結節の周辺に病巣（小粒状散布影）．
  * 肺炎様の浸潤影や肺野の淡い濃度上昇（乾酪性肺炎）を伴うこともある．

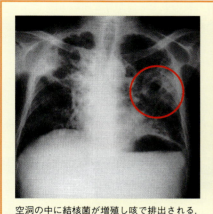

図2 空洞形成（胸部X線）
空洞の中に結核菌が増殖し咳で排出される.

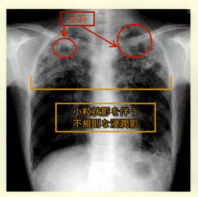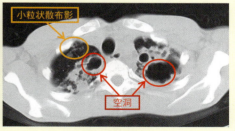

胸部X線　　　　　　　　　　胸部CT

図3 両側性肺結核の空洞形成と小粒状散布影（肺結核の胸部X線・CT）

喀痰検査（感度を上げるために3日連続提出する）

- **塗抹検査**（チールネルセン染色，蛍光染色）
  - ＊1時間程度で抗酸菌の有無がわかる.
  - ＊菌量が約3,000個以上/mLなければ陽性にならないため，陽性の場合は感染性が強いと判断できる.
  - ＊菌の生死はわからない（死菌も陽性に出るため偽陽性のこともある）.

- **培養検査**（小川培養，液体培養）
  - ＊菌の生死を知る.
  - ＊培養で生えてきた菌を薬剤感受性試験に利用する.
  - ＊小川培養は1～2ヵ月かかるので，早期診断のために液体培養（MIGT）が望ましい.

- **遺伝子検査**（核酸増幅検査：PCR, LAMPなど）
  - ＊菌量の少ない塗抹陰性検体でも感度が高いため迅速に診断できる可能性がある.
  - ＊塗抹検査で抗酸菌が検出された場合，結核菌か非結核性抗酸菌かを確認する.

- **同定検査**（DNA-probe, ELISA, DDH）
  - ＊小川培地の場合はコロニーの形状からおおむね菌種はわかる．菌の同定を実施することで診断が確定する．

- **薬剤感受性検査**
  - ＊治療薬剤を決定するために必ず実施する．

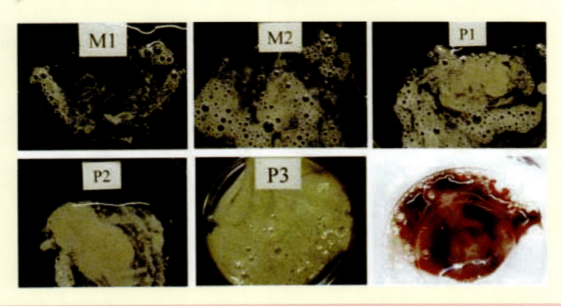

図4 ミラー＆ジョーンズの分類

肺結核

喀痰検査のポイント(良質の痰を採る)

＊起床時に採取する．
＊口腔内の雑菌ができるだけ入らないように，うがいをしてから喀痰を喀出するように指導する．
＊菌量が必要なため，できるだけ多く採取する．
＊風通しのよいところで採取する（採痰ブースがあればその中で採る）．
＊膿性部分のある「良質な痰（P2・P3）」が採れたかどうか確認する（図4）．
＊血痰では塗抹検査はできない．
＊容器の蓋をしっかりと閉める．
＊速やかに提出する（すぐに提出できないときは冷蔵庫に保存し雑菌の繁殖を防止）．

診断のされ方

- 症状，バイタルサイン，検査データ，画像所見，喀痰検査などの検査，排菌している患者との接触歴，結核発病の危険因子の有無を総合的に判断し診断する．
- 肺炎を疑った場合，結核も考慮し喀痰のグラム染色と同時に抗酸菌検査（塗抹，培養，必要により遺伝子検査）も行う．
- 抗酸菌が陰性であっても，肺結核の疑いが濃厚な場合は，3日連続喀痰検査（喀痰喀出や吸引が困難な場合は胃液採取），IGRA検査を実施する（補足説明「肺結核症診断の遅れの原因」参照）．
- 抗酸菌が陽性の場合，非結核性抗酸菌症のこともあるので，遺伝子検査や同定検査で診断を確定させる．

補足説明
肺結核症診断の遅れの原因
- 鑑別診断に抗酸菌感染症が浮かばない．
- 適切な時期の胸部X線，喀痰の抗酸菌検査をしない．
- 胸部X線異常で肺炎，肺がんを考えてしまう．
- 喀痰塗抹陰性のため経過観察または放置してしまう．
- 胸部X線異常を陳旧性と判断してしまう．
- 対症薬，抗生剤などで一時的に軽快すると，経過観察または放置してしまう．

治療法の選択

- 薬剤耐性予防のため，抗結核薬の多剤併用療法（最低3種類の薬剤）を行う．
- 二層治療方式（初期強化＋維持療法）
- 長期間治療（最低でも6ヵ月）を定期的に副作用チェックを実施しながら行う．
- 治療の効果をみるために2週間ごとに喀痰検査（塗抹，培養）を実施する．
- 内服確認は直接服薬確認療法（directly observed treatments, short-course：DOTS）にて確実に行う．
- 結核性膿胸や多剤耐性結核の場合は，外科的治療を行うこともあるが，内服治療も必ず実施する．

用語解説
- **DOTS**：抗結核薬の内服を，患者が飲み込むまで直接観察する方法．

治療に関する臨床知
ナースだからできること―DOTS
- 服薬の大切さを患者に意識づけられる．
- 薬剤性湿疹や気分不良などの副作用の確認ができる．
  → 副作用確認後，医師に報告する．
- コミュニケーションの場になり，患者が不安など話してくれるきっかけになる．
  → 退院支援に必要な情報などがとれる．
- 高齢者の場合は嚥下の状況を観察できる．
  → 食事の形態，服薬方法（散剤にする，経管の考慮など）を考慮する際の情報がとれる．

文献
1) 露口泉夫：結核の免疫 改訂版．財団法人結核予防会，p4，1998
2) 平田明美：呼吸器看護ケアマニュアル．中山書店，pp86-94，2014

呼吸器系疾患

睡眠時無呼吸症候群

渡部妙子

ポイントになる検査項目
ポリソムノグラフィ（PSG），パルスオキシメトリー，簡易モニター

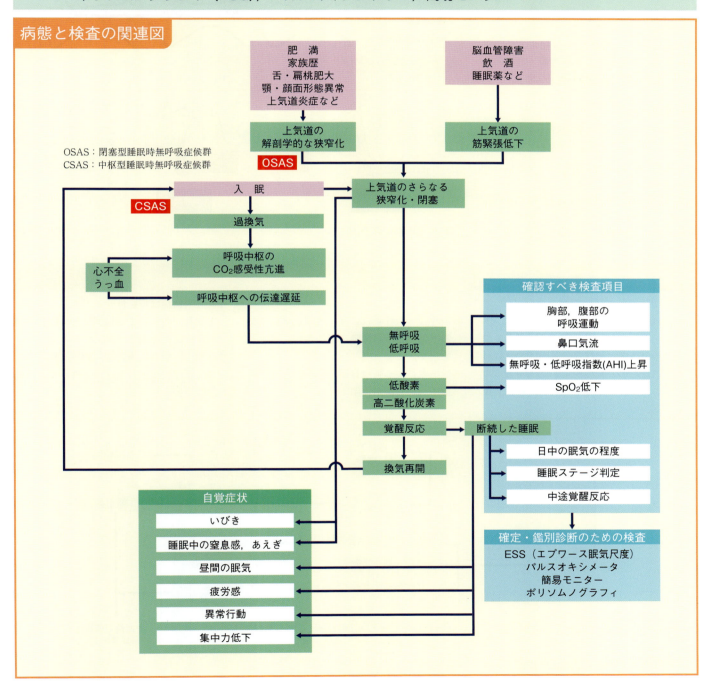

どんな疾患か

- 睡眠時無呼吸症候群 (sleep apnea syndrome: SAS) とは, 睡眠中に無呼吸または低呼吸を繰り返す疾患である.
- 無呼吸は, 「口, 鼻の呼吸に伴う気流が10秒以上停止した状態」であり, 低呼吸は「気流が10秒以上明らか (50%以下) に減少するとともに, 基準値から3ないしは4%以上の SpO_2 低下, もしくは覚醒反応を伴う場合」と定義される[1].
- 睡眠1時間に10秒以上持続する無呼吸＋低呼吸の発現頻度を無呼吸・低呼吸指数 (apnea hypopnea index: AHI) という[1].
- 分類 (図1)
  * 閉塞型睡眠時無呼吸症候群 (obstructive sleep apnea syndrome: OSAS) (図2): 呼吸努力があるが, 閉塞により胸腹部の呼吸運動は残存している.
  * 中枢型睡眠時無呼吸症候群 (central sleep apnea syndrome: CSAS): 呼吸中枢からの刺激が停止することにより, 胸腹部の呼吸運動も消失する.
  * 混合型睡眠時無呼吸症候群 (mix sleep apnea syndrome: MSAS): 中枢型から閉塞型に移行する. 本項では最も多いOSASを中心に概説する.

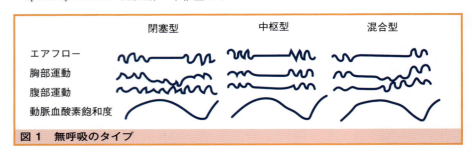

図1　無呼吸のタイプ

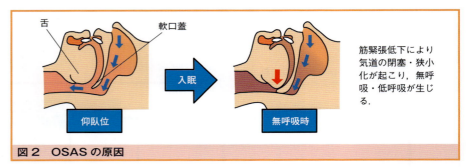

図2　OSASの原因

体の中で起きていること (病態生理) （図3）

- 閉塞型睡眠時無呼吸症候群 (OSAS) では, 口蓋垂や舌根が沈下することにより, 気道が閉塞され, 無呼吸・低呼吸が生じる. そのとき, 胸腹部の呼吸運動は行われているため, 胸腔内圧が低下する. これにより, 静脈還流増加をもたらし, 夜間頻尿となる.
- 無呼吸・低呼吸により, 低酸素血症になると, 交感神経活動を増加させ, 高血圧を招く.
- 低酸素により肺血管攣縮を起こし, 肺高血圧, 右心不全に至る.
- 低酸素血症は炎症性サイトカインの産生を促し, さまざまな状態を経て脂質代謝異常や耐糖能異常へ進んでいく.
- 高血圧, 脂質代謝異常, 耐糖能異常により血管障害が進むと, 虚血性心疾患, 脳血管障害を起こしてしまう.

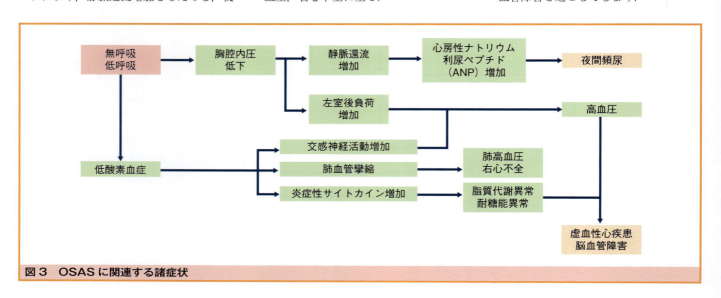

図3　OSASに関連する諸症状

検査の読み方　ここがポイント！

- ポリソムノグラフィ（polysomnography：PSG）
  * 脳波（electroencephalogram：EEG），眼電図（electrooculogram：EOG），おとがい筋筋電図（chin EMG）による睡眠ステージ判定ならびに中途覚醒反応の検出，呼吸気流，胸腹部の呼吸運動，心電図，パルスオキシメータによるSpO_2測定などを行い，無呼吸・低呼吸指数（AHI）がカウントされる．睡眠ステージは，覚醒期，non-REM睡眠ステージ1～4期，REM期とに分けられるが，SASでは，入眠と覚醒を繰り返すので，深い睡眠であるnon-REM睡眠のステージ3～4期が減少する．

- パルスオキシメータ
  * パルスオキシメータを使用して，睡眠中の反復するSpO_2の低下の有無を確認する．のこぎり様の波形を呈することが特徴（図4）である．SpO_2がベースラインから3％以上下降する単位時間あたりの平均回数〔3％ODI（oxygen desaturation index）〕をAHIと同義で使用することもあるが，十分な相関を示さないこともある．

- 簡易モニター
  * SASの診断において，PSGが主流であるが，呼吸気流，胸部もしくは腹部の呼吸運動，SpO_2モニターなどを同時記録する簡易モニターを用いることもある．脳波が記録されず睡眠時間や睡眠の質などの判定ができないため，正確なAHIの算出が不可能である．米国睡眠学会（AASM，2003年）では，パルスオキシメータを含めた簡易検査の信頼性はかなり低い[1]といわれているが，監視下で実施することで，診断感度を上げることができる（図5）．

- エプワース眠気尺度（ESS）
  * 8つのさまざまな状況において，眠気を0（眠ってしまうことはない）～3（だいたいいつも眠ってしまう）の4段階で自覚的評価を行うもので，眠気を自覚していれば高い数値となる．合計11点以上を過眠とするが，自己評価であるため，検査結果と乖離することも念頭においておく．

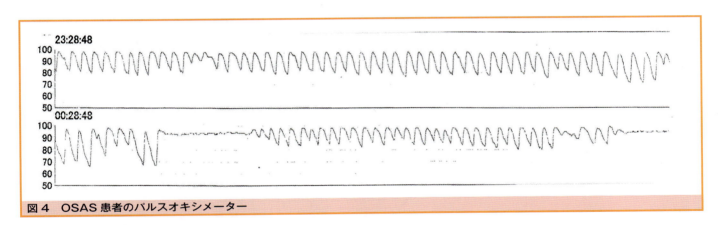

図4　OSAS患者のパルスオキシメーター

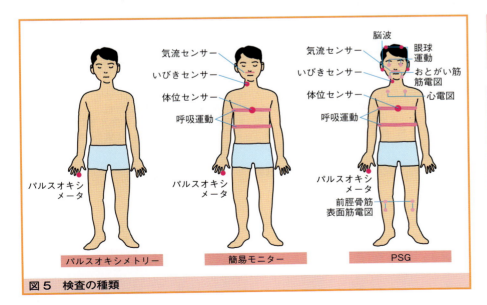

図5　検査の種類

基準値
- AHI：＜5
- SpO_2：≧95％

検査に関する臨床知
- PSGは1泊2日の入院で検査を行うことが多い．常時観察下ではない場合，寝返りなどにより電極やセンサーなどがはずれていないか，訪室時に注意して観察する必要がある．

診断のされ方

- SASは，症状，問診，視診などにより，さまざまな疾患との鑑別を行ったうえで簡易モニターやPSGの結果（図6）から診断する．
- AHIを確認し，SASが診断される．簡易モニターでは正確なAHIが得られないこともあるため，疑われるときにはPSGで確定診断を行う．それぞれの特徴ある呼吸パターンにより，閉塞型，中枢型がわかる．

AHIの重症度分類

- 5 ≦ AHI < 15：軽症
- 15 ≦ AHI < 30：中等症
- 30 ≦ AHI：重症

治療法の選択

- **持続陽圧呼吸療法（continuous positive airway pressure：CPAP）**
  * マスクを介して空気を送り，気道を広げる治療法である．AHIが20以上で，保険適用となる．タイトレーション（圧の設定）を行う際，auto CPAPを使用して適正圧を決定することが多い．マスクリークなどにより適切な圧が決定できないこともあるので注意が必要である．
- **口腔内装置**
  * マウスピース型の装具で，下顎を前方に引き出した形で噛み合わせる．下顎とともに舌も前方に出た状態となり，舌根沈下を防ぐことができる．ただし，治療効果はCPAPには劣るといわれている．
- **手　術**
  * CPAPや口腔内装置の有効性が確立されており，手術を選択することはほとんどないのが現状である．
- **減量・日常生活の見直し**
  * SASの原因となるものには，小顎症などの骨格から由来するもの，耳鼻咽喉科的要因によるものなども挙げられるが，肥満を含む日常生活の見直しが必要なものもある．

治療に関する臨床知

- **CPAPのマスクフィッティング**：効果的かつ快適にCPAPを行うためには，適切なマスクフィッティングが不可欠である．リークがないように適切なタイプ，サイズを選択し，皮膚トラブルが生じない緩めのフィッティングを心がける．

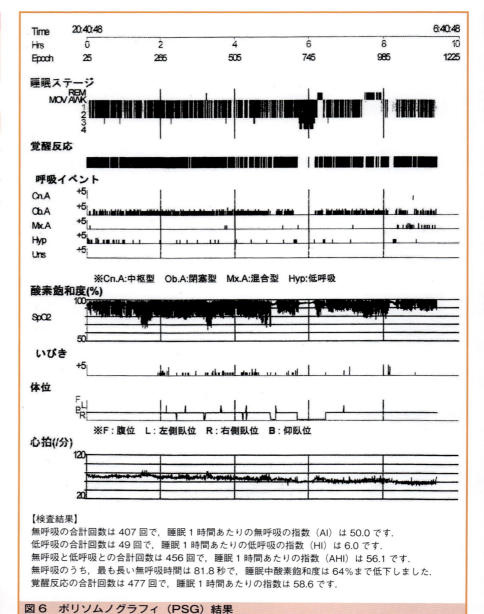

【検査結果】
無呼吸の合計回数は407回で，睡眠1時間あたりの無呼吸の指数（AI）は50.0です．
低呼吸の合計回数は49回で，睡眠1時間あたりの低呼吸の指数（HI）は6.0です．
無呼吸と低呼吸との合計回数は456回で，睡眠1時間あたりの指数（AHI）は56.1です．
無呼吸のうち，最も長い無呼吸時間は81.8秒で，睡眠中酸素飽和度は64%まで低下しました．
覚醒反応の合計回数は477回で，睡眠1時間あたりの指数は58.6です．

図6　ポリソムノグラフィ（PSG）結果

文献

1) 睡眠呼吸障害研究会 編：成人の睡眠時無呼吸症候群診断と治療のためのガイドライン．メディカルレビュー社，pp20-21，2005
2) 前掲書1）．p4
3) 上田和幸：睡眠時無呼吸症候群（SAS）ってどんな疾患？ ③どのように診断するのか．呼吸器ケア 12（11）：85，2014

呼吸器系疾患

インフルエンザ肺炎

佐伯京子

ポイントになる検査項目
インフルエンザ検査，血液検査（CRP，WBC），血液ガス分析，喀痰細菌検査，胸部X線，胸部CT・MRI

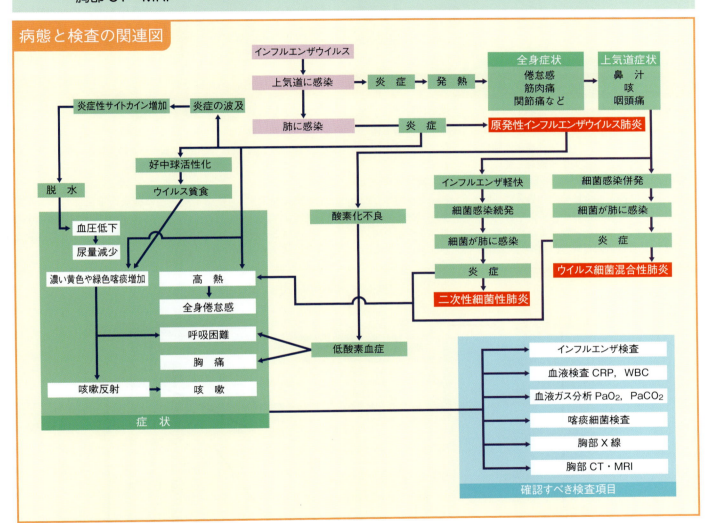

病態と検査の関連図

どんな疾患か

- インフルエンザとは，インフルエンザウイルスを病原とする気道感染症であるが，一般のかぜ症候群とは分けて考えるべき重篤化しやすい疾患である．インフルエンザウイルスの種類には，A型，B型，C型と新型がある．

- 肺炎とは，何らかの病原微生物が肺に侵入して肺実質の急性炎症をきたした状態と定義されている．

- インフルエンザ肺炎はインフルエンザウイルスを病原とした肺炎のことであり，上記の肺炎と同じ定義ではあるが，病型としては3つに分類される．

- 1つ目は，原発性インフルエンザウイルス肺炎（ウイルス性肺炎）である．イン

フルエンザウイルス感染による肺炎のことであり，インフルエンザ発症後3日間以内に急速に進行し，呼吸不全に陥る．季節性インフルエンザでの発症はまれである．
- 2つ目は，ウイルス細菌混合性肺炎である．インフルエンザを罹患し，その経過中に細菌性肺炎を併発する疾患であり，原発性インフルエンザウイルス肺炎と細菌性肺炎とが混在した臨床所見が出現する．
- 3つ目は，二次性細菌性肺炎である．インフルエンザがいったん軽快し，その数日後に細菌性肺炎を続発するものである．臨床所見は細菌性肺炎と同様である．この肺炎は院内肺炎の要素が強くなり，メチシリン耐性黄色ブドウ球菌（methicillin resistant *Staphylococcus aureus*：MRSA），抗菌薬耐性菌，緑膿菌，腸内細菌などが原因となる可能性がある．インフルエンザ感染から時間が経過しているため，ウイルスが検出されない場合もある．
- 原発性ウイルス性肺炎は症例が少なく，インフルエンザに続発して起こる二次性細菌性肺炎が多い．
- 原発性インフルエンザウイルス肺炎と細菌感染を合併したインフルエンザ肺炎の症状や胸部X線所見は類似しており，症状としては発熱，咳嗽，呼吸困難，筋肉痛が出現するため，両者の鑑別は難しい．
- インフルエンザに併発して肺炎を起こしやすい人は，心臓や呼吸器系に慢性疾患がある人，糖尿病・腎臓病・免疫不全などの持病がある人，養護老人ホームなどの長期療養施設に入所している人，50歳以上の人である．

体の中で起きていること（病態生理）

- インフルエンザ肺炎の場合は，①原発性インフルエンザウイルス肺炎，②ウイルス細菌混合性肺炎，③二次性細菌性肺炎の3型のうちどの肺炎かを検討していく必要がある（図1）．
- ②ウイルス細菌混合性肺炎の場合は，時期的にみて呼吸系におけるインフルエンザウイルスの増殖と一致するため，ウイルスによる気道細胞障害に相乗し，細菌感染のリスクが高まっていると考えられる．原因病原体としては，肺炎球菌，黄色ブドウ球菌，グラム陽性球菌が考えられる．
- ③二次性細菌性肺炎の場合は，インフルエンザが治癒したと思えたころに発症する．二次感染は重症化しやすく，インフルエンザが原因で死亡する人のほとんどが肺炎によるものといわれている．肺炎を続発する原因としては，インフルエンザウイルスが感染して炎症を起こした気道粘膜は表面細胞が壊れ，感染に対する防御機能が弱まっており，細菌が感染しやすい状態になっているためである．
- ウイルス性の肺炎か細菌性の肺炎かによって治療の違いはあるが，身体の中で起こる現象としては，同じような経過をたどる．

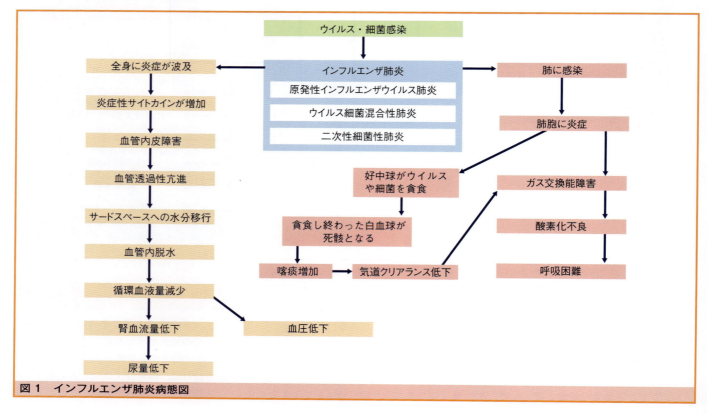

図1　インフルエンザ肺炎病態図

- ウイルスまたは細菌が肺に付着し感染したことにより、肺炎を起こし、肺に局所的な炎症反応をきたす．局所的な炎症の進行に伴い肺胞にも炎症が起き、ガス交換能が障害される．それにより、酸素化が保てなくなり、呼吸困難をきたす．また、炎症により好中球の活性化が起こり、ウイルスや細菌を貪食するため、貪食し終わった白血球が死骸となり、それにより喀痰が増加する．喀痰の増加により気道クリアランスをはかることができず、さらにガス交換障害を悪化させるという悪循環に陥る．
- 炎症は全身にも波及し、炎症性サイトカインが増加し、血管内皮細胞障害をきたし血管透過性が亢進する．それに伴いサードスペースへの水分移行を起こすため、血管内脱水の状態になり循環血液量は減少する．そのため、脱水症状が出現する．また、循環血液量低下が増悪すると血圧の低下につながり、さらに腎血流の低下も起こるため、尿量低下をひき起こす可能性もある．

検査の読み方　ここがポイント！

インフルエンザ検査（図2）
- 滅菌綿棒を外鼻孔から鼻腔にゆっくり挿入し、鼻甲介を数回こすり鼻腔ぬぐい液を採取し、検体とする．その鼻腔ぬぐい液を抽出液に混ぜ、判定キットに滴下することで検査結果が出る．インフルエンザの型も知ることができる．
- 原発性インフルエンザウイルス肺炎とウイルス細菌混合性肺炎の場合はインフルエンザ検査が陽性になるが、二次性細菌性肺炎の場合はインフルエンザ感染から時間が経過しているため、ウイルスが検出されない場合もある．

血液検査（WBC, CRP）
- ウイルスや細菌を貪食するために好中球が活性化するため、白血球数（WBC）は増加する．C反応性蛋白（CRP）も炎症が起こると増加する．

血液検査基準値
- WBC：3,500〜9,000 /μL
- CRP：0〜0.3 mg/dL

血液ガス分析
- 血液ガスデータからは、肺胞換気、酸素化、酸塩基平衡の3つの生理学的プロセスについて有用な情報が得られる．血液中に含まれる酸素や二酸化炭素の量を知ることができる．通常は動脈血を採取する．

血液検査基準値（動脈血の場合）
- PaO_2：70〜100 Torr
- $PaCO_2$：35〜45 Torr

喀痰細菌検査
- 喀痰検査はおもに下気道（気管・気管支、肺胞組織）の炎症の原因を知るための検査である．喀痰はおもに下気道の炎症性の分泌物である．
- 最も簡単な原因細菌の推定法は、塗抹染色による観察で、グラム染色という手法が使われる．グラム染色は簡易に実施でき、紫色に染まるものをグラム陽性、紫色に染まらず赤く見えるものをグラム陰性という．初期投与の抗菌薬を決定するために役に立つ．

胸部X線
- 新たに出現した浸潤影やすりガラス影が認められる．しかし、脱水が著明なときは陰影が明らかでない場合もある．胸部X線上ではインフルエンザ肺炎の所見と鑑別すべき疾患があり、心原性肺水腫、種々の原因による気道の閉塞性陰影・無気肺、びまん性肺疾患などがあるため注意が必要である．

胸部CT・MRI
- 胸部X線検査に比べて検査精度が上がることは確かであり、原因菌の推測や重症度の把握、治療が効果的に行われたかの判定、肺炎と肺がんなどの他の疾患と区別がつきやすいという意見もある．また、特殊な肺炎にかかってしまった場合や他の呼吸器系の病気を併発してしまった場合など、その細部まで観察可能である．

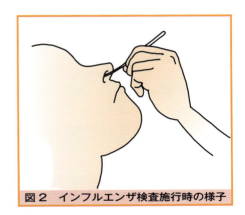

図2　インフルエンザ検査施行時の様子

診断のされ方

- インフルエンザ肺炎は、症状、バイタルサイン、呼吸状態、各検査データ、画像所見で総合的にみていく．
- インフルエンザ肺炎の重症度評価
* 現時点では確立された評価法はまだないため、市中肺炎の重症度評価法を用いて評価されている．

* IDSA/ATS（米国感染症学会／米国胸部学会）の市中肺炎ガイドラインでは、「重症市中肺炎の診断基準」（表1）のうち、大基準のいずれか、もしくは小基準のうち3つを満たす症例は重症と判断してただちに集中治療室での管理が必要であるとしている．

診断に関する臨床知
- インフルエンザは一般的には自然治癒することが多く、予後は良好である．しかし、一方ではインフルエンザ肺炎のように合併症をきたし、重症化して死に至る症例もあるため、外来での初期診療の時点で重症度を適切に診断していくことが重要となる．

表1 重症市中肺炎の診断基準（米国感染症学会／米国胸部学会）

大基準	気管挿管，人工呼吸器管理が必要 ショックのため昇圧薬が必要
小基準	呼吸回数≧30回/min PaO_2/FiO_2比≦250 多葉に及ぶ浸潤影 意識障害 腎機能障害（BUN≧20 mg/dL） 白血球減少（白血球数＜4,000/mm^3） 血小板減少（血小板数＜10万/mm^3） 低体温（深部体温＜36℃） 輸液が必要な低血圧
判定	大基準のいずれか，もしくは小基準のうち3つを満たす症例は，重症であるためただちに集中治療室での管理が必要．

文献1）を参照して作成

用語解説

- FiO_2：吸入酸素濃度のことであり，吸気時の気体に含まれる酸素の割合．室内空気は$FiO_2 = 0.21$であり，人工呼吸器を装着している患者であれば，人工呼吸器の設定で酸素濃度を変えることができる．
- PaO_2/FiO_2比：酸素化能の評価として使用されている．PaO_2はFiO_2の値によって変化するため，FiO_2によって影響されにくい指標として考えられた．300以下だと呼吸状態が不良と考える．

治療法の選択

薬物療法（抗インフルエンザ薬と抗菌薬療法）

● 抗インフルエンザ薬

＊肺炎を合併している場合でも，呼吸不全などが比較的軽度で，吸入薬や内服薬が投与可能であれば抗インフルエンザ薬の使用が適応となる．もし，吸入や内服困難な場合は点滴薬を使用する．肺炎を合併しないインフルエンザよりもより早期から投与することが大切であり，発症後48時間以内の投与が望ましいとされている．そのため，インフルエンザ検査の迅速診断結果が陰性であっても，完全に否定できない場合は臨床診断でただちに抗インフルエンザ療法を開始する．

● 抗菌薬療法

＊インフルエンザに肺炎を合併して入院が必要な症例に関しては，細菌性肺炎の診断の有無にかかわらず，ただちに抗菌薬療法を開始することが大切である．

肺炎に伴う呼吸不全への治療（図3）

● 酸素療法

＊SpO_2 94～95％を維持できるように酸素投与を行う．基礎疾患に慢性閉塞性肺疾患（chronic obstructive pulmonary disease：COPD）などの慢性呼吸不全やその疑いがある場合には，動脈血ガス分析で$PaCO_2$の値を確認しながら慎重に投与を行う．

● 非侵襲的陽圧換気（non-invasive positive pressure ventilation：NPPV）

＊気管挿管を使用せず鼻マスクや口マスクで陽圧換気を行える方法であり，酸素化の改善や呼吸仕事量の軽減には有効的である．喀痰が多い場合は喀出困難になることもあり，積極的には推奨されない．

● 人工呼吸療法

＊気管挿管を行い，人工呼吸器を装着して呼吸管理を行う方法であり，重篤な呼吸不全の場合は適応となる．詳細な適応としては，酸素を投与しても酸素化が保てず，努力呼吸がみられたり，意識レベルが低下している場合である．

● 体外式膜型人工肺（extracorporeal membrane oxygenation：ECMO）

＊挿入されたカテーテルから血液を取り出し，ポンプと人工肺で血液のガス交換を行い，再度身体に返すことで組織呼吸を維持する装置である．重症呼吸不全に対して，人工呼吸療法でも酸素化が保てない場合に検討される．しかし，経験を積んだ施設でないと適切に治療を実施できないこともあり，必要時はECMOでの管理が可能な施設に転院をして実施する．

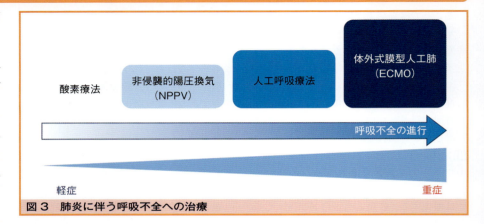

図3 肺炎に伴う呼吸不全への治療

治療に関する臨床知

- 肺炎を合併しないインフルエンザでは一般的には重症度によって投与される抗インフルエンザ薬が異なり，外来通院で治療できる場合は，抗インフルエンザ薬の内服で様子をみるが，常に重症化する可能性を考え，症状を観察しながら治療を継続していくことが大切である．

文献

1）厚生労働省：成人の新型インフルエンザ治療ガイドライン．pp3-55，2014
2）清水敬樹 編：ICU実践ハンドブック．羊土社，pp20-23，34-37，2012
3）青景聡之，他：重症インフルエンザ治療とextracorporeal membrane oxygenation（ECMO）．日本集中治療医学会雑誌 21：478-480，2014

III 循環器系疾患

- 高血圧
- 不整脈
- 心不全
- 狭心症，心筋梗塞
- 心筋症
- 弁膜症
- 大動脈瘤
- 感染性心内膜炎
- 肺血栓塞栓症
- 深部静脈血栓症
- 閉塞性動脈硬化症

循環器系疾患

高血圧

増田博紀

ポイントになる検査項目
血圧測定（診察室血圧・家庭血圧），二次性高血圧の鑑別検査

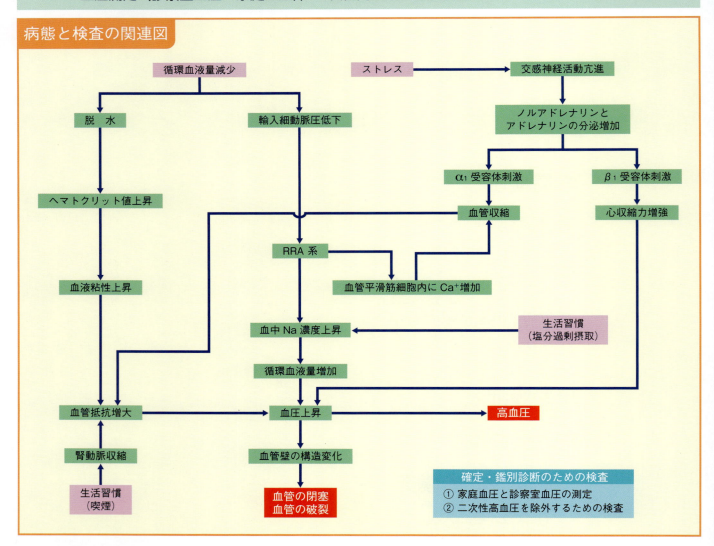

病態と検査の関連図

確定・鑑別診断のための検査
① 家庭血圧と診察室血圧の測定
② 二次性高血圧を除外するための検査

どんな疾患か

- 日本では約4,300万人が罹患しており，年間10万人が高血圧により死亡しているとされる．
- 高血圧は脳卒中（脳梗塞，脳出血，クモ膜下出血など），心臓病（冠動脈疾患，心肥大，心不全など），腎臓病（腎硬化症など）および大血管疾患の強力な原因疾患である．
- 食塩摂取，偏食，肥満，アルコール，喫煙など生活習慣が発症や増悪に影響を及ぼす．
- 腎疾患や内分泌疾患などの二次的作用によって起こる二次性高血圧と，原因がはっきりとわからない本態性高血圧に分類される．

体の中で起きていること（病態生理）

- 血圧は心拍出量と血管抵抗で決まる．そのため，心拍出量を規定する【前負荷】【後負荷】【心収縮力】や【体血管抵抗】の変化をきたすことで高血圧の状態となる．
- 高血圧により血管壁の肥厚と再構築により血管の構造が変化し，最終的に大血管の粥状硬化と穿通枝動脈の脂肪変性をきたす．さらに，脳血管への影響として，高血圧は血管閉塞や変性を助長すると同時に，血管の破裂と出血をひき起こし，脳梗塞や脳出血を起こすリスクを高める．
- 高血圧の状態が約1週間程度持続すると，レニン・アンジオテンシン・アルドステロン系による血圧調整機構が再設定される．

検査の読み方　ここがポイント！

- 高血圧の診断では，収縮期血圧140 mmHg，拡張期血圧90 mmHgを境界とする．
- 白衣高血圧や仮面高血圧といった診断があるため，高血圧の診断において，診察室血圧と診察室外血圧の値が一致しない場合には，診察室外（家庭）血圧を優先して用いる．
- 診察室血圧の測定は表1を参考に実施する．また，仮面高血圧に含まれる病態とその因子を図1に示す．

重要性の高い検査マーカー

- 高血圧の診断においては血圧測定値が最も重要な指標となる．また，病歴聴取や身体所見，一般検査から二次性高血圧が疑われる場合には，採血で血漿レニン活性，アルドステロン，コルチゾール，ACTHなどのホルモン検査を実施する．
- 成人における血圧値の分類を表2に示す．
- 二次性高血圧の原因としては，血中や尿中のホルモン検査（コルチゾール，アルドステロン，ACTHなど）や腹部エコー，睡眠時無呼吸のスクリーニングなどが行われる．

検査に関する臨床知

- 血圧サーカディアンリズムが正常であれば，夜間血圧は昼間の覚醒時に比較して，10～20％程度低下する．この夜間の正常な血圧低下がない，または逆に上昇すると脳，心臓，腎臓すべての臓器障害ならびに心血管死のリスクが高いとされる[1]．

表1　診察室血圧測定法

1. 装置	a. 精度検定された水銀血圧計，アネロイド血圧計，電子血圧計が用いられる．近年は電子血圧計の使用が推奨されている b. カフ内ゴム嚢の幅13 cm，長さ22～24 cmのカフを用いる
2. 測定時の条件	a. 静かで適当な室温の環境 b. 背もたれつきの椅子に足を組まずに座って数分の安静後 c. 会話を交わさない d. 測定前に喫煙，飲酒，カフェインの摂取を行わない
3. 測定法	a. カフ位置は，心臓の高さに維持 b. 急速にカフを加圧する c. カフ排気速度は2～3 mmHg/拍あるいは秒 d. 聴診法ではコロトコフ第I相の開始を収縮期血圧，第V相を拡張期血圧とする
4. 測定回数	1～2分の間隔をあけて少なくとも2回測定．2回の測定値が大きく異なる場合は追加測定を行う
5. 判定	a. 安定した値を示した2回の平均値を血圧値とする b. 高血圧の診断は少なくとも2回以上の異なる機会における血圧値に基づいて行う
6. その他の注意	a. 初診時には，上腕の血圧左右差を確認 b. 厚手のシャツ，上着の上からカフを巻いてはいけない．厚地のシャツをたくし上げて上腕を圧迫してはいけない c. 糖尿病，高齢者など起立性低血圧の認められている病態では，立位1分および3分の血圧測定を行い，起立性低血圧の有無を確認 d. 聴診者は十分な聴力を有し，かつ測定のための十分な指導を受けたものでなくてはならない e. 脈拍数も必ず測定し記録

表2　成人における血圧値の分類（mmHg）

分類		収縮期血圧		拡張期血圧
正常	至適血圧	<120	かつ	<80
	正常血圧	120～129	かつ/または	80～84
	正常高値血圧	130～139	かつ/または	85～89
高血圧	I度高血圧	140～159	かつ/または	90～99
	II度高血圧	160～179	かつ/または	100～109
	III度高血圧	≧180	かつ/または	≧110
	収縮期高血圧	≧140	かつ	<90

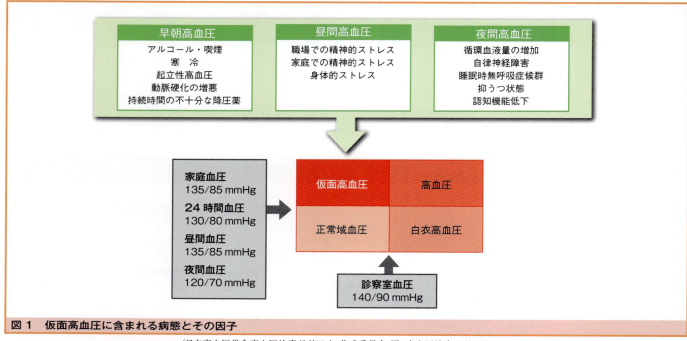

図1 仮面高血圧に含まれる病態とその因子

(日本高血圧学会高血圧治療ガイドライン作成委員会 編：高血圧治療ガイドライン2014. ライフサイエンス出版, p23. 2014より改変)

診断のされ方

- 安静坐位の状態で複数回測定する．間隔は1〜2分おいて安定した値（測定値の差が5 mmHg未満）を示した2回の平均値を血圧値とする．診察室での測定に基づく診断は，2回以上の機会における血圧値を診断に用いる．
- 高血圧管理の対象は140/90 mmHg以上の高血圧患者であり，脳卒中，心臓病や，腎不全発症リスクが高い病態である糖尿病，蛋白尿陽性の慢性腎臓病（CKD）を合併した患者では130/80 mmHg以上が治療対象となる．
- 高血圧診断までの手順については図2に示す．

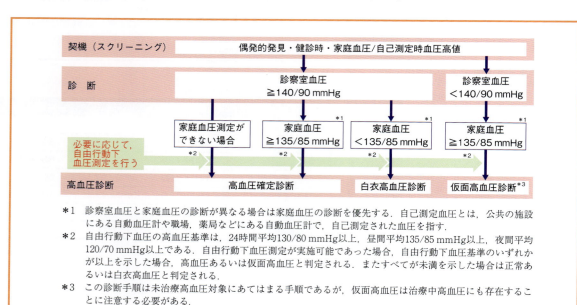

*1 診察室血圧と家庭血圧の診断が異なる場合は家庭血圧の診断を優先する．自己測定血圧とは，公共の施設にある自動血圧計や職場，薬局などにある自動血圧計で，自己測定された血圧を指す．
*2 自由行動下血圧の高血圧基準は，24時間平均130/80 mmHg以上，昼間平均135/85 mmHg以上，夜間平均120/70 mmHg以上である．自由行動下血圧測定が実施可能であった場合，自由行動下血圧基準のいずれかが以上を示した場合，高血圧あるいは仮面高血圧と判定される．またすべてが未満を示した場合は正常あるいは白衣高血圧と判定される．
*3 この診断手順は未治療高血圧対象にあてはまる手順であるが，仮面高血圧は治療中高血圧にも存在することに注意する必要がある．

図2 血圧測定と高血圧診断手順

(日本高血圧学会高血圧治療ガイドライン作成委員会 編：高血圧治療ガイドライン2014. ライフサイエンス出版, p21. 2014より改変)

治療法の選択

- 生活習慣（食事，睡眠，飲酒，喫煙，運動など）の改善をはかる．
- 二次性高血圧症の場合は，原因疾患の治療を第一とする．
- 降圧薬治療では，Ca拮抗薬，ARB/ACE阻害薬，サイアザイド系利尿薬，β遮断薬などがあるが，適応や禁忌に注意しながら慎重に薬剤を選択する（表3，4）．

補足説明

- 拡張期血圧や脈圧は血管抵抗の指標となる．特に拡張期血圧においては大動脈の血管抵抗が関連するため，大動脈の血管抵抗が動脈硬化などにより低下している場合には拡張期血圧は低下して，その結果，脈圧は開大する．
- コンコーダンス，アドヒアランス：血圧管理を含め，患者の健康管理には治療に対するコンプライアンスが重要となる．最近では，このコンプライアンスという言葉に加え，アドヒアランス（直訳は支持，執着）やコンコーダンス（直訳は一致，和合）という考え方が導入されてきている．アドヒアランスは患者が病気や治療の必要性について理解し自発的，積極的に治療を続けることで，コンコーダンスとは，医師と患者が対等な立場（パートナーシップ）で話し合い，合意のもとに治療方針を決定していくことが含まれ，患者が病気と治療について十分な知識を備えることを前提とした考え方である．

表3 主要降圧薬の積極的適応

	Ca拮抗薬	ARB/ACE阻害薬	サイアザイド系利尿薬	β遮断薬
左室肥大	●	●		
心不全		●	●	●
頻脈	●			●
狭心症	●			●
心筋梗塞後		●		●
CKD 蛋白尿なし	●	●	●	
CKD 蛋白尿あり		●		
脳血管障害慢性期	●	●		
糖尿病/MetS		●		
骨粗鬆症			●	
誤嚥性肺炎		●（ACE阻害薬）		

CKD：慢性腎臓病，MetS：メタボリックシンドローム

表4 主要降圧薬の禁忌や慎重投与となる病態

	禁忌	慎重使用例
Ca拮抗薬	徐脈（非ジヒドロピリジン系）	心不全
ARB	妊娠 高K血症	腎動脈狭窄症
ACE阻害薬	妊娠 血管神経性浮腫 高K血症 特定の膜を用いるアフェレーシス/血液透析*	腎動脈狭窄症
利尿薬（サイアザイド系）	低K血症	痛風 妊娠 耐糖能異常
β遮断薬	喘息 高度徐脈	耐糖能異常 閉塞性肺疾患 末梢動脈疾患

*デキストラン硫酸固定化セルロース，トリプトファン固定化ポリビニルアルコール，ポリエチレンテレフタレートを用いたアフェレーシス，あるいはアクリロニトリルメタリルスルホン酸ナトリウム膜を用いた血液透析中の場合でショックやアナフィラキシー様症状を発症するリスクあり．

文献

1) 日本高血圧学会高血圧治療ガイドライン作成委員会 編：高血圧治療ガイドライン2014．ライフサイエンス出版，2014
2) 猪原匡史：分子レベルからみた高血圧と脳卒中の関係．分子脳血管病 14（1）：9-13，2015
3) 安倍紀一郎，他：循環器機能学と循環器疾患のしくみ．第3版，日総研出版，p236，2010

循環器系疾患

不整脈

平江里美

ポイントになる検査項目
12誘導心電図，モニター心電図，ホルター心電図，電気生理学的検査（EPS），心エコー，電解質（K，Na，Ca）など

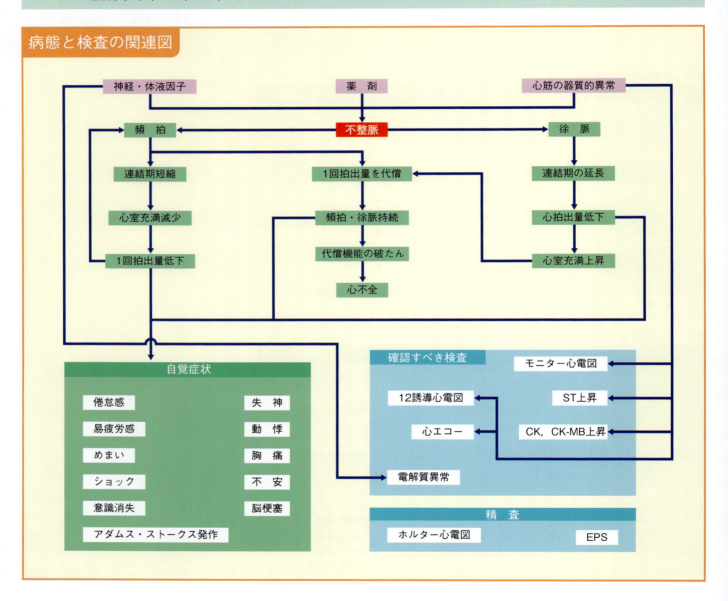

病態と検査の関連図

どんな疾患か

- 心臓は心筋細胞の細胞膜によって規則正しく収縮し，心筋細胞内では電気的な活動電位を起こし興奮伝導を繰り返している．
- 不整脈とは，この興奮伝導過程で何らかの異常が発生することによる，心臓のリズムの乱れ，徐脈や頻脈の総称である．
- 不整脈は経過観察してよいものから致死的なものとさまざまで100回/min以上の頻脈性と60回/min以下の徐脈性があり，発生機序が異なる．
- 不整脈の症状は，①異常な心拍動の自覚と②血行動態変化による症状があり，一般的に不整脈の持続が長いほど，あるいはほかの刺激がない安静時ほど症状を自覚しやすい．
- 注意すべき症状として，失神や意識低下など脳虚血症状を生じる場合がある．

用語解説

- アダムス・ストークス発作：徐脈，頻脈にかかわらず，不整脈が原因で起こる脳虚血発作（めまい・失神・けいれん）をアダムス・ストークス発作と呼ぶ．徐脈の場合，3秒以上の心停止でめまい，5秒以上で失神をきたす．

体の中で起きていること（病態生理）（図1）

- 不整脈は受容体，イオンチャネルおよびポンプに神経・体液性因子，薬剤，張力，虚血などが作用して，活動電位に影響し異常発生する．
- 不整脈は，①興奮産生の異常，または②興奮伝導の異常によって発生する．
- 興奮産生異常には正常自動能の亢進/低下，異所性自動能亢進，撃発活動（triggered activity）があり，一方で興奮伝導の異常は刺激伝導系から固有心筋への伝導の異常によって生じる伝導ブロックやリエントリーがある．
- 徐脈による拡張期延長は1回拍出量を増加させる代償機構で分時拍出量は維持されるが，著しい徐脈の場合，または長時間持続することで代償機構は破たんし心室充満の増大による負荷が心不全をきたす．
- 頻脈では先行心拍との連結期の短縮によって拡張期の心室充満が障害され，十分な心拍出量が得られず，失神など重篤な症状を呈する可能性がある．

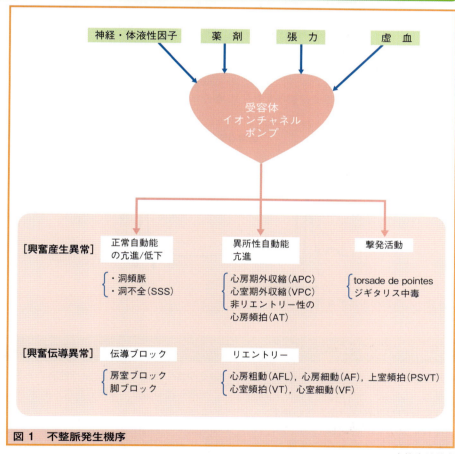

図1　不整脈発生機序

文献1)より改変

検査の読み方　ここがポイント！

心電図の基本的な見方（図2）

① 臨床上重篤な不整脈か
② P波・P波の有無
　・P波の出現が規則的か
　・P波に続くQRSとT波があるか
　・PQ時間の短縮または延長はないか
③ 各波の間隔
　・R-R間隔およびP-P間隔は規則的か
　・心拍数は
④ QRSの時間（幅）
⑤ QT時間

ホルター心電図

- 日常生活を送りながら24時間にわたり心電図を連続記録することで，不整脈はもちろんのこと，狭心症の診断や自律神経機能の評価にも有用な検査である．
- めまい，失神，動悸や胸部不快感などを

不整脈

認める場合が適応となり，最小/平均/最大心拍数がわかる．
- 1日の心拍数は60〜80回/min × 60min × 24hr ➡ 86,400〜115,200回/day となり，およそ10万回となる．8万回/day以下は徐脈傾向，12万回/day以上は頻脈傾向といえる．
- 期外収縮の総数や連発など定量的な評価と頻脈，徐脈性不整脈の発見に役立つ．一般的に5秒間程度の心停止ではめまいを感じ，7秒以上続く心停止では失神をきたすといわれている．

電気生理学的検査（EPS）
- 心臓電気生理学的検査（electrophysiological study：EP/EPS）は**不整脈の有無，種類**を診断，治療法，ペースメーカーや植込み型除細動器（ICD）の適応を検討する目的で行う．
- 電極を心臓内部に密着させ複数のカテーテルを心腔内に配置するため，心臓内の広い範囲にわたって電位を記録したり，外から刺激を加えることができる．
- 検査中は複数の電極カテーテルからの刺激，薬剤を投与することで人為的に不整脈を誘発することもある．

心エコー
- 不整脈を生じる虚血性心疾患，心筋症，弁膜症など**心臓の器質的異常**を検出するのに有効である．

血液検査
- **カリウム（K），ナトリウム（Na），カルシウム（Ca）などの電解質は心筋の細胞膜のイオンチャネルの活動性に影響し，活動電位を変化させる．**
- **低カリウムや低マグネシウムに伴うQT延長**は，重症な多形性心室頻脈 torsade de pointes の誘因となる．
- 低カリウム血症は心筋の自動能の亢進や活動電位持続時間延長により上室性・心室性不整脈が起こりやすいが，心不全など内因性のカテコールアミンが分泌されている状況では致死性不整脈のリスクが高い．
- **高カリウム血症**は心筋の静止膜電位を浅くし，脱分極（心筋の興奮）速度が低下することにより心房内・房室・心室内伝導障害が生じ，さらに著明な高カリウム血症では**心停止**をきたす．
- 電解質は水溶性の電気を通すミネラルイオンで，酸塩基や体内水分の調節，神経伝達，心臓・筋肉の動きなどに深くかかわっていることから，生命維持に欠かせない重要な役割を担っている．電解質濃度の調節はおもに腎臓で行われているため，腎機能の評価も重要となる．

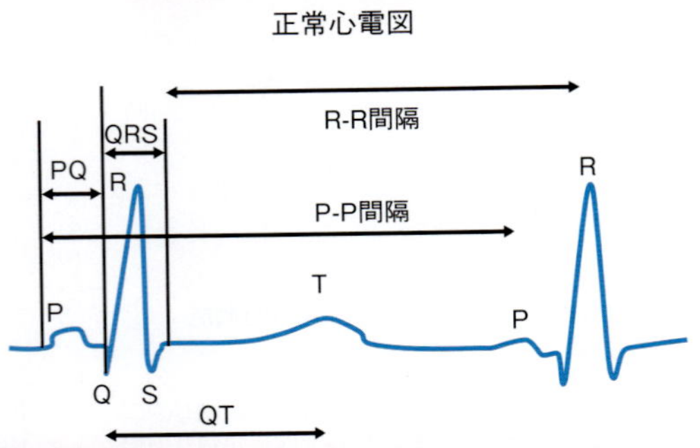

検査に関する臨床知
- 血液検査で，Kに影響を与える電解質は Na, Cl, Ca, P, HCO_3^-，腎機能系では総蛋白，アルブミン，UA，尿素窒素（BUN），クレアチニン（Cr）など，ホルモンではアルドステロンがあり，動脈血ガス分析，浸透圧，心電図と併せてデータを確認することがある．

血液検査基準値
- K：3.6〜4.8 mEq/L
- Na：136〜145 mEq/L
- CL：96〜108 mEq/L
- Ca：8.7〜10.3 mg/dL
- Mg：1.5〜3.0 mg/dL

図2　心電図の基本的な見方

診断のされ方
- 不整脈の原因となる基礎的心疾患（心筋梗塞，心筋症，弁膜症，心筋炎，川崎病，冠動脈の形成異常，先天性心疾患），全身性疾患（甲状腺機能亢進症，リウマチ，高血圧症）などの誘発因子を診断する．
- その他の誘因として，血行動態の異常，交感神経の緊張，電解質異常，薬物中毒などが挙げられる．
- 電気生理学的検査は不整脈の種類を診断し，カテーテルアブレーション（心筋焼灼術）に際して焼灼部位を検討する際に実施する．
- 心臓カテーテル検査は，不整脈をひき起こす心筋炎の確定診断のための心筋生検と心筋虚血診断を目的に行われる．

治療法の選択
- 治療を要する不整脈には，致死性不整脈とそれに移行する可能性のある警告不整脈，心不全をひき起こす不整脈，自覚症状の強い不整脈がある（表1）．
- 除細動はおもに心室細動を洞調律に戻すため，直流電流を心臓に通電し，刺激を与える治療である．QRS波に同期せず（非同期）に通電するものを除細動といい，R波を検知し，QRS波に同期して通電するものをカルディオバージョンという．
- 徐脈性不整脈に対しては，経皮・経静脈的にペーシングを行う．
- 抗不整脈薬は基本的に心筋細胞膜上のチャネルやポンプ，さらに心筋細胞の受容体に対して働きかけるが，心収縮力低下，新たな不整脈を誘発するなどの副作用がある．

- 症状のある WPW 症候群，房室結節リエントリー性頻拍，心房粗動では大腿動脈から心臓までカテーテルを挿入し，リエントリー回路の特定部位にカテーテル先端を置いて通電し，その回路を断ち切るカテーテルアブレーション治療を行う．

補足説明
- 致死性不整脈は不整脈が出現して数分で死に至ることがあり，ただちに救命処置を開始しなければならない．

治療に関する臨床知
- 数ある不整脈の中で，治療の緊急性の判断と必要性の検討を行うため心電図の経時的変化と異常をモニタリングすることが重要である（表2）．

表1 治療が必要な不整脈と心電図異常

致死性不整脈	・心停止・心室細動・心静止
警告不整脈	・心室頻拍 　　torsade de pointes 　　多形性心室頻拍 　　器質的心疾患に伴う持続性，非持続性心室頻拍 ・多源性，連発性，RonT型心室期外収縮 ・1:1 心房粗動 ・洞停止または洞房ブロック ・高度房室ブロック 　　モビッツⅡ型 　　完全房室ブロック
心電図異常	・QT延長症候群，ブルガダ症候群

表2 不整脈の分類

	上室性（心房性）	心室性
頻脈 ＞100回/min	・洞頻脈 ・心房期外収縮（APC） ・心房頻拍（AT） ・発作性上室頻拍（PSVT） ・心房粗動（AFL） ・心房細動（AF）	・心室期外収縮（VPC） ・心室頻拍（VT） ・心室細動（VF）
徐脈 ＜60回/min	・房室ブロック ・洞不全症候群	
その他	・QT延長症候群（LQTS） ・早期興奮症候群	

文献
1）田中登紀子：不整脈．"症状・徴候別アセスメントと看護ケア" 池松裕子 編．医学芸術社，pp828-845，2012
2）斎藤友紀雄：不整脈にかかわる検査．"循環器ナースための不整脈治療とケア" 赤石 誠 監．メディカ出版，pp167-171，2010
3）加藤和宏：基準値と異常値の出るメカニズム 電解質．"エビデンスに基づく検査データ活用マニュアル" 下 正宗 編．学研メディカル秀潤社，pp110-116，2004
4）宮内靖史：不整脈．"ICU・CCU看護" 早川弘一，他編．医学書院，pp123-137，2013

循環器系疾患

心不全

松下聖子

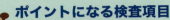
ポイントになる検査項目
胸部X線，心電図，血液検査，心エコー，身体所見

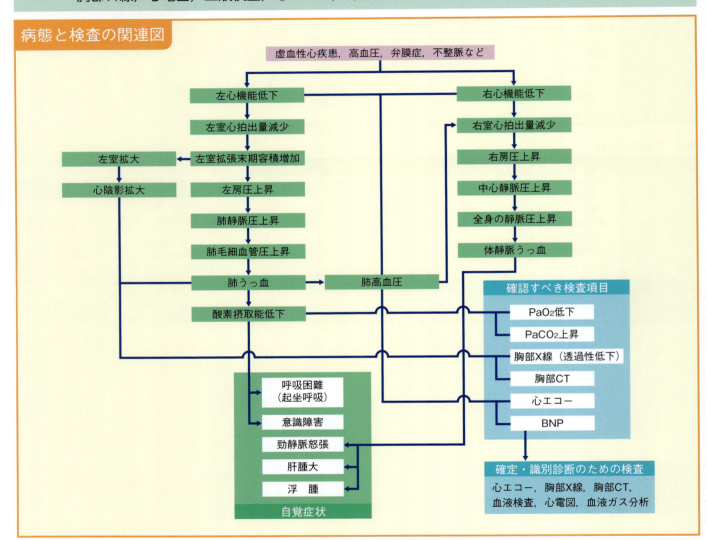

どんな疾患か

● 心不全とは，心臓のポンプ機能（収縮能力や拡張能力）が何らかの原因により低下し，心臓の内圧が上昇，心拍出量が低下し，その結果，身体の主要臓器が必要とする血液を十分に駆出できなくなった状態をいい，疾患名ではない．

● 心不全は，心不全への進行速度による分類（急性心不全，慢性心不全），低下する心機能による分類（収縮不全，拡張不全），症状や身体所見による分類（左心不全，右心不全）がある（表1，図1）．

● 心不全を発症する原因としては，虚血性心疾患，高血圧，心筋症，弁膜症，不整脈などの原因疾患が必ずあり，これらの原因を治療することにより心不全を治療

する．
- 心不全の程度や重症度を示す分類には，自覚症状から判断するNYHA（New York Heart Association）心機能分類，急性心筋梗塞時には他覚所見に基づくKillip分類，血行動態指標によるForrester分類がある．

体の中で起きていること（病態生理）

- 心臓はさまざまなストレス，負荷に対し代償機構，つまり心拍出量を十分に保つような機構が働くが，その代償機構が破たんすると心拍出量の低下をきたし，心不全症状が出現する．
- 急性心不全は，新規発症や慢性心不全の急性増悪により起こるが，病状や徴候は軽症のものから致死的なものまであり，6つの病態に分けられる．
  ① 急性非代償性心不全：心不全の徴候や症状が軽度で心原性ショック，肺水腫や高血圧性急性心不全などの診断基準を満たさない新規急性心不全，または慢性心不全が急性増悪した場合．
  ② 高血圧性急性心不全：高血圧を原因として心不全の徴候や症状を伴い，胸部X線で急性肺うっ血や肺水腫像を認める．
  ③ 急性心原性肺水腫：呼吸困難や起坐呼吸を認め，水泡音を聴取する．胸部X線で肺水腫像を認める．
  ④ 心原性ショック：心ポンプ失調により末梢および全身の主要臓器の微小循環が著しく障害され，組織低灌流に続発する重篤な病態．
  ⑤ 高拍出性心不全：甲状腺中毒症，貧血，シャント疾患，脚気心，Paget病，医原性などを原因疾患とし，四肢は暖かいにもかかわらず肺うっ血を認める．
  ⑥ 急性右心不全：静脈圧の上昇，肝腫大を伴った低血圧や低心拍出状態を呈している場合．

表1　心不全の身体所見

右心不全	左心不全
・右心機能の低下により心拍出量が低下することで，右房圧の上昇に伴い全身の静脈系に血液がうっ滞する．食欲不振，嘔気，腹部膨満感などの症状，頸静脈の怒張，肝腫大，下肢の浮腫，腹水などの身体所見が認められる．	・左心機能の低下により，心拍出量が減少することで，左心拡張末期圧の上昇，左房圧上昇による肺うっ血を呈する．そのため，呼吸困難や起坐呼吸，発作性夜間呼吸困難などの症状が出現する．肺野の聴診では粗い断続性副雑音が聴取され，肺水腫に至るとピンク色の泡沫痰が喀出される． ・心拍出量低下に伴う各主要臓器の低灌流の症状には，意識混濁，傾眠，倦怠感，活動耐性低下などがある．また四肢冷感，頻脈，脈圧減少，尿量低下や腎機能・肝機能悪化を伴うこともある．

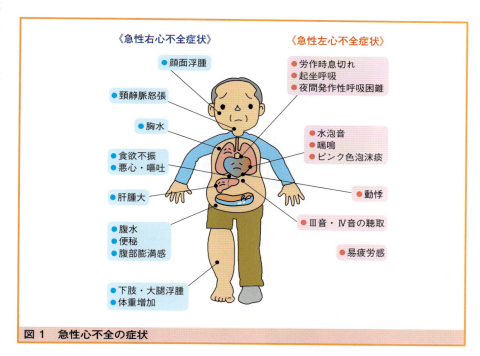

図1　急性心不全の症状

検査の読み方　ここがポイント！

画像所見

- 胸部X線
  * 心不全では，肺うっ血，心陰影の拡大，胸水貯留を認める．
  * うっ血の結果として心陰影は拡大し，肺動脈の拡張がみられ，その陰影がぼけてくる．典型的には，バタフライ（蝶）様と表現される肺門を中心とした肺野の透過性低下（黒が白くぼける）がみられる．
  * 健常時と比較し心臓が大きくなり，肺動脈が太くなり最終的に肺門部を中心としたバタフライの形をした肺水腫が出現する（図2）．

- 心エコー
  * 心不全の原因となる心疾患・心機能障害が存在するか否かを診断するため，①右心系，左心系の拡大，②収縮能の評価，③弁狭窄，弁逆流，④拡張能の評価，⑤解剖学的異常などを評価していく．
  * 代表的な断面である傍胸骨長軸断面で

は，①右室，左室，左房拡大の有無，左室肥大と②左室の壁運動異常，③僧帽弁，大動脈弁の情報が得られる．傍胸骨短軸断面では，大動脈レベルから心尖部までのそれぞれのレベルで情報が得られる（図3，4）．

心電図
- 心不全の原因疾患である虚血性心疾患を判別するには有用である．
- 胸痛と新たなST変化を認める場合は急性心筋梗塞を疑い，緊急カテーテル検査が必要となる．

血液検査
- 心不全患者の診察時に行う血液検査と評価を表2に示す．

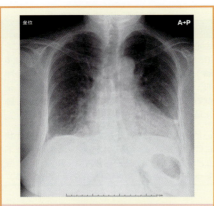

図2　心不全患者の胸部X線

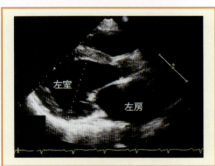

図3　左室拡大（拡張末期）

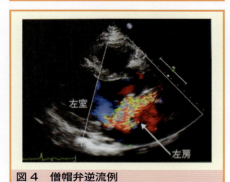

図4　僧帽弁逆流例

表2　血液検査と評価

項目	基準値	評価視点
Cr（クレアチニン）	0.60～1.10mg/L	上昇は腎機能の悪化を示す．腎機能の悪化は心臓とは独立した心不全の予後規定因子．
Hb（ヘモグロビン）	男性　14.0～18.0g/dL　女性　12.0～16.0g/dL	低下は貧血を示す．貧血は心臓とは独立した心不全の予後因子．
Na（ナトリウム）	136～145mEq/L	重症の心不全では希釈性の低値を示す．
K（カリウム）	3.6～4.8mEq/L	利尿薬を使用すると低値になることがあり，腎機能が悪化すると上昇する．低カリウムも高カリウムも不整脈を誘発するが，特に高カリウムは注意が必要．
AST, ALT（アスパラギン酸アミノトランスフェラーゼ，アラニンアミノトランスフェラーゼ）	AST　10～40U/L　ALT　5～42U/L	うっ血肝やショック肝で上昇する．血行動態の改善に応じて数値は低下する．逆に血行動態が改善しない限り数値は回復しない．
Alb（アルブミン）	4.1～5.1g/dL	心不全が進行して低栄養になると低下する．低アルブミンは予後不良因子．
Glu（グルコース）	80～110mg/dL	基礎疾患として糖尿病があることが多く，チェックが必要．
BNP, NT-proBNP（脳性ナトリウム利尿ペプチド，N末端プロ脳性ナトリウム利尿ペプチド）	18.4pg/mL以下	心不全の状態が悪化すると上昇する．心不全の診断の補助として有用であり，強力な予後予測因子．
troponin（トロポニン）	34pg/mL以下	心筋梗塞で上昇するが，心不全が悪化してもわずかに上昇がみられる．
INR（プロトロンビン時間の国際標準化比）	0.9～1.1	心房細動や心室内血栓に対し，ワルファリンが投与されている場合は測定する．
CRP（C反応性蛋白）	0.3mg/dL以下	感染が原因による心不全の場合は上昇する．急性心不全の場合，心不全の悪化だけでも5.0mg/dLくらいまで上昇することがある．
WBC（白血球数）	3,500～9,000/μL	感染の有無を推定する．
甲状腺機能		心不全の原因疾患として甲状腺機能異常があることがあり，初診時に測定する．

- 血液ガス分析
  * 急性心不全では必須の検査となる（表3）．
  * 心不全の悪化時は，肺うっ血と臓器低灌流により呼吸性アルカローシスやアシドーシス，乳酸アシドーシス，代謝性アシドーシスが混合した状態となっている（図5）．

表3　急性心不全時の血液ガス値の変位

	基準値	心不全状態
pH	7.35～7.45	↓
PaCO₂	35～45 Torr	↓または↑
PaO₂	80～95 Torr	↓
SaO₂	95%以上	↓
BE（base excess）	0±2mEq/L	↓

補足説明

- 『急性心不全治療ガイドライン』では、収縮力が低下していない患者で急性心不全が疑われる例ではBNP（NT-proBNP）値が拡張心不全の診断の糸口になるといわれている。同じく、『慢性心不全治療ガイドライン』でも、BNPは左室拡張末期圧を反映し、心不全の補助診断法として特に優れているのは、①心不全の存在診断、②心不全の重症度判断、③心不全の予後診断であるとされている。

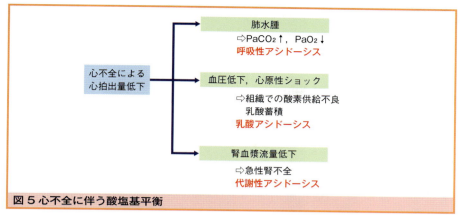

図5　心不全に伴う酸塩基平衡

文献3)を参照して作成

診断のされ方

- 心不全は病態や重症度により多彩であるため、単独の診断基準や分類のみでだけでなく、複数の基準や分類を併用することが必要である。
- 急性心不全では初期のアプローチが適切でないと以後の治療が複雑かつ困難となるため、患者の病態を正確かつ迅速に把握する必要がある。急性心不全の迅速診断には、①どのような急性心不全か、すなわち、血行動態を中心とした心不全の病態および重症度を把握する、②急性心不全の原因疾患は何か、③この原因疾患のもとで発症した増悪因子は何か、がポイントとなってくる。急性心不全の診断手順を示す（図6）。
- 心不全では、心不全の具体的な自覚症状、他覚症状を捉えていく。左心不全、右心不全では、その病態により基礎疾患や治療方針が異なるため、両者の鑑別を意識した身体診察が重要となる（表4）。

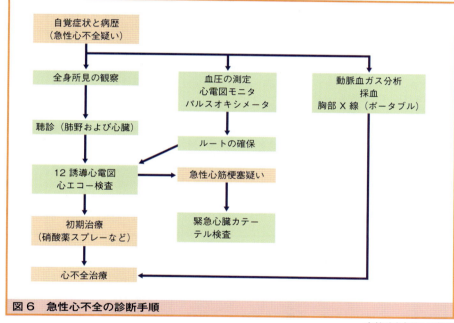

図6　急性心不全の診断手順

文献1)を参照して作成

表4　左心不全と右心不全の臨床所見

病態	機序	自覚症状	他覚症状
左心不全	左房上昇による肺うっ血	息切れ、呼吸困難、頻呼吸、起坐呼吸、夜間発作性呼吸困難、咳嗽・喀痰	喘鳴、心音Ⅲ・Ⅳ音の聴取、胸水貯留、肺うっ血、心尖拍動、大脈・小脈、Ⅲ・Ⅳ音聴取
	低心拍出量	夜間多尿・乏尿、易疲労感、全身倦怠感、精神神経症状、動悸	低血圧、頻脈、交互脈、末梢冷感、冷汗、チアノーゼ
	その他	口渇	
右心不全	右房上昇による体静脈うっ血	食欲不振、悪心・嘔吐、下痢・便秘、右季肋部痛、腹部膨満、体重増加、浮腫	頸静脈怒張、肝腫大、肝・頸静脈逆流、腹水貯留、黄疸

補足説明

- 心不全は、発症期間から急性と慢性に分類されるが、心不全の7割は慢性心不全の急性増悪といわれており、慢性心不全の急性増悪を包含する急性心不全と慢性心不全の身体所見の把握は心不全の鑑別において重要である。

文献4)を参照して作成

治療法の選択

- 急性心不全は，血圧が保たれていても急速に心原性ショックや心肺停止への移行，またすでに心肺停止や心原性ショックで搬送されてくることがある．
- したがって，初期治療の目的は，①救命，生命徴候の安定，②呼吸困難などの自覚症状改善，そして③臓器うっ血の軽快をはかることが必要である．そのためには，患者の呼吸困難や苦痛に対応後，病態や発症機転，血行動態，重症度を的確に診断し，心不全の原因疾患，誘因や増悪因子，合併症を適切に診断し，速やかに介入して臓器障害を最小限にとどめることが必要となってくる．
- また，急性冠症候群をはじめとして疾患の特異的な根治療法を迅速に求められることもある．多くの患者は，血圧は保たれているが肺うっ血症状から呼吸困難を訴えていることが多く，硝酸薬の使用により症状は急速に軽減する．適切な薬物療法でも血行動態が安定しない場合，補助循環機器の適応となる．
- 急性心不全では，病院など到着後に測定した収縮期血圧（SBP）と臨床症状にてクリニカルシナリオ（CS）1〜5に分類し，治療の方針の大筋を決定する（表5）．

表5 クリニカルシナリオ

CS1	CS2	CS3	CS4	CS5
SBP≧140mmHg	SBP100〜140mmHg	SBP＜100mmHg	急性冠症候群	右心不全
・急激に発症する ・主病態はびまん性肺水腫・全身性浮腫は軽度：体液量が正常または低下している場合もある ・急性の充満圧の上昇 ・左室駆出率は保持されていることが多い ・病態生理としては血管性	・徐々に発症し体重増加を伴う ・主病態は全身性浮腫 ・肺水腫は軽度 ・慢性の充満圧，静脈圧や肺動脈圧の上昇 ・その他の臓器障害：腎機能障害や肝機能障害，貧血，低アルブミン血症	・急激あるいは徐々に発症する ・主病態は低灌流 ・全身浮腫や肺水腫は軽度 ・充満圧の上昇 ・以下の2つの病態がある．①低灌流または心原性ショックを認める場合，②低灌流または心原性ショックがない場合	・急性心不全の症状および徴候 ・急性冠症候群の診断 ・心臓トロポニンの単独の上昇だけではCS4に分類しない	・急激または緩徐な発症 ・肺水腫はない ・右室機能不全 ・全身性の静脈うっ血所見
治療				
・NPPVおよび硝酸薬 ・容量過負荷がある場合を除いて，利尿薬の適応はほとんどない	・NPPVおよび硝酸薬 ・慢性の全身性体液貯留が認められる場合に利尿薬を使用	・体液貯留所見がなければ容量負荷を試みる ・強心薬 ・血圧＜100mmHgおよび低灌流が持続している場合には血管収縮薬	・NPPV ・硝酸薬 ・心臓カテーテル検査 ・ガイドラインが推奨するACSの管理：アスピリン，ヘパリン，再灌流療法 ・大動脈内バルーンパンピング	・容量負荷を避ける ・SBP＞90mmHgおよび慢性の全身性体液貯留が認められる場合に利尿薬 ・SBP＜90mmHgの場合は強心薬 ・SBP＞100mmHgに改善しない場合は血管収縮薬

CS：クリニカルシナリオ，SBP：収縮期血圧，NPPV：非侵襲的陽圧換気

- 慢性心不全では，原因や症状に対する治療が行われる．
- 薬物療法，合併症に対する治療，非薬物療法を中心に，自己管理能力の向上を目指し基本的な疾患指導から生活指導を行い，患者，あるいは家族が異常の症状出現時は速やかに受診することを指導していくことが必要となってくる．

文献
1) 循環器病の診断と治療に関するガイドライン（2010年度合同研究班報告）：急性心不全治療ガイドライン（2011年改訂版）
2) 循環器病の診断と治療に関するガイドライン（2010年度合同研究班報告）：慢性心不全治療ガイドライン（2011年改訂版）
3) 佐藤幸人：心不全の基礎知識100．文光堂，2011
4) 眞茅みゆき，他編：心不全ケア教本．メディカル・サイエンス・インターナショナル，2012
5) 萩原誠久，他監：病気がみえる vol.2―循環器．メディックメディア，pp56-69，2013
6) 安倍紀一郎，他：関連図で理解する循環機能学と循環器疾患のしくみ．日総研出版，2010

循環器系疾患

狭心症，心筋梗塞

松下聖子

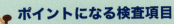
ポイントになる検査項目
心電図，血液検査，心エコー，胸部CT，冠動脈造影

病態と検査の関連図

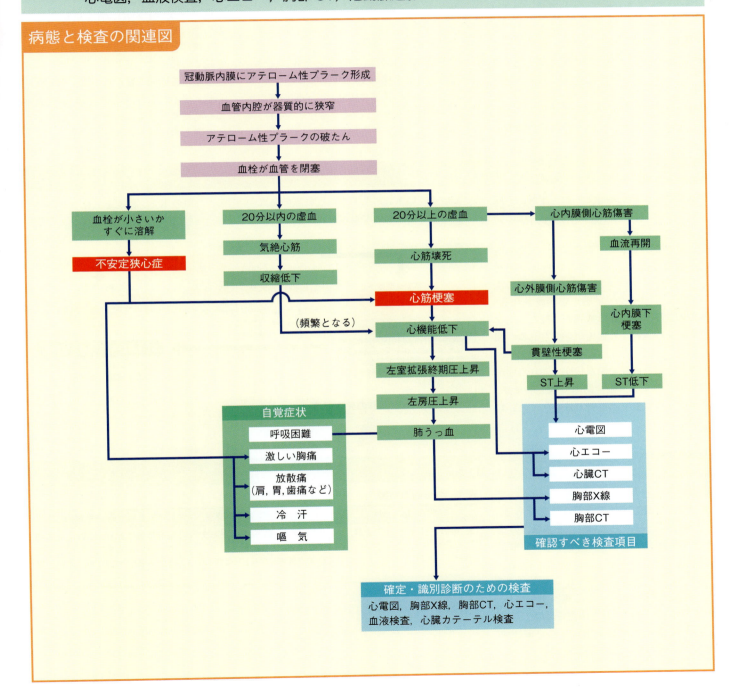

どんな疾患か

- 狭心症とは，冠血流量が相対的または絶対的に減少し，心筋の需要に応じきれないために発生する狭心発作であり，臨床症候群の一つと考えられている．その95％以上が冠動脈のアテローム様変化による狭窄で起こり，このほかにも，冠動脈攣縮，激しい頻脈，高度の大動脈狭窄，さらに梅毒性大動脈炎や解離性大動脈による冠動脈開口部狭窄や閉塞によっても狭心症が発生する．
- 狭心症には，労作・運動・興奮・寒冷で起こる労作性狭心症，冠微小血管が攣縮して生じる微小血管性狭心症，早朝や夜間の安静時に，心外膜側にある太い血管冠動脈が攣縮して起こる冠攣縮性狭心症，心筋梗塞に移行する可能性が高い不安定狭心症がある．
- 心筋梗塞とは，心筋に対して冠血流が途絶えたり，あるいは極度に減少したりして起こる心筋の壊死であり，多くの場合，動脈硬化性変化に由来する冠動脈の内膜肥厚，または血栓の形成によって発生する．
- 心筋梗塞には，ST上昇型心筋梗塞（STEMI）と，非ST上昇型心筋梗塞（NSTEMI）に分類され，この分類に従って治療方針を検討する．
- 狭心症と心筋梗塞の鑑別は，心筋の虚血が一過性であり，元に戻る場合を狭心症，虚血が長く続いて心筋が壊死し元に戻らない場合を心筋梗塞という．
- 狭心症の発作は15分以内でおさまり，ニトログリセリン錠を舌下投与すると数分以内に消失するが，心筋梗塞の発作では狭心痛が30分以上続き，ニトログリセリン錠を舌下投与しても消失しない．
- 近年は，発生機序の解明により急性冠症候群（acute coronary syndrome：ACS）の概念に基づいて診療が行われる．急性冠症候群とは，冠動脈粥腫の破たんにひき続く血栓形成を基盤として急性心筋虚血を呈する臨床症候群であり，不安定狭心症，非ST上昇型心筋梗塞，ST上昇型心筋梗塞，心臓突然死までを包括する広範囲な疾患概念とされている．

体の中で起きていること（病態生理）

- 冠動脈は，内皮細胞と内膜，中膜，外膜の3層からなり，この構造は，高血圧・糖尿病・脂質異常症などのリスクファクターが要因となって変化する．内皮細胞が傷害を受けると，そこからコレステロールやマクロファージなどが内膜に沈着し，プラーク（粥腫）が形成される．このプラークを覆う被膜が，破たんやびらんをひき起こし血栓が形成される（図1）．
- 血栓は血管内腔の閉塞状態により病態が異なってくる．完全閉塞では心筋梗塞，不完全な状態では不安定狭心症といわれている．いずれにしても，冠動脈の血流が減ることにより心筋にダメージを及ぼし，心臓のポンプ機能を悪化させる．

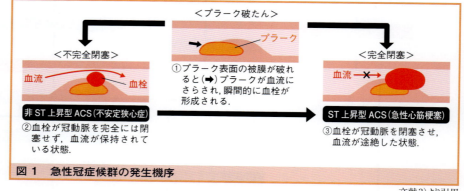

図1　急性冠症候群の発生機序

文献3）より引用

検査の読み方　ここがポイント！

安静時12誘導心電図

- 心電図は最も簡便で重要な検査である．梗塞責任血管や閉塞部位，心筋障害の程度や範囲がわかる．初回心電図で心電図所見が乏しい場合でも，症状が持続し急性心筋梗塞が強く疑われる場合には5〜10分ごとに繰り返し心電図を記録し，診断する．また，心電図測定時は，以前の心電図と比較し変化の有無を確認する．分類とそれぞれの特徴を表1に示す．

表1　各分類の特徴

不安定狭心症	非ST上昇型心筋梗塞	ST上昇型心筋梗塞（図2）
発作時にST低下，ST上昇．T波逆転．出現は一過性．	ST低下，あるいはT波逆転またはその両方がみられる．Q波や顕著なST上昇は伴わない．	梗塞領域に2つ以上隣接した誘導で1mm以上のST上昇がみられる．Q波や新しい左脚ブロックが出現する．

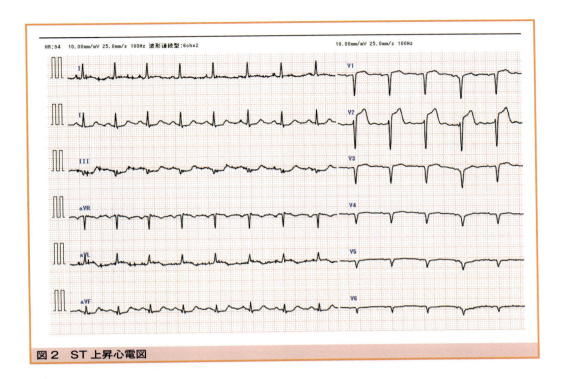

図2 ST上昇心電図

- **心筋梗塞部位の推定**：心電図上，どの誘導に変化があるかによって梗塞部位を推定することができる（**表2**）．心筋障害が軽微な場合や心筋虚血の範囲が狭い場合などにおいては，心電図判断が困難になることがある．その場合，1回の心電図記録だけで判断せず，繰り返し心電図を記録していく必要がある．

運動負荷心電図

- 運動負荷により心筋の虚血を誘発し心電図を測定する．
- 狭心症では，発作が起きていないときの心電図はほとんど正常であることが多い．発作時は心電図に異常が現れるが，15分以内に消失することが多いので，病院到着時には元に戻っていることが多い．そのため，狭心症が疑われる場合，発作時の状態を調べるため運動をしてもらい心電図をとり，その変化を比較することで狭心症を診断していく．

血液検査

- 心筋の壊死によって心筋細胞からは特有の酵素や蛋白が流出する．これらは心筋バイオマーカーといわれており，クレアチンキナーゼ（CK），CK-MB，トロポニンI，トロポニンT，ミオグロビン，心臓由来脂肪酸結合蛋白（H-FABP）を確認する．
- トロポニンTは検査値の上昇までに時間がかかり超急性期の診断には向かないが，経時的にみることで確定診断には有効となることがある．一方，H-FABPは超急性期に検査値の上昇をみることができるが，感度・特異度ともにそれほど高くないことを認識しておく．
- ほかに，炎症マーカーや電解質，生化学検査，貧血の状態も確認していく．

画像診断

＊画像診断は合併症の有無の判断や退院後の合併症のリスクを査定するために行われる．

- **胸部X線**

＊胸部X線は鑑別診断と重症度を評価する

表2 心電図異常からの心筋梗塞部位診断

梗塞部位	梗塞波形が出現する誘導													おもな閉塞枝
	I	II	III	aVR	aVL	aVF	V1	V2	V3	V4	V5	V6	
前壁中隔							○	○	○	○			左前下行枝
広範前壁	○				○		○	○	○	○	○	△	左前下行枝
側壁	○				○						○	○	左前下行枝 左回旋枝
高位側壁	○				○								左前下行枝 左回旋枝
下壁		○	○			○							右冠動脈
後壁							＊	＊					左回旋枝 右冠動脈

○：梗塞波形あり　△：時にみられる　＊：ST下降，R波増高，T波増高

補足説明

- 生化学検査の腎機能データは，造影CTや冠動脈造影の際に造影剤を使用できるか，また使用量を決定する重要なデータとなる．そのため，腎機能データに異常がみられる場合，医師へ報告し，情報を共有しておく．

ために行われる．心陰影の拡大，肺うっ血，肺水腫，胸水の有無を評価する．急性心筋梗塞の急性期では，定期的に撮影することで心不全の徴候を確認していく．

- 心エコー
* 局所壁運動異常による急性心筋梗塞の診断，左室収縮機能・拡張機能を評価する．
* また，外科的治療の適応となることが多い機械的合併症の診断，心電図診断が困難な場合の診断にも有用である．
* 壁運動異常部位の範囲から虚血範囲や責任冠動脈を推測することができる．

- 冠動脈 CT
* 冠動脈造影に代用可能な検査であり，血管の状態（石灰化や動脈硬化）が判断できる．
* 冠動脈内腔だけでなく，動脈壁も描出できるため動脈硬化性プラークの性状評価ができ，特に急性冠症候群の原因となる破綻する可能性の高い不安定プラークを検出が期待できる．

- 心臓 MRI
* 虚血性心疾患や心筋疾患の心形態および心機能評価や心筋 viability などの評価に用いられる．冠動脈の形態評価としては，冠動脈 MRA が用いられる．
* 冠動脈 MRA は①放射線被曝を伴わない，②冠動脈高度石灰化症例でも動脈内腔の描出が可能，③造影剤の投与を行わない非造影検査が可能，などの特徴がある．

- 冠動脈造影
* 狭心症や心筋梗塞といった虚血性心疾患がある場合，冠動脈造影により X 線を透過し，モニタで画像を見ながら血管の狭窄や閉塞の状態，血管の流れを確認する．狭窄や閉塞があり，必要があればカテーテル治療を行う（図3）．

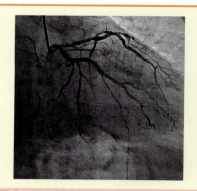

図3 冠動脈造影

診断のされ方

- 狭心症，心筋梗塞が疑われたら，問診（症状），身体所見，心電図，血液検査から診断する．特に心筋梗塞の場合，これらを10分以内に行い評価する必要がある．
- 緊急性の高い ST 上昇型心筋梗塞の診断アルゴリズムを示す（図4）．

* 問診（病歴聴取）：診断や治療にきわめて重要なもの．病歴による評価は，胸部症状，関連する徴候と症状，冠危険因子，急性肺血栓塞栓症や急性大動脈解離の可能性，出血性リスク，脳血管障害および狭心症，心筋梗塞，冠血行再建の既往の有無に重点をおく．

* 身体所見：身体所見の観察は診断と併せ合併症の有無も観察できる．また，血栓溶解薬投与前には脳疾患の既往や認知症の有無を確認しておく．症状の程度は個人差があり，症状が強い場合は苦悶様表情を呈し，痛みで動けずに耐えていることが多い．肺水腫の合併例は，呼吸困難や起坐呼吸，咳嗽や泡沫状血痰を認める．ショック例では，顔面蒼白で皮膚は冷たく湿潤しており，口唇や爪床にはチアノーゼを認め，心拍出量低下に起因する脳循環障害により錯乱状態などの意識レベルの低下がみられる．

* 心電図：急性心筋梗塞では，特異的な心電図変化が経時的にみられる（図5）．
* 血液検査：前述したように心筋壊死を示す心筋バイオマーカーを確認していく．

> **補足説明**
> - 胸痛をきたす他の疾患との鑑別には，四肢血圧の差，大動脈弁逆流性雑音，心膜摩擦音，左右肺野での呼吸音の比較，圧痛の確認が重要である．おのおのの身体所見の特徴を知っておくことで，疾患を推測することができる（表3）．

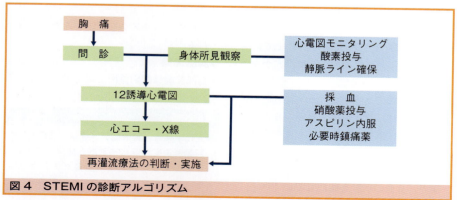

図4 STEMI の診断アルゴリズム

文献1) を参照して作成

表3 胸痛を伴う鑑別疾患

症状 （胸痛に加え下記の特徴も確認）	考えられる疾患
四肢血圧の差，大動脈弁逆流性雑音，背部痛	大動脈解離
心膜摩擦音	急性心膜炎
左右肺野での呼吸音の比較	気胸
呼吸困難	肺塞栓症

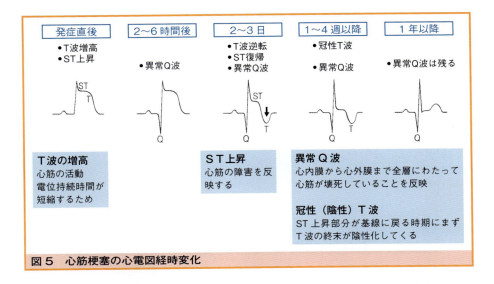

図5 心筋梗塞の心電図経時変化

治療法の選択

- 虚血性心疾患が疑われた場合，冠動脈の状態の安定化を目的とした初期治療が開始される．

* 酸素：酸素療法は虚血や障害に陥った心筋の酸素不足を補う目的で，緊急治療開始から最初の6時間は全例で酸素投与が推奨される．低酸素血症が高度な場合は，気管挿管を行い人工呼吸管理，または非侵襲的陽圧換気療法（noninvasive positive pressure ventilation：NPPV）が行われる．

* 硝酸薬（ニトログリセリン）：ニトログリセリンには冠動脈や末梢の動静脈拡張作用があり，左室前負荷，後負荷を軽減することで心筋酸素消費量を減少させる．安定狭心症である場合，硝酸薬の使用により1～5分程度で冠血管拡張作用が出現し胸痛が消失するが，作用出現に10分以上かかったり，症状が改善しない場合は重症の虚血性心疾患と考える．硝酸薬は降圧作用があるため，収縮期血圧90 mmHg未満あるいは通常の血圧に比べ30mmHg以上の血圧低下，高度徐脈（＜50/min）頻脈（＞100/min）を認める場合，壁梗塞で右室梗塞合併が疑われる場合には投与を避ける．

* 鎮痛薬：胸痛の持続は酸素消費量を増加させ梗塞巣の拡大や不整脈を誘発するため，鎮痛，鎮静は速やかに行われなければならない．再灌流により良好な灌流が行われれば胸痛は速やかに消失する．

* アスピリン：冠動脈内の血栓の成長を抑制する．アスピリンのアレルギーを確認し，なければ早急に投与する．

* 抗凝固療法：ST上昇型心筋梗塞に対し，経皮的冠動脈形成術（percutaneous coronary intervention：PCI）を行った患者および非ST上昇型心筋梗塞の全患者に対し抗凝固療法（低分子ヘパリンまたは未分画ヘパリン）の速やかな投与が推奨される．

* 抗狭心症薬：硝酸薬以外にβ遮断薬，Ca拮抗薬がある．心拍数や心収縮力，心筋酸素消費量を抑制し，梗塞範囲の拡大を抑える．

* 冠動脈造影検査：心電図検査や血液検査で心筋梗塞が疑われた場合，速やかに冠動脈造影を行い，病変の確認を行う．

- 各疾患における治療目標

* 狭心症の治療目標：急性心筋梗塞やこれに起因した死亡を予防することによる予後の改善と狭心症症状の軽減もしくは消失により生活の質を向上していく．

* 安定狭心症の管理のポイント：①狭心症増悪に関連する疾患の同定と治療，②冠動脈疾患危険因子の減少，③食事・運動・禁煙など生活習慣の改善，④薬物治療，⑤経皮的冠動脈形成術または冠動脈バイパス術（coronary artery bypass grafting：CABG）による冠動脈血行再建術が行われる．

* 急性心筋梗塞の治療目標：発症早期の心室細動を代表とする致死的不整脈による心停止からの回避および蘇生と，最も重要な予後規定因子である左室機能保持を目指した梗塞サイズ縮小を目指す．

文献

1) 循環器病の診断と治療に関するガイドライン（2012年度合同研究班報告）：ST上昇型急性心筋梗塞の診療に関するガイドライン（2013年改訂版）
2) 循環器病の診断と治療に関するガイドライン（2011年度合同研究班報告）：非ST上昇型急性冠症候群に関するガイドライン（2012年改訂版）
3) 中本有史：ACS．重症集中ケア 14（2），2015
4) 萩原誠久，他監：病気がみえる vol.2―循環器．メディックメディア，2013
5) 安倍紀一郎，他：関連図で理解する循環機能学と循環器疾患のしくみ．日総研出版，2010
6) 尾野敏明 編：重症患者の循環管理．急性・重症患者ケア 2（3），2013
7) 道又元裕 監：先輩おしえて！ICUナースの検査値の読み方．日総研出版，2014

循環器系疾患

心筋症

平江里美

ポイントになる検査項目
心エコー，ドプラ法，生化学検査（eGFR, T-Bil, BNP, PT-INR），心電図，胸部X線

病態と検査の関連図

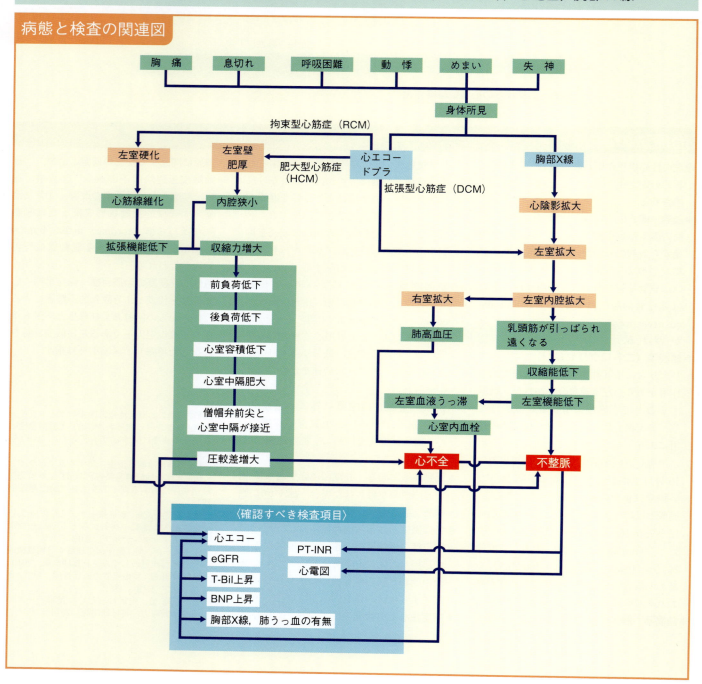

どんな疾患か

- 心筋症とは，心筋の変性によって心ポンプ機能の失調をきたす疾患と定義され，原因はウイルス感染，遺伝性，自己免疫などが示唆されているが，いまだに解明されていない部分が多いのが現状である．
- 心筋症は病型分類や重症度により多彩な病態を呈し，致死性不整脈による突然死や心内血栓による塞栓症をひき起こす．
- 1995年WHO/ISFC合同委員会による心筋症の定義と病型分類が提案されている（表1）．この分類は，臨床病態に基づいた形態的・機能的特徴が5つに分けられ，特定の心臓疾患や全身疾患に続発する特定心筋症に分類されている．

表1　1995年WHO/ISFC合同委員会による心筋症の定義と病型分類

定義：心筋症は心機能障害を伴う心筋疾患をいう

病型分類：
1. 拡張型心筋症（dilated cardiomyopathy：DCM）
2. 肥大型心筋症（hypertrophic cardiomyopathy：HCM）
3. 拘束型心筋症（restrictive cardiomyopathy：RCM）
4. 不整脈源性（催不整脈性）右室心筋症（arrhythmogenic right ventricular cardiomyopathy）
5. 分類不能の心筋症（unclassified cardiomyopathy）

特定心筋症（specific cardiomyopathies）

文献1, 2）より引用

体の中で起きていること（病態生理）

- 代表的な心筋症には拡張型（DCM）・肥大型（HCM）・拘束型（RCM）があり，心室の形態変化によって病態を理解する（図1）．
- DCMの基本病態は，心室の内腔拡大と収縮不全でうっ血性心不全を示すことが多く，25～30%が家族性である．
- HCMは心筋の異常な肥大を呈する病態であり，特に右室心筋の不均一な心肥大により，左室拡張不全，致死性不整脈をきたす可能性がある．
- またHCMには，心筋肥厚部位によって左室流出路に狭窄を呈したり，心尖部に限局した肥厚などさまざまな病態がある．
- RCMは線維化あるいは浸潤した心筋を認め，拡張障害を伴うが左室収縮能は正常である．

心筋症	正常形態	拡張型心筋症（DCM）	肥大型心筋症（HCM）	拘束型心筋症（RCM）
病型図				
病態生理		・著明な内腔拡大と壁運動のびまん性低下 ・収縮不全 ・うっ血性心不全をきたす ・心内血栓（特に心尖部） ・僧帽弁閉鎖不全（MR） ・不整脈（VF, LBBB）	・内腔狭小 ・拡張障害 ・左室流出路狭窄や閉塞による脳障害（めまい，失神など） ・左室収縮能は正常 ・不整脈（VT, VF）	・硬くコンプライアンスが低下した心室 ・拡張障害 ・左室収縮能は正常 ・心肥大なし ・不整脈

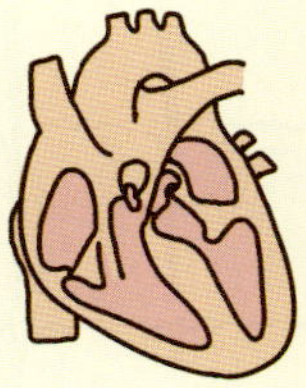

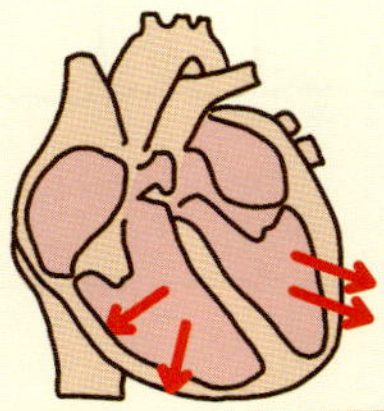

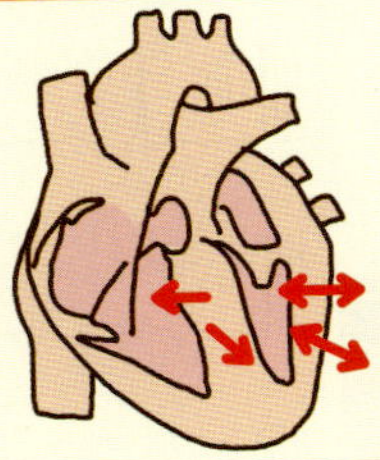

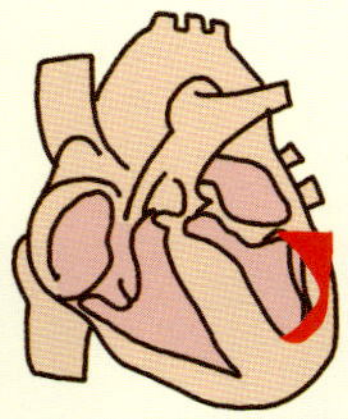

VF：心室細動，LBBB：左脚ブロック，VT：心室頻拍

図1　代表的な心筋症の病態

検査の読み方　ここがポイント！

心エコー，ドプラ法
- DCMでは収縮不全のため左室駆出率（LVEF）や左室内径短縮率（%FS）を算出するが，LVEF55%未満を収縮能低下・FS30%以下を異常とみなす．
- HCMやRCMでは拡張不全が主体で左室流入血流速波形（E/A）や拡張早期波（DT）により弛緩型障害，拘束型障害の有無の確認を行う．
- 閉塞性肥大型心筋症（HOCM）では左室内圧較差（>30mmHg）と僧帽弁収縮期前方運動（SAM）というHOCMに特徴的な所見の確認．
- 弁膜症や壁在血栓の有無，容量負荷をみる下大静脈径の確認にも有効である．

生化学検査
- 重症の心筋症では心不全による組織低灌流，利尿薬投与など治療に関連した副作用により腎機能が低下しやすい状態にある．
- 腎機能は通常血清クレアチニン値（Cr）で評価されるが，年齢や性別から腎機能を評価する．日本腎臓病学会が提唱している==推定糸球体濾過量（estimated glomerular filtration rate：eGFR）を活用し，より詳細に評価する必要がある==．
- 両心不全に陥った場合は肝うっ血を生じ肝逸脱酵素の上昇はもちろん，特に総ビリルビン（T-Bil）値は重症度や予後の判定にも用いられている．
- BNP（心室性ナトリウム利尿ペプチド）は心室筋への負荷の程度を鋭敏に反映する心筋ストレスマーカーで，急性心不全の際に上昇するが==BNP値は20%程度生理的に変動しているため，前回値の1.5～2.0倍以上を悪化の指標とする==．
- DCMでは，収縮力低下や心室拡大が著明な場合に心室内血栓や塞栓症を起こしやすく，また，HCMでは，心房細動を合併すると，脳梗塞を発症する確率が高く，ワルファリンによる抗凝固療法が行われていることが多い．
- そこで，PT-INR値の適正管理と出血・血栓塞栓症状の観察が必要となる．

胸部X線，心電図（図2）
- ==DCMで左室内腔の拡張のため心陰影拡大==がみられる．一方でHCM, RCMでは心陰影拡大はみられない．
- 心筋症での心電図はさまざまな所見を呈すが，DCMでは高電位，異常Q波，ST-T変化，脚ブロックが認められ，一方でHCMでは左室肥大所見である心室ストレイン（ST下降）などがみられるが，==両者とも致死性不整脈の出現==に注意が必要である．

> **補足説明**
> - 閉塞性肥大型心筋症（HOCM）はHCM全体の約25%とされ，不均等型の左室壁肥厚と左室流出路狭窄が特徴．

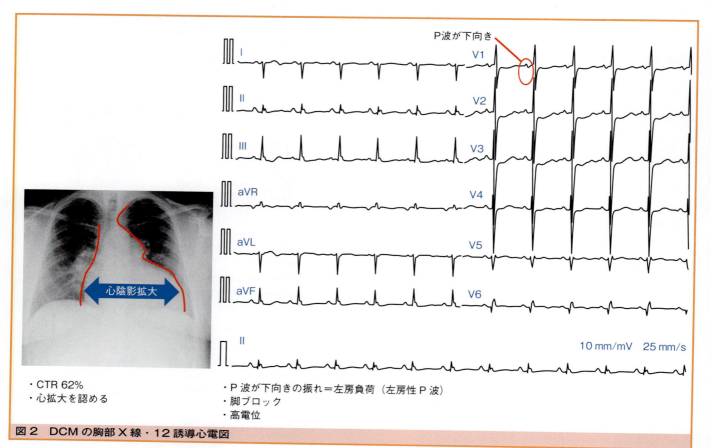

- CTR 62%
- 心拡大を認める
- P波が下向きの振れ＝左房負荷（左房性P波）
- 脚ブロック
- 高電位

図2　DCMの胸部X線・12誘導心電図

生化学検査基準値	心エコー基準値
● eGFR：基準値 60～90 mL/min/1.73m² ● T-Bil：3 mg/dL 以上は予後不良 ● BNP：基準値 400 pg/mL 以下 ● PT-INR：2.0～3.0 でコントロールする	● E/A（拡張早期ピーク流速／心房収縮期ピーク流速）：正常 0.75～1.5 msec ● DT（拡張早期波原則時間）：正常 160～240 msec ● 心室中隔壁（IVST）の肥厚 ● 左房径の拡大（＞36 mm） ● 下大静脈短径（＞15 mm）容量負荷あり

診断のされ方

- DCM の診断や重症度の評価には心不全症状と身体所見，また左室拡大と左室収縮能障害を心エコーで確認する．
- HCM は拡張不全が主体となるが，DCM と同様に心不全症状と重症度を確認し，加えて心筋の肥大部位による左室流出路狭窄の有無を診断する．
- NYHA（New York Heart Association：ニューヨーク心臓協会）による心機能分類と薬物治療について，表2 に示す．

診断に関する臨床知（表2）

- 心不全の重症度分類と治療の目安を把握し，薬物療法における副作用出現を察知し，それを最小限にとどめながら継続することで生命予後改善につなげる．

表2　NYHA 心機能分類と薬物治療

	NYHA I	NYHA II	NYHA III	NYHA IV
	無症候性	軽症	中等度～重症	難治性
NYHA分類	通常の身体活動では症状なし	普通の身体活動で ・疲労 ・呼吸困難 ・動悸 ・狭心痛が出現 （通常の身体活動がある程度制限される）	普通以下の身体活動で ・疲労 ・呼吸困難 ・動悸 ・狭心痛が出現 （通常の身体活動が高度に制限される）	安静時にも，呼吸困難を示す （安静でも心不全症状や狭心痛出現）
薬物治療	アンギオテンシン（ACE）変換酵素阻害薬 → アンギオテンシンII受容体拮抗薬（ARB） → β遮断薬 →	利尿薬 → ジギタリス → 経口強心薬 →	抗アルドステロン薬 →	静注強心薬，hANP

治療法の選択

- 心筋症の外科的治療は心臓移植であり，非薬物療法として植込み型除細動器（ICD）がある．DCM では左室収縮のタイミング調整のため心室再同期療法（CRT）が行われる．
- 薬物療法は症状や長期予後を改善する目的で行われ，心機能障害に応じたβ遮断薬，ACE 阻害薬／ARB，利尿薬，抗不整脈薬などが使用される（表2）．

文献
1) 循環器病の診断と治療に関するガイドライン（2011年度合同研究班報告）：肥大型心筋症の診療に関するガイドライン（2012年改訂版）
2) 循環器病の診断と治療に関するガイドライン（2010年度合同研究班報告）：拡張型心筋症ならびに関連する二次性心筋症の診療に関するガイドライン2011
3) 小泉雅子：心筋症．重症集中ケア 10（5）：70-77, 2011
4) 朝倉正紀：不整脈にかかわる検査．"循環器ナースのための不整脈治療とケア" 赤石 誠 監．メディカ出版, pp167-171, 2010
5) 朝倉正紀：拡張型心筋症．"心不全" 筒井裕之 編．羊土社, pp141-160, 2010

循環器系疾患

弁膜症

坂本美賀子

ポイントになる検査項目
12誘導心電図，胸部X線，心エコー，BNP

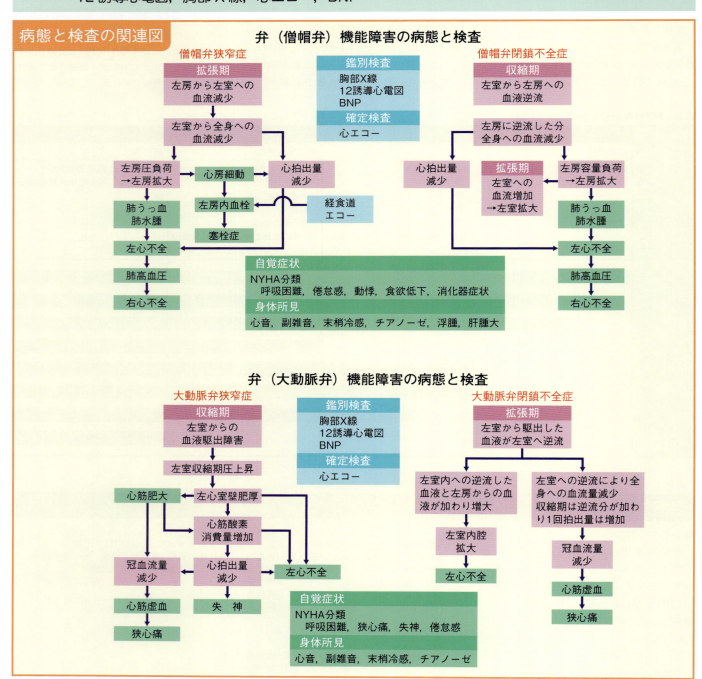

どんな疾患か

- 心臓には，心房と心室の間にある房室弁（三尖弁，僧帽弁），心室と大血管の間にある半月弁（肺動脈弁，大動脈弁）の4つの弁がある．
- 弁膜症とは，弁膜の形成によって弁の機能が障害され，血流に異常が生じることで，心臓の活動に種々の支障をきたすものをいう．
- 弁膜症には，狭窄症と閉鎖不全がある．
- 弁狭窄症は，弁が肥厚，硬化して弁口が狭くなり，血液の通過が妨げられるものをいう．
- 弁閉鎖不全は，弁の石灰化や瘢痕化などにより弁の閉鎖が不完全なために逆流を起こすものをいう．
- 弁膜症の発生は，大動脈弁，僧帽弁，三尖弁，肺動脈弁の順に多く，複数の弁が同時に障害される場合もある．
- 弁膜症の原因としては，リウマチ熱によるものが多かったが，近年は高齢者による動脈硬化性のものが増加している．

体の中で起きていること（病態生理）

- 僧帽弁狭窄症は，拡張期における左房から左室への血液の流入障害である．左房の血液がうっ滞し，左房圧が上昇する．そのため肺静脈圧も上昇し，肺うっ血を示す．さらに肺動脈，右室圧が上昇し，右心不全をきたす．左心房の負担により，心房細動を生じやすくなる．僧帽弁狭窄症で心房細動を合併すると左心房血栓による塞栓症が問題となる．
- 僧帽弁閉鎖不全症は，収縮期に左室から大動脈へ駆出される血液の一部が左房へ逆流する障害である．そのため，左室は，容量負荷によって，拡張をきたす．僧帽弁閉鎖不全症は，弁尖，腱索の逸脱や断裂による一次性病変と，左室拡大からの乳頭筋の外方移動や弁輪拡大による二次性逆流がある．二次性逆流は，機能性・虚血性僧帽弁閉鎖不全症といわれる．
- 大動脈弁狭窄症は，左室から大動脈への駆出障害により，大動脈弁の前後で収縮期の圧較差が生じ，左室圧負荷が増大する病態である．これに対し，左室壁肥厚と心筋重量増大により代償するが，持続的な左室圧負荷のために最終的には代償不全を起こし，収縮性が障害され，左室内腔が拡張する（求心性肥大）．進行すると左心不全症状を生じる．また冠動脈病変を合併する場合がある．
- 大動脈弁閉鎖不全症は，拡張期に大動脈からの逆流血が加わって左室が容量負荷を受ける（遠心性肥大）．さらに，左室は容量負荷と同時に肥大も生じる病態である．

用語解説

- **心臓肥大**：心室の壁の心筋が肥大して厚くなること．
- **求心性肥大**：心室に圧負荷が続き，心筋が内側に向かって肥大すること．この場合，心臓の容積は大きくならない．
- **遠心性肥大**：心室に容量負荷が続き，心筋が外側に向かって肥大するとともに，容積が増大し，心臓の拡大を伴う場合．

検査の読み方　ここがポイント！

- 弁膜症の検査の進め方を図1に示す．

症状・所見
- NYHA（NewYork Heart Association）心機能分類は，自覚症状から，心機能障害の程度を評価することができる．自覚症状と身体所見，検査結果を総合的に判断して，診断や治療選択に活用する．
- 自覚症状の評価（表1）
- 身体所見の評価（表2）

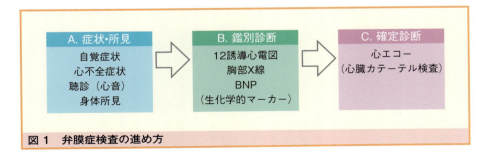

図1　弁膜症検査の進め方

表1　NYHA 心機能分類

NYHA I度	NYHA II度	NYHA III度	NYHA IV度
心疾患はあるが通常の身体活動では症状無し	普通の身体活動で，疲労，呼吸困難などが出現	普通以下の身体活動で愁訴出現	安静時にも呼吸困難を示す

弁膜症

鑑別診断
●12誘導心電図（表3）
*弁膜症は，弁の異常による血流障害の結果，心臓内の血圧が上がることによって生じる「圧負荷」や，血流量が増えることによって生じる「容量負荷」が，病態や症状に関連する．これらの圧負荷や容量負荷は，心電図所見から読み取ることができる．
●胸部X線（表4）

表2　弁膜疾患別　特徴的症状と身体所見

弁膜疾患	自覚症状	特徴的症状	聴診所見
僧帽弁狭窄症	初発症状 労作時呼吸困難	右心不全症状 肝腫大 末梢浮腫	I音亢進 僧帽弁開放音 心尖部拡張期ランブル音
僧帽弁閉鎖不全症	急性MRでは強い呼吸困難 慢性MRでは初期は症状を欠くが進行に伴い労作時呼吸困難	左心不全症状 右心不全症状	I音減弱 III音聴取 心尖部収縮期雑音
大動脈弁狭窄症	呼吸困難 狭心痛 失神，めまい	左心不全症状 脈圧狭小	II_A音減弱 II音の奇異性分裂 収縮期駆出性雑音
大動脈弁閉鎖不全症	呼吸困難 狭心痛 失神	左心不全症状 脈圧増大	拡張期雑音 心尖拍動の外側偏位

> **用語解説**
> ● **脈圧**：収縮期血圧値から拡張期血圧値をひいた数値．脈圧は左室の1回拍出量の影響を受ける．
> ● **圧負荷**：高い圧で左心室から大動脈に押し出すために，徐々に心室筋（心房筋）は分厚くなり，その結果，心筋が収縮したことによる大きな電気が発生し，心電図では高電位（R波の高さが高くなる）所見を認める．大動脈弁狭窄症や肥大型心筋症などでみられる．
> ● **容量負荷**：心筋の厚さは変わらずに心室（心房）の内腔が拡大することで高電位となる．大動脈弁逆流や僧帽弁逆流を伴う疾患や拡張型心筋症でみられる．

表3　弁膜疾患別　12誘導心電図の特徴的所見

弁膜疾患	心電図所見	心電図所見補足
僧帽弁狭窄症	僧帽弁P波 右室肥大 心房細動	僧帽弁P波 ・I.II誘導のP波は幅広く二峰性 ・P波の幅は0.11秒以上
僧帽弁閉鎖不全症	左室肥大 心房細動	左室肥大（左室負荷所見） ・V6誘導のR波 ≧ 20 mm ・V1誘導のS波 ＋V5誘導のR波 ＞40 mm
大動脈弁狭窄症	左室肥大	
大動脈弁閉鎖不全症	左室肥大	

表4　弁膜疾患別　胸部X線の特徴的所見

弁膜疾患	X線所見
僧帽弁狭窄症	左第3弓・第2弓の突出 右第2弓の二重陰影（左房拡大による） 気管支分岐角の開大 左房拡大 肺血管陰影の増強 肺間質の浮腫
僧帽弁閉鎖不全症	左第3弓，4弓の突出 左室・左房拡大 肺うっ血
大動脈弁狭窄症	左第4弓の軽度突出 大動脈弁石灰化 上行大動脈の狭窄後拡張
大動脈弁閉鎖不全症	左第4弓が左下方へ突出 左室拡大 心胸郭比拡大 大動脈弁石灰化 大動脈基部拡張症があれば上行大動脈の拡大所見がみられる

確定診断
●心エコー
*心エコーは，心臓の構造や機能を把握でき，弁膜症の確定診断において重要な検査である．エコー図法は，組織の形態や動きをみる白黒画面の断層エコーと，血流を可視化するドプラエコーがあり，並行しながら検査が進められる．画像上では，液体は黒く，筋肉，脂肪，骨の順に

白く描写される．

* エコーの標準画像として，プローブを胸骨左縁第3〜4肋間にあてて記録する①傍胸骨左縁長軸像と②短軸像，心尖部にあてて記録する③心尖長軸像，④四腔像，⑤二腔像，の5つが基本断面になる．
* カラードプラ法は，弁の逆流の出現部位，血流の方向性や程度を評価する．逆流ジェットは逸脱部位と逆方向に吹き付ける．例えば僧帽弁前尖の逸脱であれば左房後壁へ，後尖の逸脱であれば左房前壁へ吹く．プローブに近づく血流は赤，遠ざかる血流は青，乱流は赤，青，緑を主体としたモザイクパターンで示される．近づく乱流は赤を主体とした，遠ざかる乱流は青を主体としたモザイクパターンとなる（図2〜6）．
* 心エコーは，動いている画像をみて評価することが本質であるが，看護師は，心エコーレポートと添付された静止画像を読む機会が多い．心エコーレポートを正しく解釈し，患者の疾患と病態を関連させて理解することが重要である．弁膜疾患別の特徴的な所見を（表5）に示す．また（表6）に心エコーレポートに繁用される略語を示す．

補足説明
- 僧帽弁膜症は，左房拡大により心房細動を合併し，左房内血栓を生じることがある．また二次性肺高血圧症を合併しやすいこともおさえておく．

表5 弁膜疾患別 心エコーの特徴的所見

弁膜疾患	特徴的所見	判読のポイント
僧帽弁狭窄症	・僧帽弁肥厚 ・弁開放制限 ・左房拡大 ・左房内血栓 ・僧帽弁口面積	・弁尖の異常（開放制限，交連部癒着，弁尖逸脱，弁尖接合不良） ・僧帽弁複合体の異常（弁輪拡張，弁下組織の変性，短縮，腱索断裂，乳頭筋断裂） ・左房径・左室径の拡大
僧帽弁閉鎖不全症	・僧帽弁逸脱 ・左房拡大 ・カラードプラによる逆流程度（図3）	・左房内血栓の有無 ・弁口面積 ・僧帽弁逆流の定量 ・肺高血圧の程度
大動脈弁狭窄症	・圧較差測定 ・左室壁の肥厚 ・大動脈開放不良（図4）	・弁の開放制限，石灰化 ・弁尖接合 ・大動脈基部の異常（マルファン症候群，大動脈弁輪拡張，上行大動脈瘤，上行大動脈解離）
大動脈弁閉鎖不全症	・左室拡大 ・僧帽弁前尖の振動 ・カラードプラによる逆流程度（図5）	・心室中隔欠損の有無 ・左室壁肥厚の程度 ・左室径の拡大 ・左室—大動脈圧較差 ・弁口面積 ・逆流量

表6 心エコーレポートに関する略語
*正常値は覚えやすいように大まかな数値を表記

略語	略語の意味	正常値*
Parasternal view	傍胸骨線	
Apical view	心尖部像	
AV organic change	大動脈弁器質的変化	
MV organic change	僧帽脈弁器質的変化	
AOD：aortic root diameter	大動脈径	
LAD：left atrial diameter	左房径	約3 cm
LAV：left atrial volume	左房容積	約20 mL/m²
IVC：inferior vena cava	下大静脈径	
LVDd：left ventricular end-diastolic diameter	左室拡張末期径(cm)	約4.5 cm
LVDs：left ventricular end-systolic diameter	左室収縮末期径(cm)	約3 cm
IVS：interventricular septal thickness	心室中隔肥厚	約1 cm
LVPW：left ventricular posterior wall thickness	左室後壁	
EDV：end-diastolic volume	拡張末期容積(ml)	約90 mL
ESV：end-systolic volume	収縮期末期容積(ml)	約30 mL
EF：ejection fraction	左室駆出率	60%
FS：fractional shortening	左室内径短縮率	35%
DT：deceleration time	E波の減速時間	
AR：aortic regurgitation	大動脈弁逆流	
MR：mitral regurgitation	僧帽弁逆流	
PR：pulmonary regurgitation	肺動脈弁逆流	
TR：tricuspid regurgitation	三尖弁逆流	
STJ：sinotubular junction	バルサルバ洞と上行大動脈の接合部	
mPG：meen pressure gradient	平均圧較差	
AVA：aortic valve area	大動脈弁口面積	
PVF：pulmonary venous flow	肺静脈血流	
AS：aortic valve stenosis	大動脈弁狭窄	

弁膜症

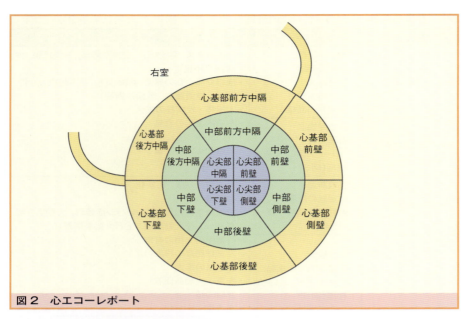

図2　心エコーレポート

BNP（brain natriuretic peptide）基準値

- 弁膜症に有用な生化学的マーカーとしてBNPがあげられる．BNPとは，おもに心室で合成される心臓ホルモンである．心機能が低下すると，心室は血液を十分に拍出できなくなり，心室筋が進展しBNPが分泌される．心室の負荷により分泌が亢進し，血中濃度が上昇することから，心不全の重症度に有用であり，弁膜症の進行や重症度にも関連することから，BNPは重要度の高い検査マーカーといえる．
- 18.4 pg/mL 以下　正常
- 40～100 pg/mL　軽度心不全の可能性
- 100～200 pg/mL　治療対象の心不全

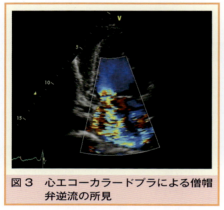

図3　心エコーカラードプラによる僧帽弁逆流の所見

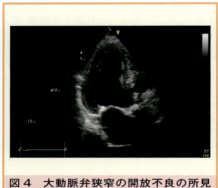

図4　大動脈弁狭窄の開放不良の所見（心尖長軸像）

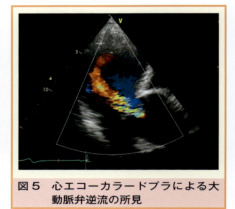

図5　心エコーカラードプラによる大動脈弁逆流の所見

診断のされ方

●僧帽弁狭窄症

＊僧帽弁狭窄症の診断，重症度評価には，弁口面積や平均圧較差（表7），僧帽弁前尖の交連部の癒合や弁下組織の変化などから評価するsellorsの弁下部組織重症度分類（表8）を用いる．左房内拡大により心房内血栓が疑われる場合は，経食道エコーが必要となる．また，三尖弁逆流を認めることが多いため，肺動脈圧（右房圧）の測定も重要である．心臓カテーテル検査は，肺動脈圧を中心とした血行動態評価，僧帽弁面積の算出，冠動脈，左室機能に関する情報が得られるが，心エコーで推定することができるため，最近は心臓カテーテル検査の意義は減少

表7　僧帽弁狭窄症の重症度　　＊僧帽弁口面積　正常値：4.0～6.0 cm²

	軽度	中等度	高度
平均圧較差	＜5 mmHg	5～10 mmHg	＞10 mmHg
収縮期肺動脈圧	＜30 mmHg	30～50 mmHg	＞50 mmHg
弁口面積	＞1.5 cm²	1.0～1.5 cm²	＜1.0 cm²

表8　sellorsの弁下部組織重症度分類

低い　←　重症度　→　高い		
Ⅰ度	Ⅱ度	Ⅲ度
交連部は癒合するが弁尖の変化は軽い．弁の可動性は保たれ弁下部病変も軽度．	弁尖は全体に肥厚，腱索，短縮，弁下組織の癒合あり．	弁尖の変化は高度で石灰化あり．腱索，乳頭筋は癒合して一塊となる．

してきている．

僧帽弁閉鎖不全症

* 僧帽弁閉鎖不全症は，急性では，左室に急激な容量負荷がかかるため，代償性拡大で対応できず，肺うっ血と低心拍出量状態を生じ，ショック状態となる場合がある．慢性の場合は，左室左房が拡大して容量負荷を代償するため，しばらく無症状で経過する．低圧系の左房に逆流血流を駆出することで，左室にとっての後負荷は低い状態で経過することから左室駆出率（LVEF）は，正常に保たれている（過大評価）場合がある．エコーの数値だけにとらわれず，他の所見と合わせた解釈が必要である．表9に，僧帽弁閉鎖不全症の重症度評価を示す．

大動脈弁狭窄症

* 大動脈弁狭窄症の診断，重症度評価には，弁口面積や平均圧較差などから（表10）の重症度評価を用いる．しかし，左室機能不全を伴った大動脈弁狭窄では1回拍出量低下のために左室・大動脈圧較差は低値を示し，圧較差による評価は重症度を過小評価するため，解釈に注意が必要である．

大動脈弁閉鎖不全症

* 大動脈弁閉鎖不全症は，徐々に進行し，その進行度は個人差が大きいため，一度診断を受けた後は，自覚症状がなくても心エコーなど定期的なフォローが必要である．大動脈弁閉鎖不全症の重症度評価を表11に示す．

表9　僧帽弁閉鎖不全症の重症度評価

	軽度	中等度	高度
カラードプラジェット面積	左房面積の20％未満	左房面積の20〜40％	左房面積の40％以上
Vena contracta幅	<0.3 cm	0.3〜0.69 cm	≧0.7 cm
肺静脈血流シグナル	収縮期波優位	収縮期波減高	収縮期逆行性波
逆流量（/beat）	<30 mL	30〜59 mL	≧60 mL
逆流率	<30％	30〜49％	≧50％
有効逆流弁口面積	<0.2 cm^2	0.20〜0.39 cm^2	≧0.4 cm^2

表10　大動脈弁狭窄症の重症度評価

	軽度	中等度	高度
大動脈弁通過最高血流速度	<3.0 m/s	3.0〜4.0 m/s	≧40 m/s
圧較差	<50 mmHg	50〜80 mmHg	≧80 mmHg
弁口面積	>1.0 cm^2	0.75〜1.0 cm^2	≦0.75 cm^2
弁口面積係数	—	—	≦0.6 cm/mm^2

表11　大動脈弁閉鎖不全症の重症度評価

	軽度	中等度	高度
Vena contracta幅	<0.3 cm	0.3〜0.6 cm	≧0.6 cm
左室流出路逆流幅比	<25％	25〜64％	>65％
下行大動脈の拡張期逆行性波	拡張早期	拡張早期	全拡張期
逆流量（/beat）	<30 mL	30〜59 mL	≧60 mL
逆流率	<30％	30〜49％	≧50％
有効逆流弁口面積	<0.1 cm^2	0.1〜0.29 cm^2	≧0.3 cm^2

用語解説

- **Vena contracta**：弁口から下流に向かう血流が最も収束する（細くなる部分）カラージェットの一番細くなった幅．
- **左室駆出率（LVEF）左室収縮性の指標**
  駆出率（ejection fraction：EF）正常60〜70％
  EF＝LVEDV－LVESV/LVEDV×100％
  * LVEDV；左室拡張終末期容積
  * LVESV；左室収縮終末期容積
- **左室内径短縮率（FS）**
  左室内径短縮率（fractional shortening：FS）
  正常35％以上
  FS＝LVDd－LVDs/LVDd×100％
  * LVDd；左室拡張末期径
  * LVDs；左室収縮末期系径

補足説明

- FSは簡便に測定できる指標であるが局所的な収縮異常は反映されない．FSが正常でも収縮能は低下している場合がある．
- EFはFSより収縮能を反映する有用な指標であるが測定に時間がかかる．
- また，EFは前負荷，後負荷の影響を受けやすいことを理解しておく．
- FSとEFの両方が測定している場合はEFを重視する．

治療法の選択

僧帽弁狭窄症の治療

内科的治療

* 軽度で，症状無し，洞調律では経過観察．
* 中等度以上では心不全治療，心房細動による左房内血栓形成や塞栓症の予防．

非薬物的治療（PTMC）

* NYHA Ⅱ度以上
* 僧帽弁口面積1.5 cm^{2}以下（症状あり）
* 左房内血栓や塞栓症の既往あり
* 左房平均圧15 mmHg以上
  僧帽弁の石灰化の程度，可動性，肥厚度，弁下組織の変性の程度で適応を評価

手術適応

* PTMCで治療が困難な狭窄症
* 中等度以上の僧帽弁閉鎖不全を合併している場合
* 僧帽弁の石灰化が強い場合

僧帽弁閉鎖不全症の治療

内科的治療

* 軽度では経過観察中等度以上では心不全治療

循環器系疾患

弁膜症

- ●手術適応
  * NYHA Ⅰ度で無症状だが，次の条件を満たす．EF＜60％，左室収縮期末径（LVDs）≧45 mm
  * NYHA Ⅱ度以上で僧帽弁閉鎖不全による心不全症状の自覚がある場合
  * 急性心筋梗塞などによる僧帽弁乳頭筋断裂は緊急手術

大動脈弁狭窄症の治療
- ●内科的治療
  * 心不全予防
  * 感染性心内膜炎予防
  * リウマチ熱再発予防
- ●手術適応
  * 狭心痛，失神発作，左心不全の出現
  * 弁口面積≦0.75 cm^2
  * 収縮期左室－第動脈圧較差≧50 mmHg
  * 僧帽弁狭窄症の合併

大動脈弁閉鎖不全症の治療
- ●内科的治療
  * 左心不全の治療
- ●手術適応
  * NYHA Ⅰ度で無症状だが，次の条件を満たす．左室収縮期末径（LVDs）≧55 mm，左室拡張終末期容積（LVEDV）≧55 mL/cm^2
  * NYHA Ⅱ度以上で大動脈弁閉鎖不全による心不全症状の自覚がある場合
  * 大動脈解離などによる急性大動脈閉鎖不全は緊急手術

用語解説
- ●PTMC（percutaneous transvenous mitral commissurotomy）：経皮的経静脈的僧帽弁交連切開術．

補足説明
- ●僧帽弁狭窄が軽度で症状ありの場合，運動負荷心エコー図法やドブタミン負荷心エコー図法により肺高血圧の誘発や弁間圧較差15 mmHg以上に増大すれば侵襲的治療が考慮される．
- ●虚血性僧帽弁逆流では，高度逆流，心房細動が新たに出現，肺高血圧（安静時50 mmHg以上）などを認めれば，手術が推奨される．
- ●大動脈拡大の場合は，大動脈弁置換手術に加え上行大動脈置換も考慮される．

文献
1) 大久保昭行，他編：わかる検査値とケアのポイント．医学書院，pp459-460，2005
2) 上平憲，他監：看護アセスメントに役立つ検査の読み方．医学芸術社，pp99-103，2003
3) 吉田俊子，他：成人看護学③循環器（系統看護学講座 専門分野Ⅱ）．医学書院，pp67-70，197-202，2012
4) 眞茅みゆき他：心不全教本．メディカル・サイエンス・インターナショナル，pp87-93,98-105，2012
5) 循環器病の診断と治療に関するガイドライン（2009年度合同研究班報告）：循環器超音波検査の適応と判読ガイドライン（2010年改訂版）．
6) 循環器病の診断と治療に関するガイドライン（2011年度合同研究班報告）：弁膜疾患の非薬物治療に関するガイドライン（2012年改訂版）．
7) 岩倉克臣：読めないと実は困る 経胸壁・胸食道心エコーの以上な検査画像．ハートナーシング29（10）：8，13-23，2016
8) 坂田好美：弁膜症（僧帽弁膜症・大動脈弁膜症）．ハートナーシング28（4）：39-50，2015
9) 松野俊介，他：大動脈弁膜症．僧帽弁膜症．ハートナーシング27（5）：26-31，2014
10) 大手信之：虚血性心疾患（心筋梗塞，狭心症）／高血圧性心疾患／心筋症・心筋炎／弁膜症／不整脈／他臓器疾患（心・腎・貧血症候群）．ハートナーシング25（5）：63-64，2012

循環器系疾患

大動脈瘤

坂本美賀子

ポイントになる検査項目
胸部X線，CT，エコー

病態と検査の関連図

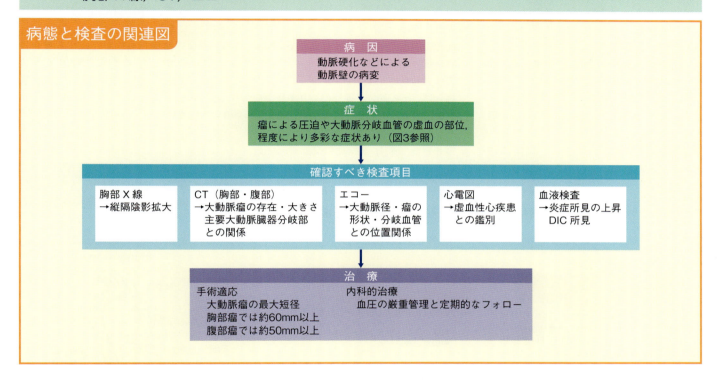

どんな疾患か

- 大動脈とは，心臓から駆出される動脈血を全身の臓器などに運ぶ主幹動脈である．左心室から始まり上行大動脈，弓部大動脈，下行大動脈，腹部大動脈から各分枝を出しながら，最後は腰部で左右の総腸骨動脈に分岐する．横隔膜から上を胸部大動脈，下を腹部大動脈という（図1）．
- 大動脈瘤とは，動脈壁の病変により，全周性，局所性に，動脈が異常に拡張し，腫瘤状になったものをいう．
- 正常な大動脈径は，胸部が30 mm，腹部が20 mmであり，1.5倍を超えた場合に大動脈瘤といわれる．
- 大動脈3つの層（内膜，中膜，外膜）が，すべて拡張した真性大動脈瘤と血管壁が破れて内膜，中膜から漏れ出た血液が，外膜または血管周囲の器質的血栓により保たれている仮性大動脈瘤，内膜に亀裂が入り流入した血液により中膜が2層に解離した解離性大動脈瘤がある．

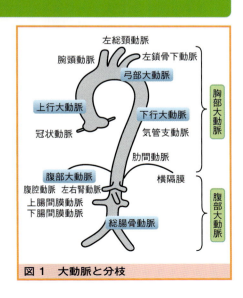

図1　大動脈と分枝

用語解説

- **真腔**：本来の動脈腔.
- **偽腔**：壁内に新たに生じた腔.
- **フラップ**：「内膜と中膜の一部」によって構成されたもの.
- **入口（孔）部（entry）**：真腔から偽腔へ血流が入り込む部位.
- **再入口（孔）部（reentry）**：偽腔から真腔へ血流が流れ込む部位.
- **潰瘍様突出像（ulcer-like projection：ULP）**：偽腔の一部に動脈造影検査などの画像診断でみられる小突出所見（protrusion）.

体の中で起きていること（病態生理）

- 大動脈瘤の原因は, 動脈硬化（粥状硬化）が一番多く, その他には, 外傷性, 炎症性, 感染性, 先天性などが挙げられる.
- 動脈の弾性を支持している中膜が, 動脈壁の病的変化（脆弱化）により, 内腔からの圧力（血圧）に耐えられなくなり拡張する. 外膜, 中膜, 内膜の3層構造を保ったまま瘤状になるものを真性大動脈瘤という.
- 内膜が裂け血液が流れ込み, 中膜が2層になって解離することにより大動脈径が拡大し瘤化したものを解離性大動脈瘤という（図2）.
- 大動脈瘤は, 瘤による圧迫や大動脈分枝血管の虚血の部位, 程度により多彩な症状を認める（図3）.
- 胸部大動脈瘤では, 瘤がかなり拡大した場合に, その部位, 範囲により多様な症状を認める. 大動脈弁閉鎖不全による心不全症状, 左反回神経麻痺による嗄声, 第8頸椎, 第1, 2胸椎の交感神経圧迫によるHorner症候群（瞳孔縮小, 眼瞼下垂, 眼球陥凹）, 食道圧迫による嚥下障害, 気管, 肺の圧迫による咳や呼吸困難などである.
- 動脈瘤内に壁在血栓が存在する場合には, その血栓が剥離し末梢動脈への塞栓症状を引き起こし, 虚血症状をきたす場合がある.
- 大動脈瘤による血流障害では, 腎機能障害, 両下肢しびれや間欠性跛行などがみられる.
- 大動脈瘤は拡大するにつれて壁張力が増大して瘤径の増加を招く. ついには破裂し致命的となるため, 破裂前の手術による人工血管置換術が基本となる.

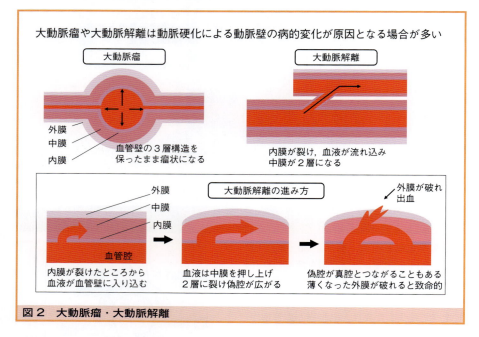

図2　大動脈瘤・大動脈解離

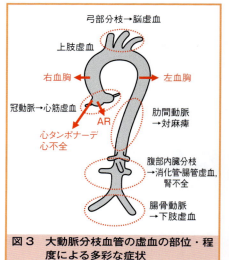

図3　大動脈分枝血管の虚血の部位・程度による多彩な症状

検査の読み方　ここがポイント！

- 突然の胸背部痛や腹痛出現には, 大動脈瘤破裂や急性大動脈解離が疑われるため, 患者の訴えや灌流障害に伴う症状に所見を併せて, 迅速な検査, 鑑別診断が必要となる.
- 大動脈瘤の原因の多くが, 動脈硬化性であるため, 脳血管障害や心疾患など, 全身的な評価も必要である.

X線（胸部・腹部）

- 胸部X線検査（図4）では, 縦隔陰影拡大, 左胸腔の滲出影など心タンポナーデの所見を確認する. 大動脈の蛇行との鑑別が必要. 大動脈瘤の部位別に特徴的な所見を以下に示す.

＊上行大動脈瘤では, 上行大動脈の輪郭に連続し右方に突出する陰影.
＊弓部大動脈瘤では, 左第1弓に腫瘤状の陰影.
＊下行大動脈瘤では, 大動脈の輪郭に連続する紡錘状または円形の陰影.
＊腹部大動脈瘤では, 動脈弁瘤壁の石灰化

から瘤の存在を認める．

CT（胸部・腹部）
- CT検査（図5）では，大動脈瘤の存在，大きさ，進展範囲，瘤壁の石灰化や瘤壁の状況（炎症性かどうかなど），壁在血栓の状態，瘤と周辺臓器との関係，瘤と主要大動脈臓器分枝との位置関係などを確認する．手術適応の判断には，瘤径の最大短径が重要となる．解離性大動脈の診断では，造影剤により偽腔の存在を確認することができる．

エコー（心・腹部）
- エコー検査では，大動脈の長軸像，短軸像を描出し，大動脈径，瘤の形状，分岐血管との位置関係，内腔への壁の性状が観察される．大動脈が屈曲，偏位している可能性があるため，短軸像からの計測では必ず最大短径を計測する．
- また，経胸壁心エコーでは，上行大動脈の解離，心タンポナーデ，大動脈閉鎖不全の有無も併せて確認する．腹部エコーでは，下大動脈の解離の有無も確認する．また肝胆膵疾患との鑑別が必要である．

心電図
- 大動脈瘤疾患の多くは，高血圧を合併していることが多いため，心電図で左室肥大を認めることが多い．虚血性心疾患の鑑別が必要である．

一般血液生化学検査，尿検査，便検査
- 血算：ヘモグロビン（Hb），赤血球数（RBC），白血球数（WBC），ヘマトクリット（Ht），血小板数（Plt），白血球分画
- 生化学：総蛋白（TP），アルブミン，AST，ALT，ALP，LDH，LAP，Bil（ビリルビン），尿素窒素（BUN），クレアチニン（Cr），アミラーゼ，クレアチンキナーゼ（CK）
- 血清：CRP
- 尿：尿量，尿比重，蛋白，糖，潜血
- 便：潜血
- ＊破裂や解離急性期，切迫破裂時には，軽度から中等度のWBC増多，炎症所見の上昇やLDH，Bilの上昇を認める場合がある．
- ＊瘤内血栓化によるPlt減少，低フィブリノゲン血症，FDP上昇，DIC所見を示す場合がある．

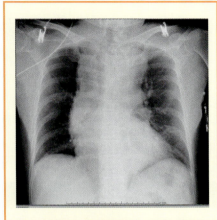

図4　胸部X線写真（救急外来受診時）

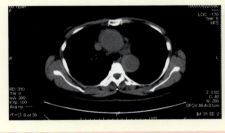 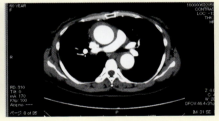 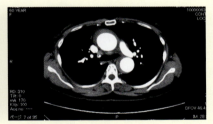

図5　CT（発症時，前医で撮影）

診断のされ方

大動脈瘤はその部位や形態により分類される（表1，図6）．

鑑別すべき疾患
- 胸部大動脈瘤
  - ＊無症状の場合もあるが，周囲臓器への圧迫症状は多様な所見を認める．
  - ＊胸背部痛や前胸部痛，頸部への放散痛などを認めた場合は，急性冠症候群，急性大動脈弁閉鎖不全，肺塞栓，気胸，心膜炎，胸膜炎，肺炎，縦隔腫瘍などと鑑別するため迅速な検査が必要となる．
- 腹部大動脈瘤
  - ＊無症候性であることが多く，腹部の拍動性腫瘤の触知や腹部のX線検査で発見

表1　大動脈瘤の部位，形状，形態別による分類

①瘤の部位による分類	
胸部大動脈瘤	
胸腹部大動脈瘤	
腹部大動脈瘤	
②大動脈壁の形態による分類	
真性瘤	大動脈の3層構造（内膜，中膜，外膜）が保たれたまま大動脈が拡張したもの
仮性瘤	大動脈壁が破綻して穴があいているが周囲の組織によって出血が溜まっているもの
解離性瘤	内膜が破綻して中膜部分に腔を形成し外膜は保たれているもの．中膜の解離腔に血流や血栓を認める
③真性大動脈瘤の形状による分類	
嚢状	大動脈壁の一部が瘤化して突出しているもの
紡錘状	大動脈が全周性に大きくなっているもの

されることもある．腹部大動脈瘤切迫破裂では，急性胃腸炎，急性虫垂炎，腎梗塞，尿管結石などが鑑別疾患として挙げられる．

● 大動脈解離

＊突然の激痛が特徴的であり，その多くが解離の進行によって痛みの場所が移動する．脈拍の左右差や四肢の痛み（上下肢虚血），大量の発汗や悪心・嘔吐，意識障害など多様な症状とともに，ショック状態となるため，迅速な診断と治療開始が必要となる．

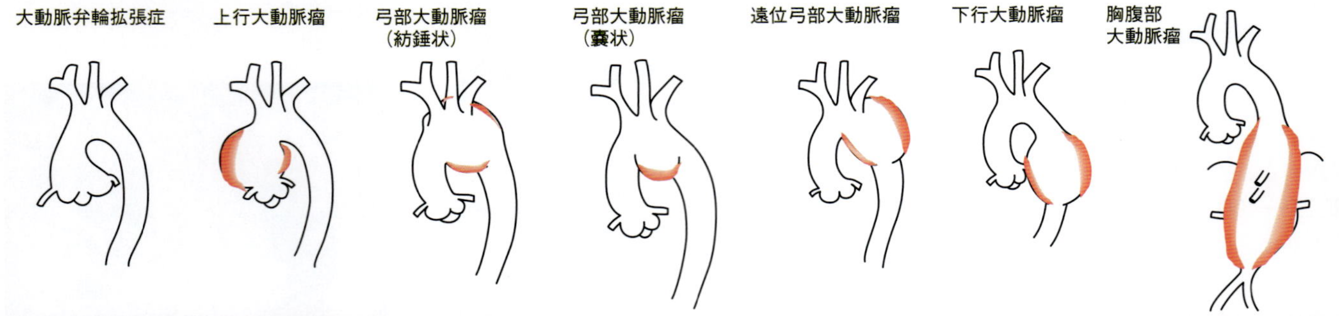

| 大動脈弁輪拡張症 | 上行大動脈瘤 | 弓部大動脈瘤（紡錘状） | 弓部大動脈瘤（嚢状） | 遠位弓部大動脈瘤 | 下行大動脈瘤 | 胸腹部大動脈瘤 |

図6　胸部大動脈瘤の分類

治療法の選択

- 大動脈瘤は，放置すれば破裂する危険性が高いため，根治治療は手術であり，瘤切除，人工血管置換術が基本となる．破裂症例は救命のため緊急に手術適応である．
- 手術適応の決定は，大動脈瘤の最大短径による．紡錘状瘤の場合，胸部および胸腹部大動脈瘤では動脈瘤径が 60 mm 以上，腹部大動脈瘤では 50 mm 以上が適応となる．
- 有症候性（背部痛，腹痛，腰痛），急速な拡大傾向（＞5 mm/6ヵ月），感染性，炎症性，末梢塞栓症の塞栓源になっている場合なども手術適応となる．
- 嚢状瘤の場合は破裂の危険が高いので大きさにかかわらず早期の手術が勧められる．
- 低侵襲的治療法としては，部位や形態に応じステントグラフト内挿術が行われる．大動脈瘤の内側にステントグラフトを挿入・留置し，瘤内の血流を遮断し破裂を予防することを目的とした治療である．

文献
1）藤井毅朗：大動脈疾患（大動脈瘤・大動脈解離）．ハートナーシング 28（4）：31-38，2015
2）循環器病の診断と治療に関するガイドライン（2010年度合同班研究報告）：大動脈瘤・大動脈解離診療ガイドライン（2011年改訂版）．2012
3）興野寛幸，他：大動脈瘤．大動脈解離．ハートナーシング 27（5）：26-31，2014
4）坂本美賀子：クリティカルケアでの疾患別マネジメントの実際—大血管術後．"ICU ディジーズ" 道又元裕 編．学研メディカル集潤社，pp27-33，2015

循環器系疾患

感染性心内膜炎

鎮目祐子

ポイントになる検査項目
血液培養，心エコー

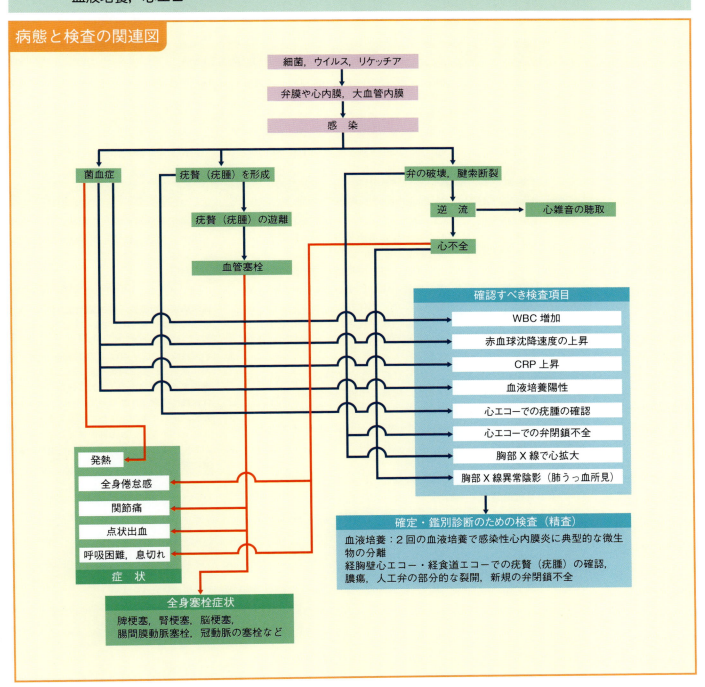

どんな疾患か

- 心弁膜あるいは心内膜への感染症で，大血管内膜に疣贅（疣腫）を形成し，菌血症，血管塞栓，心障害など多彩な臨床症状をきたす全身性の敗血症性疾患である．
- 感染性心内膜炎はそれほど頻度の多い疾患ではないが発症すれば，的確な診断のもと適切な治療が奏功しないと多くの合併症をひき起こす．
- 発症は，弁膜疾患や先天性心疾患，弁置換術後など，何らかの基礎疾患を有する例にみられる．

用語解説

- **疣贅（疣腫）（vegetation）**：心内膜にフィブリンと血小板が凝集沈着し，その中に菌が定着しているもの．心エコーで弁尖や心内膜に付着して浮遊・波動する塊．疣贅（疣腫）が発見されれば感染性心内膜炎の診断が確定するが，大きさやエコーの条件により発見できないこともある．

体の中で起きていること（病態生理）（図1）

- 細菌，真菌，ウイルス，リケッチアなどの微生物が心内膜に感染することで，さまざまな症状が起こる．
- 菌血症により発熱がみられる．菌血症から敗血症をきたす場合もある（敗血症の機序，症状については「敗血症」の項参照）．
- 心筋や弁輪で膿瘍を形成し弁が破壊されたり，腱索が断裂することで弁の逆流が起こり，心不全症状をきたす（心不全の機序，症状については「心不全」の項参照）．
- 疣贅（疣腫）が遊離し，血流に乗って運ばれた先で塞栓症状を起こすと，脳梗塞や腎梗塞などが起こる．

検査の読み方　ここがポイント！

血液培養

- 血液培養陽性は，Duke診断基準（ガイドラインを参照）での感染性心内膜炎の大基準の一つである．
- 原因菌の同定により，抗菌薬の適切な選択につながる．
- 「2回の血液培養」とされているのは，持続性の菌血症が感染性心内膜炎の典型的な所見であるためである．
- 血液培養は24時間以上にわたって，8時間ごとに連続3回以上行うため，採取した時間を確認することが必要である．
- 抗菌薬が投与されていない例での血液培養陽性率は95％であるが，血液培養前に抗菌薬が投与されている場合は，菌の検出率は35～40％に低下する．
- 感染性心内膜炎を疑い，すでに抗菌薬が投与されている場合，状態が安定している場合は抗菌薬を48時間以上中止してから血液培養を行う．

心エコー

- 心エコーによる所見はDuke診断基準の2大基準の一つに挙げられる．
- 弁尖または壁心内膜に付着した可動性腫瘤（疣贅・疣腫）があるか，弁周囲に膿瘍があるか，生体弁の新たな部分的裂開など，心内膜が侵されている所見があるか，新規の弁閉鎖不全があるか，を確認する．
- 心エコーは経胸壁が非侵襲的で一般的であるが，肥満や慢性閉塞性肺疾患，胸郭変形などで診断に十分な画像が得られない場合や，疣贅（疣腫）のサイズによっては検出されない．
- 人工弁感染の場合，人工弁のアーチファクトで経胸壁エコーでは検出が難しい．
- 経食道エコーは食道内にプローブを挿入して行うもので，胸壁に妨げられることなく検査が行え，経胸壁エコーに比べて診断精度が高い．しかし，疣贅（疣腫）のサイズが経食道エコーの解像度以下である場合や疣贅（疣腫）が消失したり縮小している場合には検出されない．

検査に関する臨床知

- **血液培養の重要性**：抗菌薬が投与される前の血液培養は陽性率が95％以上であるのに対し，抗菌薬がすでに投与されている場合の陽性率は35～40％と低下する．そのため，速やかに血液培養検査が行えるように準備する必要がある．また，血液培養検査は施設で手順が定められていることが多いため，正しい手順で検体を採取できるようにする．また，何度も採血することになるため，患者に十分な説明を行い，苦痛の軽減に努める．

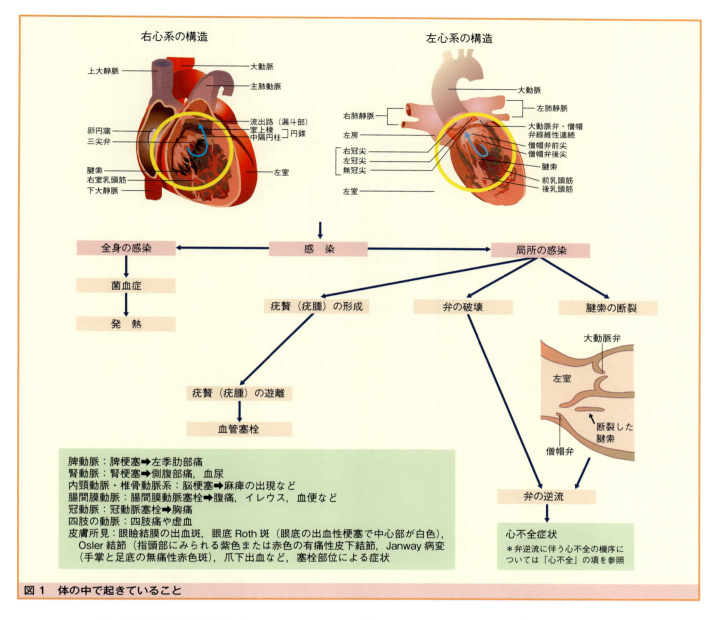

図1 体の中で起きていること

診断のされ方

- 感染性心内膜炎はDuke診断基準の大基準2つ（血液培養陽性，心エコーでの心内膜が侵されている所見）で診断される．
- 大基準のうち1つしかあてはまらなくても，小基準として挙げられた素因，発熱，血管現象，免疫学的現象，微生物学的所見のうち3つあてはまれば感染性心内膜炎と診断される．
- 大基準が2つともあてはまらなくても，先述の小基準5つがあてはまれば感染性心内膜炎と診断される．
- 病理学的基準も設けられている．

治療法の選択

- 感染性心内膜炎の治療は抗菌薬治療と各症状に対する対症療法が行われる．
- 疣贅（疣腫）は血流が乏しく，貪食細胞の影響を受けにくいため，十分な抗菌薬の血中濃度が必要で，長期の投与期間が必要となる．
- 治療薬の選択において原因菌が判明しているかが重要であるため，血液培養検査の結果を確認し，感受性のある抗菌薬を投与することが必要である．
- 菌が分離されれば必ず感受性試験を行い，最小発育阻止濃度（minimum inhib-

itory concentration：MIC）を測定する．
- バンコマイシンやテイコプラニン，アミノグリコシド系薬は血中濃度のモニタリング（therapeutic drug monitoring：TDM）を行い，適切な投与計画を立てる．そのため，決められた時間に抗菌薬を投与することはもとより，薬剤血中濃度の測定のための採血も決められた時間に行うことが必要となる．
- 高齢者や併用療法時には腎機能障害や，アミノグリコシド系での第8脳神経である聴神経障害発見のための検査を適宜実施する．
- 抗菌薬療法の効果は，治療開始後48〜72時間，さらに1週間を目安に血液培養や発熱，全身倦怠感などの臨床症状，白血球数（WBC）やC反応性蛋白（C-reactive protein：CRP）などの検査所見，心エコーや胸部X線写真などから総合的に判断する．
- 心不全の症状があれば，強心薬の投与や利尿薬投与，酸素投与などの治療も並行して行う．
- 内科治療中に「うっ血性心不全」「抵抗性感染」「感染性塞栓症」のいずれかの病態が確認される，または予測できる場合に，手術適応とそのタイミングが考慮される．手術は弁置換や弁形成術などが行われる．

補足説明

- **血液培養陰性の場合**：血液培養陰性の感染性心内膜炎の場合，または血液培養の結果が判明する前に抗菌薬療法を開始することをエンピリック治療という．エンピリック治療は自己弁と人工弁で頻度の高い菌が違うため，それぞれの弁で頻度の高い菌に感受性のある薬剤を選択する．
- **抗菌薬感受性検査**：細菌によってひき起こされた感染症治療抗菌薬選択の際に指標となるもの．検査結果の表示方法は，感受性（S：susceptible），中間（I：intermediate），耐性（R：resistant）と行った菌族菌種ごとに設定されたブレイクポイントをもとに示されるものと，MICとして示されるものがある．

用語解説

- **MIC**：抗菌薬によって細菌の増殖を阻止することのできる最小濃度．
- **TDM**：血中濃度が中毒域に達せず，かつ有効域を持続できるように，抗菌薬の量と投与間隔を調整するため，抗菌薬投与後の最高血中濃度（ピーク値）と次回の投与直前の抗菌薬最低血中濃度（トラフ値）を測定し，抗菌薬の血中濃度をモニタリングすること．

文献
1）循環器病の診断と治療に関するガイドライン（2007年度合同研究班報告）：感染性心内膜炎の予防と治療に関するガイドライン（2008年改訂版）．
2）濱野利江子：感染性心内膜炎．重症集中ケア 10（5）：54-61，2011
3）益子邦洋 監訳：一目でわかるクリティカルケア．メディカル・サイエンス・インターナショナル，2006
4）大塚喜人：抗菌薬感受性検査と結果の正しい読み方 MICを「縦読み」しない．INFECTION CONTROL 19（9）：57-61，2010
5）川田志明 監：循環器（図説臨床看護医学 デジタル版）．2004

循環器系疾患

肺血栓塞栓症

増田博紀

ポイントになる検査項目
Dダイマー，造影CT，胸部X線，心電図

病態と検査の関連図

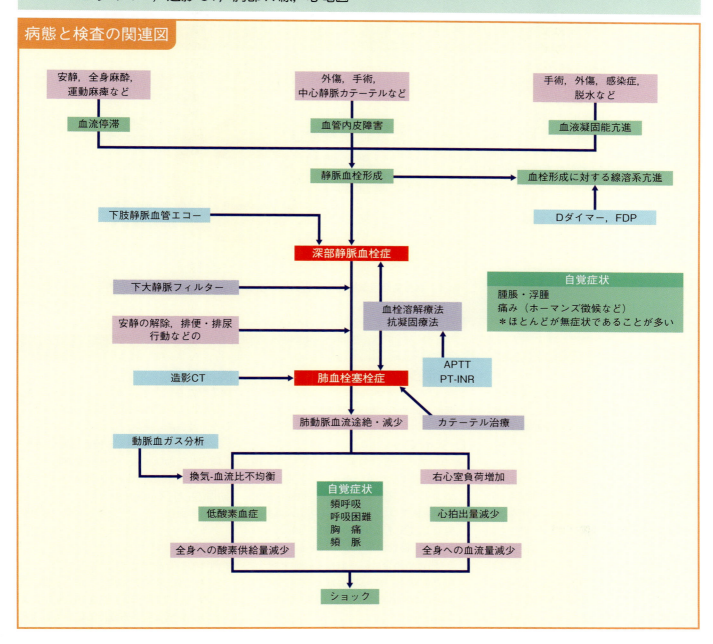

どんな疾患か

- 静脈内から遊離した血栓が肺動脈を閉塞して発症することがおもな原因である．
- 肺塞栓の原因となる静脈内血栓は約90%が下肢や骨盤内で形成される．
- 発症と同時に心肺停止など重篤な状態となり救命困難となる症例もあるため，予防が重要である．
- 症状，理学所見，一般検査では特異的な所見がないため診断が難しい疾患である．
- 肺血栓塞栓症（pulmonary emblism：PE）には急性と慢性があり，急性肺血栓塞栓症は深部静脈血栓が遊離してきて肺動脈を閉塞させることで起こることが多く，慢性肺血栓塞栓症は器質化した血栓により肺動脈が慢性に閉塞することで起こる．
- 肺血栓塞栓症と深部静脈血栓症は一連の病態であるため，併せて「静脈血栓塞栓症：venous thromboembolism：VTE」と呼ばれることもある．

体の中で起きていること（病態生理）

- 肺動脈の血流が途絶するため，肺でのガス交換における換気と血流のバランスが崩れて低酸素血症となる．
- 低酸素血症により頻呼吸となるため，動脈血炭酸ガス分圧（$PaCO_2$）は低下する．
- 血栓による血管面積減少と血栓より分泌される神経液性因子や低酸素血症に伴う血管収縮により肺高血圧をきたしやすい．
- 図1に肺血栓塞栓症による循環器系への影響を示す．

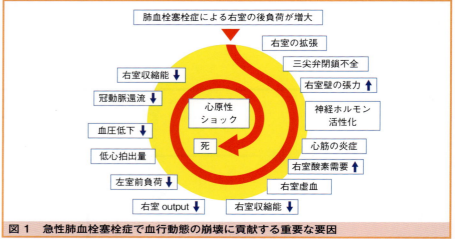

図1 急性肺血栓塞栓症で血行動態の崩壊に貢献する重要な要因

文献1）より引用

検査の読み方　ここがポイント！

造影CT
- 中枢側肺動脈血栓だけでなく，葉動脈・区域支・亜区域支動脈レベルまでの血栓抽出が可能で，確定診断や下肢静脈フィルター挿入の適応を判断するうえで重要な検査である．

単純CT
- 縦隔条件では，新鮮血栓が高吸収域として抽出され，重度の肺高血圧を伴う場合には，右室拡大や心室中隔の平坦化を認める．また，肺野条件では，塞栓領域の乏血を反映した肺野の透過性亢進を認めることがあるが，単純CTだけで得られる情報は少ないため，肺塞栓を疑ったら造影CTを行うことが望まれる．

肺血流シンチグラフィ
- 血流シンチグラフィでは，血流の欠損・減弱を認める．加えて，換気シンチグラフィとの併用で診断はより容易となる．

Dダイマー
- フィブリンの分解産物（FDP）で，担がん状態や感染症，炎症など多くの病態でフィブリンが産生される．検査前確率をWellsスコア，ジュネーブ・スコアで判断し（表1），低〜中等度であればDダイマー陰性は静脈血栓塞栓症を除外でき，陽性の場合は静脈血栓塞栓症を疑う．検査前確率が高い場合はDダイマーの結果にかかわらず，追加の検査が必要となる．

胸部X線
- 7割に心拡大や右肺動脈下行枝の拡張，1/3には肺野の透過性亢進が認められるが，特異的な所見ではなく，これのみで診断には至らない．末梢血管影の消失，肺門部肺動脈拡張，心拡大がみられることがあるが，特異的な所見は認めない．

動脈血ガス（ABG）
- 低酸素血症，低二酸化炭素血症，呼吸性アルカローシスが特徴である．

心電図
- 洞性頻脈を高頻度に認め，右脚ブロック，$S_I Q_{III} T_{III}$（Ⅰ誘導での深いS波，Ⅲ誘導での異常Q波，T波の陰転化）があり，頻度は低いが認める場合では重症例であることを示唆する所見である．

表1　肺血栓塞栓症の可能性予測

Wellsスコア		ジュネーブ・スコア		改訂ジュネーブ・スコア	
PEあるいはDVTの既往	+1.5	PEあるいはDVTの既往	+2	66歳以上	+1
心拍数＞毎分100	+1.5	心拍数＞毎分100	+1	PEあるいはDVTの既往	+3
最近の手術あるいは長期臥床	+1.5	最近の手術	+3	1ヵ月以内の手術，骨折	+2
DVTの臨床的徴候	+3	年齢（歳）60～79	+1	活動性のがん	+2
PE以外の可能性が低い	+3	年齢（歳）80以上	+2	一側性の下肢痛	+3
血痰	+1	$PaCO_2$：＜36mmHg	+2	血痰	+2
がん	+1	$PaCO_2$：36～38.9mmHg	+1	心拍数	
		PaO_2：＜48.7	+4	75～94	+3
		PaO_2：48.7～59.9	+3	95bpm以上	+5
		PaO_2：60～71.2	+2	下肢深部静脈拍動を伴う痛みと浮腫	+4
		PaO_2：71.3～82.4	+1		
		無気肺	+1		
		一側性の横隔膜挙上	+1		
臨床的可能性		臨床的可能性		臨床的可能性	
低い	0～1	低い	0～4	低い	0～3
中等度	2～6	中等度	5～8	中等度	4～10
高い	7～	高い	9～	高い	11～

PE：肺血栓塞栓症（pulmonary embolism），DVT：深部静脈血栓症（deep vein thrombosis）

診断のされ方（図2）

- 呼吸苦・胸痛が主たる症状であるが特異的ではないため，肺塞栓症を疑う要因となる一方，他の病態と間違われやすくなる原因となる．
- 造影CTで肺動脈内に血栓が確認されると確定診断となる．また，造影CTは右心系の拡大から右心不全の評価が可能で，予後の推定にも役立つとされる．

基準値
- Dダイマー：$1.0\mu g/mL$（基準値は測定方法や施設で設定され，$0.5～1\mu g/mL$程度を基準値としていることが多い）
- APTT：23～40秒

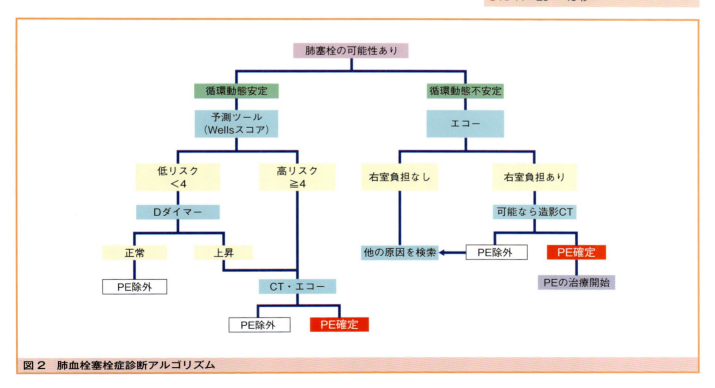

図2　肺血栓塞栓症診断アルゴリズム

表2　5H5T

hypovolemia	循環血液量減少
hypoxia	低酸素血症
hypothermia	低体温
hyperkalemia/hypokalemia	高K血症／低K血症
hydrogen ion	アシドーシス
tamponade	心タンポナーデ
tension pneumothorax	緊張性気胸
tablet	薬物中毒
thrombosis, pulmonary	肺塞栓
thrombosis, coronary	急性心筋梗塞

補足説明

検査項目がどういう所見を示すのか

- **APTT（活性化部分トロンボプラスチン時間）**：内因系の凝固能の状況を把握するための検査．血管内に存在する凝固因子（フィブリノゲン，プロトロンビン，V，VIII〜XIIなど）の減少・機能低下，抑制物質の存在を評価する．
- **FDP（フィブリン分解産物）**：安定化フィブリンのプラスミンによる分解亢進，すなわち二次線溶亢進で増加を示す．

診断に関する臨床知

- 心停止に陥るような病態の中で，早期に対応することで救命につながる可能性が高い症候として，**表2**に示す5H5Tがある．この中にも肺塞栓症が含まれており，身体症状（呼吸苦，胸痛，頻呼吸）を認めた場合には，早急に初期対応と原因検索を行うことが重要となる．

治療法の選択

- 低酸素血症に対してはSpO_2 90％以上を目標に酸素投与を実施する．
- 二酸化炭素が蓄積する病態ではないため，呼吸／循環動態が安定していれば，頻繁な動脈血ガス分析は必要ない．
- 呼吸／循環動態が破たんしているような状況では人工呼吸管理とする．
- 内科的治療としては抗凝固療法が行われ，時にカテーテルや外科的手技により血栓を除去する方法を選択する．
- 未分化ヘパリンで管理中はAPTT基準値の1.5〜2.5倍となるように調整する．
- 長期的な予防にはワルファリン内服が用いられ，この場合PT-INR 1.5〜2.5でのコントロールが推奨されている．
- 抗凝固療法，血栓溶解療法が主たる治療である．
- 循環動態の破たんや心停止をきたした状態では経皮的心肺補助（percutaneous cardiopulmonary：PCPS装着下での治療を余儀なくされる．
- アルゴリズムに従い，カテーテル治療や下大静脈フィルター挿入などの治療を選択する．

文献

1) 2014 ECS Guideline on the diagnosis and management of acute pulmonary embolism
2) 特集・疾患別アセスメントの見える化．重症集中ケア 14（2）：44，2015
3) 重田文子，他：肺血栓・塞栓症．救急・集中治療 23：1759，2011
4) 日本医学放射線学会および日本放射線科専門医会・医会共同編集：静脈血栓塞栓症の画像診断ガイドライン2007年度版．
5) 循環器病の診断と治療に関するガイドライン（2008年度合同研究班報告）：肺血栓塞栓症および深部静脈血栓症の診断，治療，予防に関するガイドライン（2009年改訂版）

循環器系疾患

深部静脈血栓症

増田博紀

ポイントになる検査項目
Dダイマー，下肢静脈エコー，静脈造影（カテーテル検査，CT検査）

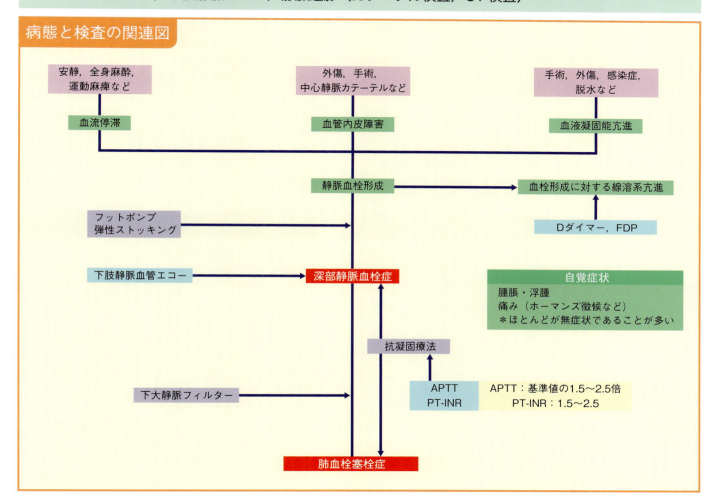

病態と検査の関連図

どんな疾患か

- 深部静脈血栓症（deep vein thrombosis：DVT）とは，おもに下肢や骨盤腔内の静脈に血栓ができる疾患である．
- 形成された血栓で血流の停滞や遮断をきたすことにより発症し，時に血栓が遊離して肺塞栓症をきたすことがある．
- 下肢静脈には深部静脈（腸骨静脈，大腿静脈，膝窩静脈，ならびに下腿静脈である後脛骨静脈，腓骨静脈，前脛骨静脈と，筋肉枝静脈である腓腹静脈，ヒラメ静脈）と表在静脈（大伏在静脈，小伏在静脈）があり，深部静脈血栓を形成するのはおもに深部静脈である．
- 下腿部の初発部位はヒラメ筋内静脈が多い．多くは数日で消失するが，約30％が数週以内に中枢側に進展する．
- 骨盤・下肢静脈の深部静脈血栓症では，病型は膝窩静脈から中枢側の中枢型（腸骨型，大腿型）と，末梢側の末梢型（下腿型）を区別する．
- 深部静脈血栓症の危険因子として**表1**のようなものが挙げられる．

表1 深部静脈血栓症の危険因子

事項	危険因子
背景	加齢 長時間坐位
病態	外傷：下肢骨折，下肢麻痺，脊椎損傷 悪性腫瘍 先天性凝固亢進：凝固抑制因子欠乏症 後天性凝固亢進：手術後 心不全 炎症性腸疾患，抗リン脂質抗体症候群，血管炎 下肢静脈瘤 脱水，多血症 肥満，妊娠，産後 静脈血栓塞栓症既往：静脈血栓症，肺血栓症
治療	手術：整形外科，脳外科，腹部外科 薬剤服用：女性ホルモン，止血薬，ステロイド カテーテル検査・治療 長期臥床：重症管理，術後管理，脳血管障害

体の中で起きていること（病態生理）

- 静脈の血流障害により血栓が生じた下肢では腫脹をきたすことがある．
- ほとんどの場合，細い静脈に血栓を生じるため無症状であることが多い．
- Virchowの3徴（静脈の内皮障害，血液の凝固亢進，静脈の血流停滞）といわれる状態が単独，または複数生じることで静脈内に血栓が生じやすくなる．

- **静脈の内皮障害**
  * 好中球から誘導されるサイトカインや組織因子による内皮機能不全が凝固亢進を促進することで血栓形成を誘発する．原因としては，手術，外傷，骨折，中心静脈カテーテル留置，カテーテル検査・治療，血管炎，抗リン脂質抗体症候群，高ホモシステイン血症などが挙げられる．

- **血液の凝固亢進**
  * 凝固系や線溶系における防御機構の破たんに伴う凝固系の持続的な促進状態が血栓形成に影響する．原因としては，悪性疾患，妊娠，手術，熱傷，薬物（経口避妊薬，エストロゲン製剤など），心筋梗塞，感染症，ネフローゼ症候群，炎症性腸疾患，骨髄増殖性疾患，多血症，脱水，先天的な血液凝固異常（アンチトロンビン欠損症，プロテインC欠損症，プロテインS欠損症，プラスミノゲン異常症）などが挙げられる．

- **静脈の血流停滞**
  * 好中球の内皮接着や内皮の低酸素状態で促進されるが，単独では十分条件とはならず，内皮上昇や凝固亢進の必要条件のもとに血栓形成する．原因としては，長期臥床，肥満，妊娠，心肺疾患，全身麻酔，下肢麻痺，下肢静脈瘤などが挙げられる．

検査の読み方　ここがポイント！

- 深部静脈血栓症では，アルゴリズムに沿って診断を行う．

問診，危険因子や臨床症状によるリスク評価

- 検査前の深部静脈血栓症の臨床確率を評価する方法としてWellsスコア（表2）があり，このスコアにより臨床確率が低いと判断された場合に，Dダイマー陰性であれば，安全に深部静脈血栓症が除外できる．
- 片側性の浮腫では深部静脈血栓症やリンパ浮腫などの局所病変を第一に疑う．
- 深部静脈血栓症などで生じる急性静脈灌流障害の三大症候として腫脹，痛み，色調変化がある．その他の臨床症状としては，血栓化静脈の触知や圧痛，下腿筋硬化，ホーマンズ徴候（図1）を認めることがある．

血液検査（Dダイマー）

- Dダイマー：体内に血栓が存在すれば線溶系が亢進して，血栓溶解産物であるDダイマーが上昇する．
- 腫瘍，妊娠，感染，外傷などでも上昇するので，Dダイマーのみで深部静脈血栓症の診断をすることはできない．

下肢静脈エコー

- 下肢静脈エコーは，血栓の存在だけでなく血栓の性状や可動性，経時的変化を把握することができる検査である．
- 血栓は器質化が進むにつれて観察しやすくなるが，新鮮血栓では，断層法のみでは見落とす可能性があり，プローブによる圧迫法やカラードプラ法を併用して血栓の存在を確認する必要がある．
- 造影CTと同じガイドラインにおいてClass I と推奨度の高い検査である．

造影CT・静脈造影

- 下肢の静脈血栓症においては，静脈エコーでの診断が可能なことが多く，胸部・腹部の静脈血栓症では，エコーでの検出が困難な場合があるため造影CTが選択

表2 Wellsスコア（PE用）

Wellsスコア	点数
PEあるいはDVTの既往	+1.5
心拍数＞毎分100	+1.5
最近の手術あるいは長期臥床	+1.5
DVTの臨床的徴候	+3
PE以外の可能性が低い	+3
血痰	+1
がん	+1
臨床的可能性	合計点
低い	0～1
中等度	2～6
高い	7～12.5

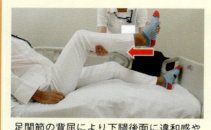

足関節の背屈により下腿後面に違和感や痛みが生じる．

図1　ホーマンズ徴候

血液検査基準値
- Dダイマー：1.0～1.5 μg/mL

補足説明
血液検査が意味するもの
- Dダイマー：血栓があり線溶が生じていることを示唆する．しかし，血栓以外の要因（表3）においても増加するため注意を要する．

されることがある.
- 放射線への被曝や造影剤の使用が必要であり，低侵襲とはいえない検査である.

表3 血栓以外の要因

増加要因	原因となる疾患・病態
診療上の要因	手術などの外科的血管侵襲 ウロキナーゼやt-PA投与による血栓溶解療法 化学療法に伴う腫瘍崩壊
病的要因	DIC 敗血症，重症感染症 大動脈瘤，大動脈解離 産科疾患（早期胎盤剥離，弛緩出血など） 体腔液貯留（腹水，胸水，心嚢液など） 脳出血や皮下血腫の吸収期

> **検査に関する臨床知**
> - FDPは，fibrin/fibrinogen degradation products（フィブリン／フィブリノゲン分解産物）の頭文字であり，一次線溶と二次線溶を反映しており，フィブリンとフィブリノゲンのどちらが分解してもFDPは上昇する.
> - 一方，Dダイマーは安定化フィブリンを分解する二次線溶をよく反映するため，血栓の存在を証明する一助となる.

診断のされ方

静脈エコー検査
- 四肢では迅速に実施でき第一選択となる．胸部・腹部では診断精度が高くないことから，造影CTやMRV（magnetic-resonance-venography）が選択される.

Dダイマー
- Wellsスコアで低い～中等度で，Dダイマー正常例では安全に深部静脈血栓症が除外できるとされる．慢性期深部静脈血栓症の除外はできない.

静脈造影検査
- Dダイマー，血管エコー検査で確定診断できない場合に選択される.

> **診断に関する臨床知**
> - ほとんどの場合で，臨床症状を呈さない疾患であるため，表1で示した危険因子を把握し，リスクがある場合には，血液検査や静脈エコーによる精査が行われるように医師やチームに働きかける必要がある.

治療法の選択

抗凝固療法
- ヘパリン，ワルファリンが使用されるが，治療開始時にはワルファリン単独治療は再発率が高いとされるため，両者を組み合わせて使用する.
- ヘパリンはAPTT基準値の1.5～2.5倍を目標，ワルファリンはPT-INR1.5～2.5を目標に管理される.
- 血栓が生じた場所や血栓の可動性によっては下大静脈フィルター留置を検討する.
- 深部静脈血栓症の予防として，下肢間欠的圧迫（フットポンプ）や弾性ストッキングがある.

> **用語解説**
> - 下大静脈フィルター：下肢や骨盤腔内で形成された血栓が，中枢側へ移動して重篤な合併症をひき起こさないよう留置するもの.

> **治療に関する臨床知**
> - ワルファリンの効果発現はビタミンK代謝サイクルを阻害することで起こるため時間を必要とする．また，投与開始直後はプロテインC活性が低下するため，ワルファリン投与初期は凝固亢進をきたし，むしろ易血栓性を呈するため注意が必要である.

文献
1）循環器病の診断と治療に関するガイドライン（2008年度合同研究班報告）：肺血栓塞栓症および深部静脈血栓症の診断，治療，予防に関するガイドライン（2009年改訂版）
2）徳永尚樹：FDP，Dダイマー．臨床検査 59（11）：1116-1120, 2015

循環器系疾患

閉塞性動脈硬化症

平江里美

ポイントになる検査項目
血管造影，血管エコー，ドプラ血流計，足関節上腕血圧比（ABI），TC・HDL-C・LDL-C，TG，HbA1c

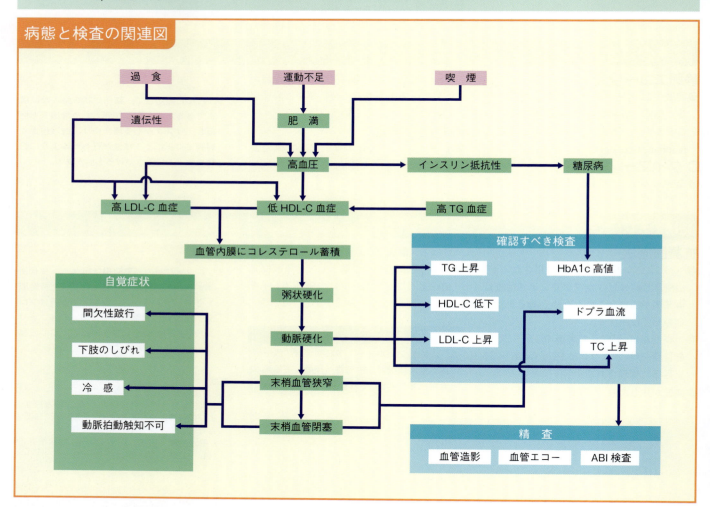

どんな疾患か

- 閉塞性動脈硬化症は血管の粥状硬化病変に血栓形成が加わって動脈に閉塞・狭窄を生じ，血管支配領域に虚血症状をきたした状態である．
- 閉塞性動脈硬化症とは末梢動脈性疾患（peripheral arterial disease：PAD）とされ，大動脈，腸骨動脈や大腿動脈など比較的大型の動脈に閉塞性病変を好発するのが特徴であり，閉塞部位によって，①大動脈腸骨動脈閉塞症，②大腿膝窩動脈閉塞症，③下腿動脈閉塞症，④複合病変に分類されている．
- 50歳以上の高齢男性に好発し，危険因子として喫煙，糖尿病，高血圧，脂質異常症などがあり，喫煙/高血圧例では大動脈-腸骨病変，糖尿病例では膝窩動脈以下の病変が多い．
- 糖尿病で血液透析症例では重症虚血肢

(critical leg ischemia：CLI) となることがある．
- 下肢の慢性虚血による間欠性跛行や患側の冷感，しびれなどの症状を呈するのが特徴であるが，さらに虚血が進行すると壊死に至る．

> **用語解説**
> - 末梢動脈性疾患（peripheral arterial disease：PAD）：閉塞性動脈疾患（動脈閉塞症）と機能性動脈疾患（レイノー症候群），末梢動脈瘤に大別される．
> - 間欠性跛行：歩行を続けると下肢の痛みと疲労感が強くなり引きずるような歩行となるが，しばらく休むと歩行可能となる状態であり，そのメカニズムは労作性狭心症と類似している．運動に伴う筋肉の酸素需要と供給のアンバランスによって痛みが生じる．

体の中で起きていること（病態生理）

- 全身的な動脈硬化性疾患の一部であり，虚血性心疾患や脳血管障害など，何らかの動脈硬化性疾患を伴っていることが多い．
- 血管内膜における脂質の巣状の沈着，血漿成分のしみ込みと沈着が生じ，さらに壊死性変化，石灰沈着粥腫の形成，線維性肥厚による粥状硬化の状態となり，これに血栓が形成されることで動脈閉塞となる．
- この狭窄変化から慢性的に閉塞に進展する場合に，慢性動脈閉塞として閉塞性動脈硬化が成立するが，側副血行路の発達によって比較的循環動態は安定している場合が多い．
- したがって，閉塞性動脈硬化症はこの側副血行路の血液運搬能力に左右され，末端において血液灌流圧が組織の機能を維持できないか維持できるぎりぎりの段階まで低下した場合に，その部位は著しく虚血を生じることになる．この状態が重症虚血肢（CLI）であり，Fontaine分類（表1）のⅢ～Ⅳに該当する．

表1　閉塞性動脈硬化症の重症度分類（Fontaine分類）

	症　状	治療法
Ⅰ	無症候	禁煙 動脈硬化因子の管理・治療
Ⅱa	軽度跛行	薬物療法 運動療法
Ⅱb	中等度～重度跛行	血行再建術
Ⅲ	安静時疼痛 冷感・しびれ	血行再建術（積極的） （血管新生療法）
Ⅳ	虚血性潰瘍・壊疽	血行再建術 創部処置 （血管新生療法）

検査の読み方　ここがポイント！

画像所見（図1）
- 血管造影で虫食い像（図1a）がみられ，広範囲な壁不整（中枢から末梢動脈）がある．
- PADがある場合には高率に冠動脈疾患の合併（図1b）がみられるため，同時に評価を行う．
- 血管エコーで血流の途絶の有無を確認する（図2）．

足関節上腕血圧比（ABI）＜0.9（図3）
- 足関節収縮期血圧（mmHg）／上腕収縮期血圧（mmHg）で表され，下肢動脈閉塞の程度を推定する．正常は1.0～1.2である．

血液検査
- 脂質異常症の診断が必要でLDL-C・HDL-C・トリグリセリド（中性脂肪・TG）の異常値がそれぞれ設定されており，いずれかを満たせば脂質異常症と診断される（表2）．

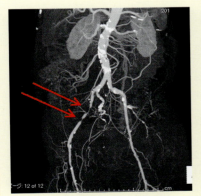
a　右外腸骨動脈に2ヵ所の狭窄．

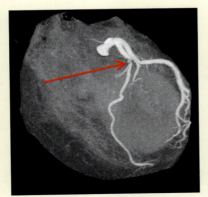
b　左前下行枝：#6遠位に点状石灰化プラークを伴う75%狭窄が疑われる．

図1　320列ADCT（area detector computed tomography）

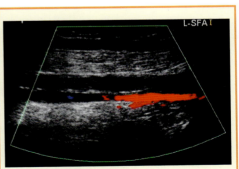
左浅大腿動脈の中枢側から末梢側への閉塞所見（長軸像）

図2　下肢エコー

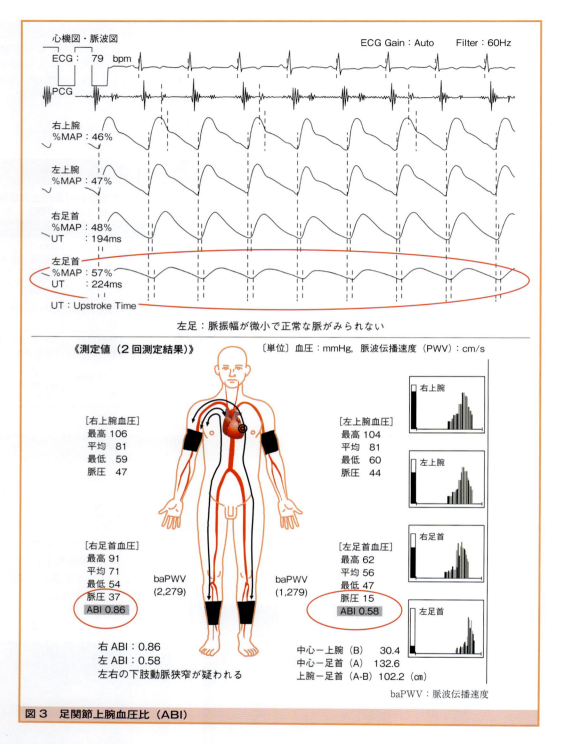

図3　足関節上腕血圧比（ABI）

- TC（総コレステロール）は血中に含まれるすべてのコレステロールの総量を示し，220mg/dL以上で食事療法を開始し，240mg/dL以上で薬物療法が行われる．しかし，動脈硬化性疾患を発症している場合は，低値でも薬物療法を行う．
- 高LDL-C血症，低HDL-C血症，高TG血症のいずれも動脈硬化性疾患のリスクファクターであるが，特に高LDL-C血症の影響が大きく，重要な項目である．
- 高TG血症では低HDL-Cなど他因子と合併して，動脈硬化性疾患の危険因子と

表2　脂質異常症の診断基準

高LDLコレステロール血症	LDL-C≧140 mg/dL
低HDLコレステロール血症	HDL-C＜40 mg/dL
高トリグリセリド血症	TG≧150 mg/dL

- なる．
- HbA1cはブドウ糖がヘモグロビンと結合して生じる糖代謝産物で，高値の場合は持続性の高血糖状態を示し，血糖コントロールの指標として広く用いられる．

血液検査基準値
- TC：140～220 mg/dL
- HDL-C：男性40～99 mg/dL
  女性50～109 mg/dL
- LDL-C：70～139 mg/dL
- TG：50～150 mg/dL
- HbA1c：6.2％未満

診断のされ方

- 画像所見で閉塞や狭窄による血流の途絶を確認する．
- 下肢の慢性動脈閉塞症を症状から病期分類したFontaine分類がある（表1）．
- 間欠性跛行は，下肢動脈の血流障害で出現するものと脊髄神経障害によって起こるものがあり，鑑別が必要となる（表3）．

診断に関する臨床知
- 心疾患や脳血管障害などで安静や運動制限のために，下肢の虚血が表面化しないことがある．ドプラ血流検査は簡便に実施でき血流音から閉塞の有無を推測できるため，早期発見に役立つ．

表3 間欠性跛行の鑑別診断

	末梢動脈疾患	脊髄神経障害
歩行せず立位で足の痛み	なし	あり
跛行症状	歩行の中止で回復	姿勢の変化（前屈位）で回復
坂道での痛み	上り坂	下り坂
足背動脈触知	弱い，または不可	可能

治療法の選択

- PADの治療は，まず喫煙などの生活習慣を改善し，脂質異常や糖尿病，高血圧を正常化する危険因子のコントロールが基本となる．
- また外科的治療，血管内手術，薬物療法，さらに理学療法があり，これらの併用療法なども行われ，治療の選択肢は多様化している．
- しかし，外科的治療などは動脈硬化によって生じた患肢の虚血障害に対する局所治療であって，動脈硬化症の根治治療ではなく「患肢の温存」と「歩行機能改善」の2つの目的で行われる．
- 高齢者やハイリスク患者に対して，経皮的に器械を挿入して血管内腔から閉塞血管，狭窄病変の内腔拡大を行う低侵襲の治療も行われている．
- CLIは切断を余儀なくされる場合があるが，PADではしばしば高位切断となる．

文献
1) 循環器病の診断と治療に関するガイドライン（2008年度合同研究班報告）：末梢閉塞動脈疾患の治療ガイドライン（2009年改訂版）
2) 多田祐輔：下肢閉塞性動脈硬化症の病態と治療．綜合臨牀 45：2169-2176，1996
3) 中村正人：閉塞性動脈硬化症の病態．心臓 42：285-288，2010

Ⅳ 消化器系疾患

- 食道がん
- 逆流性食道炎
- 胃・十二指腸潰瘍
- 胃がん
- 大腸がん
- 潰瘍性大腸炎，クローン病
- 肝　炎
- 脂肪肝
- 肝硬変
- 肝がん
- 膵炎（急性・慢性）
- 膵がん
- 胆石，胆嚢炎
- 急性腹膜炎

消化器系疾患

食道がん

松田勇輔

ポイントになる検査項目
食道X線，内視鏡検査，CT，Hb，WBC，CRP，腫瘍マーカー

病態と検査の関連図

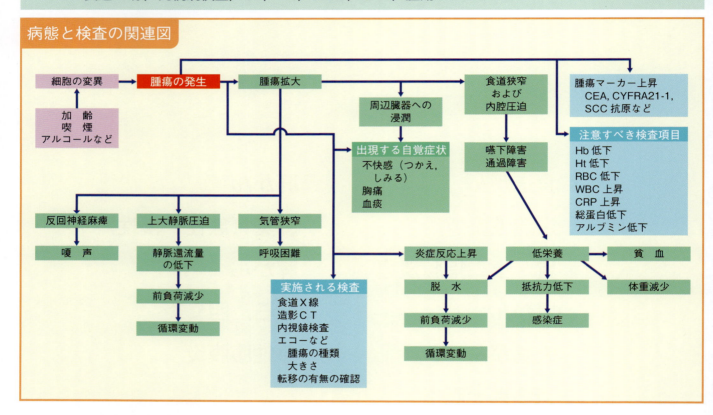

- 食道は周囲を心臓や気管支，肺といった重要臓器や大動脈に囲まれ，細長い臓器であることが特性である．疾患と症状，検査の関係を上記に示す．

- 食道がんは食道に発生した上皮性悪性腫瘍である．食道がんが疑われると食道造影を行い，内視鏡検査でがんの有無を確認し，生検によって確定診断を得る．

- 食道がんを発見したら，内視鏡やCT，頸部・腹部エコーなどによりがんの病期を調べ，治療法を決定する．

どんな疾患か

- 食道をはじめとした消化管は層構造になっており，内側から粘膜上皮→粘膜固有層→粘膜筋板→粘膜下層→固有筋層→外膜となっている（図1）．
- 食道の一番外側の膜は薄い外膜だけであり，筋層を超えて浸潤したがん細胞は容易に他の主要臓器に浸潤してしまう．

- 粘膜下層にはリンパ管や血管が豊富に走行しているため，がんが粘膜下層に浸潤するとリンパ行性転移や血行性転移も起こりやすくなる．そのため，食道がんは転移や浸潤を生じてからの進行が，胃がんや大腸がんに比べて急速といわれている．そのため，食道がんでは壁深達度が

治療方針を考えるうえで重要となる．

- 食道がんは胸部中部食道（Mt）が最多（50％）で，次いで胸部下部食道（Lt）に多い．胸部食道（Ut，Mt，Lt）がんは腹部や頸部のリンパ節にも転移する（図2）．

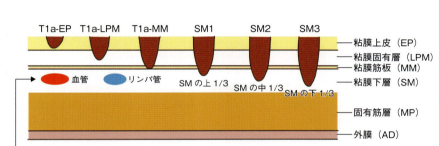

- 粘膜下層（SM）にはリンパ管や血管が走行しており，がんが粘膜下層に到達するとリンパ節転移や血行性転移をきたしやすくなる．
- がんの壁深達度が粘膜下層までにとどまるものを表在がんと呼ぶ．その際リンパ節転移の有無は問わない．
- 原発巣の壁深達度が粘膜内にとどまる食道がんは早期食道がんと呼ぶ．リンパ節転移は問わない．
- 固有筋層（MP）まで達すると進行がんと分類される．また，外膜を超えると周辺臓器に浸潤をしていく．

図1　食道表在がんの壁深達度亜分類

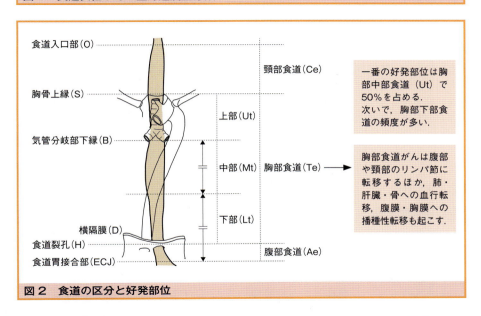

一番の好発部位は胸部中部食道（Ut）で50％を占める．次いで，胸部下部食道の頻度が多い．

胸部食道がんは腹部や頸部のリンパ節に転移するほか，肺・肝臓・骨への血行転移，腹膜・胸膜への播種性転移も起こす．

図2　食道の区分と好発部位

体の中で起きていること（病態生理）

- 初期の食道がんは無症状，もしくは嚥下時のチクチクした痛みや，熱いものを飲んだ場合にしみる感じがすることが特徴である．
- がんが進行し症状が悪化すると食道内部が狭窄を起こし，食物のつかえ感や嚥下困難を感じるようになる．さらに進行すると経口摂取ができなくなり，低栄養から体重が減少してくる．がんが周辺臓器に浸潤すると，胸痛，血痰，嗄声が出現する．自覚症状が出現したときにはすでに進行がんであることが多い．

検査の読み方　ここがポイント！

- 食道がんの検査は，病理検査を除き血液などの検体検査のみで診断はつかない．CTなどの放射線画像や内視鏡などで直接患部を観察することで，確定診断がついたり病期を知ることができる．そのため，放射線画像や内視鏡検査の所見を確認することが重要である．
- 放射線画像は多くの場合，放射線科医師が読影を行い，所見のレポートをする．内視鏡検査はおもに消化器内科の医師が検査を行い，所見のレポートをする．最近では電子カルテ化が進み，検査所見のレポートを容易に確認することができる．
- 食道がんは，おもに以下の検査で腫瘍の

種類や大きさ，転移の有無を確認し，診断される．

食道X線（造影）

- 食道X線は食道違和感，嚥下障害などの症状がある場合に食道病変の有無をチェックする．
- 食道病変の存在が明らかになった後，腫瘍の位置，大きさ，方向，肉眼的分類，浸潤の深さなどを特定するために行われる．この場合，多方向から撮影することで病変の正面像や側面像を捉えていく．
- 食道X線検査では病変の側面における壁の変形から，浸潤の深達度が判定可能である．進行病変では病変の局在や潰瘍の大きさ・方向，食道の軸変移の有無によって周辺臓器への浸潤を診断可能である．

内視鏡

- 腫瘍の位置や大きさのほか，良性か悪性か，また，程度や範囲を診断する．悪性が疑われる場合は組織を採取し生検を行い，組織上の病理学的な診断を行う．
- 内視鏡検査でのがんの存在の有無・範囲の診断に関して，ヨード染色法が行われることもある．

CT

- 食道周囲臓器との位置と浸潤の評価，頸部・胸部・腹部リンパ節の転移の評価，肺・肝臓・骨などの遠隔転移の評価などを行う．
- CT検査は，造影剤を用いる造影検査と造影剤を用いない単純検査に分けられる．術前検査の場合には造影剤を用い，精細にスキャンして行われることが多い．
- 技術の進歩により，従来はMRI検査によって行われていた前額断や矢状断表示による診断が，マルチスライスCTにより簡便に行われるようになったため，食道MRI検査は行われなくなっている．

エコー

- 食道はほとんどが胸腔内を走行するため，体外式エコーでは食道の全体を抽出できない．体外式エコーでは頸部食道の一部と腹部食道の抽出ができる．そのため，エコー検査の目的は，腹部リンパ節転移や転移性肝腫瘍の有無の評価に重点がおかれる．

腫瘍マーカー

- 腫瘍マーカーと呼ばれる，血液や排泄物中から検出できる物質を測定することで，がんの組織型鑑別や進行度，治療効果の判別，予後の推定などを行うことができる．
- ただし，腫瘍マーカーの検査値はあくまでも補助的なものであり，高値といっても100％がんが存在するとは限らない．そのため，複数の腫瘍マーカーを測定するのが一般的である．
- 食道がんの場合，CEA，CYFRA21-1，SCC抗原といった腫瘍マーカーを組み合わせて鑑別していく．
- CEA（carcinoembryonic antigen）
  * 消化器がんと正常胎児消化器の細胞表面に存在する抗原である．消化器系を中心とした広範ながんに陽性になることから，最も一般的な腫瘍マーカーとして利用されている．食道がんでの陽性率は82％である．
- CYFRA21-1
  * 扁平上皮がんにおいてSCCよりも高い陽性率を示す腫瘍マーカーである．早期がんでも高い陽性率を示し，早期診断に非常に有効な腫瘍マーカーである．食道がんでの陽性率は50％である．
- SCC抗原（squamous cell carcinoma related antigen）
  * 量を測定することにより，扁平上皮がんの有無を推測する．扁平上皮がんが発生しやすい子宮頸部，肺，頭頸部，食道などの腫瘍マーカーとして有用である．初期がんでは陽性率は低いが，進行がんでは陽性率が高い．食道がんでの陽性率は30％である．

検査基準値

- CEA：2.5 ng/mL 以下（IRMA）
- CYFRA21-1：2.0 ng/mL 以下
- SCC抗原：1.5 ng/mL 以下

補足説明

病理組織検査は，以下の3つに分けられる．
① 術前に診断を目的とし，小さな組織を切除し病理組織診断をする生検材料による診断．
② 治療目的で外科的に摘出された組織や臓器の病理組織診断をする手術材料による診断．
③ 手術中に病変の一部切除断端部から得られた組織片から悪性病変の有無や広がりを確認し，手術方針や切除範囲を決める術中迅速組織診断．

用語解説

ヨード染色法

- 食道の健常粘膜はグリコーゲン顆粒をもっているため，ヨードによりヨードグリコーゲン反応を起こして茶褐色に染色される．
- がんや炎症により健常粘膜が欠損すると，その部分が染色されずヨード不染として認められる．
- 肉眼で認識困難な食道がん病変をヨード不染として明瞭に抽出できるため，有用な診断方法である．

診断のされ方

- 前述のとおり，食道がんは各種画像診断により腫瘍の壁深達度の診断，リンパ節転移の診断，遠隔転移の診断により進行度診断を行う（図1）．
- 病期はTNM分類によって決定される（表1）．TNM分類は，がんの壁深達度（T：depth of Tumor invasion），リンパ節転移（N：lymph Node），遠隔転移（M：Metastasis）により病期を決定するものである．また，このTNMの各因子で進行度を分類するstage分類もある（表2）．

表1　食道と食道胃接合部におけるTNM分類（2009年版：第7版）

病期分類	T	N	M
0期	Tis	N0	M0
ⅠA期	T1	N0	M0
ⅠB期	T2	N0	M0
ⅡA期	T3	N0	M0
ⅡB期	T1, T2	N1	M0
ⅢA期	T4a	N0	M0
	T3	N1	M0
	T1, T2	N2	M0
ⅢB期	T3	N2	M0
ⅢC期	T4a	N1, N2	M0
	T4b	Nに関係なく	M0
	Tに関係なく	N3	M0
Ⅳ期	Tに関係なく	Nに関係なく	M1

T—原発腫瘍
　TX　原発腫瘍の評価が不可能
　T0　原発腫瘍を認めない
　Tis　上皮内癌／高度異形成
　T1　粘膜固有層，粘膜筋板，または粘膜下層に浸潤する腫瘍
　　T1a　粘膜固有層または粘膜筋板に浸潤する腫瘍
　　T1b　粘膜下層に浸潤する腫瘍
　T2　固有筋層に浸潤する腫瘍
　T3　外膜に浸潤する腫瘍
　T4　周囲組織に浸潤する腫瘍
　　T4a　胸膜，心膜，横隔膜に浸潤する腫瘍
　　T4b　大動脈，椎体，気管など他の周囲組織に浸潤する腫瘍

N—所属リンパ節
　NX　所属リンパ節の転移の評価が不可能
　N0　所属リンパ節に転移なし
　N1　1〜2個の所属リンパ節に転移あり
　N2　3〜6個の所属リンパ節に転移あり
　N3　7個以上の所属リンパ節に転移あり
M—遠隔転移
　M0　遠隔転移なし
　M1　遠隔転移あり
所属リンパ節
　所属リンパ節は，原発部位にかかわらず，腹腔動脈リンパ節や頸部食道傍リンパ節を含む食道のリンパ流領域にあるリンパ節であるが，鎖骨上リンパ節は含まない．

（UICC日本委員会 TNM委員会 編：TNM悪性腫瘍の分類．第7版，金原出版，2010より引用）

表2　食道がんにおける進行度 stage 分類

転移＼深達度	N0	N1	N2	N3	N4	M1
T0, T1a	0					
T1b	Ⅰ	Ⅱ				
T2		Ⅱ				
T3			Ⅲ		Ⅳa	Ⅳb
T4a						
T4b			Ⅳa			

例：T2N2M0 → Stage Ⅲ

（日本食道学会 編：臨床・病理 食道癌取扱い規約．第11版，金原出版，p21, 2015より引用）

治療法の選択

- 治療は病状や病態により，化学療法や手術療法，放射線治療などさまざまである．食道がんはリンパ節転移を起こしていることが多く，食道がんで多いとされる胸部食道がんの場合，右開胸・開腹による**食道亜全摘術**および頸部・胸部・腹部の3領域のリンパ節郭清手術が標準となる．
- 手術の場合，術後は多数のドレーン類が留置される．ドレーンは血液やリンパ液のドレナージのみならず，出血や感染など異常の早期発見のためのインフォメーションとしての役割もある．排液の量と性状の経時的な変化を見逃さないようにすることが術後は大切である．
- また，開胸・開腹を行うため創部が大きく，痛みのコントロールを適切に行うことが重要である．痛みの管理は術中から硬膜外にチューブを挿入，鎮痛薬を持続的に注入し，患者が痛みを感じるときに，患者の意思で鎮痛薬をボーラス投与できる**自己調節硬膜外鎮痛法**（patient controlled epidural analgesia：**PCEA**）も普及している．硬膜外のほか経静脈的に持続鎮痛薬投与を行うこともある．
- 遠隔転移や広範な多臓器浸潤など切除不能な進行がんでは化学療法や放射線療法を行う．
- 食道の内腔狭窄により経口摂取が困難になった症例に対しては，胃を用いたバイパス術や食道ステント挿入術，胃瘻造設術など姑息的な治療が行われる．

治療に関する臨床知

- 外科的治療後はWBC，CRPなどの炎症反応の推移を追跡することはもちろんであるが，術直後はHb，Ht，RBCといった貧血データに注目をする．ドレーンからの血性排液を認めなかったとしても，急激な貧血の進行は外部からは見えない術後出血の可能性を示唆する．

文献

1）日本食道学会 編：食道癌診断・治療ガイドライン2012年4月版．第3版，金原出版，pp7-13, 96-97, 104, 106, 2012
2）江口正信，他：検査値早わかりガイド．医学芸術社，pp249-266, 2004
3）野村和弘，他監：食道がん（がん看護 実践シリーズ4）．メヂカルフレンド社，pp20-44, 2008
4）福本陽平，他監：病気がみえる vol.1—消化器．メディックメディア，pp30-35, 2008

消化器系疾患

逆流性食道炎

有村さゆり

ポイントになる検査項目
内視鏡検査，pHモニタリング，PPIテスト

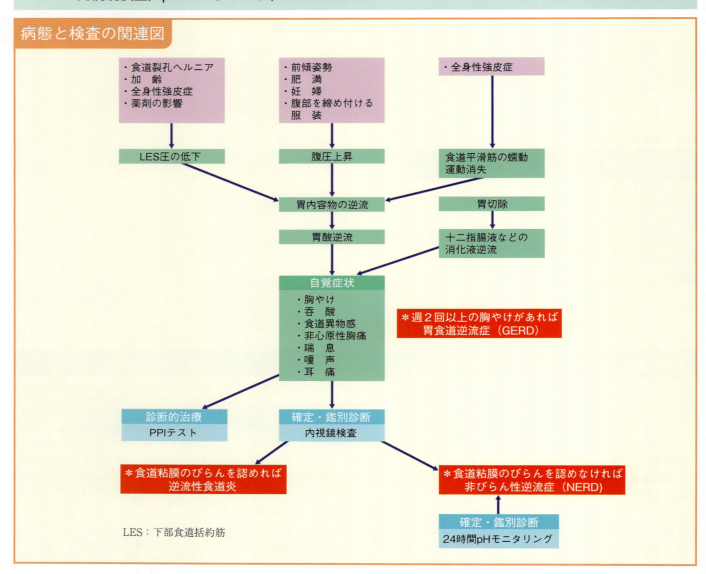

病態と検査の関連図

LES：下部食道括約筋

どんな疾患か

●食道と胃の間には下部食道括約筋（lower esophageal sphincter：LES）があり，健常人では括約筋の働きにより胃内容物は逆流しない．何らかの原因によりこの括約筋の機能が障害され，胃酸を中心とする胃の内容物が食道に逆流する状態を胃食道逆流症（gastro-esophageal reflux disease：GERD）という．
●胃酸は食物の消化のためpH1.0〜2.0と

強い酸性である．食道の粘膜は胃酸に弱いため，頻繁に逆流が起こると，食道に炎症を生じる場合がある．
● 逆流性食道炎とは，内視鏡で食道炎を認めるもので，GERDの代表疾患である．

体の中で起きていること（病態生理）

● GERDが長期化すると，逆流性食道狭窄や，Barrett食道に移行することもある（図1）．
● Barrett食道は食道腺がんの発生母地となる．

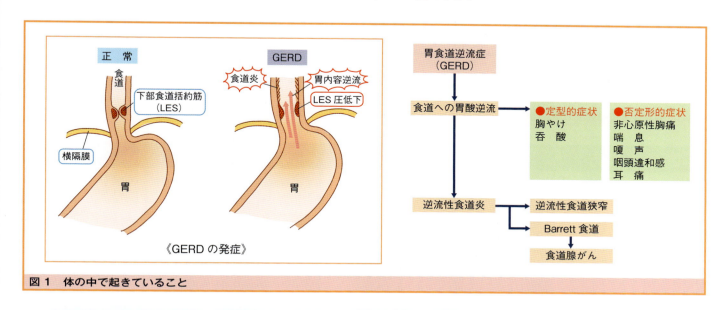

図1　体の中で起きていること

検査の読み方　ここがポイント！

内視鏡の所見
● 逆流性食道炎の内視鏡分類として改訂ロサンゼルス分類を使用する（図2）．

食道内24時間pHモニタリング
● 24時間pHモニタリング検査：電極のついた細いカテーテルを経鼻的に挿入し，食道のpHを持続的に測定する．
● 図3は，食道内24時間pHモニタリング記録である．
● 食道内は通常，中性であるため食道内がpH4.0未満となった場合，食道内に酸逆流ありと判断する．逆流時間比率が，4％以上であればGERDと診断できる．

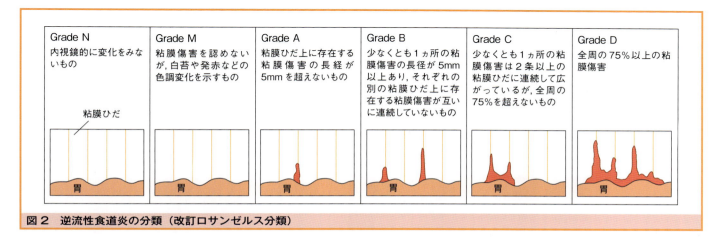

図2　逆流性食道炎の分類（改訂ロサンゼルス分類）

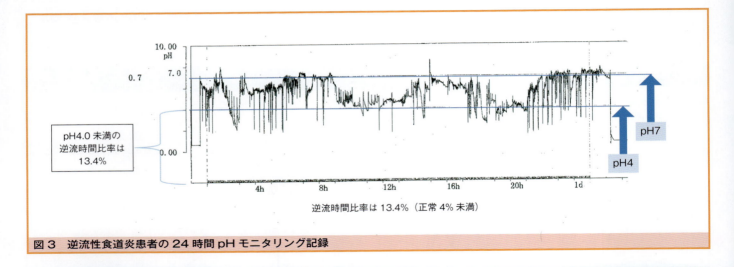

図3　逆流性食道炎患者の24時間pHモニタリング記録

診断のされ方

- 内視鏡検査により重症度を診断する．改訂ロサンゼルス分類でグレードNは正常，Mは微小変化型，A，Bは軽症例，C，Dは重症型食道炎である（図2）．
- PPIテストは，プロトンポンプ阻害薬（proton pump inhibitor：PPI）を投与し症状が改善するかどうかをみて，胃食道逆流症の有無を診断する診断的治療である．
- 自覚症状と内視鏡所見が一致しない場合やPPIテストにより症状の原因を特定できない場合，24時間pHモニタリング検査を行う．
- 食道裂孔ヘルニアがあるとLESの機能が低下し，胃食道逆流症や逆流性食道炎を起こしやすくなる．食道・胃X線撮影（バリウム撮影）で食道裂孔ヘルニアの有無や程度がわかる．

治療法の選択

- 逆流性食道炎では酸分泌抑制薬が第一選択薬である．H_2受容体拮抗薬（H_2ブロッカー）とPPIが用いられる．
- 食道粘膜の保護や損傷粘膜の治癒促進目的で，粘膜保護薬が使用されることがある．
- 食道と胃の蠕動運動を亢進させ，逆流物の胃内への排泄を促進する目的で消化管運動改善薬が使用されることがある．
- 胃切除後の逆流性食道炎は，おもに十二指腸液の逆流によって起こるため，蛋白分解酵素阻害薬が使用される．
- 薬物療法に抵抗性の場合や重症例では，手術の適応となる．また狭窄例も手術適応となる．
- 手術は逆流を防ぐために食道を胃で覆う（ニッセン手術：全周型，トゥーペ手術：非全周型）．

用語解説

- **ヒスタミン（H_2）受容体拮抗薬（H_2ブロッカー）**：胃の細胞壁にあるヒスタミンH_2受容体に，ヒスタミンという物質が結合されると胃酸が分泌される．H_2ブロッカーは，ヒスタミンがH_2受容体に結合するのを妨ぎ，胃酸の分泌を抑える．
- **プロトンポンプ阻害薬（PPI）**：胃の細胞壁には胃酸の分泌最終過程で働くプロトンポンプが存在する．PPIはこのプロトンポンプの働きを抑え，胃酸分泌を抑制する．PPIはH_2ブロッカーより強力な胃酸分泌抑制作用をもつ．

治療に関する臨床知

逆流性食道炎患者の生活指導

- 高脂肪食，コーヒー，炭酸飲料，緑茶などを控える．
- 飲酒，喫煙を減らす．
- コルセットやガードルなどで腹部を締め付けないようにする．
- 肥満の場合は減量させる．
- 就寝時は上半身を挙上する．

文献

1) 落合慈之 監：消化器疾患ビジュアルブック．第2版，学研メディカル秀潤社，p53，2014
2) 日本消化器病学会 編：胃食道逆流症（GERD）診療ガイドライン2015．改訂第2版，南江堂，2015
3) 前掲書1）．pp51-55

消化器系疾患

胃・十二指腸潰瘍

新山和也

ポイントになる検査項目
血液検査（RBC，Hb，Ht），ピロリ菌抗体検査，上部内視鏡検査

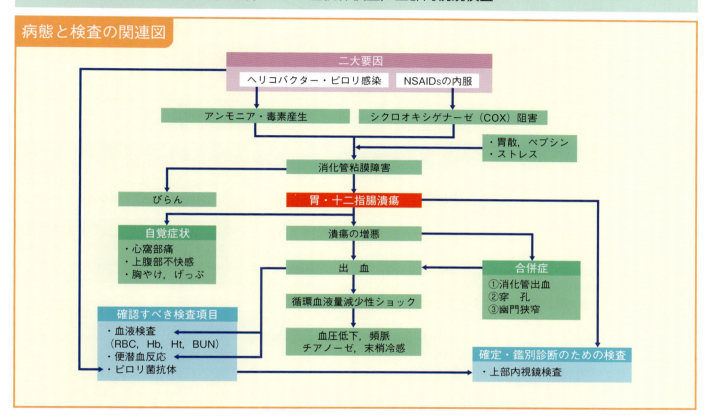

病態と検査の関連図

どんな疾患か

- 胃・十二指腸潰瘍とは，胃や十二指腸の粘膜が障害され組織の一部が欠損する状態で，消化性潰瘍ともいう．
- 原因は，ヘリコバクター・ピロリ感染と非ステロイド性抗炎症薬（nonsteroidal anti-inflammatory drugs：NSAIDs）の内服，胃酸の過分泌などが挙げられる．
- 胃潰瘍は，胃酸分泌が若年者と比べてそれほど多くない40～60歳の中高年に発症する場合が多い．自覚症状としては，心窩部痛，上腹部不快感，胸やけ，げっぷなどである．
- 十二指腸潰瘍は，胃酸分泌の多い20～40歳の若い年代に発症する場合が多い．また，上腹部痛が夜間の空腹時に起こることが多い．
- 高齢者では，潰瘍があっても自覚症状がなく無症状であることも多い．
- 重篤な合併症としては，出血（吐血，下血），穿孔，幽門狭窄がある．

用語解説

- **非ステロイド性抗炎症薬（NSAIDs）**：NSAIDsは，シクロオキシゲナーゼと呼ばれる酵素を阻害することで，プロスタグランジンの生成を抑制し炎症を抑えるが，消化管粘膜の機能を低下させる作用も併せ持つため潰瘍が生じる．

体の中で起きていること（病態生理）

- 胃・十二指腸に存在する粘膜などの防御因子と胃酸などの攻撃因子のバランスが破たんすると障害（潰瘍）が生じる（図1）.
- 粘膜層までの障害が「びらん」，粘膜筋板まで組織欠損が進行し粘膜下層に達したものが「潰瘍」となる.
- 胃・十二指腸潰瘍は，急性潰瘍と慢性潰瘍に分類される.
- 露出血管が破たんした場合，大量出血を招くため，循環血液量減少性ショックを起こす可能性が高い．突然の吐下血の際には，バイタルサインを速やかにチェックし，緊急輸血・輸液に備える．

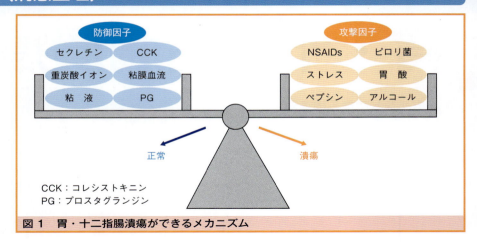

図1　胃・十二指腸潰瘍ができるメカニズム

検査の読み方　ここがポイント！

血液検査

- 出血が続いている場合（吐血・下血）には貧血となるため，その場合にはヘモグロビン（Hb）の低下を認める．赤血球数（RBC），ヘマトクリット（Ht）でも貧血の有無と程度を確認する．
- 出血した血液の代謝物が腸管で再吸収する過程で，尿素窒素（BUN）の上昇を認めることがある．BUN/Cr＞20であれば上部消化管出血を疑う．
- 穿孔をきたし腹膜炎を併発すると炎症反応を示すマーカー〔白血球数（WBC），CRP〕の上昇がみられ，腹水が出現する．
- ピロリ菌感染の検査では，ピロリ菌抗体を測定することで存在診断の精度が高い．しかし，除菌後にも抗体は存在するため，除菌の判定には不適となる．

便検査

- 便中抗ヘリコバクター・ピロリ抗原測定は，便中のピロリ抗原を測定する検査で，診断と除菌判定にも使用される．ピロリ菌の検査には，このほか，尿素呼気テスト，迅速ウレアーゼ法，培養法，抗体法などがある．
- 便潜血反応は，化学的方法と免疫学的方法があり，消化管からの出血の有無を検査する．

身体所見

- 意識レベル，バイタルサイン，腹部所見の観察を行い，血圧の低下や頻脈，意識レベルの低下を認める場合には，出血性ショックの可能性がある．また，顔色や眼球結膜の色調やタール便の有無を観察し貧血症状と出血の前駆症状を確認する．

補足説明
- 吐血の際に誤嚥性肺炎を併発している場合には，これにより炎症反応が上昇する．特に高齢者で多い．

血液検査基準値
- Hb：男性 13 〜 16 g/dL
  女性 12 〜 15 g/dL
- RBC：男性 410 〜 530 万 /μL
  女性 380 〜 480 万 /μL
- Ht：男性 40 〜 52%，女性 35 〜 45%
- BUN：8 〜 22 mg/dL
- WBC：3,500 〜 9,800/μL
- CRP：0.3 mg/dL 以下

診断のされ方

上部内視鏡検査

- 胃・十二指腸潰瘍の診断には必須の検査で，診断のための検査としては第一選択となる．
- 潰瘍部位には白苔が認められ，急性期では露出血管や凝血塊が観察されることもある．
- 潰瘍が治癒過程になると白苔は薄くなって再生上皮が出現し，最終的に瘢痕となる．

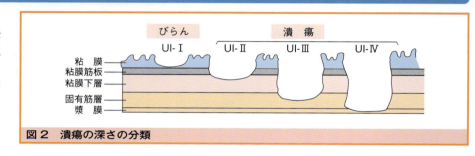

図2　潰瘍の深さの分類

- 診断のほか，潰瘍の存在部位・深さ，病期の判定，良性・悪性の鑑別，合併症の判定にも有用．必要に応じて内視鏡的生検検査が行われる．

胃潰瘍の分類

- 潰瘍の深さの分類を図2に示す．
- 胃・十二指腸潰瘍のステージ分類を表1，図3に示す．

表1 胃・十二指腸潰瘍のステージ分類

ステージ		潰瘍の状態
活動期 (active)	A1	潰瘍周辺の粘膜に浮腫と炎症性腫脹を認め，再生上皮を認めない
	A2	潰瘍周囲の浮腫が改善し，再生上皮が出てくる
治癒期 (healing)	H1	潰瘍が縮小し，辺縁にひだの集まりなど再生上皮がみられる
	H2	潰瘍の縮小はさらに進み，腫瘍底が盛り上がり白苔など再生上皮で覆われる
瘢痕期 (scarring)	S1	胃粘膜の欠損がなくなるが，潰瘍面の発赤や変形など再生上皮で覆われる
	S2	再生上皮の発赤は消失し，白色または周囲と同様の色調に近づく．粘膜の変形はみられる

> **診断に関する臨床知**
> - 吐下血などの症状を呈した際に，現在の病状と今後の経過について患者は強い不安を抱く．想定される病状と必要な検査・治療，今後の経過などについて，医師とともに患者に十分な説明を行い，不安の軽減に努める．

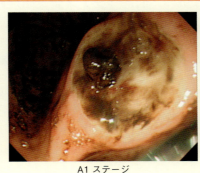
A1ステージ

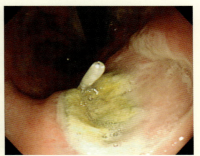
H2ステージ

図3 潰瘍の状態

治療法の選択

内科的治療

- 十分に胃酸分泌を抑えるための薬物療法が基本となる．抗潰瘍薬としては，プロトンポンプ阻害薬（PPI）と，H_2ブロッカーなどが主流である．
- ヘリコバクター・ピロリが陽性であった場合は，除菌療法が行われる．PPIで十分に胃酸を抑制したうえで，アモキシシリン（サワシリン®，パセトシン®）とクラリスロマイシン（クラリス®）の抗菌薬を用いる（トリプルセラピー）．
- 二次除菌では，メトロニダゾール（フラジール®）が用いられる．

内視鏡的止血術

- 出血性胃・十二指腸潰瘍の場合は，まずバイタルサインのチェックや検査を行いショック，貧血の有無・程度を確認し，症状がある場合は，速やかに輸血・輸液を行う．
- 止血の方法としては，クリッピング法（図4），エピネフリン加高張食塩水局注，アルゴンプラズマ，エタノール局注療法，凝固止血法がある．

> **補足説明**
> - いったん止血が確認されていても，再出血の可能性がある．特に3日以内は再出血する可能性が高いので，バイタルサインのチェックや貧血の進行の観察が重要となる．黒色便は，出血のエピソードがある場合，必ず出現するため，再出血の指標とはならない．

カテーテル治療・外科治療

- 内視鏡による止血が困難な場合，カテーテルによる血管内治療（interventional radiology；IVR）や大網充填術，胃切除術などの外科的治療が行われる．

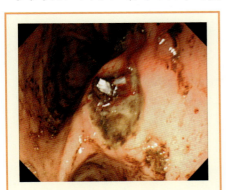
図4 クリッピング法

文献
1) 渡邊五朗 他編：消化器看護ケアマニュアル．中山書店，pp35-42，2014
2) 野村幸世：胃十二指腸潰瘍．消化器外科ナーシング 17（11）：1076-1079，2012
3) 永嶋裕司：胃・十二指腸潰瘍．看護学生 63（7）：25-32，2015

消化器系疾患

胃がん

山川　賢

ポイントになる検査項目
X線造影，上部消化管内視鏡検査，病理組織検査，EUS（超音波内視鏡検査），CT，血液検査（血清 *H.pylori* IgG 抗体，血清ペプシノゲン値）

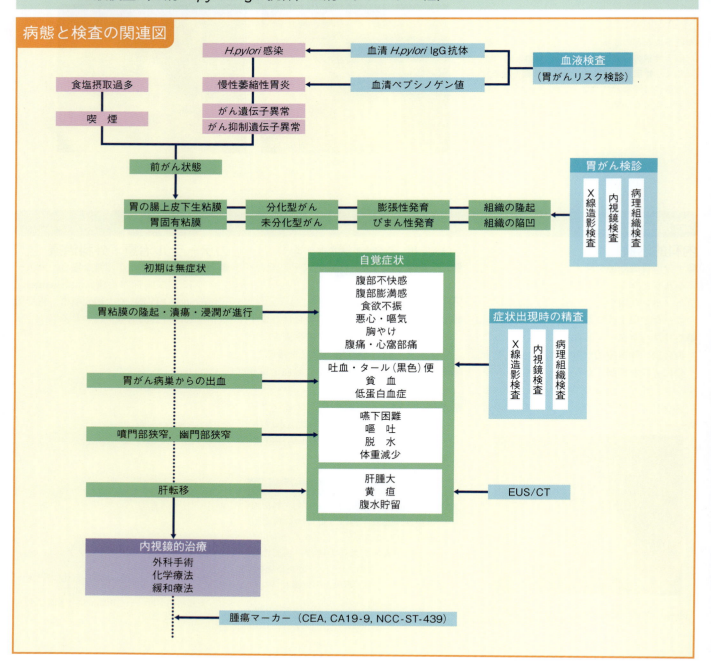

どんな疾患か

- 胃がんは胃粘膜の上皮細胞から発生する悪性腫瘍である．
- 日本での発症はほとんどが腺がんである．
- Helicobacter pylori（ヘリコバクター・ピロリ）感染によって慢性萎縮性胃炎が続き，がん遺伝子やがん抑制遺伝子の異常が蓄積して前がん状態を経て発がんする．
- 喫煙や塩分の摂取過多も，胃がんのリスクを高めると考えられている．

体の中で起きていること（病態生理）

- 胃粘膜内の細胞が何らかの原因でがん細胞となり，無秩序に増殖を繰り返すことで胃がんが発生する．早い段階で自覚症状が出現することは少なく，胃がん検診などで発見されるくらいになるまでは数年かかるといわれている．
- がん細胞が増殖するに従って，胃粘膜は隆起，潰瘍，浸潤などの病変を呈する．腹部不快感（膨満感，嘔気，胸やけ），食欲不振，消化不良などの自覚症状が出現するが，無症状のこともある．
- 増殖するに従ってがん細胞は胃壁の中に入り込み，外壁にある漿膜や，さらにその外側まで侵食する．進行胃がんでは体重減少，黒色便，嘔吐，胃痛，腹部腫瘤の触知などの自覚症状が現れることがある．
- がん細胞の増殖が進むと，胃の近くにある臓器の大腸や膵臓にも広がっていく．これを浸潤と呼ぶ．

検査の読み方　ここがポイント！

血液検査

- 胃がん発症リスクを反映した胃がんリスク検診（ABC検診）が提唱されている．
- 萎縮粘膜の程度（血清ペプシノゲン値）と，H. pylori感染の有無（血清H. pylori IgG抗体）を血液検査で測定し，胃がんになりやすいかどうかをA～Dの4群に分類する．
- ハイリスク群であるD群には，毎年の胃画像検査が勧められる．
- 病巣からの出血が続けば貧血となるため，ヘモグロビン量（Hb）やヘマトクリット値（Ht）を確認する．
- 噴門部狭窄，幽門部狭窄により食事がとれなくなれば低栄養となるため，総蛋白量やアルブミン値などの確認も必要となる．

X線造影（図1，2）

- 早期発見に有効な検査で，病変の存在や大きさ，形態，深達度を確認する．4型（びまん浸潤型，スキルス胃がん）の発見には有効な検査である．
- 胃の粘膜の構造は内側から，粘膜層，粘膜筋板，粘膜下層，固有筋層，漿膜となっている．胃がんは通常，内側の粘膜層に発生するが，その後，深い層まで浸潤していく．この進行が，粘膜下層までにとどまっているものを早期胃がん，それより深く浸潤しているものを進行胃がんと

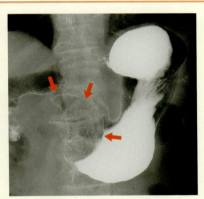

胃前庭部大彎から後壁にかけて径60mmの限局性陥凹性病変を認める．

図1　2型進行胃がんのX線造影画像（バリウム200w/v% 100mL 使用）

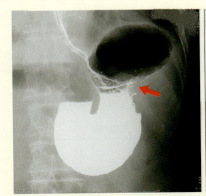 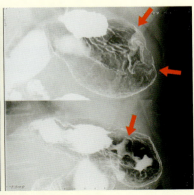

胃体中部大彎に，隆起を伴う不整な陥凹性病変を認める．サイズは約40mmで，限局性である．

図2　2型進行胃がんのX線造影画像（バリウム200w/v% 100mL 使用）

- 呼ぶ.
- さらに早期胃がんは，Ⅰ型（隆起型），Ⅱ型a（表面隆起型），Ⅱ型b（表面平坦型），Ⅱ型c（表面陥凹型），Ⅳ型（陥凹型）に分類される.
- 進行胃がんは，ボールマン分類により，1型（限局隆起型），2型（限局潰瘍型），3型（浸潤潰瘍型），4型（びまん浸潤型）に分類される. 進行胃がんの中でも4型に分類されるものはスキルス胃がんと呼ばれ悪性度が高いのが特徴である.

上部消化管内視鏡（図3）
- 早期発見に有効な検査である. 腫瘍の形態診断（早期がんか進行がんか，隆起型か陥凹型かなど），出血の有無，浸潤範囲，組織生検診断，色素散布，拡大観察，特殊光観察など多彩な手段を用いることで境界診断や質的診断を行う.

病理組織検査
- がん細胞の種類（悪性度），分化型か未分化型かの鑑別を行う.

EUS（超音波内視鏡検査）
- 進行度と深達度の診断を行う.

CT（図4）
- 胃がんのリンパ節転移診断，遠隔転移診断，腹膜転移診断に用いられる.

重要度の高い検査マーカー
- CEA，CA19-9，NCC-ST-439などの腫瘍マーカーが用いられるが，胃がんに特異的な腫瘍マーカーは同定されていない. 治療後の効果の確認や再発の鑑別においては有効である.
- CEAは，がん細胞が増殖している組織内からつくり出される. 消化器がんのスクリーニング検査として広く用いられ，がん治療後の経過観察や再発，転移の早期発見に有用である. しかし，陽性になるのは進行胃がんが多く，早期がんの診断には適さないので注意が必要である.
- CA19-9は消化器がんの腫瘍マーカーである. 膵臓がん，胆道がんで80～90％の高い陽性率を示すほか，胃がん，大腸がん，肝臓がんでも30～60％が基準値を超える.
- NCC-ST-439は胃がんの腫瘍マーカーとされていたが，膵臓をはじめとする消化器がんや，乳がんの目安としても利用されている.

基準値
- CEA：5.0 ng/mL 以下（CLIA）
- CA19-9：37 U/mL 以下（RIA法）
- NCC-ST-439：7 U/mL 以下

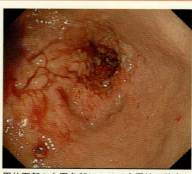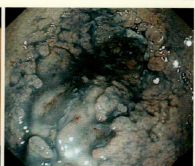

胃体下部から胃角部にかけて全周性の狭窄とびらん，粗造粘膜，易出血性を認める.
左の画像は通常観察であり，腫瘍の位置，形態，大きさ，深達度，悪性度などを観察する.
右の画像はコントラスト法で，インジゴカルミンを散布して粘膜の微細な凹凸を明瞭化する.

図3　4型進行胃がんの内視鏡画像

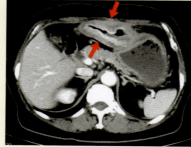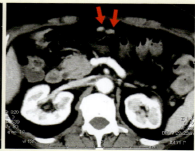

胃体下部に全周性の壁肥厚を認め，粘膜層は増強効果を認め腹壁との境界も不明瞭である. リンパ節の腫大を認め，リンパ節転移を疑う.

図4　4型進行胃がんの腹部CT画像

診断のされ方

- 胃がんの診断は，存在診断，質的診断，量的診断に沿って行われる（表1）.
- 胃がん検診や人間ドックの際，または自覚症状出現時の精査として上部消化管内視鏡検査やX線造影検査が実施される.
- 存在診断（腫瘍の存在の確認）がつき，内視鏡検査の際に行う生検による質的診断（病理組織検査）が胃がんの診断には必須である.
- 量的診断（EUS）では胃がんの深達度が評価され，治療方針の選択材料となる.

表1　胃がんの診断

存在診断	X線造影検査	内視鏡検査	
質的診断			病理組織検査 遺伝子検査
量的診断			EUS 腫瘍マーカー

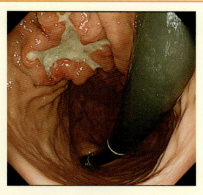

図5 内視鏡検査における噴門部の見上げ画像

検査に関する臨床知
- 上部消化管内視鏡検査において，噴門部の観察は見上げなければ確認できない（図5）．また，病変がファイバースコープに隠れることもあり，発見が難しいため注意が必要である．

治療法の選択

内視鏡的治療
- 内視鏡的粘膜切除術（EMR）：内視鏡で，胃がんの粘膜下層に生理食塩液やヒアルロン酸ナトリウム溶液などを局注して腫瘍を浮き上がらせ，スネアワイヤーをかけ，高周波電流を流しながらスネアワイヤーを絞り切除する．
- 内視鏡的粘膜下層剥離術（ESD）：内視鏡で，胃がんの粘膜下層に生理食塩水やヒアルロン酸注入液を局注して腫瘍を浮き上がらせ，周囲を電気メスで切開し，粘膜下層から剥離する．

外科的治療
- 早期胃がんでは胃全摘術，噴門側胃切除術，幽門側胃切除術，幽門保存胃切除術の4種類の術式から選択される．
- 進行胃がんでは胃全摘術，噴門側胃切除術，幽門側胃切除術の3種類の術式から選択される．
- 再建方法はBillroth-I法やRoux-en-Y法が代表的だが，ガイドラインでは特定の再建方法は推奨していない．
- 早期胃がんに対しては，腹腔鏡下胃切除術が行われるようになってきたが，わが国では長期予後に関するエビデンスはまだ乏しい．

化学療法
- 抗がん剤による治療で，1種類のみを使用する単独療法と，数種類を組み合わせる併用療法がある．
- 術前化学療法は，手術に向けてがんを小さくするために行う．
- 術後補助化学療法は，術後の再発防止や手術では切除しきれない転移がんに対する治療として行う．

緩和療法
- 身体的，精神的な苦痛を和らげる目的で行う．
- 症状の緩和や痛みの軽減を行い，患者のQOL維持に努める．

補足説明
- EMRやESDは低侵襲の治療法で，外科手術に比べ退院までの期間を短縮でき，何より患者の負担を軽減することができる．
- 胃がんに対する内視鏡切除の場合は，切除後の食事開始まで2〜3日ほどかかる．
- 入院期間は病変の大きさと治療手技に影響されるが，3〜7日が通常である．

治療に関する臨床知
- 治療方針は，『胃癌治療ガイドライン（第4版）』に沿って，患者の全身状態，QOL（生活の質）を考慮して選択される．

文献
1）荒井邦佳 編：Knack & Pitfalls 胃外科の要点と盲点. 第2版, 文光堂, pp44-61, 2009
2）加藤元嗣：胃癌. 消化管症候群（日本臨牀別冊），第2版, 日本臨牀社, pp300-306, 2009
3）日本胃癌学会 編：胃癌治療ガイドライン. 第4版, 金原出版, 2014

消化器系疾患

大腸がん

佐伯京子

ポイントになる検査項目

便潜血，血液検査（腫瘍マーカー），直腸検診，腹部エコー，注腸造影検査，大腸内視鏡検査，腹部CT・MRI

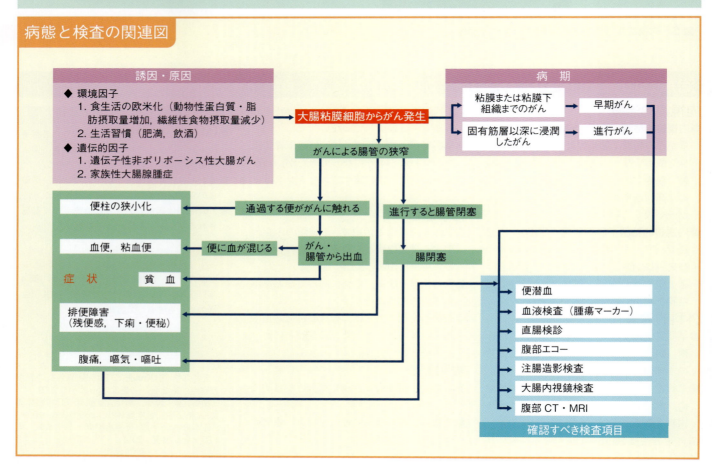

病態と検査の関連図

どんな疾患か

- 大腸（盲腸・結腸・直腸・肛門）に発生した悪性腫瘍で，原発性は大腸粘膜の上皮から発生し，周囲の組織に浸潤や転移を起こすものが大腸がんである．大腸がんは，浸潤や転移を起こす能力のない腺腫などの良性腫瘍とは区別される．
- 日本人ではS状結腸と直腸にがんが発生しやすいといわれている．
- 罹患率は，40歳代から増加し始め，50歳代でさらに増え，高齢になるほど高くなる．
- 大腸がんの発生は，環境要因（食生活の欧米化，生活習慣）と遺伝的要因が関係しているといわれている．

用語解説

- 浸潤：発生したがん細胞が組織内部の深くまで進行することである．
- 転移：がん細胞がリンパ液や血液の流れで運ばれて別の臓器に移動し，その移動した臓器で成長したものである．

体の中で起きていること（病態生理）

- 大腸がんの発生には2つの経路があるとされている．1つ目は，良性のポリープ（腺腫）ががんになる経路であり，腺腫が発がん刺激を受けてがん化するものであり，腺腫－がん連関といわれる．2つ目は，正常粘膜が発がん刺激を受けて直接的にがん化するものであり，このがんはデノボがん（前がん状態のないがん）といわれる．
- 粘膜または粘膜下組織までのがんを早期がん，固有筋層以深に浸潤したがんを進行がんという（図1）．
- 大腸がんの転移様式は，浸潤，リンパ行性転移，血行性転移，腹膜播種がある．
- 肝臓に転移する確率が高い特徴があり，これは腸壁の静脈からの血行性転移によるものである．
- がんのある部位によって症状が異なり，右側結腸では，腸内容物がまだ液状であるために症状が出現しにくく慢性的な出血に伴う貧血の症状が出現し気づくことが多い．左側結腸では，腸内容が固くなるため，がんと接触し出血することがある．また，病変が肛門に近いため血便や粘血便の症状として出現する．
- 直腸がんでは，内腔の狭窄による便柱の狭小化や便やトイレットペーパーへの血液付着などの症状が出現する．
- どの部位でも，がんが進行し腸管が閉塞すると，腸閉塞の症状が出現する．

> **用語解説**
> - 腹膜播種：増大したがんが腸の壁を突き破り，腸管を覆う腹膜に到達する．そこから腹腔内に散らばったがん細胞が大きくなり，進行すると腹腔内全体に広がることである．

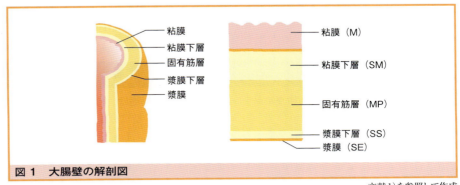

図1　大腸壁の解剖図

文献1)を参照して作成

検査の読み方　ここがポイント！

便潜血反応
- 連続する2日間の検便を行い便の状態を確認する「2日法」が一般的である（1回では陽性率が低いため）．
- 便の中に混じっている血液を検出する検査法である．ヒトヘモグロビン（ヒトHb）に対する抗体を用いて，出血した血液のヒトHbを免疫学的に便中から検出する方法である．
- 大腸がんの早期発見を目的として定着している検査法である．
- 「2日法」での大腸がんの発見確率は，進行がんであれば約9割程度，早期がんであれば約5割程度である．
- 検診で陽性でも腫瘍性の病変がみつからない人が約6割いるという現状もある（偽陽性）．

血液検査（腫瘍マーカー）
- 腫瘍マーカーは，進行したがんの動態を把握するのに使われており，早期診断には役立たない．手術後のフォローアップ時の再発の発見や抗がん剤の効果判定に用いている．
- 大腸がんでは，がん胎児性抗原（carcinoembryonic antigen：CEA）が最も重要な腫瘍マーカーである．しかし，臓器特異性は低いので，この検査だけでは診断できない．また，陽性になるのは進行がんが多く，早期がんの診断には適さないため注意が必要である．
- ほかにもCA19-9，p53抗体などの腫瘍マーカーも検査する．
- p53抗体は，2007年に新規承認された腫瘍マーカーであり，がん細胞をもつ人の体内だけにつくられる抗体を測るというものであり，その陽性率は0～Ⅰ期では30～40％，Ⅱ期では40％，Ⅲ期では40％，4期では30％台となり，特に早期がんに対しては従来の腫瘍マーカーの約10倍と成績が向上している．

直腸検診
- 医師が指を肛門から直腸内に挿し込み，しこりや異常の有無を指の感触で調べる．

腹部エコー
- 腹部のエコー検査を実施し，大腸がんと周囲臓器の構造やがんの転移の有無をみる．

注腸造影
- 検査前日から検査食を摂取し，腸内洗浄を行う．そして検査当日にバリウムと空気を肛門から注入し，大腸のX線検査を実施する．病変の形・大きさ・位置などを診断できる．がんによる腸管の狭窄からくるアップルコアサイン（りんごの芯様像）が確認できる（図2）．

大腸内視鏡
- 肛門から内視鏡を挿入し，大腸を内部から直接観察し，がんが疑われる場所の病変の範囲や深さを調べることができる．がんの疑いのある病変から病理組織診断のための生検（組織採取）ができる．また，良性のポリープや早期の大腸がんであれば検査を行うときに一緒に切除することも可能である．

腹部CT・MRI
- 治療開始前に周辺臓器へのがんの広がりや転移がないかなどを調べることができる．

大腸がん

> **血液検査（腫瘍マーカー）基準値**
> - がん胎児性抗原（CEA）：0.0～5.0 ng/mLが正常．上昇すると大腸がんを疑う．しかし，健康な人でも約3％の人は基準値を超える場合があるとされており，高齢や喫煙でもやや上昇する傾向がある．
> - CA19-9：37 U/mL以下（RIA法）が正常．大腸がんでは30～60％が基準値を超える．
> - p53抗体：1.2 U/mL以下が正常であり，従来の腫瘍マーカーと組み合わせることで，血液検査だけでも50％ぐらいの確率でがん疑いが判別されると期待されている．

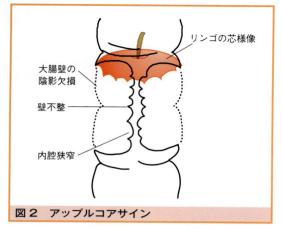

図2　アップルコアサイン

文献6)を参照して作成

診断のされ方

- 大腸がんは症状・臨床所見，検査結果を総合的にみて診断される．
- 前述したように，大腸がんには早期がんと進行がんがある．肉眼的形態として，大腸がんの形態は，『大腸癌取り扱い規約』で0～5型に分類される．0型は早期がんを示し，1～5型が進行がんを示す．
- がんの進行の程度を示す病期（ステージ）では，0期，Ⅰ期，Ⅱ期，Ⅲ期（Ⅲa，Ⅲb），Ⅳ期に分類される．Ⅳ期が最も進行した状態である（表1）．

表1　大腸がんの病期分類

	リンパ節転移なし（N0）	リンパ節転移1～3個（N1）	リンパ節転移4個以上（N2）もしくは主リンパ節・側方リンパ節転移（N3）	遠隔転移がある（M1）
大腸の粘膜内にとどまっている（Tis）	0			
大腸の粘膜下層にとどまっている（T1）	Ⅰ			
大腸の固有筋層にとどまっている（T2）	Ⅰ			
大腸の固有筋層を越えて広がっている（T3）	Ⅱ	Ⅲa	Ⅲb	Ⅳ
大腸の漿膜表面に露出している（T4a）	Ⅱ			
大腸周囲の臓器に広がっている（T4b）	Ⅱ			

文献2)を参照して作成

> **診断に関する臨床知**
> - 早期がんと進行がんでは治療内容も変わってくるため，検査結果からどこの病期であるかを診断し，選択できる治療の内容や治療後の合併症を含めた援助を検討していく必要がある．

治療法の選択

- 0期とⅠ期（T1軽度浸潤）の場合は内視鏡的摘除を実施するか外科的手術を実施し，その後経過観察を続ける．
- Ⅰ期（T1高度浸潤/T2）・Ⅱ期・Ⅲ期の場合は外科的手術を実施し，術後病理検査の結果によって経過観察と，必要な場合は化学療法・放射線療法に分かれる．
- Ⅳ期の場合は化学療法・放射線療法を実施するか，適応でない場合は対症療法となる．

大腸がんの外科的手術

- 内視鏡摘除の適応でない場合は外科的手術による切除が基本であり，がんのある腸管切除とリンパ節郭清を実施し，がんが周囲の臓器に進行している場合にはそれらの臓器も一緒に切除を行う．
- **結腸の手術**：がんのある部位から10cm離した部位で腸管を切除し，その前後の腸管同士を吻合する．切除された腸管の部位によって手術名が決定し，術後の機能障害はほとんどない．
- **直腸の手術**：直腸は骨盤内の深いところにあり，その周囲には神経や筋肉，前立腺・膀胱・子宮・卵巣などの排便，排尿，性機能などの役割がある重要な器官がある．骨盤内の自律神経によって調節されており，自律神経を残す方法で手術が可能であれば機能障害はきたさないが，がんが自律神経の近くまで進行しているときは神経を切除する手術が必要となる場

- 合もあり，機能障害が起こる可能性がある．
- がんが肛門に近く2cm以上離して直腸を切除できない場合は，肛門も含めて直腸を切除してS状結腸で人工肛門（ストーマ）を造設する．
- ストーマ造設の適応は，①下部直腸がん（肛門からの距離が4〜5cm以下），②S状結腸がん・直腸がんによる通過障害が悪化，③手術で吻合したい部分が縫合不全により腹膜炎を発症した場合，といわれている．②の場合はがんよりも口側の大腸でストーマ造設，③の場合は一時的に口側の大腸にストーマを造設する．

化学療法

- 手術と組み合わせて実施される「補助化学療法」と，手術による治癒が困難な状況で延命や症状コントロール目的で実施される「緩和的化学療法」がある．
- 「補助化学療法」として術後補助化学療法があり，再発予防を目的として実施される．適応となる対象は，手術によってがんが完全に切除できた病期がⅢ期およびⅡ期の中でも再発のリスクが高い患者である．

治療に関する臨床知

- 直腸がんの外科的手術では，がんを取り残さず，根治手術が可能であれば肛門温存手術が施行され，人工肛門造設になるケースは減少してきている．早期がんであれば経肛門的直腸がん局所切除術が行われており，手術療法の低侵襲化は進んできている．

文献
1) 国立研究開発法人国立がん研究センターがん対策情報センター：がん情報サービス．大腸がん．http://ganjoho.jp/aboutus.html
2) 落合慈之 監：消化器疾患ビジュアルブック．学研メディカル秀潤社，pp113-119，2010
3) 森眞二郎，他：経肛門的直腸がん局所切除術．消化器外科ナーシング 12（1）：52-54，2007
4) 大腸癌研究会 編：患者さんのための大腸癌治療ガイドライン2014年版．第3版，金原出版，2014
5) 大腸癌研究会 編：大腸癌取扱い規約．第8版，金原出版，2013
6) 福本陽平，他監：病気がみえる vol.1—消化器．メディックメディア，p107，2008

消化器系疾患

潰瘍性大腸炎，クローン病

森 みさ子

ポイントになる検査項目
問診，血液検査（炎症の指標：血沈，WBC，CRP，蛋白分画），（栄養状態の指標：Hb，Ht，総蛋白，血清アルブミン），便潜血，大腸内視鏡検査（組織生検），注腸X線

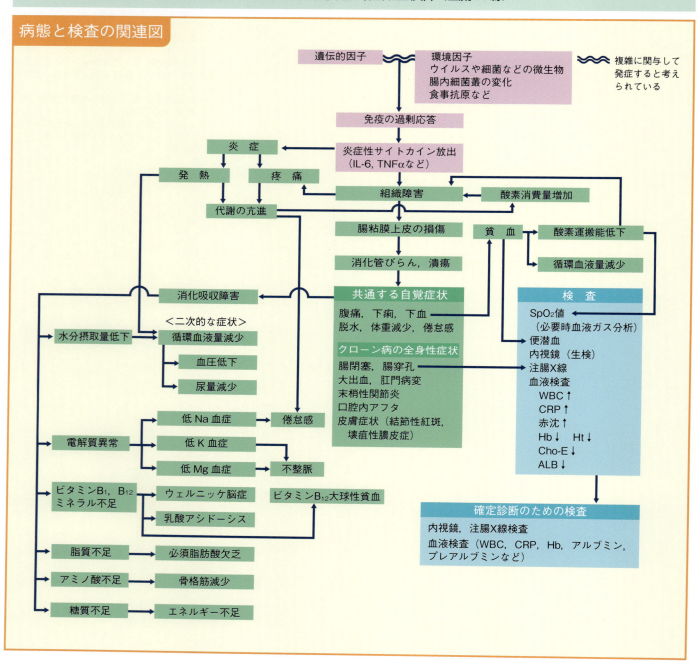

病態と検査の関連図

どんな疾患か

- 潰瘍性大腸炎（ulcerative colitis：UC）・クローン病（Crohn disease：CD）は原因不明の炎症性腸疾患（inflammatory bowel disease：IBD）であり，厚生労働省の指定難病[1,2]である（図1）.
- 腸管内の免疫反応の異常や食生活の関与，遺伝的要因などのいくつかの要因が複雑に絡み合って発症[3〜5]すると考えられている．
- 消化管に慢性の炎症あるいは潰瘍が存在することで，腹痛，下痢，消化管出血，発熱，体重減少，全身倦怠感などの症状をひき起こす．
- 腹部症状により食事摂取量が減少するため，低アルブミン血症，必須脂肪酸欠乏，微量元素欠乏などの多彩な栄養障害のリスクを抱えている．
- 潰瘍性大腸炎の病変は直腸から大腸までと限局されるが，クローン病は口から肛門まですべての消化管と皮膚症状など，全身に炎症が及ぶことが特徴である．
- 2つの疾患の特徴を表1に示す．

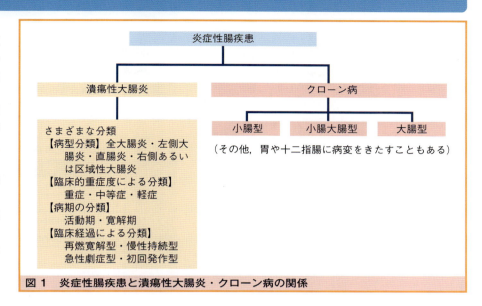

図1　炎症性腸疾患と潰瘍性大腸炎・クローン病の関係

表1　潰瘍性大腸炎とクローン病の相違点

	潰瘍性大腸炎	クローン病
どのような人に多いのか	30歳以下の若年者に多いが，小児や50歳以上の年齢層にも認める 男女比　1：1 喫煙者＜非喫煙者	10〜20歳代の若者 男女比　2：1 喫煙者＞非喫煙者 動物性脂肪，蛋白質を多く摂取し，生活水準が高いほうが罹患率が高い
わが国における患者数	166,060人 （人口10万人あたり100人程度）	39,799人 （人口10万人あたり27人）
病変部位	大腸粘膜	口から肛門まですべての消化管に起こりえる．好発部位は小腸末端部
病変の広がり	直腸から連続的に口側に広がっている病変	非連続性の病変
原因	不明（複数の要因が複雑に絡み合って発症すると考えられる）	
遺伝	何らかの遺伝的因子が関与していると考えられている	遺伝病ではないと考えられている
症状	下痢や血便，けいれん性の腹痛	腹痛，下痢，発熱，下血，腸管の狭窄，膿瘍，瘻孔形成などを合併することもある 関節炎・皮膚炎など多彩な症状を呈す

体の中で起きていること（病態生理）

- 腸管内の自己免疫反応により局所的な炎症が起こる．
- 下記のような症状をきたし，栄養障害を併発しやすい[6,7]．
  - ・炎症による代謝の亢進
  - ・栄養素の消化吸収障害・蛋白漏出
  - ・粘膜からの出血による貧血　など

次に，それぞれの症状について説明する．

炎症による代謝の亢進

- 免疫応答により代謝が亢進するためエネルギー消費量が増大する．
- エネルギー消費量が増大することでエネルギー供給が不足した状態が続くと，エネルギー源としての糖質を生み出すために，骨格筋を分解するため代謝の亢進が生じる．

（糖新生に関する説明は割愛する．成書参照のこと）

栄養素の吸収障害・蛋白漏出障害

- 腸粘膜に炎症があるため，栄養素の消化吸収障害[8]に陥る．
- 各栄養素により吸収部位が異なる（図2）ため，病変部位によって栄養障害のパターンは異なる．

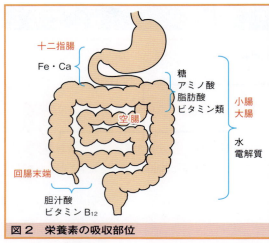

図2 栄養素の吸収部位

文献9)より引用

表2 水溶性ビタミンの欠乏と疾病

	疾病	症状や疾患
B_1	脚気，ウェルニッケ脳症	意識障害（不可逆的）
B_2	口内炎，口角炎	多発アフタ
B_6	貧血，多発性末梢神経炎	造血機能障害
B_{12}	巨赤芽球症・悪性貧血 亜急性連合脊椎変性症	倦怠感・息苦しさ 運動障害
C	巨赤芽球貧血・壊血病	倦怠感・内出血

文献8)より引用

表3 ミネラルの欠乏と疾病

	疾病	各栄養素の作用
Ca	くる病，骨粗鬆症	骨・歯形成，神経興奮抑制
Fe	鉄欠乏性貧血	酸素運搬，細胞への取り込み
P	refeeding syndrome	骨形成，すべての細胞代謝
Mg	torsades de pointes	神経興奮抑制
Na	低Na血症	細胞外の浸透圧維持
K	低K血症	細胞内の浸透圧の調整
Cu	貧血，成長障害	鉄の吸収を助ける
Zn	味覚障害，創傷治癒障害	DNA，蛋白合成
Se	克山病・脱毛	抗酸化作用

文献8)より引用

- おもな栄養障害は，蛋白・エネルギー栄養障害（protein energy malnutrition：PEM）である．
- 水分の吸収障害や下痢による水分喪失により，循環血漿量不足が生じる．循環血漿量が不足すると低血圧，頻脈を招き，易疲労，立ちくらみをきたすおそれもある．
- ビタミン・ミネラル欠乏により致命的な障害を呈することがある（表2，3）．

粘膜からの出血による貧血

- 腸粘膜からの出血により貧血を呈すことで，全身組織への酸素運搬能力が低下する．
- 腸管自体が組織低酸素に陥ることで，病態の悪化を招きやすい（図3）．

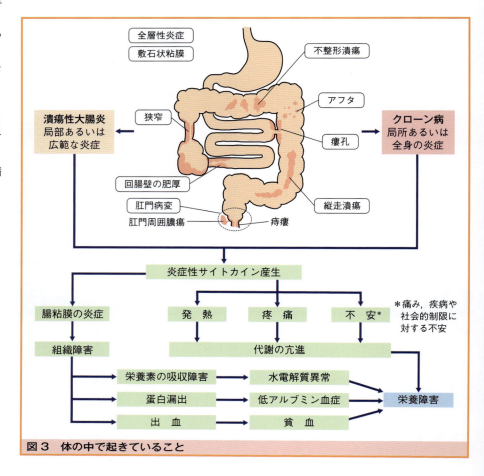

図3 体の中で起きていること

検査の読み方　ここがポイント！

内視鏡
- **潰瘍性大腸炎**：軽症のうちは粘膜全体がむくみ，血管透過性が低下している．重症度が上がると広範な潰瘍，自然出血を認めるようになる（図4）．
- **クローン病**：非連続的に多発する潰瘍が石を敷き詰めたように見えることから「敷石像」と呼ばれる所見と，「縦走潰瘍」が特徴的である（図5）．

画像診断
- **注腸X線検査**：潰瘍やびらんのくぼみにバリウムがたまるので，病変の深さや広がりの範囲を確認できる．

便検査
- **便潜血反応**
  * 便中に含まれる微量ヘモグロビンに反応して陽性を示す．
  * 食事に含まれる鉄分は考慮しなくてもよい．
  * 通常は2日間の便を採取して検査を行う2日法で調べる．

血液検査 [9~11]
- **炎症評価**
  * 白血球数（WBC）：通常，増加する．
  * C反応性蛋白（C-reactive protein：CRP）：体内の炎症に反応するため，クローン病活動期や潰瘍性大腸炎の炎症期には上昇する．
  * 赤血球沈降速度（血沈）：通常亢進する．ただし，血沈はさまざまな疾患で亢進することがあり，この検査だけで確定診断することはない．
  * 蛋白分画：慢性炎症および急性炎症がある場合は，α_2-グロブリンが上昇する．
  * A/G比（アルブミン/グロブリン比）：グロブリンは炎症が起こると増加する物質であるため，A/G比が低い場合は炎症の存在を疑う．
  * 血小板数（Plt）：炎症の活動期では増加するため病勢の評価に有用である．

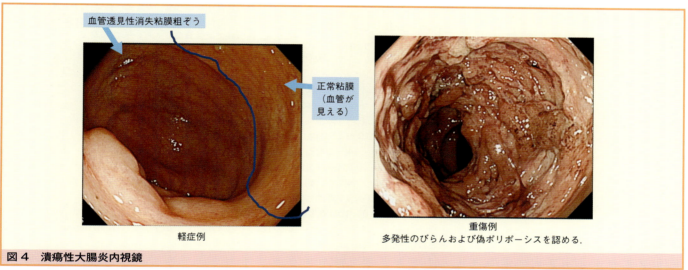

図4　潰瘍性大腸炎内視鏡

軽症例／重症例　多発性のびらんおよび偽ポリポーシスを認める．

（写真提供）聖マリアンナ医科大学　消化器・肝臓内科　末永大介 医師

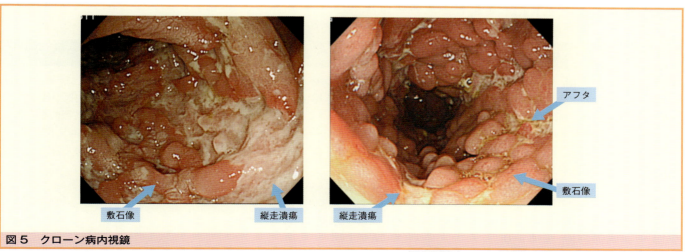

図5　クローン病内視鏡

（写真提供）聖マリアンナ医科大学　消化器・肝臓内科　末永大介 医師

- 消化管出血・吸収障害の評価
  * ヘモグロビン（Hb）：粘膜からの出血，炎症による消耗のために低下するが，平均赤血球容量（mean corpuscular volume：MCV）や，平均赤血球ヘモグロビン量（mean corpuscular hemoglobin：MCH）は正常であることが多い．MCV，MCHが高値を示す大球性高色素性貧血の場合は，回腸末端病変によるビタミンB_{12}の吸収障害を疑う．
  * ヘマトクリット（Ht）：出血に伴って低下する．ただし，脱水により見かけ上のHt値は上昇し，ごくわずかな出血をマスクしてしまうこともあるため，BUN/Cr比と同時に評価する．
  * 尿素窒素／クレアチニン（BUN/Cr）比：BUN値は異化，脱水，消化管出血時に容易に上昇するが，Cr値は変動が少ない．そのため，BUN値をCr値で割った値を指標として全身状態の評価を行う．健常時では10前後であるが脱水時には数値が大きくなる．BUN/Cr比の値が大きく，Hb，Ht値が低下している場合は，消化管出血を疑う．
  * 総蛋白：脱水症では血液が凝縮されるため，見かけ上，数値が上昇する．また，慢性肝炎などのグロブリンが上昇する疾患では，総蛋白値は上昇するため他の検査や臨床症状と併せてモニタリングを行う．
- 栄養状態の評価
  * アルブミン・プレアルブミン：栄養障害が進むとアルブミンは低下するが，アルブミンは加齢によって低下する．また，半減期が21日と長いため，急性期には栄養指標として利用しにくい指標である．このため，アルブミンとグロブリンとの比率や，半減期の短い（1.7日）プレアルブミンなどを併用することが望ましい．
  * 総コレステロール，中性脂肪：栄養障害があると低下し，栄養状態の改善とともに上昇する．
  * コリンエステラーゼ：肝臓の蛋白代謝能の指標となる．低栄養や肝機能障害で低値となる．
  * AST，ALT：肝機能障害により血中に逸脱して値が上昇するため，治療にあたっての投薬量の選択や腸管外合併症の有無の確認，栄養療法導入時の肝臓の負担などのモニタリングに有用な項目である．

血液検査基準値

- WBC：3,300〜9,000/μL
- CRP：0.3 mg/dL 以下
- 赤血球数（RBC）：男性 430〜570万/μL，女性 380〜500万/μL
- 赤血球沈降速度：男性 2〜10 mm/hr，女性 3〜19 mm/hr
- 蛋白分画：分画パターンを評価する

	基準値	臨床的意義
アルブミン	60.2〜71.4 %	栄養状態および膠質浸透圧
$α_1$-グロブリン	1.9〜3.2 %	急性相反応物質．炎症時に2〜3日で上昇
$α_2$-グロブリン	5.8〜9.6 %	IBDなどの炎症時に上昇，肝障害時には低下
β-グロブリン	7.0〜10.5 %	鉄欠乏性貧血やネフローゼ症候群で上昇
γ-グロブリン	10.6〜20.5 %	IgG，IgAは慢性炎症で上昇 IgMは急性炎症で上昇する

- Hb：男性 13.5〜17.5 g/dL，女性 11.5〜15.0 g/dL
- Ht：男性 39.7〜52.4 %，女性 34.8〜45.0 %
- MCV：男性 85.8〜102.0 fL，女性 82.2〜100.0 fL
- MCH：男性 29.0〜35.2 pg，女性 27.4〜34.1 pg
- 血小板数（Plt）：14〜34万/μL
- 総コレステロール：120〜219 mg/dL
- 中性脂肪：30〜149 mg/dL
- コリンエステラーゼ：男性 234〜493 U/L，女性 200〜452 U/L
- BUN/Cr比：10（BUN基準値 8.0〜20.0 mg/dL）
  （Cr基準値 男性 0.61〜1.04 mg/dL，女性 0.47〜0.79 mg/dL）
- 総蛋白：6.7〜8.3 g/dL
- アルブミン：3.8〜5.2 g/dL
- プレアルブミン：22〜40 mg/dL
- A/G比：1.1〜2.0

診断のされ方

潰瘍性大腸炎の診断（表4，5）

- 慢性の粘血・血便があり潰瘍性大腸炎が疑われるときには，海外渡航歴を聴取するとともに，培養検査などにより感染症を除外する．
- 下部消化管内視鏡検査を行い，腸病変の確認と生検を実施する（必要時は注腸X線検査を行い，病変の性状や罹患範囲を特定して他の疾患を除外する）．

クローン病の診断（表6〜8）

- 若年者で慢性の腹痛，下痢が続く場合に，クローン病を念頭において問診を行う．体重減少や発熱を伴う場合はクローン病の可能性が高い．
- 体重の変化がわからない場合は「衣類が緩くなっていないか」など，具体的な問診を重ねる．
- 血液検査により炎症反応や栄養状態を評価するが，単独で評価できる項目はない．そのため，複数の項目をモニタリングして統合的に評価する．
- 特有の肛門周囲病変（裂肛，膿瘍，痔瘻など）の有無を確認するが，可能であれば肛門科医師やIBD専門医が行う．
- 下部内視鏡検査を行い，特徴的な病変（敷石像，縦走潰瘍など）部位，疾患パターンなどを分類する（図6）．

表4 潰瘍性大腸炎診断基準

a) 臨床症状	
1. 持続性または反復性の粘血・血便，あるいはその既往がある	
b) 内視鏡検査	
1. 粘膜はびまん性におかされ，血管透見像は消失し，粗ぞうまたは細顆粒状を呈する．さらに，もろくて易出血性（接触出血）を伴い，粘血膿性の分泌物が付着している	
2. 多発性のびらん，潰瘍あるいは偽ポリポーシスを認める	
c) 注腸X線検査	
1. 粗ぞうまたは細顆粒状の粘膜表面のびまん性変化	
2. 多発性のびらん，潰瘍	
3. 偽ポリポーシスを認める．その他，ハウストラの消失（鉛管像）や腸管の狭小・短縮が認められる	
d) 生検組織学的検査	
活動期では粘膜全層にびまん性炎症性細胞浸潤，陰窩膿瘍，高度な杯細胞減少が認められる．いずれも非特異的所見であるので，総合的に判断する．寛解期では腺の配列異常（蛇行・分岐），萎縮が残存する．上記変化は通常直腸から連続性に口側にみられる	

a) のほか，b) のうちの1項目，およびc) を満たし，他疾患が除外できれば，確診となる．

文献1) を参照して作成

表5 潰瘍性大腸炎の病型・病期・臨床的重症度分類

A 病状の拡大による病型分類

全大腸炎	病変の範囲が脾彎曲部を越えていないもの
左側大腸炎	病変の範囲が横行結腸中央を越えない
直腸炎	内視鏡検査で直腸S状部の口側に正常粘膜を認める
右側あるいは区域性大腸炎	病変の分布が，右側結腸あるいは上記以外のもの*

*クローン病や大腸結核との鑑別が困難で，経過観察や切除手術または剖検の結果を待たなければならないこともある．

B 病期の分類

活動期	血便（＋） 内視鏡：血管透過像の消失，易出血，びらん，潰瘍など
寛解期	血便（－） 内視鏡：活動期の所見消失，血管透過像の出現

C. 臨床的重症度判定

	重症	中等症	軽症
1. 排便回数	6回以上	重症と軽症の中間	4回以下
2. 顕血便	（＋＋＋）		（＋）〜（－）
3. 発熱	37.5℃以上		（－）
4. 頻脈	90/min以上		（－）
5. 貧血	Hb 10g/dL以下		（－）
6. 赤沈	30 mm/hr以上		正常

文献1) より改変

表6 わが国のクローン病診断基準

(1) 主要所見	(2) 副所見
A. 縦走潰瘍	a. 消化管の広範囲に認める不整形〜類円形潰瘍またはアフタ
B. 敷石像	b. 特徴的な肛門病変
C. 非乾酪性類上皮細胞肉芽腫	c. 特徴的な胃・十二指腸病変

確診例
1. 主要所見のAまたはBを有するもの
2. 主要所見のCと副所見のaまたはbを有するもの
3. 副所見のa, b, cすべてを有するもの

疑診例
1. 主要所見のCと副所見のcを有するもの
2. 主要所見AまたはBを有するが虚血性腸病変や潰瘍性大腸炎と鑑別ができないもの
3. 主要所見Cのみを有するもの
4. 副所見のいずれか2つまたは1つのみを有するもの

文献3) を参照して作成

表7 クローン病の重症度・病型分類

重症度分類	CDAI*	合併症	炎症	治療反応
軽症	150〜220	なし	わずかに上昇	
中等症	220〜450	明らかな腸閉塞などなし	明らかな上昇	軽症治療に反応しない
重症	450＜	腸閉塞，膿瘍など	高度上昇	治療反応不良

*CDAI：Crohn's disease activity index

病状の拡大による病型分類	
小腸型	縦走潰瘍，敷石像または狭窄の存在部位により分類する
小腸大腸型	
大腸型	
特殊型	・上記所見を欠く場合やまれな部位に存在する場合 ・多発アフタ型，盲腸虫垂限局型，直腸型，胃・十二指腸型などを特殊型として分類する

文献3) を参照して作成

表8 クローン病の疾患パターン

疾患パターン	
炎症型	合併症なし
瘻孔形成型	瘻孔形成を有する
狭窄型	狭窄病変を有する

文献3) を参照して作成

治療法の選択

- 現時点では，クローン病を完治させる治療法はないが，疾患の活動性を抑え，QOLを向上させることが治療目標となる．
- 潰瘍性大腸炎，クローン病に共通する治療は，ステロイドや免疫抑制薬などの薬物療法と，経腸栄養療法や中心静脈栄養療法の単独または併用である．
- 中等症～重症例では，血球成分除去療法の適応や，重症例では外科的手術を要することもある．
- 治療の詳細や目標に関しては，医師，薬剤師，管理栄養士，リハビリスタッフらと情報を共有し，患者・家族に一貫性のある説明を行う．
- 看護スタッフは最新のガイドラインを参考にして看護計画を立案し，治療効果，副作用などをモニタリングする．

栄養療法

- 両疾患とも，活動期には消化管の安静を保つために安静をはかりつつ栄養状態を改善するために，低脂肪・低残渣・低刺激・高蛋白・高カロリー食を基本とする．
- クローン病では，成分栄養療法を行うことにより寛解導入に有用であるというエビデンスがあるが，成分栄養剤はほぼ無脂肪でビタミン微量元素含有量も少ない．そのため必須脂肪酸欠乏や，致命的なビタミン，微量元素欠乏などのリスクを念頭において全身状態をモニタリングする．
- 個々の症例において継時的に間接熱量測定を施行し，消費エネルギー量やエネルギー基質の変動に応じた栄養管理が必須である．
- 適切な栄養輸液管理が必要であるため，栄養サポートチーム（なければ薬剤師，管理栄養士）などの専門家と連携をはかる．

補足説明

- 治療には重症度の把握が重要となるが，活動度と一致しないことが多い．内視鏡的にびらん，潰瘍が改善し活動性が弱まっているようにみえても，頻繁な下痢，発熱などの症状を呈することがある．
- そのため合併症に加え炎症所見と治療反応性の総合的な評価が有用である．
- 便性状や腹部症状，日常生活動作に伴う倦怠感の有無，呼吸回数の変化などをモニタリングする．経時的に記録することで適切な効果判定につながる．

治療に関する臨床知

- 患者は慢性の腹痛や下痢による身体的な苦痛を感じていることと，食べたくても食べることができないことや，活動期の就学・就労制限などにより心理・社会的な苦痛を感じていることが多い．
- 患者や家族に心情を語っていただけるように，処置や検温以外のときにも訪室して気にかけていることや役に立ちたいと思っていることを伝える．
- 経済的な負担の軽減と社会資源の利用について，MSWとの面談を勧める．

文献

1) 厚生労働科学研究費補助金 難治性疾患克服研究事業「難治性炎症性腸管障害に関する調査研究」班（渡辺班）平成21年度総括・分担研究報告書．pp484-488，2011
2) 難病医学研究財団／難病情報センター：難病情報センター．http://www.nanbyou.or.jp/
3) 厚生労働科学研究費補助金 難治性疾患克服研究事業「難治性炎症性腸管障害に関する調査研究」班（渡辺班）平成23年度分担研究報告書．2011
4) 日本炎症性腸疾患協会 編：クローン病の診療ガイド．文光堂，2011
5) 日本炎症性腸疾患協会 編：潰瘍性大腸炎の診療ガイド．第2版，文光堂，2011
6) 日本静脈経腸栄養学会 編：日本静脈経腸栄養学会静脈経腸栄養ハンドブック．南江堂，pp361-369，2011
7) 日本静脈経腸栄養学会 編：静脈経腸栄養ガイドライン．第3版，照林社，pp289-294，295-598，2013
8) 中村丁次 監：栄養の基本がわかる図解事典．成美堂出版，pp57-128，2015
9) 日本静脈経腸栄養学会 編：コメディカルのための静脈・経腸栄養ハンドブック．南江堂，p113，2011
10) 総合検査案内2015
11) 日本静脈経腸栄養学会 編：日本静脈経腸栄養学会静脈経腸栄養ハンドブック．南江堂，pp121-129，2011
12) 岡田定：誰も教えてくれなかった血算の読み方・考え方．医学書院，pp1-8，2011

消化器系疾患

肝　炎

小川哲平

ポイントになる検査項目
血液検査（AST，ALT，ALP，LDH，γ-GPT，PT，Bil，ウイルスマーカー），
画像検査（エコー，CT）

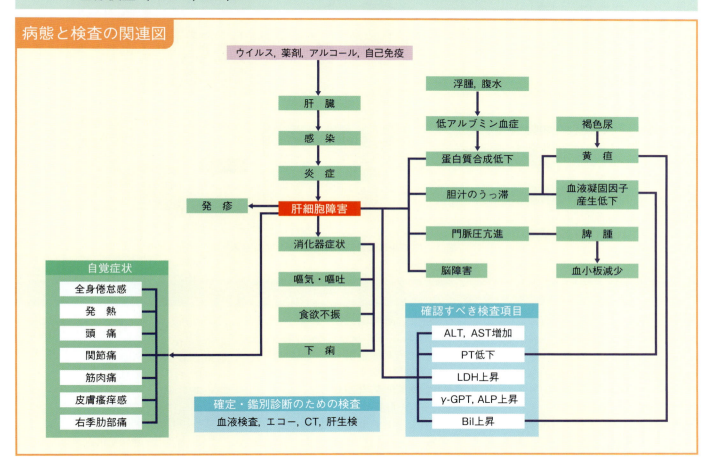

どんな疾患か

- 肝炎とは，おもに肝炎ウイルスの感染によって起こる肝細胞の炎症である．肝炎はおもにA，B，C，D，E型のウイルスが原因で起こる．非ウイルス性では，アルコール性や薬剤性，自己免疫性，サイトメガロウイルス，EBウイルス感染などが原因で起こることがある．
- 急性肝炎は，肝炎ウイルスの感染など何らかの原因によって肝細胞に炎症が生じ，急性の肝機能障害を呈する病態である．急性肝炎は，その原因ウイルスにより経過と重症度が異なる．急性肝炎の中には，高頻度に死に至る劇症肝炎に移行する可能性がある．
- 慢性肝炎は，肝炎ウイルスの持続感染により生じ，B型肝炎ウイルス，C型肝炎

用語解説

- **劇症肝炎**：肝細胞障害が著しく生じ，初発症状出現から8週間以内にプロトロンビン時間（PT）が40％以下に低下し，昏睡Ⅱ度以上の肝性脳症を呈する肝炎であり，脳症出現までの期間が10日以内の急性型と11日以降の亜急性型に分類される．

ウイルスがその原因となる．肝炎ウイルスの感染による炎症が遷延化，慢性化した状態である．A型肝炎，E型肝炎は，一過性に経過し慢性化することはなく，B型肝炎は新生児，小児期に感染すると慢性化する可能性が高く，C型肝炎は，感染時年齢に関係なく慢性化する可能性が高くなる．

体の中で起きていること（病態生理）

- 肝細胞が肝炎ウイルスに感染し，免疫反応によりウイルスを排除しようとする働きが体内で起こり（何らかの理由で免疫反応が体内で起こらない場合➡無症候性キャリア），細胞傷害性T細胞（cytotoxic T lymphocyte）などの働きにより，肝炎ウイルスに感染した細胞が一気に破壊され炎症が起こる（急性肝炎）（図1）．
- 肝炎ウイルスの分裂・増殖と，免疫機能による感染細胞の破壊が持続的に続く（慢性肝炎）．
- 免疫機能による細胞破壊と細胞の再生を繰り返していくうちに，肝細胞の一部に線維化が起こり肝硬変・肝がんを発症する可能性がある．
- 急性肝炎の前駆症状は，感冒様症状（発熱，咽頭痛，頭痛）である．肝障害が生じていることを示す特異的症状は黄疸であり，眼球の色の黄染，皮膚の黄染が出現する数日前から褐色尿が観察される．黄疸のほかに食欲不振，全身倦怠感，嘔気，嘔吐などの症状が出現する．

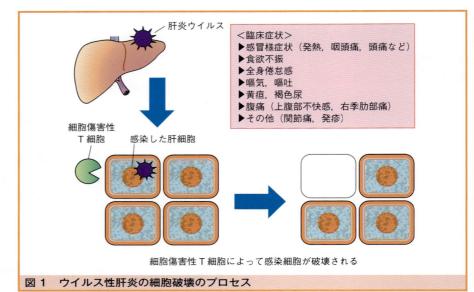

＜臨床症状＞
▶感冒様症状（発熱，咽頭痛，頭痛など）
▶食欲不振
▶全身倦怠感
▶嘔気，嘔吐
▶黄疸，褐色尿
▶腹痛（上腹部不快感，右季肋部痛）
▶その他（関節痛，発疹）

図1　ウイルス性肝炎の細胞破壊のプロセス

検査の読み方　ここがポイント！

血液検査

病歴や症状から肝炎を疑い，血液検査による肝機能異常を確認する．

- **トランスアミナーゼ（AST，ALT）**
  * AST（アスパラギン酸トランスアミナーゼ），ALT（アラニントランスアミナーゼ）は，アミノ酸をつくり出す酵素であり，ASTは多くの臓器に存在しており，肝臓だけでなく，心臓，腎臓，筋肉，肺などに存在する．ALTはおもに肝細胞内に分布している．肝細胞が破壊されると，このトランスアミナーゼが血中内に流出するため値が上昇する．肝細胞の破壊の程度を反映する．
  * **急性肝炎ではAST，ALTなどの肝逸脱酵素が数百〜数千に上昇し，慢性肝炎では数百程度まで上昇することが多い．**
- **アルカリホスファターゼ（ALP）**
  * 肝細胞が破壊され肝障害により胆汁うっ滞が生じると，胆汁中に存在するALPが血液中に漏れ出しALP値は上昇する．
  * 前記以外に，骨の成長が著しい乳児〜思春期，また妊娠後期〜分娩後数週間はALPが高値になる．
- **乳酸脱水素酵素（LDH）**
  * 急性肝炎や肝臓がん，あるいは心筋梗塞のときに著しく増加し，血液中にLDHが流れ出して高値となる．慢性肝炎や肝硬変などの肝臓病，腎不全，悪性貧血などの血液病，筋ジストロフィーなどの骨格筋の病気，間質性肺炎，さまざまな臓器のがんなど，多くの病気で血液中に増加するので，これらの病気を発見するスクリーニング検査として用いる．
- **γ-グルタミルトランスペプチターゼ（γ-GPT）**
  * 肝臓で解毒し生体外へ排泄するための物質を生成するための酵素がγ-GPTである．そのため肝細胞の解毒機能の亢進や細胞の障害が生じると，γ-GPTは上昇

血液検査基準値
- AST：10〜38 U/L
- ALT：6〜38 U/L
- ALP：110〜390 U/L
- γ-GPT：男7〜50 U/L
　　　　　女5〜30 U/L
- LDH：115〜255 U/L
- PT：75〜130 ％
- T-Bil：0.2〜1.0 mg/dL
- D-Bil：0〜0.2 mg/dL

し高値となる．また，γ-GPTは胆汁うっ滞や胆管細胞の破壊が生じると，細胞内や胆汁に存在するγ-GTPが血液中に漏れ出し胆汁に排泄されるため高値となる．
  * アルコール性の肝障害ではALPやLAPなどのほかの胆道系酵素よりも早く異常値を示す．
- **プロトロンビン時間（PT）**
  * 肝機能が低下すると凝固機能が低下し，

血液が固まりにくい状態となる．プロトロンビンは第Ⅱ凝固因子であり，トロンボプラスチンと結合し固まる時間を測定した検査で，PTは肝炎の重症度判定にも使用する．

ビリルビン値（Bil）

* 肝機能が低下し胆汁うっ滞が生じると，胆汁中の抱合型（直接）ビリルビン（D-Bil）が血液中に漏れ出し，高値となる．非抱合型（間接）ビリルビン（I-Bil）は，通常より過剰に赤血球が破壊されると高値となる．

ウイルスマーカー

● ウイルス肝炎の原因となるのは，A，B，C，D，E型のウイルスである．肝炎ウイルスマーカーには，抗原と抗体があり，抗原は免疫反応を誘発させるものであり，抗体は抗原と結合し白血球などに認識させ体外へ排泄させるなど，免疫反応をひき起こす物質である．ウイルス性肝炎が疑われた場合は，ウイルスマーカーで検査し，どのウイルス型かを判定する．

A型肝炎

* A型肝炎ウイルス（HAV）の診断には，血中のIgM-HAV抗体を確認する．
* IgM-HAV抗体の検査は，A型肝炎の急性期のHA抗体はIgM型であることから，患者血清中のIgM型HA抗体を検出すればA型肝炎と診断する．
* A型肝炎発症直後より陽性となり，発症から約1ヵ月後にIgM抗体がピークに達し，3〜6ヵ月後には陰性となる．
  ・陰性：0.8未満
  ・判定保留：0.8〜1.1
  ・陽性：1.2以上
* IgG-HAV抗体は感染既往でも高値を示すが，急性感染であるかの判断はつかない．胆道系酵素（ALP，LAP，γ-GPT）が上昇し遷延することもある．

B型肝炎（表1）

* HBs抗原陽性，あるいはHBV-DNAが検出．
* 急性肝炎ではHBs抗原が陰性のこともあり，病歴からIgM-HBc抗体を測定する．
* 急性肝炎であればIgM-HBc抗体陽性かつHBs抗体は低力価陽性となる．慢性肝炎の急性増悪でもIgM-HBc抗体が陽性になることがあるが，HBc抗体が高力価であれば慢性肝炎を考える．
  ・HBs抗原：8倍未満（MAT法）0.05 IU/mL未満（CLIA法）
  ・HBs抗体：4倍未満（PA法）10.0 mIU/mL未満（CLIA法）
  ・IgM-HBc抗体：陰性：0.9以下（RIA法）

C型肝炎（表2）

* HCV-RNAが検出．
* HCV抗体検査はスクリーニングに有用であるが，感染既往でも陽性になる．
* 急性肝炎を疑う場合には，HCV抗体の陽性化には1ヵ月〜数ヵ月かかるため，HCV抗体が陰性でもHCV-RNAを測定する．HCV抗体の抗体価が経時的に上昇してくる場合は急性肝炎と考える．
  ・HCV抗体：陰性：0.9以下

【HCV-RNA定性検査】
  ・0.5 Meq/mL未満（bDNA法）
  ・5 kIU/mL未満（RT-PCR/high-range法）
  ・0.5 kIU/mL未満（RT-PCR/original法）

画像検査

エコー

* 急性期の肝炎では，肝細胞は浮腫を起こし肝臓は腫大しており，エコーレベルは低下する．また，劇症化すると肝細胞の破壊が急速に進み，肝臓は萎縮する．胆嚢は萎縮し，腹水を認める．

CT

* 単純CTでは，肝臓が腫大しているため，肝実質が低吸収，肝動脈は拡張している．脾腫や門脈周囲に低吸収域を認める．この所見を periportal collar という．劇症肝炎では，肝細胞は壊死を起こして萎縮するため，肝内は多発する低吸収域を認める．

表1　B型肝炎　ウイルスマーカー

HBs抗原	HBVの外殻を構成する蛋白質の一つで，陽性ならHBVに感染している．
HBe抗原	HBVが増殖する際に過剰につくられる蛋白質で，陽性ならHBVが活発に増殖している状態．感染力が強い．
HBs抗体	HBs抗原に対する抗体で過去にHBVに感染したがウイルスが排除されている場合や，HBワクチンを接種すると陽性（+）になり，過去にHBVに感染したが治癒しており，HBVに対する免疫ができている状態．
HBe抗体	HBe抗原に対する抗体でHBVの感染を防御する働きはない．ウイルス量と増殖が落ち着いている状態で，感染力が弱いことを示す．HBVの増殖が落ち着いている状態，感染力が弱い．
IgM-HBc抗体	HBV感染初期に現れ，数ヵ月後には消える．最近HBVに感染，あるいは慢性肝炎の悪化．
IgG-HBc抗体	IgM-HBc抗体に少し遅れて現れ，ほぼ生涯にわたって血中に存在する．過去にHBVに感染したことを示す．高値ならHBVキャリア，低値なら過去の感染を示す．

表2　C型肝炎　ウイルスマーカー

HCV抗体	HCV抗体が陽性の場合は，高値では現在のウイルス感染，また低値では過去のウイルス感染を示す．陰性（−）なら正常．しかし，抗体は感染後1ヵ月で血液中に現れるため，感染直後は陰性でも，1ヵ月後に陽性となることがある．
HCVコア抗原	ウイルスの存在を示す．
HCV-RNA	HCVの遺伝子の有無を示し，陽性の場合は感染を示す．

診断のされ方

● 病歴の聴取が診断に重要である．主訴，現病歴，既往歴，生活歴・社会歴，家族歴などを聴取し診断を進める．

● 肝臓，脾臓，胆管などの形態診断や，腹水の有無などをエコーの所見から診断する．

- さらに，情報から疑われる症状の原因を，血液検査（肝機能検査，凝固能検査，ウイルスマーカー，各種免疫系検査），エコー，肝生検などを行って確認する．
- 通常の急性肝炎では意識障害は出現しない．急性肝炎が劇症化し広範な肝細胞障害により著しく肝臓予備能が低下すると肝臓の解毒機能も低下し，意識障害が生じる．肝機能の低下が原因で起きる意識障害を肝性昏睡といい，Ⅰ〜Ⅴ度までの段階がある．
- ==劇症肝炎は肝細胞障害が著しく生じ，初発症状出現から8週間以内にPTが40％以下に低下し，昏睡Ⅱ度以上の肝性脳症を呈する肝炎であり，脳症出現までの期間が10日以内の急性型と11日以降の亜急性型に分類される．==
- 各型肝炎ウイルスが原因でない場合は，EBウイルス，サイトメガロウイルスなど，薬剤性，アルコール性，自己免疫性，胆道系などを考慮して診断する．
- さまざまな原因で肝炎を発症するが，肝細胞が破壊され，先に値が上昇するのはASTであり，ASTの値が上昇後にALTが上昇し始めるため，時間経過が判断できる．急性肝炎では，いかに早期に治療を開始し，慢性化・劇症化を防ぐかが重要となる．

治療法の選択

- C型肝炎を除き，一過性に経過し，本来自然治癒しやすい疾患である．急性肝炎の治療上最も大切な観察ポイントは，重症化，劇症化の移行の可能性を常に留意しながら注意深く観察し対処することである．
- 急性肝炎の生命予後は，重症化，劇症化しなければきわめて良好で，A型，B型肝炎は終生免疫が成立し再感染することはない．
- C型肝炎では急性期を経過した後は，遷延化，慢性化に対する対策が必要である．
- 黄疸例は，入院，安静とし，PT，ヘパプラスチン時間の上昇，Bilの低下，自覚症状の改善が確認できれば，急性肝炎の極期が過ぎたと判断し，安静度を軽減する．
- C型肝炎では，インターフェロン治療のほかに，インターフェロンフリーの経口薬剤による治療がある．
- C型肝炎の治療に関しては，日本肝臓学会より2016年5月に『C型肝炎治療ガイドライン（第5版）』が出ており，新規経口薬の使用を含め，治療のフローチャートが記載されている．
- 低下した肝機能が回復するまでの期間の治療環境を整えるとともに，重篤化する可能性もあることを念頭に，異常の早期発見に努める．

文献
1）井上智子，他編：病期・病態・重症度からみた疾患別看護過程＋病態関連図．医学書院，2012
2）厚生労働省健康局がん・疾病対策課肝炎対策推進室：肝炎総合対策の推進．http://www.mhlw.go.jp/bunya/kenkou/kekkaku-kansenshou09/index.html
3）国立研究開発法人 国立国際医療研究センター 肝炎・免疫研究センター：肝炎情報センター．http://www.kanen.ncgm.go.jp/
4）齋藤大輔：急性肝炎．重症集中ケア 12（1）：60-70，2013
5）道又元裕 監：先輩おしえて！ICUナースの検査値の読み方．日総研出版，pp163-169，2014

消化器系疾患

脂肪肝

有田　孝

ポイントになる検査項目
腹部エコー，腹部CT，肝生検，AST，ALT，Plt，フェリチン

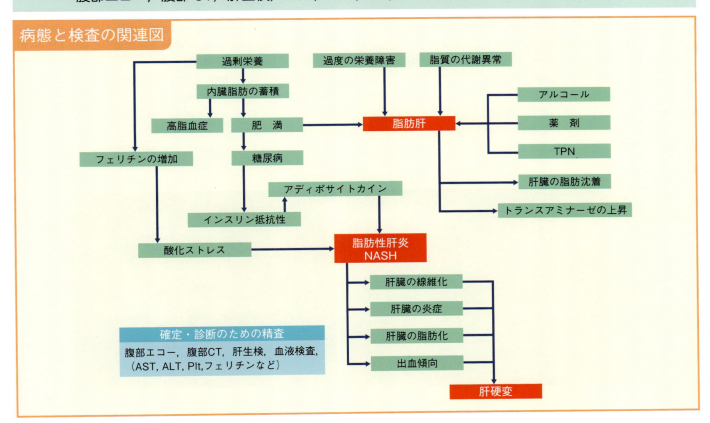

病態と検査の関連図

どんな疾患か

- 脂肪肝とは，肝実質細胞に中性脂肪が沈着した状態である．脂肪肝の原因として，アルコールの多量摂取によるものが多くみられているが，現在は非飲酒者でもアルコール性肝障害と類似した脂肪性肝炎を患う状態が増えてきている．

- 非アルコール性の原因としては，肥満やインスリン抵抗性，耐糖能異常，脂質代謝異常など生活習慣病に関連したものが多く，非アルコール性脂肪性肝疾患（nonalcoholic fatty liver disease：NAFLD）と呼ばれる．NAFLDの一部では，肝臓での炎症細胞の浸潤や肝細胞の壊死，線維化を伴う症例が認められる．そのような病態を，非アルコール性脂肪肝炎（nonalcoholic steatohepatitis：NASH）と呼ぶ．

体の中で起きていること（病態生理）

- NAFLDでは，肝細胞に脂肪沈着が認められるのみの状態であるが，NASHでは，肝臓への障害を進行させる．

- 肝細胞に沈着した脂肪細胞は，余ったエネルギーの蓄積のみならず内分泌機能も有する．この脂肪細胞から分泌されるものとしては，アディポネクチン，レクチン，TNF-αなどがあり，これらはアディポサイトカインと呼ばれる．アディポサ

イトカインの増加が，肝細胞の障害を進行させていく．また，肝臓で脂肪酸を代謝されるのに伴って過剰の活性酸素を発生させていく．体内で産生される活性酸素が，抗酸化物質の働きを上回ることで酸化ストレスとなり，肝臓の障害を進行させる．
● NASH によって，肝細胞の障害が進行した場合は，肝硬変となり，肝不全や肝がんをひき起こす可能性がある．

検査の読み方　ここがポイント！

腹部エコー
●腹部エコーは，肝臓の脂肪沈着などの有無について確認することができる．また，患者にとっての安全性も高く，脂肪沈着についてのスクリーニング検査として多く用いられる．脂肪肝では，肝臓が腎臓に比べて白くなるといった肝腎コントラストの増強が確認できる（図1）．したがって，NAFLD の診断に対しては有用である．しかし，肝臓内の線維化や炎症などの有無をエコーで評価することは困難であり，NASH との鑑別については使用できない．また，エコーでは脂肪量の定量まで測定することは困難である．

腹部 CT
●腹部 CT は，画像によって肝臓への脂肪沈着の有無を確認することができる．脂肪肝では，肝臓が脾臓に比べて黒く写し出されることで確認でき（図2），脂肪化の程度に応じて分類されている（表1）．また，肝脾 CT 値比を測定することで脂肪沈着量の推定も可能である．したがって，腹部単純 CT は NAFLD の診断については有用な検査である．しかし，エコーと同様に肝臓内の線維化や炎症などの有無を評価することは困難であり，NASH との鑑別には使用できない．

肝生検
●肝生検は，NASH を診断することを目的に実施される．しかし，肝生検は侵襲的な検査であるため，NAFLD の患者すべてに対して NASH との鑑別のために実施することは危険である．

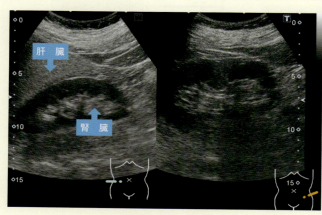
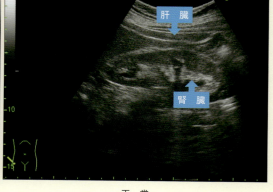

脂肪肝
腎臓に比べて肝臓が白く写っている．

正常

図1　腹部エコー画像

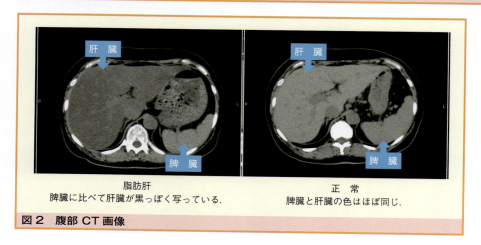

脂肪肝
脾臓に比べて肝臓が黒っぽく写っている．

正常
脾臓と肝臓の色はほぼ同じ．

図2　腹部 CT 画像

表1　CT における肝の脂肪化の grade 分類

grade 0	正常
grade 1	肝濃度が脾臓よりもやや低い
grade 2	肝濃度が脾臓よりもさらに低く，肝内脈管が描出されないか，脾臓よりやや高濃度
grade 3	著明な肝濃度の低下と脈管とのコントラスト明瞭化

文献4）より引用

血液検査

> AST，ALT 増加，血小板数（Plt）減少，フェリチン増加

- AST，ALT は肝細胞に多く含まれるため，肝臓の障害が進むと高値を示す．ALT は NAFLD のスクリーニングにおいて有用な方法であるため，NAFLD の状態では，トランスアミナーゼの値は上昇する（AST < ALT）．
- 肝臓の線維化が進むと，Plt の低下もみられるため線維化の進行を予測する指標となる．フェリチンの上昇も NAFLD や NASH の状態によくみられる．肝臓内において鉄を多量に貯蔵しておくことで，酸化ストレスの増加に影響する．そのため，鉄の増加は肝臓の障害を助長する．
- AST，ALT では，肝臓の線維化が進行していくと AST/ALT 比（AAR）との関連が報告されており，進行とともに AST が優位に上昇していくことで AAR は増加する（AST > ALT）．
- その他では，脂肪肝は肥満や生活習慣病などと関係があるため，耐糖能異常やインスリン抵抗性などの状態を合併していることが多いため，これらの検査も実施する．

> 検査基準値
> - AST：10〜40 U/L
> - ALT：5〜42 U/L
> - Plt：13〜41 万/μL
> - フェリチン：男性 20〜220 ng/mL（RIA 法）
>   女性 10〜85 ng/mL

診断のされ方

- 脂肪肝は問診や自覚症状，検査結果などによって総合的に判断して診断される．既往に糖尿病や高血圧，高脂血症などがあるかどうかを確認する．症状は全身倦怠感や右季肋部痛などの症状がみられる．しかし，自覚症状がない場合もあり，健診などで肝機能障害などを指摘されて発見される場合などもある．また，ウイルス性や他の肝疾患などの有無も調べておく必要がある．飲酒歴についても確認し，アルコール性肝障害の有無についても確認しておく．
- 血液検査によって脂肪肝，肝障害を疑う場合に，ウイルス性の肝疾患がなく，飲酒量も少ない場合に腹部エコーもしくは CT にて脂肪の沈着を認めた場合，NAFLD と診断される．そして，肝生検によって炎症細胞の浸潤や肝細胞の壊死，線維化などを伴う場合は NASH と診断される．

> 診断に関する臨床知
> - 脂肪肝は自覚症状が乏しく，患者の反応だけで診断に導くことが困難である．そのため，肥満（BMI 25 以上）で肝機能障害を認める状態の患者は NAFLD の可能性があることを念頭におく必要がある．

治療法の選択

- 脂肪肝の治療の中心は，食事療法や運動療法などによって生活習慣を改善させることである．
- 食事では，1 日に 25〜35 kcal/kg としてカロリーを制限する．脂質は総エネルギーの 20％以下として，動物性脂肪を制限することが重要となる．しかし，極度の食事制限を行うとエネルギー消費が脂肪組織より筋組織のほうで行われやすくなるため，かえって脂肪肝の悪化などにつながっていく．適正な栄養バランスをとりながら，徐々に体重減少をはかっていく必要がある（表 2）．
- 運動療法では，全身の筋肉を用いる運動を，30 分以上毎日継続できるように目標を立て実施する．運動療法では，エネルギー消費は多くないものの，肝機能の改善や肝脂肪化が改善できるとされている．また，血中コレステロールやインスリン感受性の改善なども期待できる．食事療法と併用することで，さらに効果は期待できる．
- 薬物療法では，NAFLD では糖尿病，高脂血症，高血圧などの生活習慣病を伴っていることも多いことから，インスリン抵抗性改善薬や高脂血症薬，降圧薬によって治療を実施する．ほかには，抗酸化作用を期待してビタミン E や肝庇護薬なども投与されるが，確立した治療法はないのが現状である．

> 治療に関する臨床知
> - 食事療法および運動療法は極度に行うことによって，患者へのストレスとなる．長期にわたる取り組みが非常に重要であるため，自己管理できるように患者自身の生活習慣に合わせて指導していくことが重要である．

表2　栄養指導の指標

総エネルギー	25〜35 kcal/kg（標準体重）
脂肪量	総エネルギーの 20％以下
蛋白質	1〜1.5 g/kg（標準体重）
炭水化物	砂糖，果物は少なめに
アルコール	禁止することが望ましい

標準体重＝身長（cm）×身長（cm）×22÷10^4

文献 1）より引用

用語解説

インスリン抵抗性改善薬
- **チアゾリジン誘導体**：脂肪細胞は，肥大化するとインスリン受容体の感受性を低下させるさまざまな物質を放出させる．チアゾリジン誘導体は，肥大化した脂肪細胞を攻撃し，小型の脂肪細胞の分化を促進することでインスリン抵抗性を改善する．代表的な薬剤としてピオグリタゾン（アクトス®）がある．

文献
1) 近藤達也 監：消化器生活習慣病（生活習慣病ナーシング 6）．メヂカルフレンド社，2008
2) 落合慈之 監：消化器疾患ビジュアルブック．第 2 版，学研メディカル秀潤社，2014
3) 日本消化器病学会 編：NAFLD/NASH 診療ガイドライン 2014．p74．http://www.jsge.or.jp/files/uploads/NAFLD_NASHGL2.pdf
4) Saadeh, S et al：The utility of radiological imaging in nonalcoholic fatty liver disease. Gastroenterology 123：745-750, 2003

消化器系疾患

肝硬変

佐伯京子

ポイントになる検査項目
血液検査，腹部エコー，腹部CT，腹腔鏡検査，病理組織検査，肝生検

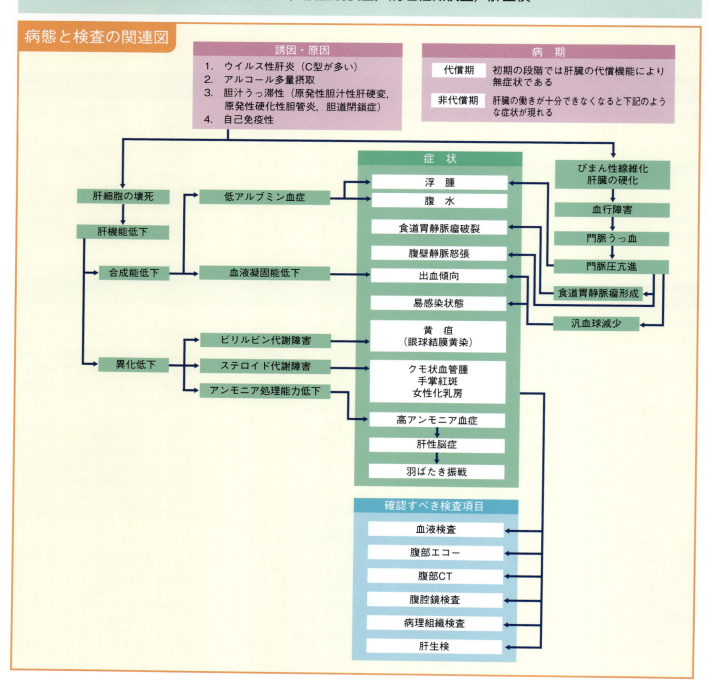

どんな疾患か

- 肝臓で小葉といわれる基本構造が肝臓全体にわたって壊され，線維増生から再生結節が発生し，偽小葉と呼ばれる新たな構造（改築）が形成された状態のことである．そして，肝細胞の壊死とびまん性線維化が起こり，肝臓の硬化と肝機能の低下をきたしたあらゆる慢性肝疾患の終末像といわれる．
- わが国ではウイルス性肝炎によるものが多く，原因の約70％がC型肝炎ウイルス（hepatitis C virus：HCV）感染，約20％がB型肝炎ウイルス（hepatitis B virus：HBV）感染によるものである．さらにアルコールが原因のものが5〜10％，その他の原因としては胆汁うっ滞（原発性胆汁性肝硬変，原発性硬化性胆管炎，胆道閉鎖症），自己免疫性肝炎などがある．
- 最近ではメタボリックシンドロームに関連する非アルコール性脂肪性肝疾患のうち非アルコール性脂肪肝炎から肝硬変へと進展する症例が注目されている．
- 症例数は全国で40〜50万人前後と推計されている．肝硬変単独での死亡者数は年間17,000人で，性別では70％が男性である．
- 5年生存率は約60〜70％とされており，死因は肝不全，消化管出血（食道静脈瘤破裂），肝細胞がんが主である．

体の中で起きていること（病態生理）

- 肝硬変の症状が出現する機序には，肝細胞の壊死から肝機能低下をきたし，合成能の低下と異化低下を起こしたことにより起こる症状と，びまん性線維化・肝臓の硬化に伴う血行障害による門脈うっ血・門脈圧亢進から起こる症状との2つに大別される．
- 代償期といわれる初期の段階では，肝臓の代償機能が働き無症状である．しかし，病状の進行とともに手掌紅斑やクモ状血管腫，女性化乳房といった異化低下に伴うステロイド代謝障害の症状が出現する．
- 非代償期といわれる肝臓の働きが十分でなくなる状態になると，多様な症状が出現する．大きく分けると，肝機能低下に伴う症状と門脈圧亢進に伴う症状の2つに分けられる．肝機能低下に伴う症状の1つ目は，合成能低下に伴う低アルブミン血症から浮腫や腹水，血液凝固能低下から出血傾向などの症状が出現する．2つ目は異化低下に伴うビリルビン代謝低下から黄疸，アンモニア処理能力低下から高アンモニア血症となり肝性脳症から羽ばたき振戦の症状をきたし，増悪すると，肝性昏睡まで至る．門脈圧亢進に伴う症状としては，肝臓の硬化に伴う血行障害により門脈がうっ血し，門脈圧亢進に伴う症状として食道胃静脈瘤が形成され，破裂する可能性があることや，汎血球減少をきたし出血傾向が出現する．また，汎血球減少による易感染状態もきたす．そして門脈圧亢進から腹壁静脈怒張をきたす．また，門脈圧亢進から浮腫をきたすこともある（図1，2）．

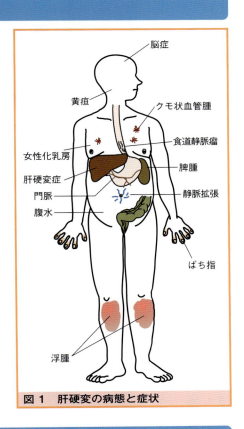

図1　肝硬変の病態と症状

検査の読み方　ここがポイント！

血液検査

- 総合的にみて，肝硬変の進行度を判断する．
- *肝炎ウイルスマーカー〔HBs抗原，HBc抗体，HCV抗体〕：ウイルス性肝炎の有無を検査し，感染していれば感染したウイルスの型や状態を判定する．
- *肝障害を反映〔AST・ALT〕：肝逸脱酵素の血中半減期はAST 11〜15時間，ALT 41時間であり，ALTのほうが長い．そのため，ASTのほうが有意なトランスアミナーゼの上昇がみられる．
- *ビリルビン代謝低下を反映〔直接ビリルビン（D-Bil）・間接ビリルビン（I-Bil）〕：直接型が優位である．肝不全状態の場合は，間接型が増加している．
- *肝合成能の低下を反映〔プロトロンビン時間（PT）・アルブミン・コリンエステラーゼ・総コレステロール〕：PTの延長，アルブミン・コリンエステラーゼ・総コレステロール値の低下がみられる．
  - 血中半減期はアルブミンでは15〜22日間と長いが，PTの規定因子の一つである第Ⅶ因子は数時間と短い．その

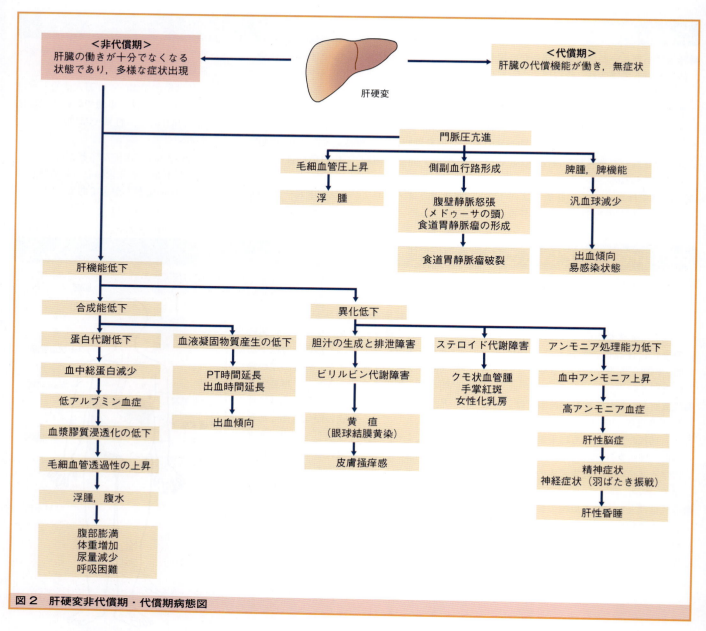

図2 肝硬変非代償期・代償期病態図

ため，合成能低下が起こると半日でもPTは低下する．したがって，直近の肝合成能を検査するにはPTが適している．

* **肝解毒作用の低下を反映〔アンモニア〕**：アンモニア値の上昇．
* **線維化を反映〔血小板数（Plt）・ヒアルロン酸・コラーゲンⅣ〕**：Pltの低下，ヒアルロン酸・コラーゲンⅣの上昇をきたす．
* **慢性炎症を反映〔硫酸亜鉛混濁試験（ZTT）・チモール混濁試験（TTT）・ガンマグロブリン〕**：ZTT・TTTの上昇，ガンマグロブリンの上昇をきたす．

腹部エコー

- エコーで肝表面の凹凸不整，肝辺縁の鈍化，右葉萎縮，左葉腫大，肝実質エコーレベルの不均一化，肝内門脈の狭小化および不明瞭化，門脈，脾静脈の拡張，脾腫，側副血行路，腹腔内リンパ節の腫大，腹水などを検索する．画像診断法としては，肝硬変では最も簡便な診断法である．ドプラ検査も施行すれば，門脈血流の方向や血流速度，血流量を測定できる．

血液検査基準値

- AST：13～33 U/L
- ALT：8～42 U/L
- D-Bil：0.4 mg/dL以下
- I-Bil：0.8 mg/dL以下
- PT：11.0～14.0秒
- PT活性％：85～120％
- アルブミン：4.0～5.0 g/dL
- コリンエステラーゼ：213～501 U/L
- 総コレステロール：128～220 mg/dL
- アンモニア：25～75 μmol/L
- Plt：13.0～34.9万/μL

腹部CT
- 不規則な肝表面から肝硬変の存在を知ることができ，脾腫や腹水，側副血行路といった合併症の診断にも有力な検査である．造影CTスキャンでは肝細胞がんの合併の診断も可能である．腹部エコー検査では肝臓全体をくまなく検査することが困難な場合があり，肝細胞がんの早期診断のためには定期的に実施することが必要である．

腹腔鏡検査
- 画像診断の発達に伴い，腹腔鏡検査をもって初めて肝硬変と診断されることは少なくなってきた．結節形成（肝表面の凹凸不整）を確認することで診断ができる．最も確実な形態学的診断法である．

病理組織検査
- 中心静脈を中心にした既存の肝小葉構造が破壊され，門脈－門脈間または門脈－中心静脈間に線維性隔壁を形成する．再増殖した肝細胞が偽小葉といわれる新たな構造単位を形成している．

肝生検
- 肝臓内の線維化のレベルを正確に知る方法として有用である．肝硬変と慢性肝炎との鑑別診断を行ううえで重要であるが，肝生検組織は肝臓全体からみると5万分の1程度であり，サンプルエラーの可能性が懸念される．
- 食道胃静脈瘤の診断には，上部消化管内視鏡が有用である．

診断のされ方

- 肝硬変の診断には，血液検査，画像所見，身体症状などを総合的に判断していくことが大切である．
- 肝硬変の3大死因は，肝細胞がん，肝不全，食道静脈瘤破裂に伴う消化管出血である．近年は，肝細胞がんの占める割合が70％と高く，次いで肝不全が20％，消化管出血が5％の順番である．そのため，肝細胞がんの早期診断をすることが重要になっている．
- 重症度分類と病理学的分類があり，Child-Pughスコアによる重症度分類では，点数が多くなるほど重症度が増していく（表1）．
- 病理学的分類では，長与，三宅，WHO分類などが用いられる（表2）．また，機能的には代償期と非代償期に分類されている．

> **診断に関する臨床知**
> - 非侵襲的に肝臓の線維化を評価する新しい手法としてフィブロスキャンが開発され，パルス振動波の組織内伝播速度を超音波画像解析法により測定するものである．肝組織の線維化が進行するに従い測定値が上昇することが知られている．

表1　Child-Pughスコア

判定基準		1	2	3
アルブミン(g/dL)		3.5超	2.8以上3.5未満	2.8未満
ビリルビン(mg/dL)		2.0未満	2.0以上3.0以下	3.0超
（原発性胆汁性肝硬変の場合）		（4.0未満）	（4.0以上10以下）	（10超）
腹水		なし	軽度 コントロール可能	中等度以上 コントロール困難
肝性脳症（度）		なし	1～2	3～4
プロトロンビン時間	(秒，延長)	4未満	4以上6以下	6超
	(%)	70超	40以上70以下	40未満

上記5項目のscoreを合計して判定する．
grade A：5～6，grade B：7～9，grade C：10～15

- 肝硬変では合併症の有無が大きく予後を左右する．1970年代では，肝硬変の死因は肝不全，消化管出血，肝細胞がんが1/3ずつを占めていたが，最近では肝硬変患者の死因は約70％が肝がんで，20％が肝不全，消化管出血は10％以下である．これには内視鏡的治療技術の進歩，残存肝機能維持療法の進歩や新規薬剤の開発が大きく寄与していると考えられる．
- C型肝硬変では年間7％，B型肝硬変では年間3％に発がんがみられる．

文献3）より引用

表2　肝硬変の病理学的分類

	長与・三宅の甲型	長与・三宅の乙型	アルコール性（三宅のF型）
原因	ウイルス性肝炎，薬剤性肝障害		慢性アルコール中毒，栄養障害
前硬変状態	亜急性肝萎縮	肝線維症	線維化を伴う脂肪肝
結節と間質の性状	大～小の不ぞろいな結節，広間質性	中～大結節性，薄間質性	小結節性（肝小葉の分割による）薄間質性
頻度	1	7	2
肝細胞がん合併	少ない	多い	まれではない
Gall分類	壊死後性	肝炎後性	栄養性

- B型肝硬変では幅の狭い線維性隔壁によって隔てられた，径数mmから1cm前後(平均7mm前後)の大きな再生結節を有し，C型肝硬変では，不規則で幅の広い線維性隔壁で隔てられた，3mm程度の不整形で小さい再生結節を有する．
- B型肝硬変ではseroconversion後に肝炎が消退し，肝細胞が活発に再生した結果，大きな再生結節を形成する一方で，C型肝硬変では活動性炎症が持続し，種々の程度の肝実質の切り崩しやリンパ濾胞形成を伴い肝細胞の再生が制限され不整形で小さい再生結節となるといわれている．よって，B型肝炎でもseroconversionを伴わず活動性炎症が持続する場合は再生結節は小さくなる．

文献3）より引用

治療法の選択

肝硬変の原因となる病気の治療法

- C型肝炎の治療法：インターフェロン（interferon：IFN）治療が実施されている．それによりウイルスの持続排除によって肝発がんと肝疾患関連死が減少することが明らかになっている．最近では，抗ウイルス薬のリバビリンとの併用療法や，新しいタイプのインターフェロン治療であるペグインターフェロン（polyethylene glycol interferon：Peg-IFN）などの新しい治療法が出てきている．2004年にはペグインターフェロン治療とリバビリンの併用療法が48時間実施できるようになり，治療効果は大幅に向上した．
- B型肝炎の治療法：ウイルスを排除することは困難であるが，ウイルス量を減少させる必要がある．昔からインターフェロン治療は実施されているが，おもな治療としては抗ウイルス治療である．2006年にエンテカビルが承認され，耐性変異の出現が少ないため第一選択薬として投与されている．抗ウイルス薬を適切に投与すると，B型慢性肝炎，肝硬変患者の肝組織所見は改善し，肝がんの発生も抑制され，予後が改善することが明らかになっている．
- 原因治療が困難な場合は，肝障害をできるだけ軽減するために肝庇護治療（グリチルリチン製剤やウルソデオキシコール酸の投与）を実施する．

代償性肝硬変の治療法

- 一般的な肝臓用薬やビタミン剤の服用，カロリーに配慮したバランスのよい食事療法を実施する．また，最近ではウイルス性の肝硬変に抗ウイルス療法などの原因療法を試みている．アルコール性である場合は，断酒を支援していく必要がある．

非代償性肝硬変の治療法

- 合併症を治療していくことが重要になる．腹水や浮腫の治療として安静・塩分制限，利尿薬を中心とする薬物療法を実施することである．肝性脳症の治療として経口摂取不能時は，中心静脈栄養にて高カロリー輸液基本液に各種ビタミン・微量元素を追加する．肝不全用特殊アミノ酸輸液製剤を点滴静脈注射する．経口摂取が可能な場合は，低蛋白食・消化管清浄化として便通対策を行う．

治療に関する臨床知

- 2011年にはHCVのライフサイクルに直接作用する直接作動型抗ウイルス薬（DAA）としてNS3/4Aプロテアーゼ阻害薬が登場し，1型，高ウイルス量の症例ではこの薬剤とリバビリン，Peg-IFNを用いた3剤併用療法が第一選択の治療となった．また，C型肝炎に対してはインターフェロンを用いる治療とともにIFNを用いないDAAのみの治療も可能になり，治療の対象は広がり，治療効果も格段に向上している．

補足説明

- 末期肝硬変に至った症例では，肝移植が検討される．わが国では生体肝移植がおもに施行されている．

文献

1) 日本肝臓学会：肝がん白書 平成27年．pp1-44，2015
2) 落合慈之 監：消化器疾患ビジュアルブック．学研メディカル秀潤社，pp113-119，2010
3) 国立研究開発法人 国立国際医療研究センター 肝炎・免疫研究センター：肝炎情報センター．http://www.kanen.ncgm.go.jp/
4) 福本陽平，他監：病気がみえる vol.1―消化器．メディックメディア，p179，2008

消化器系疾患

肝がん

辻本雄大

🗝 **ポイントになる検査項目**
血清ビリルビン値，AFP，AFP-L$_3$，PIVKA-II，腹部エコー，dynamic CT/MRI

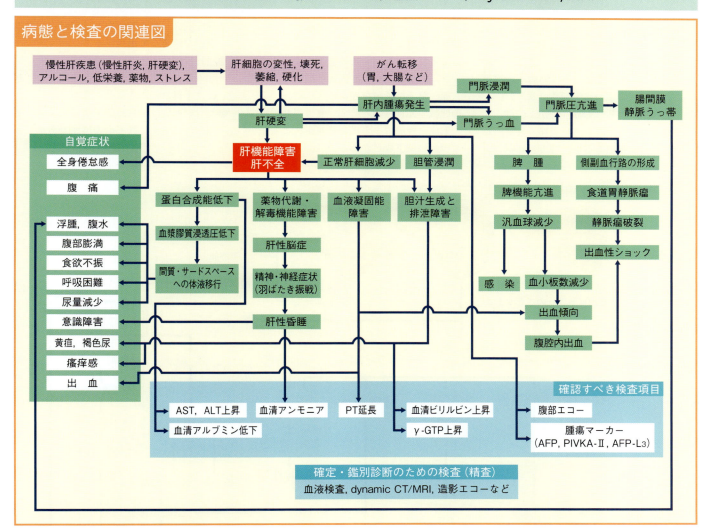

病態と検査の関連図

どんな疾患か

- 肝がんは，肝臓に原発する原発性肝がんと，他臓器のがんが肝臓に転移する転移性肝がんに分類される．原発性肝がんには，肝細胞から発生する肝細胞がん（95％）と，肝内胆管上皮細胞から発生する胆管細胞がん（肝内胆管がん）の2種類がある．

- 肝細胞がんは，95％以上に慢性肝炎および肝硬変の合併が認められる．C型肝炎ウイルス（hepatitis C virus：HCV）に持続感染すると，長い時間（10〜30年）をかけて少しずつ肝硬変に進行し，それに対抗しようと宿主は肝細胞を再生しようとする過程で発がんすると考えられている．

- B型肝炎ウイルス（hepatitis B virus：HBV）はDNAウイルスであり，肝細胞の染色体を直接変化させることによりが

ん抑制遺伝子の不活性化などをひき起こし，発がんを促す．HCVに比べて早期に発がんすることがある．
- そのほか，男性（女性の4～7倍），アルコール摂取，高齢，喫煙，肥満，糖尿病などが発がんのリスクファクターである．
- 胆管細胞がんは，管内胆管上皮細胞から発生し，肝硬変やウイルス性肝炎とは無関係である．リンパ行性に転移し，肝細胞がんと比較して予後不良のことが多い．
- 転移性肝がんは，原発性肝がんの3倍程度の頻度である．門脈性の転移が多く，胃がんと大腸がんの頻度が高い．

用語解説
- **肝硬変**：病理学的には肝臓全体に高度の線維化が生じ，正常の肝小葉構造が破壊され，びまん性に再生結節（偽小葉）が形成された状態である．

体の中で起きていること（病態生理） (図1)

- 肝細胞がんは，肝硬変による症状と肝細胞がん自体の肝細胞への浸潤による症状が混在している．双方とも，正常肝細胞減少による肝機能不全と，門脈圧の亢進による症状の2つに大別される．
- 肝細胞がん初期や転移性肝がんには，全身倦怠感，腹部膨満感，腹痛，食欲不振を生じることがあるが，特有の症状はあまりなく，無症状のこともある．
- 肝機能障害では，ビリルビン代謝低下による黄疸，蛋白合成能低下による低アルブミン血症，血液凝固因子障害，薬物代謝・解毒機能障害がある．
- 門脈圧亢進症状として，食道胃静脈瘤の形成，脾腫による汎血球減少による血小板数の低下などがある．
- 肝性脳症，腹水貯留などは前記の2つの病態が相まって出現する．
- 胆管細胞がんでは，初発症状で黄疸を呈することがあるが，症状が出現したときには手遅れであることも多い．
- おもな死因は，食道静脈瘤破裂による出血性ショック，肝不全の増悪である．

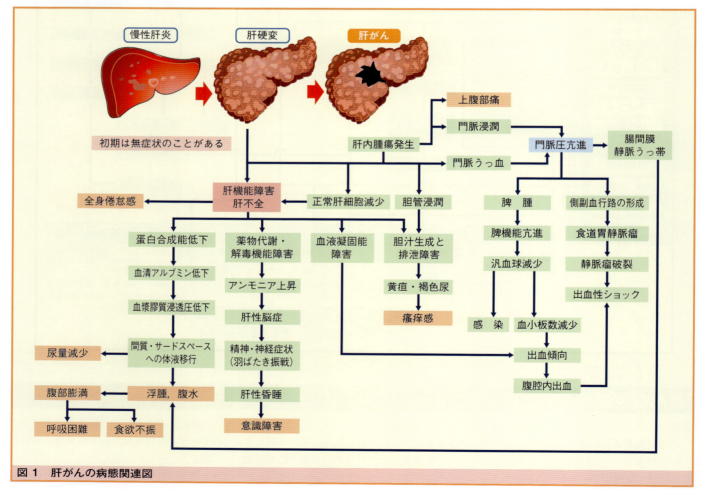

図1　肝がんの病態関連図

文献2）を参照して作成

消化器系疾患

検査の読み方　ここがポイント！

画像所見

- ほとんどの肝細胞がんが，エコー検査によって，低いエコーパターンや，モザイクパターンと呼ばれる腫瘍結節内部に分化度の異なる細胞が混在するとモザイク模様で結節が描出される．しかし，高エコーパターンでも肝細胞がんの可能性は否定できない．
- エコー検査で結節性病変が新たに指摘された場合は，より精密な画像検査であるdynamic CT あるいは dynamic MRI 検査を撮像し，鑑別診断を行う．
- 肝細胞は門脈血8に対して動脈血2の割合で栄養されているため，肝細胞がんは肝動脈血優位となる．この特徴から，腹部CT検査の典型像は，動脈相で高吸収（白）となり，門脈相および平衡相の後期相では造影剤は洗い流され，周囲肝組織より低吸収（黒）に描出される．
- dynamic CT とは，末梢静脈からヨードなどの造影剤（3〜5mL/secで総量は100mLくらい）を急速に注入して撮影する造影CT 検査のことで，動脈優位相（30秒後），門脈優位相（80秒後），平衡相（180秒後）で撮影する．

肝がんの血液検査

> 腫瘍マーカー高値，AST/ALT上昇，血清ビリルビン値上昇，血清アルブミン値上昇，γ-GTP上昇，ICGR15上昇，PT上昇，血小板数(Plt)低下

- 腫瘍マーカー単独では肝がんの診断確定はできないが，①早期発見の予知，②再発の指標として有用であり，画像検査を補完する役割がある．
- 腫瘍マーカーには，**AFP（αフェトプロテイン），PIVKA-Ⅱ**（ビタミンK欠乏蛋白Ⅱ），**AFP-L₃分画**の3種が有用である．
- AFPは，胎児性（フェト）の名のごとく，おもに胎児の肝細胞やヨークサック（卵黄嚢）で産生される胎児性蛋白で，おもに肝細胞がんの腫瘍マーカーであり，AFP-L₃分画はより特異性が高い．
- PIVKA-Ⅱは，ビタミンK欠乏で産生される異常プロトロンビン（＝血液凝固因子のⅡ因子）である．よって，ビタミンK欠乏やワルファリンの内服により誘導されるため，評価には注意が必要である．
- 肝機能が低下し，胆汁うっ帯が生じると胆汁中の抱合型（直接）ビリルビン（D-Bil）が血液中に漏れ出し，**血清ビリルビン値**が上昇する．非抱合型（間接）ビリルビン（I-Bil）は，通常より過剰に赤血球が破壊され高値となる．
- 肝臓の蛋白合成能が低下することによって，**血清アルブミン値**低下や**AST/ALT**が上昇する．血清アルブミン値は，血清総蛋白（total protein：TP）の主成分の一つであり，肝臓で生合成されるため，栄養状態や肝機能の指標とされる．血漿膠質浸透圧に関与し，血清アルブミン値の低値は腹水や浮腫の原因となる．トランスアミラーゼであるASTやALTは，アミノ酸をつくり出す酵素であり，特に肝障害時には上昇する．特にALTはおもに肝細胞内に分布している．
- **ICGR₁₅（%）**とは，異物に相当する色素（インドシアニングリーン）を体内に注入し，一定の時間ごとに採血して残留度を測ることで，肝臓の機能を診断する検査である．これは，肝臓には体内に入った異物をとらえ，中和する働きがあり，肝臓の働きが弱まっていると異物は中和されることなく血液中に残留する特徴を利用している．
- 肝機能低下によって，血液凝固障害によるPT低下と門脈圧亢進による脾腫に伴う**Plt**減少が生じる．**PT**は，第Ⅱ凝固因子であるプロトロンビンがトロンボプラスチンと結合し固まる時間を測定した検査である．
- γ-GTPは，肝臓や腎臓，膵臓，血液中などに含まれており，AST，ALTと同様に蛋白質を分解する酵素である．アルコールや薬剤による肝細胞の破壊や結石やがんなどによる胆管閉塞時などに血液中に流出する．出現する速度が速く，肝臓障害の鋭敏なマーカーとして使用される．

検査基準値

- AFP：200 ng/mL 以上の上昇
- PIVKA-Ⅱ：40 mAU/mL 以上の上昇
- AFP-L₃分画：15％ 以上の上昇
- ICGR₁₅：10％ 未満
- AST：10〜38 U/L
- ALT：6〜38 U/L
- 血清アンモニア：12〜66 μg/dL
- 血清アルブミン：4〜5 g/dL
- T-Bil：0.2〜1.0 mg/dL
- D-Bil：0〜0.2 mg/dL
- γ-GTP：男性 50 U/L 以下
　　　　女性 40 U/L 以下
- Plt：13〜37 万/μL
- PT：75〜130％

診断のされ方

- 肝細胞がんの診断（図2）は，エコー検査と腫瘍マーカー測定も用いた肝細胞がんサーベイランスを軸とし，肝硬変症例などの超高危険群では，dynamic CT または dynamic MRI を併用する．
- 3〜6ヵ月間隔でのエコー検査と腫瘍マーカー測定を軸に，dynamic CT/MRI を併用した定期的スクリーニングを行うと，肝細胞がんが単発の小結節の段階で検出される可能性が高まる．
- 典型的肝細胞がん像とは，動脈相で高吸収域として描出され，門脈・平衡相で周囲肝実質と比較して相対的に低吸収域（washout）となる結節と定義される．
- 典型的所見を呈する場合は，肝細胞がんとして治療方針決定に進む．
- 早期造影効果があり，後期washoutを認めない場合，腫瘍径1cm以下であれば，3ヵ月ごとの経過観察を行い，1cmを超える場合は，肝細胞特性造影剤MRI（Gd-EOB-DTPA造影MRI，SPIO造影MRIなど），造影超音波，血管造影CT，肝腫瘍生検などのoption検査を，担当医の裁量により行う．

消化器系疾患

肝がん

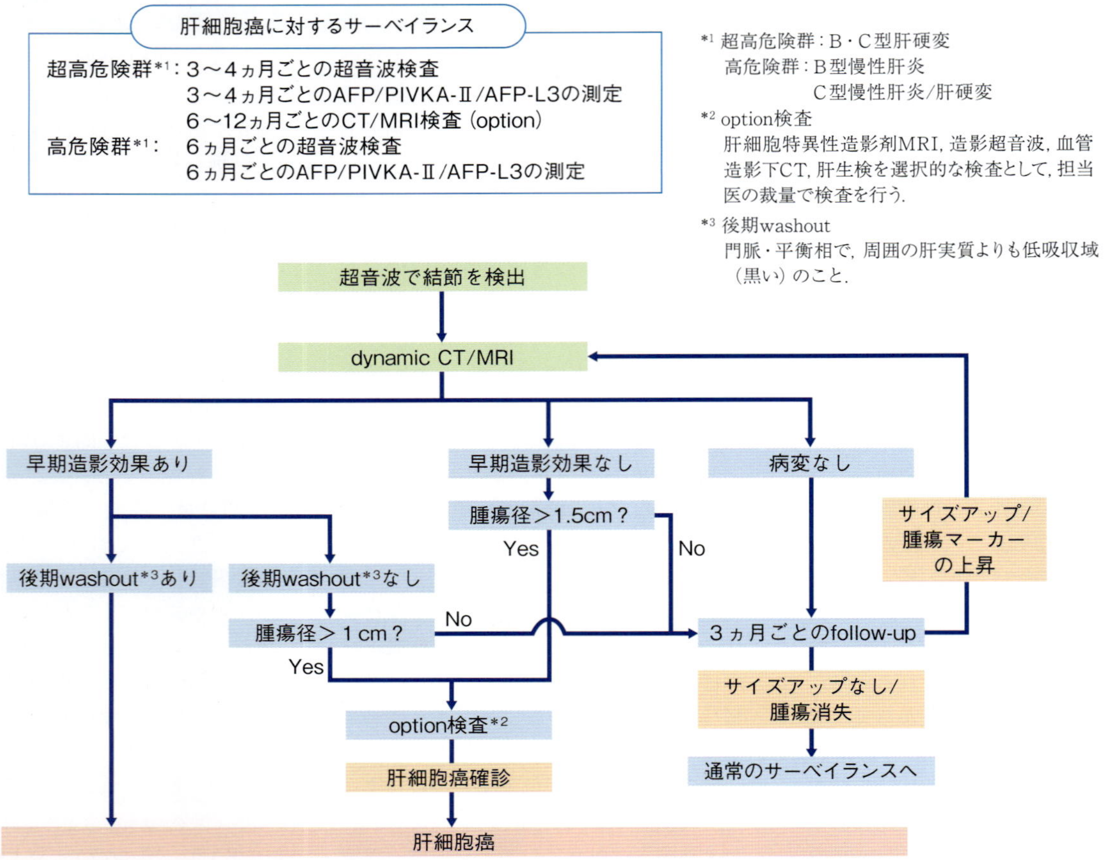
肝細胞癌に対するサーベイランス
超高危険群*1：3～4ヵ月ごとの超音波検査
3～4ヵ月ごとのAFP/PIVKA-Ⅱ/AFP-L3の測定
6～12ヵ月ごとのCT/MRI検査（option）
高危険群*1：6ヵ月ごとの超音波検査
6ヵ月ごとのAFP/PIVKA-Ⅱ/AFP-L3の測定
*1 超高危険群：B・C型肝硬変
高危険群：B型慢性肝炎
C型慢性肝炎/肝硬変
*2 option検査
肝細胞特異性造影剤MRI，造影超音波，血管造影下CT，肝生検を選択的な検査として，担当医の裁量で検査を行う．
*3 後期washout
門脈・平衡相で，周囲の肝実質よりも低吸収域（黒い）のこと．
超音波で結節を検出
dynamic CT/MRI
早期造影効果あり
早期造影効果なし
病変なし
腫瘍径＞1.5cm？
Yes
No
サイズアップ/腫瘍マーカーの上昇
後期washout*3あり
後期washout*3なし
腫瘍径＞1cm？
No
Yes
3ヵ月ごとのfollow-up
サイズアップなし/腫瘍消失
option検査*2
肝細胞癌確診
通常のサーベイランスへ
肝細胞癌

図２　肝細胞癌診断アルゴリズム

（日本肝臓学会　編：科学的根拠に基づく肝癌診療ガイドライン2013年版．第3版，金原出版，p13，2013より引用）

- がんの程度は，肉眼的進行程度（図3）と肝障害度（表1）によってそれぞれ分類され，治療方針の参考となる．
- 肉眼的進行度は，腫瘍の状態（T），リンパ節転移（N），遠隔転移（M）の各項目の状況によって4ステージに分類する．なお，臨床所見（clinical finding），手術所見（surgical finding）は，小文字のc，sを所見記号の前につけて表す．例：sT3, sN0, cM0, sStage Ⅲ
- 肝障害度（表1）は，肝機能の程度によって治療法の選択などの目安とする．臨床所見と血液生化学所見から3段階に分類する．
- 各項目別に重症度を求め，そのうち2項目以上が該当した肝障害度をとる．2ヵ所以上の項目に該当した肝障害度が2ヵ所に生じる場合には高いほうをとる．

表１　肝障害度

肝障害度		A	B	C
項目	腹　水	な　い	治療効果あり	治療効果少ない
	血清ビリルビン値（mg/dL）	2.0未満	2.0～3.0	3.0超
	血清アルブミン値（g/dL）	3.5超	3.0～3.5	3.0未満
	$ICGR_{15}$（%）	15未満	15～40	40超
	プロトロンビン活性値（%）	80超	50～80	50未満

診断に関する臨床知

- 肝がん初期には，無症状であることが多いため，腫瘍マーカーや画像所見，血液検査から異常に気づき，早期に精密検査につなげることが重要である．黄疸や腹水などの症状が出ていれば病態が進行している可能性が高いので，早急に医師に報告し，治療につなぐことが大切である．

進行度				T因子				
Stage \ 因子	T因子	N因子	M因子		T1	T2	T3	T4
Stage I	T1	N0	M0	①腫瘍個数 単発 ②腫瘍径2cm以下 ③脈管侵襲なし (Vp_0, Vv_0, B_0)	①②③すべて合致	2項目合致	1項目合致	すべて合致せず
Stage II	T2	N0	M0					
Stage III	T3	N0	M0					
Stage IVA	T4	N0	M0					
	T1, T2, T3, T4	N1	M0					
Stage IVB	T1, T2, T3, T4	N0, N1	M1					

図3 肝細胞癌の進行度とT因子

(日本肝癌研究会 編：臨床・病理 原発性肝癌取扱い規約. 第6版, 金原出版, p26, 2015より引用)

治療法の選択

- 肝細胞がんに対する治療は，肝障害度，腫瘍の個数，大きさによって外科的治療（肝切除，肝移植），穿刺局所療法（焼灼療法，塞栓療法），化学療法，緩和ケアといった治療が選択される（図4）．
- 外科的治療として，厳密な肝予備能評価の結果，周囲の肝組織を腫瘍もろとも外科的に切除する肝切除と，肝移植がある．
- 穿刺局所療法は，超音波で腫瘍を描出しながら経皮的に針を刺入して治療する方法である．高濃度のエタノールを注入する経皮的エタノール注入療法（percutaneous ethanol injection therapy：PEIT）と，ラジオ波によって腫瘍を焼灼するラジオ波焼灼療法

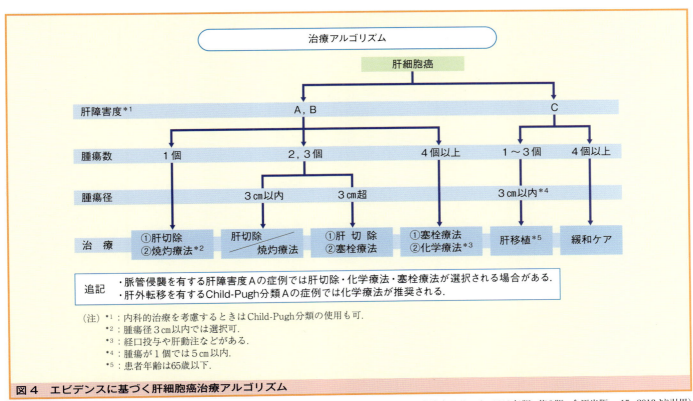

図4 エビデンスに基づく肝細胞癌治療アルゴリズム

(日本肝臓学会 編：科学的根拠に基づく肝癌診療ガイドライン2013年版. 第3版, 金原出版, p15, 2013より引用)

（radiofrequency ablation：RFA）があるが，後者が主流である．
- 多血性肝細胞がんは動脈血で栄養されている．そのため腫瘍を栄養する肝動脈内に経カテーテル的に塞栓物質を注入し，栄養動脈を塞栓することで腫瘍を阻血壊死に陥らせる肝動脈塞栓療法（transcatheter arterial embolization：TAE）が有用な治療法として施行されてきた．
- 近年，腫瘍内に停滞する特徴をもつ油性造影剤と抗がん剤の混合液を用いた肝動脈化学塞栓療法（transcatheter arterial chemoembolization：TACE）が施行されている．
- 前記治療が適応とならない場合は，全身化学療法が選択される．
- 肝細胞がんは，その性質上再発の可能性が高く，治療後も定期的なフォローが必須であり，すべての治療が適応にならない場合は，緩和ケアの対象となる．
- 肝がん末期では，腹水による呼吸困難，黄疸や瘙痒感，浮腫，痛みなど，難治性の症状に苦痛を感じているため，症状緩和に最善を尽くすことが重要である．

治療に関する臨床知
- 肝がんは，完全寛解は非常に難しい疾患の一つであり，最終的には死に至ることが多い．
- 患者は，治療前後の腫瘍マーカーの数値や画像所見などの検査結果に一喜一憂しながら療養生活を送ることが少なくない．
- 看護師は，数値や検査結果だけに目を向けるのではなく，死が差し迫った病態で，過酷な末期を生きる患者に対して，肝不全症状の緩和と安楽の保持，望む療養の支援，闘病への誇りを保ち生きることを支えるケアが必要である．

用語解説
- **Child-Pugh 分類**：肝障害度に比して，プロトロンビン活性値の代わりに栄養状態（優，良，不良）を用いている．内科的治療を考慮するときに使用してもよいことになっている．

文献
1) 日本肝臓学会：肝癌診療ガイドライン2013年版．http://www.jsh.or.jp/medical/guidelines/jsh_guidlines/examination_jp
2) 井上智子，他編：病期・病態・重症度からみた疾患別看護過程＋病態関連図．医学書院，pp508-528，2012
3) 日本肝癌研究会 編：臨床・病理 原発性肝癌取扱い規約．第6版，金原出版，2015

消化器系疾患

膵炎（急性・慢性）

北別府孝輔

ポイントになる検査項目

血中・尿中膵酵素（アミラーゼ，リパーゼ，トリプシンなど），CRP，WBC，Plt，LDH，Ca，Cr，BUN，動脈血ガス分析，胸腹部X線，腹部造影CT，腹部エコー，MRI

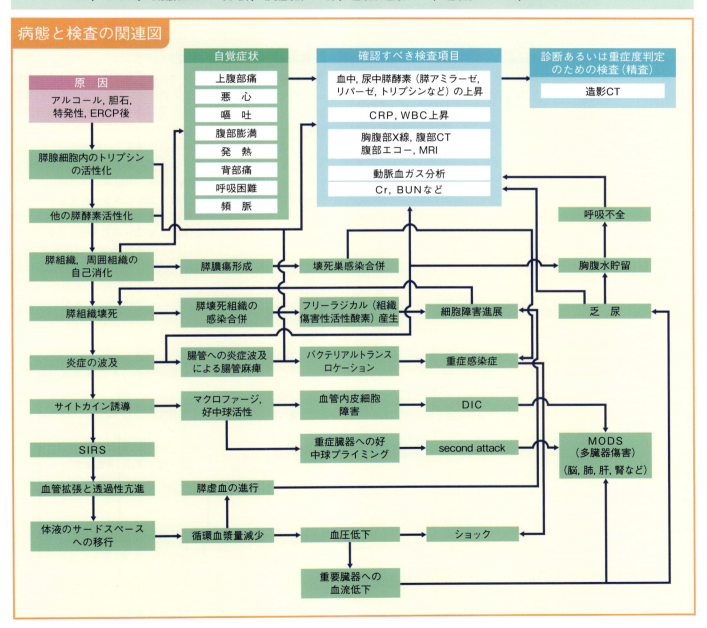

病態と検査の関連図

どんな疾患か

- 急性膵炎は，膵臓の内部および周囲に一過性に起こる炎症であり，重症度によって軽症と重症に分けられる．炎症の本態は，膵内における消化酵素の活性化による膵の自己消化である．浮腫性膵炎は軽症〜中等症，壊死性膵炎は重症とみなし治療が必要である．
- 重症急性膵炎では，膵に発生した炎症が膵のみにとどまらず全身に波及して，循環不全，呼吸不全，肝不全，腎不全，敗血症などの多臓器障害を呈する病態をとる．
- 急性膵炎は，致命的経過をとることがある重症例を除き，一般的には可逆性（形態的，機能的にも正常に復す）であるのに対して，慢性膵炎の多くは非可逆性である．
- 慢性膵炎は，発症や進展機序については不明なことも多いが，臨床病期（代償期〜非代償期）に応じた治療が必要となってくる．代償期とは，膵実質の脱落が認められるが，膵臓の外分泌機能（消化酵素）や内分泌機能（インスリン，グルカゴンなどのホルモン）が維持されている状態を指し，非代償期にはこれらの機能不全を認める．

体の中で起きていること（病態生理） (図1)

- 重症急性膵炎では，膵の自己消化による局所的な炎症が波及して，全身性炎症反応症候群（systemic inflammatory response syndrome：SIRS）の病態を呈する．そのため，血管透過性が亢進して体液がサードスペースへ移行し，循環血漿量の減少や血管拡張により，ショック徴候が認められる．
- 急性膵炎のような侵襲時には，SIRSに伴って好中球やマクロファージが活性化し，サイトカインによって誘導されて血管内皮細胞を通り抜け，重要臓器への集積が起こる．この状態に播種性血管内凝固症候群（disseminated intravascular coagulation：DIC）や感染などが起こることで，集積していた好中球やマクロファージが貪食作用を発揮し，重要臓器を障害することで急性呼吸促迫症候群（acute respiratory distress syndrome：ARDS），多臓器障害（multiple organ dysfunction syndrome：MODS）のような致死的な病態へと移行していく（second attack）．
- 膵壊死組織に感染が合併した場合，感染性膵壊死となり敗血症を惹起する．発症早期からの局所，あるいは全身への抗菌薬投与や蛋白分解酵素阻害薬の投与が必要となる．
- 慢性膵炎の代償期では膵機能は比較的保たれているが，病期が進行するにつれて膵破壊が進み，膵破壊に伴う腹痛は減少し，膵酵素上昇もみられなくなる．非代償期には，膵機能が荒廃し「膵外分泌機能低下による消化吸収障害」「膵内分泌機能に伴う糖尿病」などの症状を呈する．

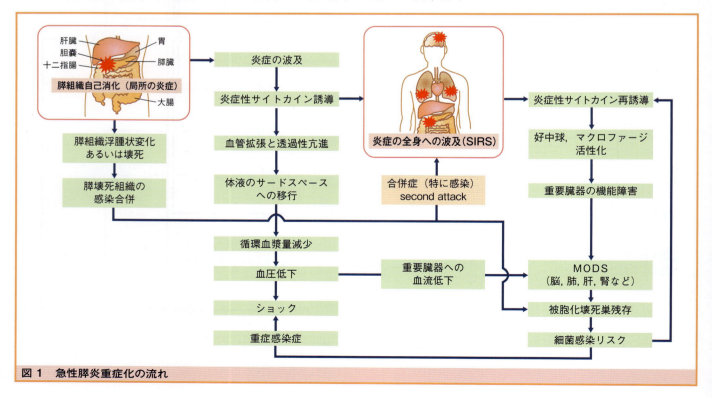

図1 急性膵炎重症化の流れ

検査の読み方　ここがポイント！

- 膵酵素：アミラーゼ，リパーゼは，測定法が簡便で迅速に検査ができる．異常高値を認めたら，膵炎を疑ってさらに詳しい検査をすることになる．<mark>慢性膵炎の非代償期では，膵酵素異常高値が認められないこともあるので，必ずしも確実な指標とはならない．</mark>
- 炎症マーカー：膵または周囲組織の炎症の程度判定には，CRPや白血球数が有用である．
- 急性膵炎重症度判定の指標となる検査：血小板数（Plt），LDH，Ca，クレアチニン（Cr），尿素窒素（BUN），動脈血ガス分析（BE，PaO$_2$）においては，重症度判定における指標となりうる．採血結果と造影CTによるGrade判定により重症度が決定される．
- 胸腹部X線：左上腹部の十二指腸，小腸のガス像（急性膵炎によって誘発される麻痺性イレウスによる像），横行結腸のガス中断像がみられることがある．胸腹水の貯留や麻痺性イレウスの診断に有効である．
- 腹部エコー，腹部造影CT：膵腫大，膵実質内部の不均一，膵周囲への炎症波及，滲出液の貯留の有無などが診断指標とされる．膵壊死を伴うものであれば，造影CT上明らかな造影不良領域が確認される．腹部造影CTは，原則48時間以内に撮像し重症度判定を行う．
- <mark>慢性膵炎時には血中尿中膵酵素に加え，膵外分泌機能検査（BT-PABA試験），膵内分泌機能検査（グルコース負荷試験，グルカゴン負荷試験，アルギニン負荷試験など）などが行われる．</mark>

重要度の高い検査マーカー

- 膵酵素は膵特異性が高く，膵炎であればアミラーゼ，リパーゼは著明に増加する．
- 炎症反応を示すCRP，白血球数（WBC）は局所あるいは全身の炎症を示唆する値であり増加する．
- Cr，BUNは腎機能悪化または循環血漿量不足に伴う糸球体濾過量の減少を示唆するため，Cr，BUNともに増加する．
- 動脈血ガス分析は，膵炎に随伴する胸水貯留やARDSのような急性呼吸不全時の酸素化または換気能の指標として，あるいは感染に伴う敗血症性ショックや循環血漿量低下に伴うショック病態徴候を示唆する所見として，適宜確認する．
- <mark>BT-PABA試験の複数回の低下（70％以下）を認めれば，慢性膵炎の診断基準の一つに該当する．</mark>

血液検査基準値

- アミラーゼ：40～115 U/L
- リパーゼ：15～55 U/L
- トリプシン：100～550 ng/mL
- CRP：0.00～0.20 mg/dL
- WBC：3,000～9,000/μL
- Plt：16～36万/μL
- LDH：120～240 U/L
- 総Ca：8.6～10.2 mg/dL
- Cr：男性 0.60～1.10 mg/dL
  　　女性 0.45～0.80 mg/dL
- BUN：8～20 mg/dL
- 動脈血ガス分析
  　PaO$_2$：80～100 mmHg
  　PaCO$_2$：40±5 mmHg
  　BE：0±2 mEq/L
- 膵外分泌機能検査（BT-PABA試験）：70％以上

診断のされ方

- 急性膵炎の診断基準として，①上腹部に急性腹痛発作と圧痛がある，②血中，または尿中に膵酵素の上昇がある，③エコー，CTまたはMRIで膵に急性膵炎に伴う異常所見がある，の3項目中2項目を満たし，他の膵疾患および急性腹症を除外したものとしている．
- 急性膵炎の重症度判定について，原則として発症後48時間以内に判定することとし，以下（表1）の各項目を1点として，合計したものを予後因子の点数とする．予後因子が3点以上を重症，2点以下を軽症と判定する．
- 造影CT Gradeについて，原則として発症後48時間以内に判定する．炎症の膵外進展度と膵の造影不良域のスコアが合計1点以下をGrade 1とし，2点をGrade 2，3点以上をGrade 3と診断する．造影CT Grade 2以上を重症，Grade 1以下を軽症と判定する（表2）．
- <mark>慢性膵炎では，急性膵炎のように膵酵素異常高値を示さない病期（非代償期）も</mark>あることから，①特徴的な画像所見，②特徴的な組織所見，③反復する上腹部痛発作，④血中または尿中膵酵素値の異常，<mark>⑤膵外分泌障害，⑥1日80g以上の持続する飲酒歴などが診断基準として挙げられる．</mark>

診断に関する臨床知

- 「血液検査における膵酵素の上昇」や「患者の自覚症状」から膵炎の診断につなげ，「炎症反応」や「バイタルサイン」から，感染徴候やショック病態への移行がないかを迅速に発見できるように努める．

表1　予後因子

1. Base excess ≦ －3 mEq/Lまたはショック
2. PaO$_2$ ≦ 60 mmHg（room air）または呼吸不全
3. BUN ≧ 40 mg/dL（またはCr≧2.0 mg/dL）または乏尿
4. LDH ≧ 基準値上限の2倍
5. Plt ≦ 10万/mm^3
6. 総Ca値 ≦ 7.5 mg/dL
7. CRP ≧ 15 mg/dL
8. SIRS診断基準における陽性項目数 ≧ 3
9. 年齢 ≧ 70歳

表2　造影CT Grade

	炎症の膵外進展度	前腎傍腔	結腸間膜根部	腎下極以遠
膵の造影不良域				
膵の周辺のみあるいは各区域に限局		Grade 1	Grade 1	Grade 2
2つの区域にかかる場合		Grade 1	Grade 2	Grade 3
2つの区域全体あるいはそれ以上		Grade 2	Grade 3	Grade 3

治療法の選択

- 重症急性膵炎では，対応可能な施設への搬送を検討する必要がある．初期には軽症であっても経時的に重症度判定を行い，基準を満たせば搬送を検討する．
- 重症度に応じたモニタリングを行い，呼吸・循環管理，絶食による膵の安静，十分な鎮痛，SIRS あるいは膵や膵周囲の壊死部からの感染性合併症を起因とした敗血症，多臓器障害をひき起こすことを念頭に，全身管理を行う．
- 重症急性膵炎では，循環維持のための初期の十分な輸液（60〜160mL/kg），抗菌薬投与（抗菌スペクトラムが広く，膵組織移行性のよい抗菌薬を選択），蛋白分解酵素阻害薬投与などが治療の基本となる．
- 重症例では，さらなる重症化を防ぐために，腎不全に対して「持続的な血液透析」，腸管からのバクテリアルトランスロケーション予防目的に「早期からの経腸栄養投与」，膵壊死部に高濃度の蛋白分解酵素阻害薬と抗菌薬が到達できるように行われる「動注療法」などが必要となってくる．
- 慢性膵炎の急性増悪時には，急性膵炎に準じた治療を行う．そのほか，低脂肪食（1日30g以下）や禁酒などの生活指導，適切な鎮痛，糖尿病治療，内視鏡的処置などが行われる．急性再燃を反復する場合は外科的手術が検討される．

補足説明

- 早期からの経腸栄養投与は，中心静脈栄養に比べて合併症，特に感染性合併症を減少させること，入院期間や医療費を減少させることが複数の無作為化比較試験（RCT）によって示されている．

用語解説

- **動注療法**：膵壊死の進展阻止と感染性膵壊死の発症を阻止することを目的に，膵壊死部を灌流する動脈に対して局所選択的にカテーテルを留置して薬剤投与を行う治療．通常，5日程度を目安に行われる．管理上，カテーテルは抜けやすいため，下肢の安静保持やカテーテル位置確認などが重要となる．

治療に関する臨床知

- 膵炎は，重症化することで致命的な病態を呈する疾患である．適切な呼吸循環管理がなされるためには，看護師から医師へタイムリーに情報提供をすることで，迅速な治療（ショック病態への移行防止）につなげる必要がある．膵酵素の上昇はもちろん，呼吸循環不全の徴候を見逃さないように，動脈血ガス値などにも注意していく．

文献

1) 落合慈之 監：消化器疾患ビジュアルブック．第2版，学研メディカル秀潤社，pp344-352，2014
2) 林 紀夫，他編：標準消化器病学．医学書院，489-494，2003
3) 早川哲夫 編：膵炎，膵癌（図説消化器病シリーズ14）．メジカルビュー社，pp14-151，2001
4) 急性膵炎診療ガイドライン2010改訂出版委員会 編：急性膵炎診療ガイドライン2010．第3版 http://www.suizou.org/APCGL2010/APCGL2010.pdf

消化器系疾患

膵がん

原田雅子

ポイントになる検査項目
腹部エコー，腹部CT，腹部MRI/MRCP，ERCP，膵酵素，腫瘍マーカー

病態と検査の関連図

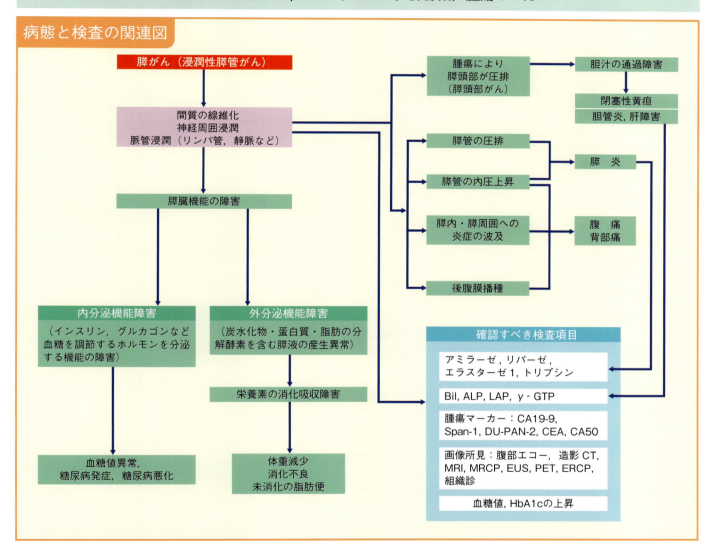

どんな疾患か

- 膵臓は外分泌腺と内分泌腺の混合した臓器であり，膵臓に発生する腫瘍は多様である．通常，膵がんとは膵管由来の膵管がんとして示されることが多く，膵がんの90％以上を占めている．

- 初期の段階で症状を認めることが少なく，症状が出現したときには病状がかなり進行している場合が多い．早期発見が困難であり，悪性腫瘍の中で最も予後の悪い疾患である．

- 腫瘍の占居部位に関しては，解剖学的に膵頭部，膵体部，膵尾部に分けられ，症状として多いのは，腹痛，黄疸，腰背部痛，体重減少，消化不良などである．

体の中で起きていること（病態生理）（図1）

- 膵臓には，炭水化物・蛋白質・脂肪（三大栄養素）の分解酵素を含む膵液の産生（外分泌機能）と，インスリン・グルカゴンなど血糖を調節するホルモンを分泌する機能（内分泌機能）がある．
- したがって，膵がんにより膵臓機能が障害されれば，消化不良・体重減少をきたしたり，血糖調節が困難な状態になる（糖尿病発症，糖尿病悪化）．
- 膵頭部がんの場合には，膵内胆管を圧排し，胆汁の通過障害から閉塞性黄疸を認めることがある．胆汁の通過障害により，胆汁が停滞することで胆管炎や肝機能障害を合併する．
- 膵臓の膵体部・膵尾部にがんができた場合には，黄疸の症状は現れず，おもな症状は腹痛・背部痛である．腹痛は，膵管の内圧上昇あるいは，膵内および膵周囲への炎症の波及で生じる．また，膵がんが後腹膜に播種すると，強い上腹部痛や背部痛が出現する．
- 腫瘤により膵管が圧排されることで膵炎を併発することがある．

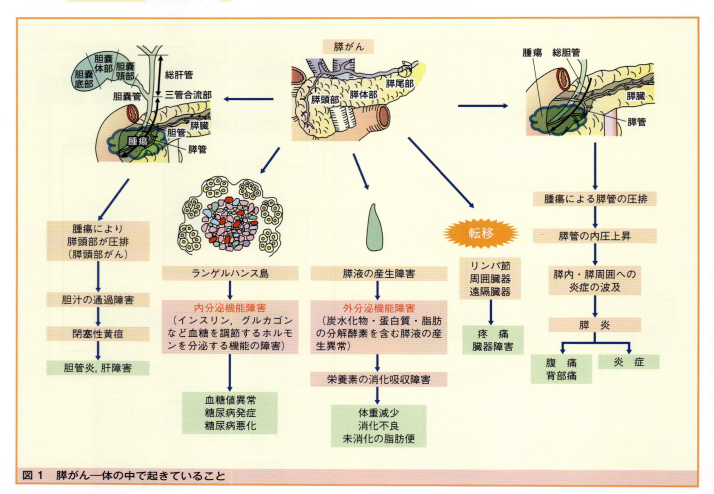

図1 膵がん―体の中で起きていること

検査の読み方　ここがポイント！

- 膵がんは前述したように，早期発見の難しい疾患であり，検査において膵がんの早期検出は困難とされる．
- 『膵癌診療ガイドライン』では，腹痛などの腹部症状を認める場合や，糖尿病発症がみられた場合には，膵がんの可能性を考慮して検査を行うことが望ましい[1]と記されている．
- 膵がんの診断に必要な検査内容には，膵酵素・腫瘍マーカーなどの血液検査と，腹部エコー，CT，MRI，MRCP，EUS，PET，ERCPなどの画像検査が挙げられる．

画像検査

- 腹部エコー（ultrasonography：US）
  * 膵管拡張，胆管拡張，腫瘤の有無などを確認．
  * 腫瘍の浸潤により，主膵管は閉塞・狭窄するため，尾側の主膵管は拡張する．
  * 膵頭部に腫瘍が存在する場合には，膵内

胆管を圧排するため総胆管や肝内胆管の拡張や胆嚢腫大，閉塞性黄疸を認める．
* 膵尾部の観察が困難である．
- 超音波内視鏡（endoscopic ultrasonography：EUS）
* 体外式に検査するUSより鮮明な画像が得られる．
* 小腫瘤や膵尾部の描出が可能．
* 局所進展度や周囲臓器・血管浸潤の判定に用いられる．
- 超音波内視鏡下吸引針細胞診（EUS-guided fine needle aspiration：EUS-FNA）
* EUSガイド下で，吸引針を用いて生検を行う．腫瘍の良悪性の鑑別．
* 合併症として，急性膵炎，誤嚥性肺炎，腹痛，消化管出血などがある．
- CT：computed tomography（図2）
* 腫大や萎縮の有無，腫瘤の有無，膵管・胆管拡張の有無などを確認．
* 造影CTでは，腫瘍部の造影効果が乏しく描出される（低吸収域）．
- MRI：magnetic resonance imaging，MRCP：magnetic resonance cholangiopancreatography（MR胆管膵管撮影）
* 腫瘤性病変の内部性状（出血の有無，嚢胞性腫瘍の内部構造の描出）などを確認．
* MRCPでは，非侵襲的に胆管・膵管を描出できる．主膵管拡張，途絶，形状変化などを捉える．膵液や胆汁を強調して高信号に描出．
- 内視鏡的逆行性膵胆管造影（endoscopic retrograde cholangiopancreatography：ERCP）
* 内視鏡を用いて，十二指腸乳頭の膵管・胆管開口部にカテーテルを挿入し，造影

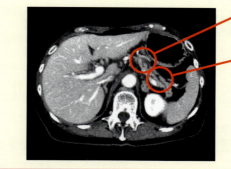

図2　膵体部がんのCT画像（腫瘍部分 低吸収域／膵管拡張）

剤を膵管・胆管に逆行性に注入して膵管・胆管像のX線写真を撮影する．
* 膵管閉塞，不整狭窄，走行偏位，造影剤の膵管外への漏出などを観察．
* 高い診断機能を有するが，膵炎などの合併症を併発する可能性がある．
- 陽電子放射断層撮影法（positron emission tomography：PET）
* 膵腫瘤の良悪性の鑑別．
* 遠隔転移巣などの診断に有用．

重要度の高い検査マーカー
- 血液検査
* 膵がんにより，膵管が狭窄され膵炎を併発すると，血液中のアミラーゼ，リパーゼ，エラスターゼ1，トリプシンなどの酵素が上昇することがある．
* また腫瘍により，胆管狭窄を合併すると，ビリルビン（Bil），ALP，LAP，γ-GTPなどの胆道系酵素の上昇やGOT（AST），GPT（ALP）などの肝機能データの異常を認める場合がある．
* 膵臓機能障害にて，血糖値の異常を合併する．
* これらは膵がんに特異的に現れるデータ異常ではなく，膵がんによる合併症状に伴う異常データとして検出される．
- 腫瘍マーカー
* 膵がんにおいて，特異的な血液データは存在しないが，CA19-9，Span-1，DU-PAN-2，CEA，CA50などが膵がんの検出率の高い腫瘍マーカーとして挙げられる．
* 腫瘍径が小さいほど腫瘍マーカーは半数以上で陰性を示すため，早期段階での発見は困難とされる．

血液検査基準値
- アミラーゼ：44〜132 U/L
- リパーゼ：7〜45 U/L
- トリプシン：100〜500 ng/mL
- エラスターゼ1：300 ng/mL以下
- CA19-9：37.0 U/mL以下
- Span-1：30 U/mL以下
- DU-PAN-2：150 U/mL以下
- CEA：2.5 ng/mL以下（RIA法）
　　　5.0 ng/mL以下（EIA法）
- CA50：35 U/mL以下

診断のされ方

- 膵がんは，前述したように初期の段階で症状を認めることは少なく，早期発見の困難な疾患である．腹痛，黄疸，腰背部痛，体重減少などの症状や血糖値の異常（糖尿病の発症・悪化）を認めた場合は，膵がんを疑い早期に検査を行う必要がある．
- また，早期発見が難しい疾患だからこそ，膵がんのリスクファクターを考慮した定期的な健診も重要といわれている．膵がんのリスクファクターを表1に示す．
- 膵がんのリスクファクター，臨床症状，血液検査，画像検査を行い総合的に判断し，診断する．『膵癌診療ガイドライン』における膵癌診断のアルゴリズムを図3に記す．

診断に関する臨床知
- 膵がんには，特異的なデータ異常や症状は少ない．膵臓機能を理解すること，そして，膵がんに伴う合併症状や臓器障害の症状に留意し，アンテナを張って観察を行うことが大切である．

表1 膵がんのリスクファクター

- 家族歴：膵がん、遺伝性膵がん症候群
- 合併疾患：糖尿病、遺伝性膵炎、膵管内乳糖粘液性腫瘍、膵嚢胞、肥満
- 嗜好：喫煙、大量飲酒

*家族歴、合併疾患、嗜好などの危険因子を複数有する場合には、膵がんの高リスク群として検査を行うことが勧められる
*膵管内乳頭粘液性腫瘍と膵嚢胞は膵がんの前がん病変として慎重な経過観察が勧められる

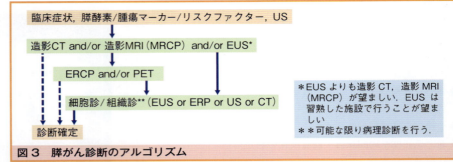

図3 膵がん診断のアルゴリズム

(日本膵臓学会膵癌診療ガイドライン改訂委員会 編：膵癌診療ガイドライン2016年版. 第4版, 金原出版, p44, 2016より引用)

治療法の選択

- 治療は膵がんの進行度により決定される。膵がんの進行度分類は、おもに『膵癌取扱い規約』（第7版）から用いられており、膵局所進展度、遠隔転移、リンパ節転移の程度により規定される（図4）．
- 『膵癌診療ガイドライン』の示す膵がん治療のアルゴリズムを図5に示す．
- 外科的療法による膵切除術では、腫瘍の占居部位により術式が決定され、主要動脈浸潤や遠隔転移のないStage I〜IVaまでが手術適応となる．

進行度分類

進行度分類			
Stage0	Tis	N0	M0
StageIA	T1(T1a, T1b, T1c)	N0	M0
StageIB	T2	N0	M0
StageIIA	T3	N0	M0
StageIIB	T1(T1a, T1b, T1c), T2, T3	N1 (N1a, N1b)	M0
StageIII	T4	Any N	M0
StageIV	Any T	Any N	M1

膵局所進展度
- TX：膵局所進展度が評価できないもの
- T0：原発腫瘍を認めない
- Tis：非浸潤癌
- T1：腫瘍が膵臓に限局しており、最大径が20 mm以下である
  - T1a：最大径が5 mm以下の腫瘍
  - T1b：最大径が5 mmをこえるが10 mm以下の腫瘍
  - T1c：最大径が10 mmをこえるが20 mm以下の腫瘍
- T2：腫瘍が膵臓に限局しており、最大径が20 mmをこえている
- T3：腫瘍の浸潤が膵をこえて進展するが、腹腔動脈幹（CA）もしくは上腸間（SMA）に及ばないもの
- T4：腫瘍の浸潤が腹腔動脈幹（CA）もしくは上腸間（SMA）に及ぶもの

遠隔転移
- M0：遠隔転移を認めない
- M1：遠隔転移を認める
- M1のときはその部位を記載する

リンパ節転移の程度
- NX：領域リンパ節転移の有無が不明である
- N0：領域リンパ節に転移を認めない
- N1：領域リンパ節に転移を認める
- N1a：領域リンパ節に1〜3個の転移を認める
- N1b：領域リンパに4個以上の転移を認める

図4 進行度分類

(日本膵臓学会 編：膵癌取扱い規約. 第7版, 金原出版, p14, 40, 44, 45, 2016より引用)

図5 膵がん治療のアルゴリズム

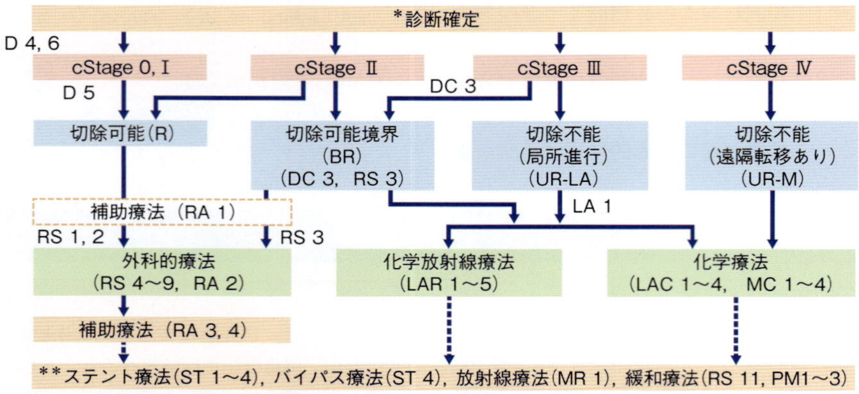

cStage分類、Resectability分類は日本膵癌学会『膵癌取扱い規約』（第7版）による．
*膵癌患者においては診断初期から疼痛・消化吸収障害・（膵性）糖尿病・不安などに対する支持療法が必要となる．詳細に関して各病態の診療ガイドラインおよび日本緩和医療学会のHP（http://jspm.ne.jp/guidelines/index.html）を参照されたい．
**ステント療法、バイパス療法、放射線療法は症例により適応とされる場合がある．

(日本膵臓学会膵癌診療ガイドライン改訂委員会 編：膵癌診療ガイドライン2016年版. 第4版, 金原出版, p45, 2016より引用)

治療に関する臨床知

- 膵がんの進行度により治療内容は大きく異なるため、外科的療法、化学・放射線療法、終末期患者に対する緩和治療を行うそれぞれの治療法を理解し、医療チームで協働しながら最適なケアを提供していくことが重要．

文献

1) 日本膵臓学会膵癌診療ガイドライン改訂委員会 編：膵癌診療ガイドライン2016年版. 第4版, 金原出版, p32, 2016
2) 日本膵臓学会 編：膵癌取扱い規約. 第7版, 金原出版, 2016
3) 舩越顕博 編：膵がん（インフォームドコンセントのための図説シリーズ）. 改訂3版, 医薬ジャーナル社, 2013

消化器系疾患

胆石，胆嚢炎

西尾宗高

ポイントになる検査項目
腹部X線，腹部CT，エコー，血液ガス分析，WBC，CRP，T-Bil，I-Bil，PT，PT-INR，アミラーゼ，リパーゼ，ALT，AST，ALP，電解質

病態と検査の関連図

急性胆嚢炎診断基準[1]
A. 局所の臨床徴候
　1) Murphy's sign
　2) 右上腹部の腫瘤触知・自発痛・圧痛
B. 全身の炎症所見
　1) 発熱
　2) CRP値の上昇
　3) 白血球数の上昇
C. 急性胆嚢炎の特徴的画像所見

急性胆嚢炎の重症度判定基準[1]
● 重症急性胆嚢炎（Grade Ⅲ）
　急性胆嚢炎のうち，以下のいずれかを伴う場合は「重症」である．
　1. 循環障害（ドパミン≧5μg/kg/min，もしくはノルアドレナリンの使用）
　2. 中枢神経障害（意識障害）
　3. 呼吸機能障害（PaO₂/FiO₂比<300）
　4. 腎機能障害（乏尿，もしくはCr>2.0mg/dL）
　5. 肝機能障害（PT-INR>1.5）
　6. 血液凝固異常（血小板<10万/mm³）
● 中等症急性胆嚢炎（Grade Ⅱ）
　急性胆嚢炎のうち，以下のいずれかを伴う場合は「中等症」である．
　1. 白血球>18,000/μL
　2. 右季肋部の有痛性腫瘤触知
　3. 症状出現後72時間以上の症状持続
　4. 顕著な局所炎症所見（壊死性胆嚢炎，胆嚢周囲膿瘍，肝膿瘍，胆汁性腹膜炎，気腫性胆嚢炎などを示唆する所見）
● 軽症急性胆嚢炎（Grade Ⅰ）
　急性胆嚢炎のうち「中等症」「重症」の基準を満たさないものを「軽症」とする．

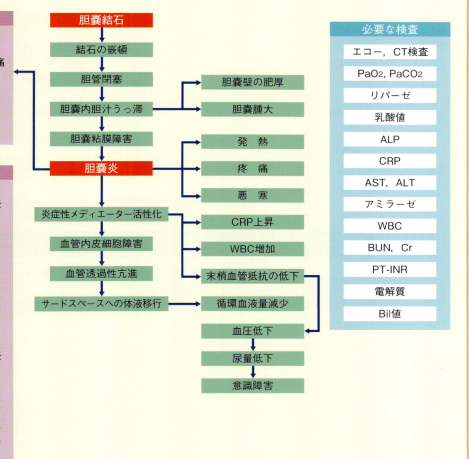

どんな疾患か

- 急性胆嚢炎は，胆嚢に生じた急性の炎症性疾患である．多くは胆石に起因するが，胆嚢の血行障害，化学的な傷害，細菌，原虫，寄生虫などの感染，または膠原病，アレルギー反応など，発症に関与する要因は多彩である．急性胆嚢炎の原因の90～95％は胆嚢結石であり，結石の嵌頓による胆嚢管閉塞と胆嚢内胆汁うっ滞にひき続き，胆嚢粘膜障害が起こり，炎症性メディエーターの活性化がひき起こされ局所的・全身的症状をひき起こさせる．一方，急性無石胆嚢炎は急性胆嚢炎の3.7～14％を占める．

体の中で起きていること（病態生理）（図1）

- 胆嚢は水分の除去によって，特殊な胆汁成分を何倍にも濃縮している．
- 胆石が胆管に嵌頓して胆汁が排泄されないと，胆汁がうっ滞してくる．
- 胆石による胆汁のうっ滞が，胆嚢腫大，胆嚢壁の肥厚などを生じさせる．
- 局所的な症状としては仙痛発作や，腹膜刺激症状をひき起こす．
- 症状が重症化すると，炎症性サイトカインの影響により全身性炎症反応症候群（systemic inflammatory response syndrome：SIRS）の症状をひき起こし，ショック状態に進行してしまう．

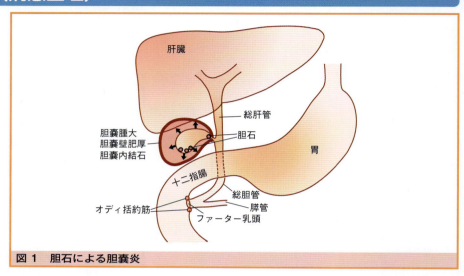

図1　胆石による胆嚢炎

検査の読み方　ここがポイント！

画像検査

●エコー

* 急性胆嚢炎のエコーによる診断能は良好で，簡便性，低侵襲性を考えたら第一選択される検査方法である．
* エコーによる急性胆嚢炎の診断能は感度88％，特異度80％である．

●急性胆嚢炎のエコー画像所見

* sonographic Murphy's sign（プローブによる胆嚢観察下の圧迫による痛み），胆嚢壁肥厚，腫大した胆嚢，胆嚢内の結石，デブリエコー，ガス像，胆嚢周囲の液体貯留，胆嚢壁 sonolucent layer などを確認する．
- 急性胆嚢炎の超音波診断の基準を表1に示す．

●CT

* CT検査は，急性胆嚢炎が疑われるが，臨床所見，血液検査，エコーによって急性胆嚢炎の確定診断が困難な場合，あるいは局所合併症が疑われるときに施行すべきである．
* 胆嚢壁に炎症が生じると胆嚢壁の血流が増加し，肝実質に還流する胆嚢静脈血流が増加する．その結果，急性胆嚢炎では肝実質が dynamic CT の動脈相にて一過性に濃染を示す．
* 急性壊死性胆嚢炎の特異的 dynamic CT 所見は，胆嚢壁の不整な肥厚，胆嚢壁の造影不良，胆嚢周囲脂肪織濃度上昇，胆嚢内腔あるいは壁内のガス，内腔の膜様構造，胆嚢周囲膿瘍などである．

●急性胆嚢炎の造影 CT 画像所見

* 胆嚢膨満，肥厚胆嚢壁，胆嚢周囲脂肪密度，胆嚢周囲液体貯留，漿膜下浮腫，粘膜強化，胆嚢に隣接する肝臓の過渡焦点強化，胆嚢周囲膿瘍，胆嚢内ガス回収，高減衰胆嚢胆汁などの確認を行う．

表1　エコー診断の基準

主項目
・胆嚢腫大（長軸径＞8cm，短軸径＞4cm）
・胆嚢壁肥厚（＞4mm）
・嵌頓胆嚢結石
・デブリエコー
・sonographic Murphy's sign（超音波プローブによる胆嚢圧迫による疼痛）

追加項目
・胆嚢周囲の液体貯留
・胆嚢壁 sonolucent layer
・不整な多層構造を呈する低エコー帯
・ドプラシグナル

血液検査

* 急性胆嚢炎の診断に特異的な血液検査所見はなく，全身の炎症所見を認める．
* 通常の胆嚢炎の血液データとしては，白血球数（WBC）10,000/μL 以上の増加，CRP 3 mg/dL 以上の上昇，肝・胆道系酵素とビリルビン（Bil）の血中濃度の上昇は軽度のことが多い．

＊急性胆嚢炎だけでは血中のアミラーゼ濃度は上昇しない．血中アミラーゼの上昇は総胆管結石などの膵障害を惹起する他病態の合併症を示唆する．

診断のされ方

- 胆石症，急性胆嚢炎の徴候としてMurphy's signが従来から米国を中心に用いられてきた．Murphy's signは感度50〜60％，特異度79〜96％と特異度は高いが，十二指腸潰瘍の急性穿孔でも陽性となることがあるため，画像診断は欠くことができない．

急性胆嚢炎の重症度判定基準

- 重症急性胆嚢炎（Grade Ⅲ）

＊急性胆嚢炎のうち，以下のいずれかを伴う場合は「重症」である．
1. 循環障害（ドパミン≧5μg/kg/min，もしくはノルアドレナリンの使用）
2. 中枢神経障害（意識障害）
3. 呼吸機能障害（PaO_2/FiO_2比＜300）
4. 腎機能障害（乏尿，もしくはクレアチニン＞2.0mg/dL）
5. 肝機能障害（PT-INR＞1.5）
6. 血液凝固異常（血小板数＜10万/μL）

- 中等症急性胆嚢炎（Grade Ⅱ）

＊急性胆嚢炎のうち，以下のいずれかを伴う場合は「中等症」である．
1. WBC＞18,000/μL
2. 右季肋部の有痛性腫瘤触知
3. 症状出現後72時間以上の症状持続
4. 顕著な局所炎症所見（壊死性胆嚢炎，胆嚢周囲膿瘍，肝膿瘍，胆汁性腹膜炎，気腫性胆嚢炎などを示唆する所見）

- 軽症急性胆嚢炎（Grade Ⅰ）

＊急性胆嚢炎のうち「中等症」「重症」の基準を満たさないものを「軽症」とする．

用語解説

- **Murphy's sign**：1903年に米国の外科医Charles Murphyは"右側の肋骨の下部で肝下縁の下に向けてカギ型にした医師の指が指し揉まれた場合，炎症を起こして過敏になった胆嚢のため患者は十分な深呼吸ができない．横隔膜が肝臓を押し上げて，過敏な胆嚢が検者の指に達すると，断ち切られたかのように急に吸気が停止する"と述べている[2]．

治療法の選択

- 胆嚢炎の治療は，図2のようなフローになる．
- 以前は軽症例でも腹腔鏡下胆嚢摘出術は第一選択されなかったが，現在ではほとんどの内視鏡外科医が軽症症例では腹腔鏡下胆嚢摘出術を施行している．何らかの理由で胆嚢摘出術が行えず，12〜24時間の初期治療に反応しない場合にドレナージの検討を行う．
- 初期治療は，輸液，電解質補正，抗菌薬，鎮痛薬である．抗菌薬の選択は重症度によって違いがあり，表2にGrade分類による抗菌薬を示す．

感染源のコントロール

- 感染源のコントロールのためにはまずはドレナージが必要となり，その適応とタイミングが非常に重要である．

胆嚢ドレナージの方法

- 経皮経肝胆嚢ドレナージ（PTGBD）

＊胆汁吸引，洗浄が容易であり胆嚢ドレ

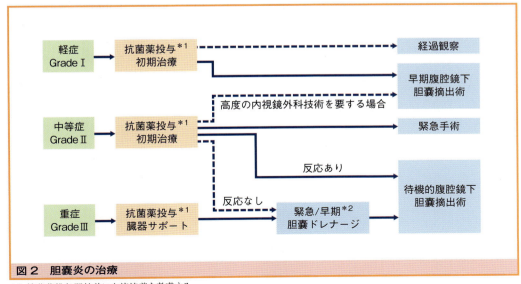

図2 胆嚢炎の治療

＊1 抗菌薬投与開始前に血液培養を考慮する．
＊2 胆嚢ドレナージの際には胆汁培養を行うべきである．

ナージ法として確立された方法である．問題点としては，術後の瘻孔形成がなされるまでドレナージチューブが抜去できない，チューブ逸脱のリスク，患者の不快感による自己抜去の可能性などがある．

●経皮経肝胆嚢吸引（PTGBA）

＊ベッドサイドで簡便に行えX線透視も必要としないため，コストもかからず合併症も少ない胆嚢ドレナージ法である．

＊ほかにも，内視鏡的経鼻胆管胆嚢ドレナージ（ENGBD）などがある．

腹腔鏡下胆嚢摘出術のタイミング

＊急性胆嚢炎に対する根本的治療として胆嚢摘出術は広く行われている．発症から72～96時間以内の早期手術について安全性，入院期間，早期の社会復帰，医療コストなどが待機的手術と比較し劣ることはない．そのため手術のタイミングとしては，72時間以内が適切なタイミングとなった．

表2 Gradeの違いによる抗菌薬の選択

抗菌薬	GradeⅠ	GradeⅡ	GradeⅢ
ペニシリンベースの治療	アンピシリン，スルバクタム（プラスアミノグリコシド利用できる感受性結果まで），アミノ配糖体薬	タゾバクタム・ピペラシリン	タゾバクタム・ピペラシリン
セファロスポリンに基づく治療	セファゾリン，セフォチアム，セフォタキシム，セフトリアキソン，セフメタゾール，フロモキセフ，セフォペラゾン，スルバクタム	セフトリアキソン，セフォタキシム，セフェピム，セフォゾプラン，セフタジジム，メトロニダゾール，セフォペラゾン，スルバクタム	セフェピム，セフタジジム，セフォゾプラン，メトロニダゾール
フルオロキノロンに基づく治療	シプロフロキサシン，レボフロキサシン，パズフロキサシン，メトロニダゾール，モキシフロキサシン	シプロフロキサシン，レボフロキサシン，パズフロキサシン，メトロニダゾール，モキシフロキサシン	
モノバクタムベースの治療	推奨なし	推奨なし	アズトレオナム，メトロニダゾール
カルバペネム系ベースの治療	エルタペネム（日本未発売）	エルタペネム（日本未発売）	イミペネム・シラスタチン，メロペネム，ドリペネム

文献
1）急性胆管炎・胆嚢炎診療ガイドライン改訂出版委員会 編：TG13新基準掲載―急性胆管炎・胆嚢炎診療ガイドライン2013．医学図書出版，2013
2）柴田寿彦，訳：マクギーの身体診断学．原著第2版，診断と治療社，p392，2009

消化器系疾患

急性腹膜炎

村上香織

ポイントになる検査項目
腹部X線，腹部CT，腹部エコー，血液検査（WBC，CRP，プロカルシトニン），血液ガス分析

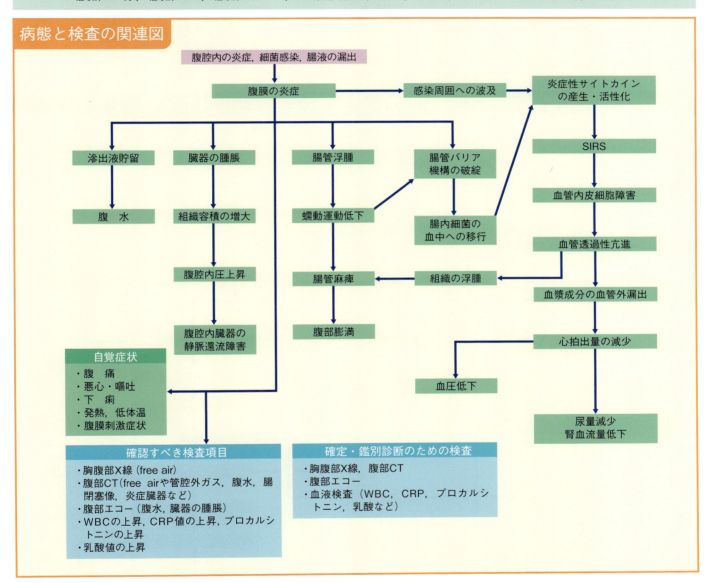

どんな疾患か

●急性腹膜炎は，腹腔内の炎症や細菌感染，腸管穿孔による腸液の漏出などにより，腹膜が化学的・物理的刺激を受けて炎症を起こした状態（腹膜の炎症性疾患）をいう．

●原因は消化管穿孔が最も多いが，急性重症膵炎や急性胆嚢炎などの膵胆管系疾患，外傷による腸管損傷，腸管捻転，腸管の血栓・塞栓，骨盤腹膜炎など女性生

殖器疾患など，多岐にわたる．
- 急性腹膜炎では病変の範囲により，炎症の限局したものを限局性腹膜炎，腹部全体に波及したものを汎発性腹膜炎と呼んでいる．
- 汎発性腹膜炎になると敗血症のリスクが高まり，全身性の炎症反応からショックや呼吸不全，播種性血管内凝固症候群（disseminated intravascular coagulation：DIC），多臓器不全（multiple organ failure：MOF）などをひき起こすことがある．
- 症状として腹痛は必ずみられる．前徴候として腹部不快や軽い腹痛を認めることもあるが，通常は急激な腹痛が突発的に起こる．ほかにも悪心・嘔吐，発熱，浅呼吸，頻脈などの症状もみられる．
- 特徴的な症状は，腹部診察で局所もしくは広範囲の圧痛，筋性防御，反跳痛（Blumberg 徴候），腹壁板状硬などの腹膜刺激症状，腸雑音低下や腹部膨満などを認める．しかし，高齢者，免疫不全患者や脊髄損傷患者など原因によっては特徴的な症状がみられないこともある．
- 急性腹膜炎は一般的に急性腹症に属し，迅速な診断と治療が必要になる．

用語解説
- **腹膜刺激症状**：壁側および臓側腹膜に炎症などが波及し，刺激されているときに出る徴候であり，圧痛や筋性防御，反跳痛がある．腹膜刺激症状は腹膜炎を示唆する．
- **筋性防御**：腹腔臓器の炎症が筋層を超えて壁側腹膜に波及すると，触診時，肋間神経や腰神経を介して腹壁筋肉の反射性緊張亢進が起こり，腹壁が硬く触れる．
- **反跳痛（Blumberg 徴候）**：腹壁を手指でゆっくり圧迫し，急にその手を離し圧力を除くと，圧迫していたときよりも痛みが増強する．

体の中で起きていること（病態生理）（図1）

- 本来無菌である腹腔に何らかの原因で細菌が侵入し炎症をきたした状態．
- 腹腔内臓器の炎症，感染，消化管穿孔による腸液や糞便の漏出，腸管の壊死により物理的・化学的に刺激を受けると腹膜刺激症状を呈し，腸管浮腫や腹水貯留，腸管麻痺をひき起こし，膿瘍を形成することもある．
- 一般的に腹部全体の圧痛，嘔吐，高熱がみられるが，その原因や発症部位，発生機序によりさまざまな臨床経過を呈する．
- 穿孔などによる腹膜炎では激烈な痛みが

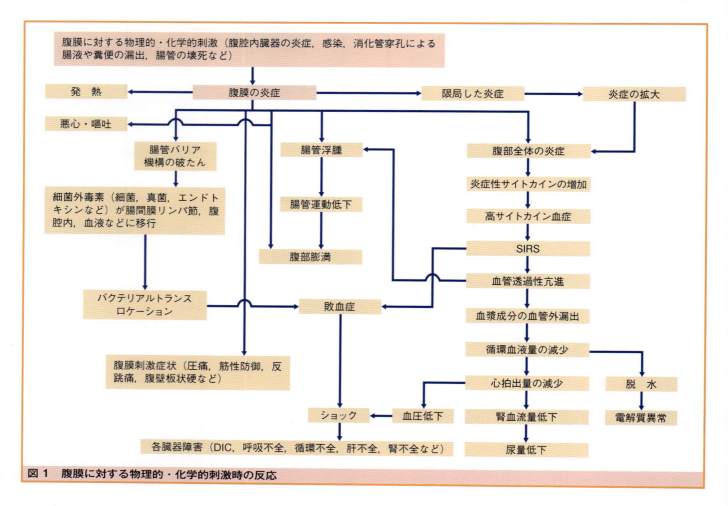

図1　腹膜に対する物理的・化学的刺激時の反応

あり，初期にはその痛みが穿孔部に限局する．しかし，その後腹部全体に広がり，腹壁は板状硬となる．腸管運動が麻痺すると嘔吐や腹部膨満，排ガスを認めないなどのイレウス様の症状を呈し，炎症に伴う腸管麻痺のため腸雑音は減弱する．
- 急性汎発性腹膜炎では，高サイトカイン血症をひき起こし，全身の炎症反応を示す．血管の透過性が亢進して血漿成分の血管外漏出が起こり，著明な循環血液量の減少と組織の浮腫をきたす．
- 治療せずに一定期間を経過すると，脱水や電解質の異常，循環障害，ショックをきたす．適切な処置や治療が早期に行われないと，敗血症を併発し予後が不良となる．
- 消化管穿孔やバクテリアルトランスロケーションにより腸管細菌が血中に移行して敗血症を合併すると，急性呼吸不全やDIC，敗血症性ショック，肝不全，腎不全，代謝性アシドーシスとさまざまな多臓器障害がひき起こされる．

検査の読み方　ここがポイント！

- 急性腹膜炎の診断は原因疾患によって異なるため，必要な検査は，問診（既往歴や現病歴）や腹部所見から鑑別診断を考慮し，選択しなければならない．

画像所見（胸部・腹部X線，腹部CT，腹部エコー）

- 立位胸部・腹部単純X線画像検査において，横隔膜直下に穿孔部から腸管外に漏れ出た遊離ガス像（free air）を認める（図2）．立位保持をできない患者も多いため，CT検査が並行して行われる．
- 腹部CT検査では，free airや管腔外ガス，腹水，腸閉塞像，炎症臓器，臓器血流不全などの所見が確認できる．急性虫垂炎や総胆管結石，腹腔内遊離ガスなどは単純CTで診断可能なことが多いが，臓器虚血の有無や血管性病変，急性膵炎の重症度判定などは単純CTだけでは詳細な評価が困難なことがあるため，造影CTが推奨される．
- エコー検査では，炎症による腹水貯留の有無，臓器の腫脹が確認できる．放射線被曝がないことに加え，簡便でベッドサイドで施行が可能なことなどから，急性腹症のスクリーニング検査・精査に有用な検査で，急性胆嚢炎が疑われる場合や放射線被曝を避けることが望ましい妊婦や若年女性，小児患者において推奨される検査である．

腹腔穿刺

- エコーにより腹水を認めた場合，便汁や膿の有無など腹水の性状，細菌感染の有無などを調べるために腹腔穿刺を行うこともある．

血液検査

> 白血球数（WBC）増加，CRPの上昇，プロカルシトニン値の上昇，血液ガス分析

- 急性腹膜炎の原因となる多くの腹部疾患では，血液検査上特異的所見がない．炎症性疾患では，WBCの増加やCRPの上昇を認めることがあるが，ばらつきが多く，ともに重症化で数値が下がることもあるため診断的価値は低い．
- 急性腹膜炎では，通常白血球数が増加（10,000/μL以上）し，CRP（C反応性蛋白）は上昇する．しかし，高齢者では生体反応が弱く，WBCの増加が乏しく，CRPは半日～1日遅れて上昇する場合もある．また，重症例ではWBCが増加せず，4,000/μL以下へ減少することもある．白血球分画では好中球数が75％以上に増加している．
- プロカルシトニンは，細菌感染のマーカーや腹膜炎をはじめとした敗血症で重症度評価の指標となる．急性虫垂炎や穿孔性・膿瘍形成性虫垂炎の診断，急性膵炎の重症化・感染性膵壊死の判定に有用とされており，プロカルシトニンは上昇する．
- 急性膵炎ではリパーゼやアミラーゼが上昇する．そのため，急性膵炎を疑う場合は，リパーゼやアミラーゼの測定は有用であるが，そのほかの疾患では有用性は低い．
- 急性胆嚢炎などの胆嚢疾患では，通常トランスアミラーゼやビリルビンは変動しない．
- ショックの診断や腸管虚血の診断に，pH，過剰塩基（base excess：BE），乳酸値は有用で，疑う場合は血液ガス分析を行う．しかし，乳酸値の上昇は腸管虚血の進行した状態であり，初期の診断では無効であるため，初期のマーカーとしては使用すべきではない．また，虚血が存在しても捻転などで灌流がないと乳酸値は上昇しないこともあるため注意が必要である．

検査基準値

- WBC：3,300～9,000/μL
- CRP：0.3 mg/dL 未満
- プロカルシトニン：0.05 ng/mL 未満が正常値（0.5 ng/mLを超えると異常，0.5～2.0 ng/mLが境界領域，2 ng/mL以上で全身細菌感染症が強く疑われ，10 ng/mL以上では重症敗血症，敗血症性ショックなどを呈していることが多い）．
- リパーゼ：14～56 U/L
- アミラーゼ：55～175 U/L
- 乳酸値：4～16 mg/dL（0.44～1.78 mmol/L）

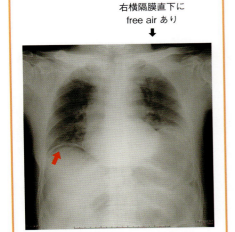

図2　free air

診断のされ方

- 急性腹膜炎の診断は原因疾患によって異なるため、腹膜刺激症状などの理学的所見、血液検査、単純X線検査、CT検査によるfree air、炎症所見、腹水貯留の有無、虚血や感染巣の有無などにより鑑別診断が行われる。血液検査は有用であるが、それのみで診断するのではなく、問診、病歴、臨床症状、バイタルサインなども含めた身体所見、画像検査と併せて総合的に診断することが重要である。
- 正確な診断がつかないこともあるが、バイタルサインや腹部所見などから緊急開腹手術が必要か、まず判断され、最終的な確定診断は手術所見による場合も少なくない。
- 急性腹膜炎をひき起こす原因疾患は、緊急処置や緊急手術を必要とする疾患が多く、許容される時間も限られるため、迅速で的確な判断が必要となり、問診や観察が重要となる。
- 問診で腹痛の症状（部位、発症様式、発症からの時間と経時的変化）と随伴症状、既往歴などの情報を患者や家族から得るとともに、視診・聴診・触診・打診による腹部観察だけでなく全身状態を観察する。ショック状態に陥っている場合も多いため、呼吸・脈拍・血圧・体温・意識レベルなどのバイタルサインの変化に注意する。呼吸が促迫、頻脈、血圧低下などショックバイタルを呈している場合は緊急度が高く緊急手術となることが多い。
- 原因菌は、大腸菌などの腸管内グラム陰性桿菌が多い。

診断に関する臨床知

- 急性腹膜炎でみられる腹痛の程度や性質は患者によって異なるが、激烈な痛みを伴い、重症化することも多く、診断や治療の遅れが予後の悪化につながることがある。そのため、「腹痛」を主症状とした患者の病態と緊急性を把握し、緊急度の高い患者を見逃すことなく、手術の有無など今後の経過をイメージしながら検査や治療の準備を進めることが重要である。

治療法の選択

- 診断をできるだけ早く確定し、その後、原因除去のための手術、感染巣のドレナージなど、急性腹膜炎の原因に応じた治療を行う。
- 急性汎発性腹膜炎では早期開腹術を行うことが大半であるが、バイタルサインが安定し、消化管穿孔もなく限局性の場合は、輸液や抗菌薬の投与で保存的に治療することもある。
- 急性腹膜炎の最も深刻な合併症は敗血症である。急性重症膵炎では血管透過性亢進から組織浮腫と血管内脱水が、腸管虚血や消化管穿孔では腸管浮腫と末梢血管拡張から循環血液量が不足しショックをきたす。そのため、代謝性アシドーシスの進行や乳酸値の上昇がみられた場合は、敗血症の初期蘇生に準じて早期から適切な輸液管理を行う必要がある。
- また、初期蘇生で循環不全を改善させるとともに、症状から重症度を判断して、原因疾患から想定される起炎菌に対する抗菌薬の投与、早期手術やドレナージによる原因除去と感染源のコントロールを行わなければならない。
- 急性汎発性腹膜炎では敗血症性ショックに至ることも少なくないため、看護ケアにおいても、ショック徴候の早期発見、モニタリング強化や適切な輸液管理と呼吸管理によって重症化を回避する。苦痛の軽減をはかる。適切な創傷管理を含む新たな感染を予防する。腹腔内圧の上昇や腹部コンパートメント症候群の早期発見と腹腔内圧を減少させるケア、侵襲を加えないケアが必要となる。

用語解説

- **腹部コンパートメント症候群**：腹腔内圧が20 mmHg以上持続し、かつ新たな臓器障害をきたすものである。急性腹膜炎による敗血症や急性重症膵炎、術後合併症としての腹膜炎では、腸管、腸間膜、後腹膜の著しい浮腫、長時間手術、過大侵襲、腸管拡張、人工呼吸管理などから腹腔内圧上昇のリスクは高くなる。
- 腹腔内圧を減少させるためのケアには、腸蠕動を改善させる薬の投与、経腸栄養の減量や中止、浣腸の実施や緩下剤の投与による排便コントロールなどがある。

治療に関する臨床知

- 血管透過性亢進による急性肺損傷や急性呼吸促迫症候群、過剰輸液によるうっ血性心不全や肺水腫、人工呼吸管理に伴う合併症など、急性腹膜炎の病態や治療に伴う二次的合併症の予防に努めることも重要である。

文献

1) 急性腹症診療ガイドライン出版委員会 編：急性腹症診療ガイドライン2015. 医学書院, pp60-70, 80-86, 96-116, 157-169, 2015
2) 窪田忠夫：ブラッシュアップ急性腹症. 中外医学社, pp2-47, 2014
3) 小関一英 監訳：急性腹症の早期診断. 第2版, メディカル・サイエンス・インターナショナル, pp187-192, 2012
4) 山勢博彰, 他編：疾患の看護プラクティスがみえる 救命救急ディジーズ. 学研メディカル秀潤社, pp145-155, 2015
5) 福本陽平, 他監：病気がみえる vol.1—消化器. メディックメディア, pp120-121, 2008

V 内分泌・代謝系疾患

- 糖尿病
- 高尿酸血症，痛風
- 脂質異常症
- 甲状腺機能亢進症（甲状腺中毒症）・低下症
- 甲状腺腫瘍
- 先端巨大症，クッシング病，中枢性尿崩症，下垂体腫瘍
- 副腎腫瘍，クッシング症候群
- 骨粗鬆症

内分泌・代謝系疾患

糖尿病

森　小律恵

> **ポイントになる検査項目**
> 血糖値，HbA1c，グリコアルブミン，尿糖，血中 C-ペプチド，尿中 C-ペプチド，尿アルブミン，尿蛋白，経口血糖負荷試験

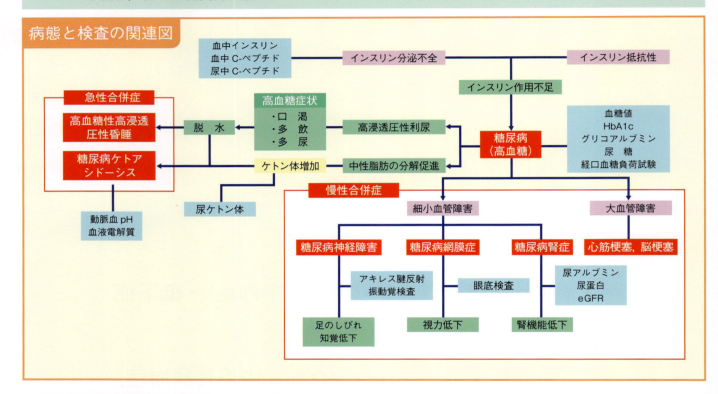

病態と検査の関連図

どんな疾患か

- 糖尿病は，インスリン作用不足による慢性的な高血糖の状態となる疾患である．インスリン作用不足とは，インスリン分泌不全およびインスリン抵抗性の状態である．
- インスリンは膵β細胞から分泌される，血糖を下げる唯一のホルモンである．
- 通常，食後ブドウ糖が増加するとインスリンの働きによって，肝臓や筋肉にグリコーゲンとしてブドウ糖を蓄えたり，脂肪組織に合成されて血糖値は下がる（図1）．また，食事を摂取しない時間が続き血糖値が下がってくると，グルカゴンなどインスリン拮抗ホルモンの働きによってグリコーゲンがブドウ糖に分解され血糖値を下げないようにしている．
- インスリン分泌不全とは，膵臓のβ細胞の破壊や機能不全によりインスリンの供給ができない状態である．
- インスリン抵抗性とは，インスリンは分泌されているが，インスリンが効きにくくなっている状態である．
- 糖代謝異常が軽症の場合には，ほとんど症状がないが，高血糖が著しい状態になると，口渇，多飲，多尿，倦怠感など症状が現れる．
- 高度なインスリン作用不足による高血糖は，急性合併症をひき起こす．
- 急性合併症には，1型糖尿病患者に多い糖尿病性ケトアシドーシスと，2型糖尿病の高齢者に多い高血糖性高浸透圧症候群がある．
- 長期にわたり高血糖状態が続くと多くの臓器に影響し，慢性合併症をひき起こす．糖尿病特有の合併症である細小血管障害の糖尿病神経障害，糖尿病腎症，糖尿病網膜症をひき起こしたり，糖尿病患者の発症率が高い大血管障害の心筋梗塞や脳梗塞をひき起こす．

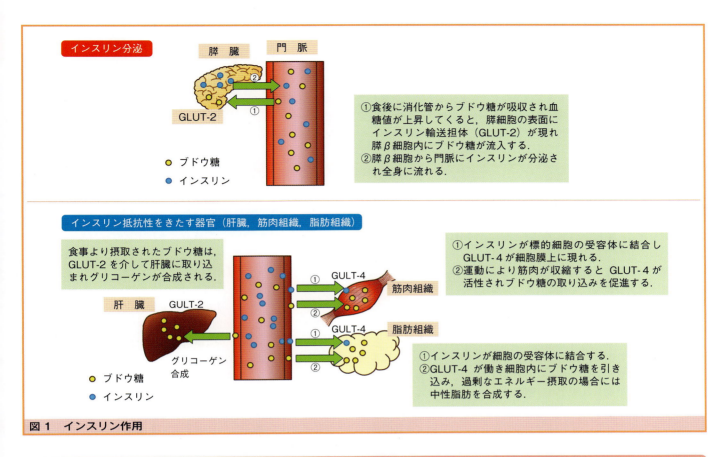

図1 インスリン作用

体の中で起きていること（病態生理）（図2）

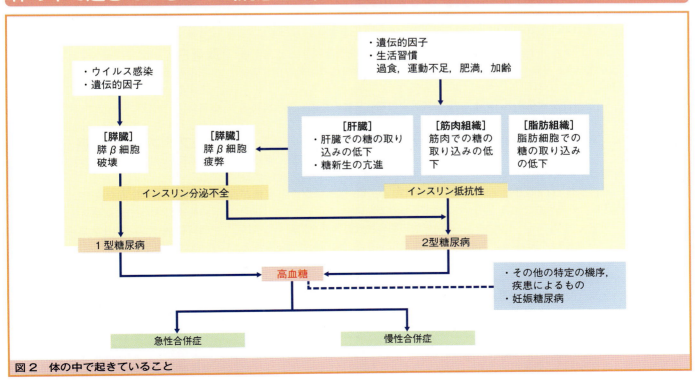

図2 体の中で起きていること

- ブドウ糖は身体にとって重要なエネルギー源である．血液中のブドウ糖（血糖値）はインスリン作用により一定に保たれるようコントロールされている．
- 1型糖尿病は，おもにウイルス感染などを引き金に自己免疫膵β細胞の破壊が起こり，インスリン分泌が低下し発症する．
- 2型糖尿病は，遺伝的因子に過食，運動不足，肥満などの環境因子や加齢が要因となり，インスリン抵抗性およびインスリン分泌不全により発症する．
- 日本人はインスリン分泌障害が優位な2型糖尿病が多い．少しの肥満（インスリン抵抗性の増加）により糖尿病を発症しやすい．

用語解説
- **糖新生**：飢餓状態などでブドウ糖が不足した状態になると，肝臓でブドウ糖以外の脂肪やアミノ酸からブドウ糖をつくり出し，エネルギーを確保しようとする働き．

検査の読み方　ここがポイント！

血糖値
- 糖尿病の診断，治療において必須で重要な検査である．血液中のブドウ糖を測定するためのものである．
- 採血部位は，おもに静脈血もしくは毛細血管血（耳朶や指先）であり，まれに動脈血が使用される．一般的に検査室の検査では静脈血漿が用いられる．簡易血糖測定器では毛細管血が用いられる．
- 採血部位により同時に測定を行っても値が違うため注意が必要である．末梢組織でブドウ糖が消費されるため，**動脈血＞毛細管血＞静脈血**の順に低値となる．
- 空腹時採血において，静脈は毛細血管血より数 mg/dL，動脈より 10 mg/dL 程度低いが，食後や血糖負荷試験後にはその差が拡大し，それぞれ 10 ～ 20 mg/dL，20 mg/dL 程度低値となる[1]．
- 測定する時間（空腹時，食後）により値が変動するため，どのようなタイミングで測定したかを把握する必要がある．
- 空腹時血糖値は，食後10時間以上あけて検査をする．通常は夕食後から10時間以上あけて朝食前に採血をする．
- 随時血糖値は，食事と採血時間と関係なく採血を行う．
- 簡易血糖測定器は，糖尿病患者が血糖自己測定（self monitoring of blood glucose：SMBG）を行うためのものであり，毛細管血により測定を行う．
- 採血量の不足や採血手技の問題により，血糖値に誤差が生じやすい．指先に果糖（果汁）など付着した場合には偽高値となるため，アルコール綿での消毒だけでは果糖が拭えないので原則手洗いを行う．
- 簡易血糖測定器は複数あるが，機種により測定原理が異なる．特に新生児はヘマトクリット値（Ht）が高いため，Htの影響を受ける測定器の使用を避ける．

HbA1c
- 糖尿病の診断および血糖値のコントロールの指標として使用され，過去1～2ヵ月の平均血糖値を反映している．**正常値は 4.6 ～ 6.2%** である．
- HbA1c は赤血球のヘモグロビンの糖化産物である．
- 低めになるのは溶血性疾患や肝硬変，鉄欠乏貧血，腎性貧血．高めになるのは急速に改善した糖尿病．
- 過去1～2ヵ月の指標のため，現在実施している薬物療法の効果や食事療法や運動療法など療養行動の結果をすぐに反映することはできない．

グリコアルブミン
- **基準値 11 ～ 16%**
- 過去約2週間の平均血糖値を反映する．HbA1c より血糖値を反映する期間が短いことから，薬物療法の効果の判定などの評価のために測定される．
- 血漿蛋白の糖化産物のため，糖尿病腎症のネフローゼ期では値が低くなる．

尿糖
- 尿中のブドウ糖を定性や定量で測定する．通常，定性の場合には，血糖値が 160 ～ 170 mg/dL 程度になると尿糖が検出されるようになる．
- 糖尿病初期の食後高血糖を把握する指標として使用できる．血糖自己測定が行えない場合にでも安価な検査法のため，患者教育にも使用できる．

血中C-ペプチド・尿中C-ペプチド
- 膵β細胞内で合成されたインスリンの前駆物質であるプロインスリンは，インスリンとC-ペプチドになる．インスリン分泌の評価として重要な検査であり，血中および尿中のC-ペプチドを測定する．インスリン療法が必要かどうかの判断に用いられる検査である．
- 空腹時血中C-ペプチド値　**正常：1.0 ～ 3.5 ng/mL**　0.5 ng/mL 以下でインスリン依存状態と判定する．
- 24時間尿中C-ペプチド値　**正常：40 ～ 100 μg/day**　20 μg/day 以下でインスリン依存状態と判定する．

尿アルブミン排泄量
- 尿中アルブミン量を測定する．
- 尿蛋白の定性検査が陰性の場合でも，尿中アルブミンを測定することで腎症の病期の判定に使用される．随時尿にてアルブミン mg/g Cr の測定を定期的に行うことで尿蛋白出現前に腎臓の変化をみつけることができる．
- **正常＞ 30 mg/g Cr**

尿蛋白
- 尿中の蛋白質を定性もしくは定量にて測定する．
- 通常は，定性にて検出されないが，腎症が進行すると検出されるようになる．

経口ブドウ糖負荷試験 (75g OGTT)
- 糖尿病の診断のために行われる検査である．
- 75g のブドウ糖液を負荷前，30分後，1時間後，2時間後に血糖値の測定を行う．同時に血中インスリン値を負荷前，30分後に測定する．
- 判断基準に基づき，正常型，境界型，糖尿病型に判定する（図3）．
- 3日間，糖質をきちんと摂取した食事を摂取したのちに検査を行う．血糖値を低くしようと糖質を制限したりすると正常に測定ができない．
- 糖尿病の診断に必須ではない．自覚症状

などから明らかな高血糖が推測される場合には空腹時血糖値もしくは随時血糖値の測定を行う．

合併症を把握するための検査
- 糖尿病網膜症：眼底検査
- 糖尿病腎症：尿アルブミン，尿蛋白，eGFR
- 糖尿病神経障害：糖尿病神経障害簡易診断検査（アキレス腱反射，128Hz音叉による振動覚）

重要度の高い検査
- 血糖値
  *基準値を図3，4に示す．
- HbA1c
- グリコアルブミン

> **補足説明**
> インスリン分泌指数：血中インスリン値および血糖値から計算することができる．
> 《計算式》
> $$\frac{血中インスリン値（30分値－負荷前）\mu g/dL}{血糖値（30分値－負荷前）mg/dL}$$
> インスリン分泌指数が0.4未満の境界型では糖尿病発症のリスクが高い．

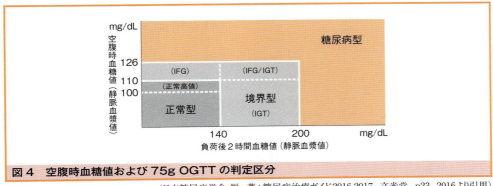

血糖値 （静脈血漿値）	空腹時		負荷後2時間	判定区分
	126 mg/dL以上	または	200 mg/dL以上	糖尿病型
	糖尿病型にも正常型にも属さないもの			境界型
	110 mg/dL未満	および	140 mg/dL未満	正常型

図3 空腹時血糖値および75 g OGTTの判定区分と判定基準
（日本糖尿病学会 編・著：糖尿病治療ガイド2016-2017．文光堂，p19，2016より引用改変）

図4 空腹時血糖値および75g OGTTの判定区分
（日本糖尿病学会 編・著：糖尿病治療ガイド2016-2017．文光堂，p23，2016より引用）

診断のされ方

糖尿病の診断
- 診断の流れを図5に示す．
- 血糖値とHbA1cが同時に「糖尿病型」の場合には糖尿病と診断される．
- 初回検査で以下①～③のうちいずれかおよび④を認めた場合は「糖尿病型」とする．
  ①早朝空腹時血糖値126 mg/dL以上
  ②75g OGTTで2時間値200 mg/dL以上
  ③随時血糖値200 mg/dL以上
  ④HbA1cが6.5%以上
- 血糖値のみ「糖尿病型」の場合，「口渇，多飲，多尿，体重減少など糖尿病の典型的な症状がある」もしくは，「確実な糖尿病網膜症がある」場合には糖尿病と診断できる．

> **診断に関する臨床知**
> - 血糖値およびHbA1c両方の検査が大切である．HbA1cの値は血糖状態の把握にしかすぎないため，1日を通して血糖値の変動がどのように生じているのかをイメージすることが大切である．
> - 空腹時血糖値が低いだけで糖尿病型ではないといい切れない．2型糖尿病の初期のころには，食後高血糖が先行し，代償しきれなくなり空腹時血糖値が上昇してくることを把握することが大切である．

糖尿病

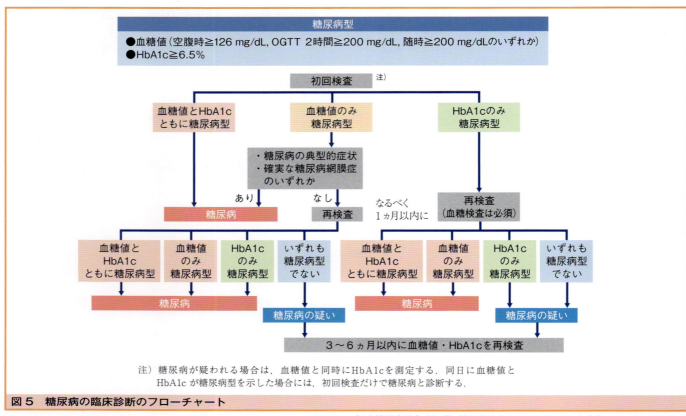

図5　糖尿病の臨床診断のフローチャート

（日本糖尿病学会 編・著：糖尿病治療ガイド2016-2017．文光堂，p21，2016より引用）

治療法の選択

- 糖尿病の治療は，血糖コントロールのために食事療法（適正な摂取カロリー），運動療法，薬物療法が行われる．患者個々の状態に応じて治療法が選択される．1型糖尿病のようにインスリン依存状態の場合には，インスリン療法が必須となる．血糖コントロールの把握のために，簡易血糖測定器を用いた血糖自己測定は，多くの患者で使用されている．

治療に関する臨床知

- 血糖自己測定（SMBG）は，日常の血糖値を把握できる重要なものである．しかし，患者自身が血糖値に振り回されることも少なくない．一つの値に一喜一憂することなく，値を基に患者自身が生活を安心して一緒に振り返れるような支援が大切である．

文献

1) 日本糖尿病学会 編：糖尿病専門医研修ガイドブック．改訂第6版，診断と治療社，2013
2) 日本糖尿病学会 編・著：糖尿病治療ガイド2016-2017．文光堂，2016
3) 日本糖尿病療養指導認定機構 編著：糖尿病療養指導ガイドブック 2015．メディカルレビュー社，2015
4) 橋詰直孝，他監：病気が見える vol.3―糖尿病・代謝・内分泌．第4版，メディックメディア，2014
5) 任 和子，他編：エビデンスに基づく糖尿病・代謝・内分泌看護ケア関連図．中央法規出版，2015
6) 桝田 出：糖尿病に強くなる―療養指導のエキスパートを目指して．医学書院，2015

内分泌・代謝系疾患

高尿酸血症, 痛風

中山法子

ポイントになる検査項目
尿酸, 尿酸クリアランス, クレアチニンクリアランス（Ccr）, 尿中尿酸排泄量, 尿酸結晶, WBC, CRPなど

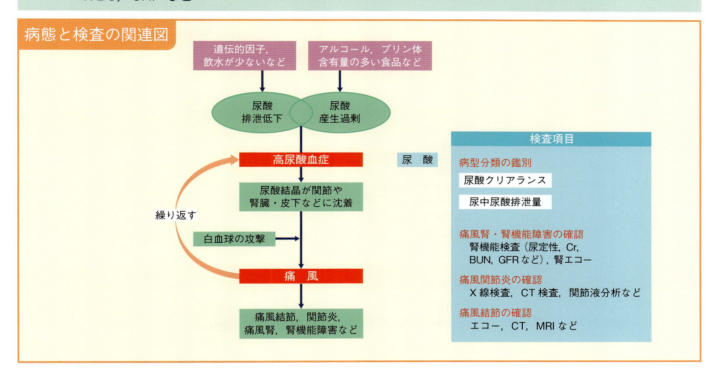

病態と検査の関連図

どんな疾患か

- 尿酸は, 生物の存在に必須なエネルギー（ATPなど）やヒトの遺伝子をつくる核酸の原料であるプリン体の最終代謝産物である. 尿酸は, 肝臓での合成や食事からの摂取で1日約700 mgが産生され, 排泄も約700 mgである. 排泄経路は約80％が腎臓から尿中に溶けて, 約20％は汗や消化液などであり, 体内に常時約1,200 mgの尿酸が蓄積されている. 尿酸の排泄量が少なかったり身体の中で合成されすぎることなどにより産生と排泄のバランスが崩れると, 血液中に増えて, 血清中の濃度が高くなると過飽和状態になり, 結晶がつくられやすい状態が高尿酸血症である.

- 尿酸代謝の異常が一時的である「原発性」が全高尿酸血症の95％を占めるが, 約5％は腎不全・白血病・骨髄腫などの疾患や薬剤によってひき起こされる「二次性高尿酸血症」として区別されている.

- 原発性高尿酸血症の原因はよくわかっていない. 明らかになっているものは, プリン体が尿酸へと代謝される過程で必要な代謝酵素が遺伝的に異常に活発化されたり, 別の代謝経路の酵素が遺伝的に欠損していることで尿酸が過剰に産生されることなどである.

- 高尿酸血症により尿酸が結晶化され尿酸塩結晶になり, 関節内に析出することによって激しい痛みを伴う急性関節炎発作をおもな症状とするものを, 痛風という. 尿酸塩結晶が関節以外にも腎臓や皮下などに沈着し, 痛風腎や腎機能障害, 痛風結節などをきたす. アルコールやストレスが引き金となって痛風発作が生じる場合もある.

- 高尿酸血症と痛風は, 虚血性心疾患, 心筋梗塞などの危険因子とされており, 糖尿病や脂質異常症, 肥満, 高血圧などを合併することも多く, その結果, 脳血管障害や虚血性心疾患を併発することも少なくない.

体の中で起きていること（病態生理）

- 痛風関節炎の発作時には，関節が腫れて熱感を伴う激しい痛みが起こる．多くの場合，24時間で症状はピークに達し，1～2週間で自然に痛みは消失する．
- 尿酸塩結晶の析出部位は，全身の関節（第一MTP関節，膝関節，肘関節など），皮下組織の痛風結節や，腎臓（痛風腎），尿路（尿管結石）である（図1）．皮下組織の痛風結節は無痛で，血流が低下して冷えやすい部位にできやすく，耳介，手足の関節に好発する．

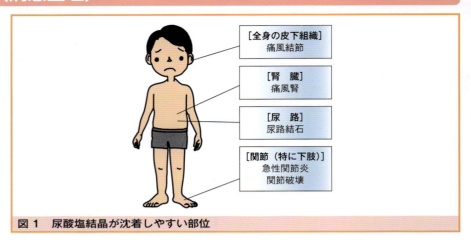

図1 尿酸塩結晶が沈着しやすい部位

検査の読み方　ここがポイント！

- 高尿酸血症の病型とそれぞれの頻度は，①「尿酸産生過剰型」（約10％），②「尿酸排泄低下型」（約60％），③その両者が合わさった「混合型」（約30％）に大別され，尿酸排泄低下型が最も多い．

検査基準値
- 尿酸：7.0 mg/dL 以下
- 尿中尿酸排泄量 > 0.51 mg/kg/hr：尿酸産生過剰型
- 尿酸クリアランス < 7.3 mL/min：尿酸排泄低下型

診断のされ方

- 高尿酸血症は血清尿酸値でスクリーニングされる．高値であれば，尿酸排泄低下型か尿酸産生過剰型か混合型かの病型診断を行う．
- 痛風は血清尿酸値を確認するとともに，痛風発作時には高値とは限らないので，現病歴の聴取や高尿酸血症の既往の有無，炎症反応〔CRPや白血球数（WBC）など〕や痛みの部位の視診，ほかの疾患との鑑別を行い，総合的に判断する．
- 画像診断：関節の単純X線撮影では，慢性結節性痛風では特徴的な所見が認められるが，初期には特徴的所見はなく，関節リウマチ，偽痛風，外反母趾など，ほかの疾患と鑑別する目的で用いられることが多い．CTやMRI，エコー検査は，痛風結節の確認のために検査される．エコー検査は軟骨表面の尿酸塩結晶の検出に役立つとされている．

用語解説
- 血清尿酸値：血清尿酸値は男性よりも女性のほうが低い値を示しやすいが，尿酸の結晶化は男女関係なく，7.0 mg/dL以上で起こしやすい．しかし，痛風発作時の血清尿酸値は必ずしも高値を示さない．

診断に関する臨床知
- 日本の調査では，痛風患者全体の95％は男性が占める．痛風の初回発症は30歳代が最も多く，治療中は50～70歳代が多い．女性は，エストロゲンが腎臓での尿酸の排泄を促す働きがあるので，閉経以降のエストロゲンの低下によって発症する場合が多いとされている．以前は，過食・大酒家の病気と考えられていたが，現在では食生活の欧米化やアルコール摂取量の増加により，誰もが高尿酸血症や痛風になる可能性がある．

治療法の選択（図2）

尿酸のコントロール

- **食事療法**

*適正エネルギーの食事にする：尿酸の産生量を増やさない目的と，体重管理目的である．

*プリン体を多く含む食品を控える：プリン体を多く含む食品として，動物の内臓，魚の干物，乾物などがある．

*アルコール・果糖の過剰摂取は避ける：アルコールは体内のプリン体分解を促進して尿酸を産生過剰させやすく，アルコールを分解する際に産生される乳酸が尿酸の排泄を妨げる．特にビールはアルコールの中でもプリン体を多く含むので尿酸を増加させやすい．

* アルコールは日本酒なら1合，ビールなら500 mLまでとして，禁酒日を週2日以上とるように指導する．
* 尿をアルカリ化（pH6.0〜7.0）する海藻や野菜などの食品をとる．

● 運動療法
* 過度な運動は尿酸を上げる可能性があるため，有酸素運動を勧める．

● 薬物療法
* 尿酸排泄促進薬（プロベネシド，ベンズブロマロンなど）：尿中への尿酸排泄量が低下した場合に使用．
* 尿路結石の既往があったり，腎機能低下を認める場合は，尿酸排泄促進薬が，これらを悪化させるリスクがあるため，尿酸生成抑制薬で尿中への尿酸排泄を抑制することを優先する．
* 尿酸生成抑制薬（アロプリノール）：身体の中での尿酸の産生が増加している場合に使用．
* 尿のアルカリ化製剤（重曹，クエン酸製剤）：尿酸排泄促進薬の投与時には，尿路結石を予防するために尿アルカリ化製剤を併用して，尿pHを6.0〜7.0に保つように調整する．患者は尿酸排泄促進薬の必要性は理解しても，アルカリ化製剤の必要性は理解できていないことが多く，内服中断にもつながりやすいので，理解できるように患者教育が必要である．

● その他
* 水分摂取：尿酸の腎臓への沈着や，尿路結石を予防するには，尿量を増量させることがきわめて重要であり，飲水量を増やして，1日尿量2,000 mL以上を維持できるようにする．
* 体重管理：肥満は尿酸の産生量を増やす．
* ストレス管理：ストレスは尿酸を上げるとされている．

痛風関節炎の治療

● 痛風の症状の治療薬
* コルヒチン

①発作前兆期（関節のうずき・軽度の腫れなど）〜発作時：痛風発作の前兆期にはコルヒチン（0.5 mg）1錠を経口的に投与する．発作時のコルヒチンの効果は，発作後に早く服用するほど有効性が高いため，いつでも服用できるように携帯することを指導する．

②痛風発作が頻発する場合：コルヒチンを1日1錠連日投与する（コルヒチン・カバー）．発作中は患部を安静にして冷却し，禁酒とする．

③尿酸降下薬の投与開始後に，血清尿酸値の低下に伴う痛風発作が予測される場合は，1〜3ヵ月間連日投与してから中止する．

* 非ステロイド性抗炎症薬（nonsteroidal anti-inflammatory drugs：NSAIDs）

①発作時：痛風発作の治療薬として使用する場合は，常用量以上の比較的多量を短期間に限って用いることが多い（NSAIDsパルス療法）．

②発作後に関節炎が持続して，日常生活に支障をきたす場合：NSAIDsの常用量投与を続け，関節炎が軽快すれば中止．

③使用時の注意点：胃粘膜病変の誘発や増悪をきたしやすいので胃腸症状の観察が必要である．また，腎障害の増悪が現れやすいので，下肢の浮腫や血液検査結果の確認も必要である．

* 副腎皮質ステロイド薬

NSAIDsが禁忌とされている患者の場合は，副腎皮質ステロイド薬の適応となる．副腎皮質ステロイド薬は，患者の状態に合わせて経口・筋注・関節内注入などの投与方法が選択できる．

● 痛風結節の治療
* 血清尿酸値を6.0 mg/dL未満に維持することで，痛風結節の縮小，消失が期待でき，再発も防止できる．結節が自壊して感染したり，機械的刺激となって日常生活に影響を与えたり，大きな塊を形成し腫瘍との鑑別が必要だったり，神経圧迫による痛みの制御を必要とした場合に，摘出術が考慮される．しかし，結節は除去したとしても薬物療法の継続は必要である．

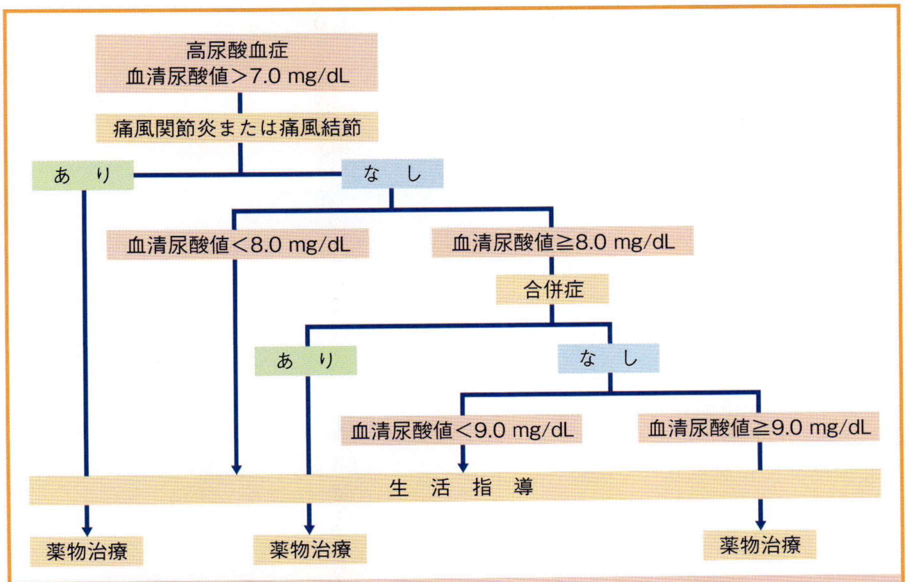

補足説明
● ワルファリン製剤を服用している患者は，薬剤相互作用の問題でNSAIDsが使えないので，副腎皮質ステロイドが使用される．

治療に関する臨床知
● コルヒチンの使用方法については，目的別に投与方法が違うので，患者が理解できるように，患者の状態に応じた説明を行う．

文献
1) 橋詰直孝，他監：病気がみえる Vol.3—糖尿病・代謝・内分泌．第4版．メディックメディア，2014
2) 日本痛風・核酸代謝学会ガイドライン改訂委員会 編：高尿酸血症・痛風の治療ガイドライン．第2版．メディカルレビュー社，2010
3) 日本痛風・核酸代謝学会ガイドライン改訂委員会 編：高尿酸血症・痛風の治療ガイドライン．第2版（2012年追補版），メディカルレビュー社，2012

図2 高尿酸血症の治療
（日本痛風・核酸代謝学会ガイドライン改訂委員会 編：高尿酸血症・痛風の治療ガイドライン．第2版（2012年追補版），メディカルレビュー社，p75, 2012より引用）

内分泌・代謝系疾患

脂質異常症

中山法子

ポイントになる検査項目
HDLコレステロール，LDLコレステロール，トリグリセリド（TG）

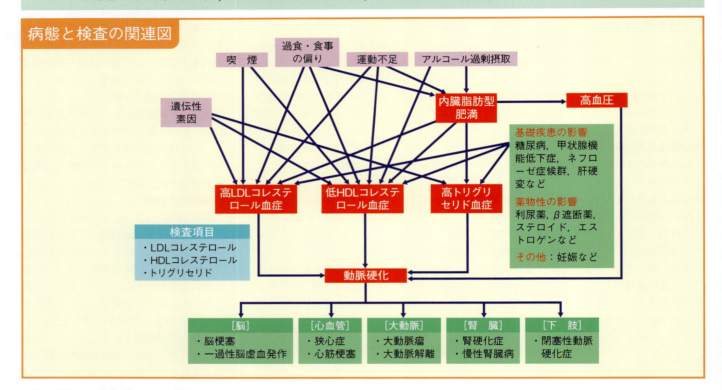

どんな疾患か

- 脂質はヒトの細胞膜やホルモンの原料となったり，エネルギーの貯蔵庫になるなど，私たちの体に重要な働きをしている．脂質は肝臓で合成されたり，食事からの取り込みで，血液中に一定量が維持できるように調節されている．
- 脂質異常症は，その脂質の合成・取り込み・排泄がうまく調節できずに，血液中に以下の状態が続く疾患である．
  ① LDLコレステロール（LDL-C）が多すぎる．
  ② トリグリセリド（triglyceride：TG）が多すぎる．
  ③ HDLコレステロール（HDL-C）が少なすぎる．
- 脂質異常症には，原発性と二次性があり，おもに遺伝因子によるものを原発性高脂血症，生活習慣や基礎疾患によるものを二次性高脂血症として区別されている．
- 原発性高脂血症の原因は，遺伝子異常や明らかな家族性高脂血症などであるが，原因不明なものもある．原発性の中でも，家族性高コレステロール血症（familial hypercholesterolemia：FH）と家族性複合型高脂血症は，頻度が高いとされており，動脈硬化が進行する重篤な疾患である．FHでは小児や若年成人期からコレステロール値の異常（TGは正常でLDL

用語解説

- **脂質異常症，高脂血症**：HDLコレステロールが高いために総コレステロールが高値となり高脂血症と診断されることを回避するために，2007年の『動脈硬化性疾患予防ガイドライン』改訂の際に「高脂血症」から「脂質異常症」に疾患名が変わった．しかし，「高脂血症」という用語が排除されたわけではないので，必要に応じて「高脂血症」という用語が使われている．

コレステロール値が顕著に高い）がみられ，多発性黄色腫や若年性の虚血性心疾患などがあり，家族内に高コレステロール血症があるときに疑われる．

- 二次性高脂血症は過食や運動不足，喫煙などによる生活習慣の乱れや，糖尿病などのほかの疾患によるもの，薬物，妊娠などによるものがある．
- 女性は更年期に女性ホルモンが低下する影響を受けて，脂質異常症をきたしやすくなる．
- 脂質異常症は自覚症状がまったくないが，虚血性心疾患や脳血管障害などの動脈硬化性疾患に深く関与するとされており，血液内に適切な量の脂質が維持できるよう治療を行う必要がある．

体の中で起きていること（病態生理）

血管内の動脈硬化（図1～3）

- 高血圧や高血糖，高LDLコレステロール血症，高TG血症などの影響で，傷ついた血管内皮から入り込んだLDLが酸化・変性されて，血管内膜に沈着する．その後，細胞増殖して血管壁が厚くなることで血管内腔が狭くなり，血管の弾力性や柔軟性が失われ，血液の流れが悪くなる．発生場所が心血管なら狭心症や心筋梗塞，大動脈なら大動脈瘤や大動脈解離，脳血管なら脳梗塞や一過性脳虚血発作やクモ膜下出血，下肢の血管なら閉塞性動脈硬化症，腎臓なら腎硬化症や腎血管性高血圧症，腸管なら虚血性腸炎などの疾患につながる．

高トリグリセリド血症の影響

- 膵炎：血中にリポ蛋白の一つであるカイロミクロンが増加することで，トリグリセリドが高値になる．膵炎では，著明に高値（1,000mg/dL以上）を示すときに発症しやすい（発症原因の詳細は不明である）．
- 肝脾腫：肝臓や脾臓の網内系にカイロミクロンがうっ帯や蓄積することによって生じるとされており，しばしば腹部の圧痛を伴う．
- 発疹性黄色腫：黄褐色の直径4～6mm程度の円形丘疹が殿部や大腿後面，肘，膝，頸部などに集積する．
- 網膜脂血症：血液が白濁し，網膜の動静脈が白色からピンク色に見える．

家族性高コレステロール血症（FH）の皮膚や腱への影響

- 長年，LDLコレステロール値が高い状態が続くと，皮膚や腱に黄色腫を形成する．
- 腱黄色腫：アキレス腱や手指の伸筋腱に好発し，腱が肥厚する．X線でアキレス腱の厚さが発見され，FHが疑われることもある．
- 結節性黄色腫：黄色または淡紅色の結節で，肘膝関節伸側，手背，足，殿部に好発する．
- 眼瞼黄色腫：上眼瞼の内側に黄色調の扁

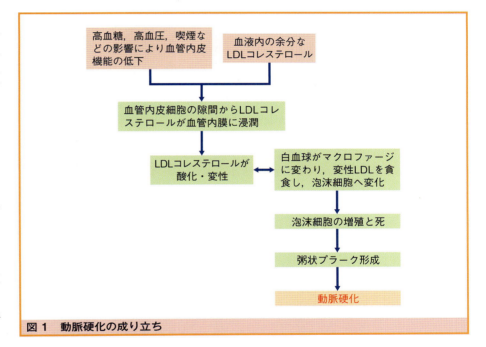

図1　動脈硬化の成り立ち

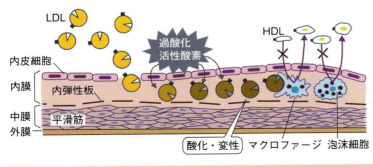

図2　LDLコレステロールと動脈硬化

高血圧や高血糖，脂質異常症などによって傷ついた血管内皮細胞からLDLが血管内膜に入り込み，活性酸素によってLDLが変性する．それを処理するためにマクロファージが変性LDLを取り込んだ後に泡沫細胞となってプラークが形成される．HDLはマクロファージからコレステロールを引き抜いて肝臓に運ぶ働きがある．

（橋詰直孝，他監：病気がみえるvol.3—糖尿病・代謝・内分泌．第4版，p98，2014より引用）

平隆起が生じやすい．
- 角膜輪：角膜へのコレステロールの沈着で白色輪が生じやすい．

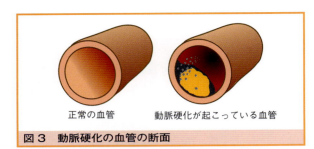

図3 動脈硬化の血管の断面

検査の読み方　ここがポイント！

基準値（空腹時採血）

- **LDLコレステロール：140 mg/dL 以下**
  - ＊LDLコレステロールは，各臓器にコレステロールを運ぶ働きをしている．増えすぎると余分なコレステロールが血管内膜に入り込み，酸化LDLに変化して，動脈硬化や血栓形成をひき起こしやすい．患者に説明するときには「悪玉コレステロール」とも呼ばれている．
  - ＊LDLコレステロールの測定法は，Friedewald式（F式）と直接法があるが，TGが 400 mg/dL 未満ではF式が推奨されている．

  〔F式〕LDL-C ＝ TC － HDL-C － TG/5
  - ＊TGが 400 mg/dL 以上や食後採血の場合は，non HDL-C（TC － HDL-C）を使用し，基準値は LDL ＋ 30 mg/dL とする．

- **HDLコレステロール：40 mg/dL 以上**
  - ＊HDLコレステロールは，全身の組織にある余分なコレステロールを回収して肝臓に送る働きがあり，動脈硬化を予防するため「善玉コレステロール」とも呼ばれている．

- **トリグリセリド：150 mg/dL 以下**
  - ＊肝臓や脂肪細胞に蓄えられ，エネルギーが不足した際にエネルギーとして利用される．

> **補足説明**
> - 近年，LDLコレステロールとHDLコレステロールのバランスをみる「LH比」も注目されている．LH比が2.5以上だと動脈硬化や血栓のリスクが高いため，通常は2.0以下，高血圧や糖尿病，心筋梗塞などの既往がある場合には1.5以下を目安とする．

診断のされ方

- 血液検査の結果で，高LDLコレステロール血症，低HDLコレステロール血症，高トリグリセリド血症の確認をする．
- 採血結果に合わせて発症年齢，家族歴，生活歴，既往歴などの問診から，原発性か二次性か，家族性高脂血症かについても総合的に判断していく．

> **診断に関する臨床知**
> - 脂質異常症は自覚症状がないことや重篤感がないこともあり，治療への動機づけが難しい．TGが著明高値では，採血後しばらくすると採血管内の血清が白濁したりクリーム層が浮上してくることがある．このように血液の変化を画像などで見てもらうと，動機づけしやすい．

治療法の選択

リスク評価（図4）

＊脂質異常症の診断基準値はスクリーニングのためのものであり，薬物療法を開始するための値ではない．個々の患者について，年齢・性別・血圧・喫煙の有無からリスク評価を行い，その結果のカテゴリー別にLDLコレステロールの管理目標値が異なる（表1）．

- 食事療法
  ① 適正なエネルギー量．
  ② 脂肪エネルギー比率を 20〜25% とし，飽和脂肪酸を 4.5〜7.0%，コレステロール摂取量を 200 mg/day 以下とする．
  ③ n-3系多価不飽和脂肪酸の摂取を増やす．
  ④ 炭水化物のエネルギー比率は 50〜60% とする．
  ⑤ 食物繊維を増やす．
  ⑥ 減塩 6 g/day 以下とする．
  ⑦ アルコールは 25 g/day 以下とする．

- 運動療法

＊運動療法は，HDLコレステロールを増やし，インスリン抵抗性が改善され，血液の循環もよくなり，太りにくい体質になる．

＊目標消費カロリーは 300〜400 kcal/day で，目安としてはウォーキングなら1日1万歩程度である．強度は「少ししんどいけれど，無理なく続けられる」くらいがちょうどよいとされており，運動時の脈拍数は 138 －（年齢／2）が目安になる．

＊心血管系疾患をもつ場合や筋骨格系の異常をもつ場合には，メニューを検討する

必要がある．重篤な心疾患などでは運動療法は禁忌となる．

● 薬物療法

① 高LDLコレステロール血症
- HMG-CoA還元酵素阻害薬（スタチン）：コレステロールの合成を抑制し，LDL受容体の合成を亢進する．
- 小腸コレステロールトランスポーター阻害薬（エゼチミブ）：小腸のコレステロールの吸収を阻害し，LDL受容体の合成を亢進する．
- 陰イオン交換樹脂（レジン）：胆汁酸の再吸収の抑制と，コレステロールの吸収を抑制し，LDL受容体の合成を亢進する．
- プロブコール：LDLコレステロールの異化亢進と酸化防止，胆汁へのコレステロールの排泄を促す．

② 高トリグリセリド血症
- フィブラート系薬剤
- ニコチン酸誘導体
- EPA

● その他
＊禁煙

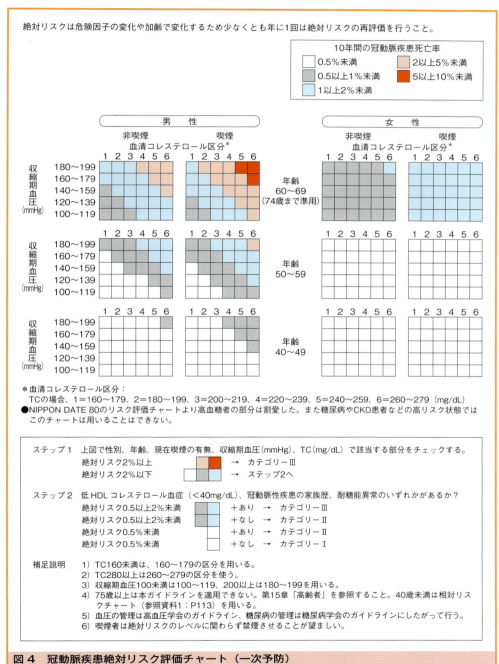

図4　冠動脈疾患絶対リスク評価チャート（一次予防）

（日本動脈硬化学会 編：動脈硬化性疾患予防のための脂質異常症治療ガイド2013年版．p28，2013より引用）

表1 リスク区分別脂質管理目標

治療方針の原則	管理区分	脂質管理目標値(mg/dL)			
		LDL-C	HDL-C	TG	non HDL-C
一次予防 まず生活習慣の改善を行った後， 薬物療法の適用を考慮する	カテゴリーI	<160	≧40	<150	<190
	カテゴリーII	<140			<170
	カテゴリーIII	<120			<150
二次予防 生活習慣の是正とともに 薬物治療を考慮する	冠動脈疾患の既往	<100			<130

- これらの値はあくまでも到達努力目標値である．
- LDL-C は 20 ～ 30%の低下を目標とすることも考慮する．
- non HDL-C（総コレステロール − HDL-C）の管理目標は，高 TG 血症の場合に LDL-C の管理目標を達成したのちの二次目標である．
- TG が 400mg/dL 以上および食後採血の場合は，non HDL-C を用いる．

（日本動脈硬化学会 編：動脈硬化性疾患予防のための脂質異常症治療ガイド2013年版．p29, 2013より引用）

補足説明

- 脂質異常症の薬物療法の中でも，特に HMG-CoA 還元酵素阻害薬やフィブラート系薬剤を服用した際に，横紋筋融解症の副作用が現れることがある．発見が遅れると重篤になるため，横紋筋融解症の症状（筋肉痛，脱力感，褐色尿など）に注意し，出現したらすぐに医療機関に連絡・受診するように患者教育が必要である．

治療に関する臨床知

- 脂質異常症は自覚症状がないために，診断された後も治療中断しやすい．患者は動脈硬化の病態が理解できていない場合が多いので，脳梗塞や心筋梗塞などの動脈硬化性疾患を予防するためにも治療が必要であることを説明する．

文献
1）橋詰直孝，他監：病気がみえる Vol.3―糖尿病・代謝・内分泌．第4版，メディックメディア，2014
2）日本動脈硬化学会 編：動脈硬化性疾患予防のための脂質異常症治療ガイド2013年版．2013
3）寺本民生 監：脂質異常症アカデミー改訂版 DVD．MSD，2012

内分泌・代謝系疾患

甲状腺機能亢進症（甲状腺中毒症）・低下症

二階堂名奈

ポイントになる検査項目
甲状腺ホルモン検査（FT_3, FT_4, TSH），頸部エコー，アイソトープ検査（甲状腺シンチグラフィ検査）

病態と検査の関連図

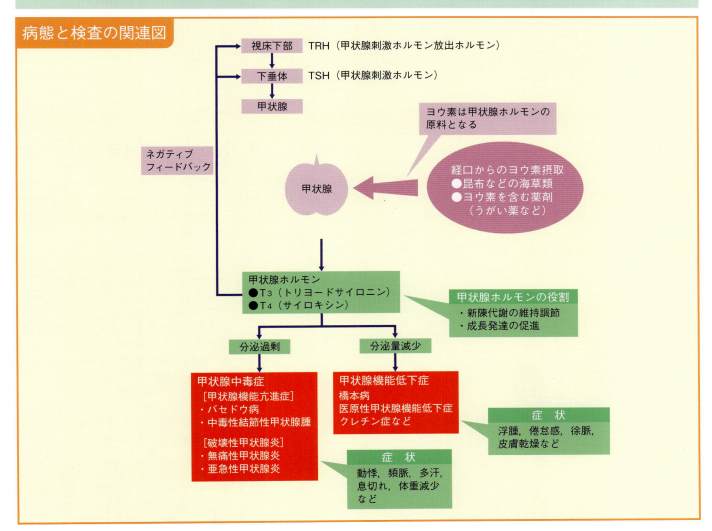

どんな疾患か

- 甲状腺機能異常症には，血液中甲状腺ホルモン濃度が上昇する甲状腺中毒症と低下する甲状腺機能低下症がある．
- 甲状腺中毒症は，甲状腺ホルモンの合成が亢進する甲状腺機能亢進症と，甲状腺が破壊され甲状腺ホルモンが血液内に流出することによる破壊性甲状腺炎，甲状腺ホルモンを含んだ食物（甲状腺が混入した食品など）や薬剤（やせ薬や一部の漢方薬など）による外因性の3種類がある．
- 甲状腺機能亢進症には，バセドウ病，中毒性結節性甲状腺腫など，破壊性甲状腺炎には無痛性甲状腺炎，亜急性甲状腺炎などがある．
- 臨床的にはバセドウ病と無痛性甲状腺炎の鑑別が最も問題となる．
- 甲状腺機能低下症は，ほとんどが橋本病

（慢性甲状腺炎）であるが，バセドウ病や甲状腺腫瘍に対する術後や^{131}I内用療法治療後の医原性のものなどにもみられる．

- 甲状腺疾患は，「首の腫れ」以外は特に初期症状があいまいで，自分でも気づかないことがある．
- 亢進症・低下症ともに多様な症状が出るので，別の病気（心疾患，糖尿病，更年期障害など）に間違えられやすい．

体の中で起きていること（病態生理）

- 甲状腺ホルモンは，新陳代謝の維持調整，児の成長や発達を促進する働きがある．
- 血液検査で調べるのは，遊離型ホルモンである遊離トリヨードサイロニン（free triiodothyronine：FT_3），遊離サイロキシン（free thyroxine：FT_4）と甲状腺刺激ホルモン（thyroid stimulating hormone：TSH）である．
- 甲状腺ホルモンは下垂体で分泌されるTSHの刺激を受けて合成分泌され，甲状腺ホルモンが過剰に分泌されるとTSHはネガティブフィードバックによって抑制される．
- 甲状腺中毒症の場合はFT_3，FT_4が上昇しTSHが抑制され，逆に甲状腺機能低下症ではFT_3，FT_4が低下しTSHが高値になる．
- TSHはFT_3，FT_4よりはるかに鋭敏に反応をするので，甲状腺機能を評価するのに欠かせない．

検査の読み方　ここがポイント！

血液検査

- 甲状腺機能異常症の診断には，<mark>自己抗体の測定</mark>が不可欠である．
- <mark>TSH受容体抗体（TRAb）</mark>：バセドウ病で陽性になる．診断や病勢をみるために必要な検査である．
- <mark>抗サイログロブリン抗体（TgAb），抗甲状腺ペルオキシターゼ抗体（TPOAb）</mark>：バセドウ病や橋本病で出現するが，橋本病の診断に有用である．

エコー検査（頸部エコー，重量測定）

- バセドウ病，橋本病ともにびまん性腫大を認める．
- バセドウ病はカラードプラで豊富な血流分布を認める．

アイソトープ検査（^{123}I甲状腺シンチグラフィ検査）

- 甲状腺が血液内ヨウ素を取り込む性質を利用して行う検査であり，<mark>甲状腺中毒症の鑑別（バセドウ病，無痛性甲状腺炎）</mark>に有用である（図1）．

血液検査基準値（検査試薬によって異なる）

- 甲状腺ホルモンの機能検査・基準値
  FT_3：2.2～4.3 pg/mL
  FT_4：0.8～1.6 ng/dL
- 甲状腺刺激ホルモンの機能検査・基準値
  TSH：0.2～4.5 μIU/mL
- 甲状腺自己抗体の検査・基準値
  TRAb：< 2.0 IU/mL
  TgAb：< 40 IU/mL
  TPOAb：< 28 IU/mL

＊上記は伊藤病院における基準値．基準値は医療機関により異なる場合あり．

検査に関する臨床知

- アイソトープ検査をする場合，約1週間のヨウ素食事制限が必要となる．検査は，放射性ヨウ素を経口投与後3時間または24時間経過後に撮像する．

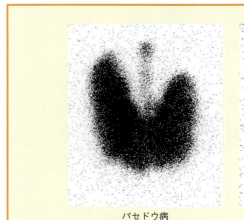

バセドウ病　　　　　　無痛性甲状腺炎・亜急性甲状腺炎
（びまん性の集積あり）　　　　（集積なし）

図1　甲状腺シンチグラフィ検査

診断のされ方

- 甲状腺機能異常症は，症状，家族歴，病歴などの問診から，甲状腺の腫れをみる触診，血液検査，エコーなどの結果を総合的に判断して診断する．
- バセドウ病は，甲状腺腫，息切れ，発汗，体重減少などの代謝亢進症状に加え，FT_3，FT_4高値，TRAb高値により診断される．
- 甲状腺中毒症（バセドウ病，無痛性甲状腺炎など）の原因鑑別のために，アイソトープ検査（甲状腺シンチグラフィ検査）が行われる．

- 無痛性甲状腺炎では，FT_3，FT_4 高値，TSH 抑制を示すが，TRAb はほとんどの例で陰性である．
- 亜急性甲状腺炎は，ウイルス感染が誘因といわれている．甲状腺に限局した痛みを認め，炎症反応は陽性（CRP，赤沈高値）を示す．
- 橋本病は，7 割の患者が甲状腺機能正常で 3 割が低下である．甲状腺機能正常でも TgAb・TPOAb のいずれかが陽性なら橋本病と診断される．

診断に関する臨床知

- 甲状腺中毒症でホルモン値が高い場合は，身体が常にマラソンをしている状態である．激しい運動を避け，十分な水分摂取と安静を促すことが大切である．また，バセドウ病は 20〜30 歳代の若い女性に多い（男女比 1：4）．喫煙により治療成績が悪く再発率も高いため，禁煙はきわめて重要である．

治療法の選択

- バセドウ病の治療の第一選択は抗甲状腺薬内服療法であり，次いでアイソトープ治療（^{131}I 内用療法），手術療法（甲状腺全摘術）である．
- 無痛性甲状腺炎は，自然に治癒することがほとんどのため経過観察となる．動悸の症状が強い場合は，β遮断薬を投与することがある．抗甲状腺薬の投薬は行わない．
- 橋本病で甲状腺機能が正常な場合は経過観察，機能低下症状を呈するときは，甲状腺ホルモン薬を投与する．
- 橋本病では，食事からのヨウ素過剰摂取が甲状腺機能低下を起こしている可能性があるため，ヨウ素制限を行うことがある．

補足説明

- 抗甲状腺薬の副作用：抗甲状腺薬内服により，通常 1〜3 ヵ月の間に甲状腺機能が正常化し自覚症状が改善する．しかし 2〜3 ヵ月間は肝機能障害や白血球減少といった副作用が出現しやすいため，2 週間ごとの採血検査（T-Bil，AST，ALT，血球検査）を行う．

文献

1）伊藤公一 監：実地医家のための甲状腺疾患診療の手引き—伊藤病院・大須診療所式．全日本病院出版会，pp3-17，63-95，2012
2）伊藤公一 監：バセドウ病・橋本病 その他の甲状腺の病気（患者のための最新医学）．高橋書店，pp20-118，2014
3）吉村 弘：甲状腺ホルモン異常のアプローチ．日本内科学会雑誌 103（4）：855-861，2014
4）日本甲状腺学会 編：バセドウ病治療ガイドライン 2011．南江堂，pp96-122，2011

内分泌・代謝系疾患

甲状腺腫瘍

後藤 希

ポイントになる検査項目
頸部エコー，穿刺吸引細胞診，頸胸部CT，甲状腺シンチグラフィ，甲状腺ホルモン検査（FT_3, FT_4, TSH，サイログロブリン），副甲状腺ホルモン検査，Ca値

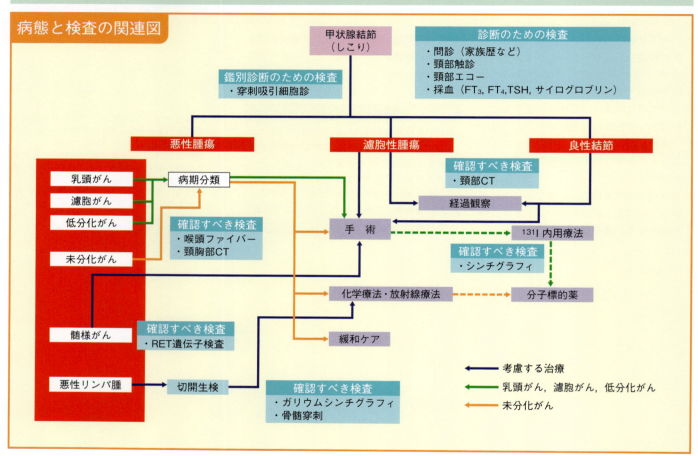

文献1）を参照して作成

どんな疾患か

- 甲状腺腫瘍は，大きな腫瘤を除いては自覚症状がほとんどなく，検診などで指摘されることが多い．
- 甲状腺悪性腫瘍全体の約90％が乳頭がん，次いで濾胞がんが多い．いずれも女性の罹患率が高い．
- 甲状腺悪性腫瘍は，他臓器の悪性腫瘍疾患と比べて予後はきわめて良好．分化がん（乳頭がんおよび濾胞がん）で早期に発見されれば長期生存が可能．死に至るケースのほとんどが進行例もしくは低分化がんや未分化がんである．
- 未分化がんは人類に発生する悪性腫瘍の中で最も進行が早い腫瘍の一つ．ほとんどが1年以内に死亡し余命は3〜6ヵ月のことが多い．急激な局所浸潤と気道閉塞を起こし遠隔転移も早期に出現する．外科的切除，放射線外照射，化学療法など集学的治療が行われるが，抵抗性が高く標準的な治療方法は確立されていない．
- 甲状腺原発悪性リンパ腫は，橋本病に罹患している患者になりやすい傾向がある．病型により放射線外照射や化学療法

などの治療が選択され，代表的な化学療法は R-CHOP 療法である．
- 甲状腺髄様がんはカルシトニンおよび CEA 分泌を特徴とする．遺伝性の多発性内分泌腺腫症 2A 型/2B 型，家族性甲状腺髄様がんと非遺伝性の散発性甲状腺髄様がんがある．遺伝性のものは遺伝子診断ができる．

体の中で起きていること（病態生理）

- 甲状腺がんは 1 種類の甲状腺濾胞細胞から乳頭がん，濾胞がん，未分化がんなどのタイプへ変異する（図1）．
- 増殖したがん細胞が局所進展し気管浸潤や声帯麻痺をきたした場合，嗄声や誤嚥，呼吸困難や窒息を招く場合がある（図1）．
- 甲状腺ホルモンはネガティブフィードバックで調節される（図2）．
- 血中甲状腺ホルモンが上昇すると甲状腺刺激ホルモン（thyroid stimulating hormone：TSH）は低下し，血中甲状腺ホルモン値が低下すると TSH は上昇する．血中甲状腺ホルモン値が正常ならば TSH も正常．
- 甲状腺全摘した場合は，FT_3，FT_4 が分泌されなくなるため甲状腺機能低下になる．
- 副甲状腺は甲状腺の裏側にある米粒大の臓器である．上皮小体ともいわれ，左右に 2 腺ずつ計 4 腺あることが多い（図3）．
- カルシウムの調節の一部を副甲状腺が担っている．
- 副甲状腺におけるカルシウム調節機構はネガティブフィードバックである．
- 甲状腺全摘をした際に一緒に副甲状腺を切除した場合や，一時的な副甲状腺機能障害により，副甲状腺機能低下症になることがある．

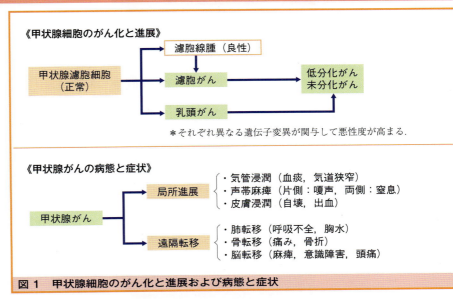

図1　甲状腺細胞のがん化と進展および病態と症状

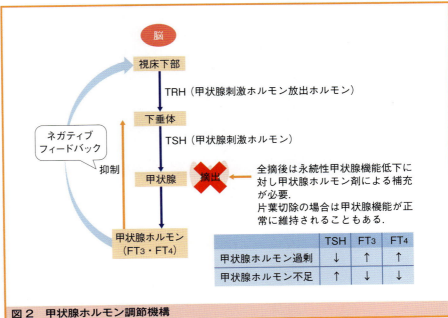

図2　甲状腺ホルモン調節機構

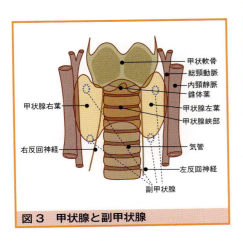

図3　甲状腺と副甲状腺

検査の読み方　ここがポイント！

- **触診**：輪状軟骨を確認し親指の腹を気管に沿って下方へ移動させ結節の有無や大きさを確認する．触診上，硬い，可動性が悪い，リンパ節を触知するなどの所見がある場合は悪性を疑う．
- **頸部エコー**：甲状腺結節の診断に最も有用な検査（図4）．
- **穿刺吸引細胞診**：良悪性や組織型の鑑別のために行われる．乳頭がんの正診率は高い．
- **頸・胸部CT**：甲状腺腫瘍による気管狭窄の有無，気管，食道，大血管など周囲臓器浸潤の評価，あるいは肺転移などの診断に用いられる．
- **甲状腺シンチグラフィ**：甲状腺分化がん（乳頭がん，濾胞がん）の甲状腺全摘後に，遠隔転移のスクリーニングや放射性ヨウ素大量内用療法の治療効果判定のための全身シンチグラフィが行われる．甲状腺過機能結節（ホルモン産生腫瘍）の診断には甲状腺シンチグラフィが行われる（図5）．

血液検査

- **FT₃, FT₄, TSH**：甲状腺機能検査．基本的に術前は正常値．全摘後甲状腺機能低下予防のため，術後より甲状腺ホルモン薬を内服する．
- **PTH-I, Ca, Alb, P**：甲状腺全摘によりPTH-I, Caは低下することがある．術後よりビタミンD製剤，カルシウム剤の内服をすることがある．Ca, Alb, P値で補正Ca値が算出できる．
- **サイログロブリン**：分化がん（乳頭がん，濾胞がん）で高値の場合，遠隔転移の指標や術後再発時の腫瘍マーカーとなる．
- **カルシトニン，CEA**：甲状腺髄様がんのときに高値を示す．

血液検査基準値

- FT₃：2.2～4.3 pg/mL
- FT₄：0.8～1.6 ng/mL
- PTH-I：15.0～65.0 pg/mL
- Ca：8.8～10.1 mg/dL
- TSH：0.2～4.5 μU/mL
- サイログロブリン：33.7 ng/mL 以下

＊ホルモン検査は使用キットにより基準値が異なるので注意を要する．

検査に関する臨床知

- 穿刺吸引細胞診は短時間で終わる検査のため外来で実施できる．しかし，頸部に細い針を直接刺すため恐怖感を抱く患者も多いので，事前の十分な説明と検査中の声かけで恐怖感や緊張を軽減させることが重要．また，検査後の出血に注意．

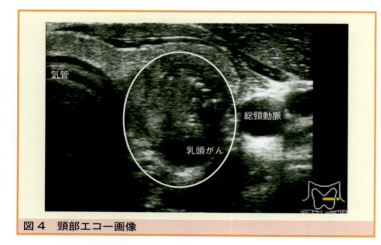

図4　頸部エコー画像

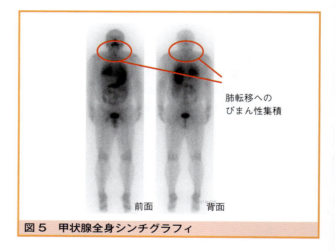

図5　甲状腺全身シンチグラフィ

診断のされ方

- 甲状腺腫瘍の診断は触診，病歴，家族歴，エコー，穿刺吸引細胞診，血液検査などの結果を総合的に判断して診断する．
- エコーで悪性が疑われた場合や画像所見上良性でも径が20 mmを超えるもの，嗄声，甲状腺がんの手術歴・家族歴，遠隔転移の可能性がある場合や頸部腫大リンパ節，カルシトニン高値などの場合は穿刺吸引細胞診を行い診断する．

治療法の選択

手術

- 甲状腺悪性腫瘍（悪性リンパ腫を除く）の治療の第一選択は手術である．術式は組織ごとのガイドラインに準じて判断される．
- 良性腫瘍の場合，原則的に臨床症状がなければ経過観察が可能．しかし経時的増大，縦隔内への進展，エコーや細胞診断でがんが否定しきれない場合は手術適応となる．
- 術後合併症は，①術後出血，②声帯麻痺，③副甲状腺機能低下，④甲状腺機能低下，

⑤乳糜漏などがある．術後出血のほとんどが24時間以内に頸部腫脹が認められるため，創部や頸部ドレーンの排液量・性状の観察を行う．創部の急激な腫脹と緊満，呼吸困難感を伴う場合は緊急の再開創・止血術が必要となる．

- 副甲状腺機能低下は副甲状腺切除による急激な血清カルシウム低下によりみられる．症状は手指のしびれ，顔面のこわばり，助産婦手位，クボステック徴候やトルソー徴候がみられる．
- 乳糜漏は特に左頸部リンパ節郭清時の胸管損傷により起こり，ドレーンからの排液が乳白色様になる．脂肪制限による食事療法や絶食などの保存的治療を行うが，再手術を要することがある．
- 術後は声帯麻痺に関連した嗄声，嚥下障害，呼吸困難などの症状を観察する．声帯麻痺が起きた場合は，気道閉塞音の聴取やむせ込みなどの嚥下障害をきたす．片側麻痺のときはパタカラ発声などのリハビリや麻痺側を向いての嚥下を指導する．両側麻痺の場合は気管切開が必要となる．
- 嗄声がある場合は禁煙，過度の飲酒をしない，喉の保湿，大きな声をなるべく出さないようにするなどの指導を行う．
- 術中の甲状腺体位の影響における後頸部痛や肩こり，手術の影響に伴う頸部の違和感を訴える患者も多いため，術後に首周りのストレッチ運動を指導する．

放射性ヨウ素内用療法

- 甲状腺分化がんが肺や骨に遠隔転移している場合，^{131}Iを服用する放射性ヨウ素内用療法が考慮される．甲状腺全摘されていることが前提で，治療前に甲状腺ホルモン剤内服の中止とヨウ素制限が必須である．ヨウ素制限中は甲状腺機能低下症をきたす．
- 放射性ヨウ素を用いたアイソトープ検査や治療は甲状腺ホルモン薬の休薬と1～2週間前よりヨウ素制限が必須．休薬による甲状腺機能低下症状や前処置の食事制限のほうがアイソトープ検査や治療よりもつらく感じる患者も多い．また，諸外国と比較すると日本人の摂取する食事にはヨウ素が多く含まれているので，制限中の食事内容に困る患者もいるため，メニューなど具体的なアドバイスが必要である．

化学療法

- 手術や放射性ヨウ素内用療法で抵抗性の甲状腺分化がんに対する化学療法が確立されていなかったが，レンバチニブやソラフェニブなどの分子標的薬が認可され，治療の有用性が期待されている．

用語解説

- クボステック徴候：頰骨の一番出っ張っているところを軽く叩くと顔面筋のけいれんがみられる．
- トルソー徴候：上腕をマンシェットで圧をかけ阻血すると助産婦手位がみられる．

補足説明

- パタカラ発声：嚥下は発生とほぼ同じ器官を使用するため，口唇や舌，その周囲の筋肉を発声リハビリ（「パタカラ，パタカラ，パタカラ…」）することで飲み込む力を回復させる．
- 良性腫瘍の治療は手術以外に，囊胞の内容液を吸引する治療や病変部へエタノールを注入し組織の壊死，破壊を促すエタノール注入療法（percutaneous ethanol injection therapy：PEIT）がある．

治療に関する臨床知

- 甲状腺悪性腫瘍の多くは予後良好であるが，急な告知や治療選択など，心理的な危機に直面した患者・家族への精神的ケアも重要である．

文献

1) 日本甲状腺学会 編：甲状腺結節取扱い診療ガイドライン2013．南江堂，pp2-9，59-64，99-100，117-128，151-181，2013
2) 日本内分泌外科学会，他：甲状腺腫瘍診療ガイドライン2010年版．金原出版，pp10-12，40-47，102-116，129-136，146-150，181-188，2010
3) 伊藤公一 監：実地医家のための甲状腺疾患診療の手引き―伊藤病院・大須診療所式．全日本病院出版会，pp135-176，2012
4) 宇留野隆：甲状腺腫瘍の診断．Modern Physician 35（9）：1060-1065，2015
5) 光武範吏：甲状腺癌の発生機序―最近の基礎研究からの知見．日本甲状腺学会雑誌1（2）：105-108，2010

内分泌・代謝系疾患

先端巨大症, クッシング病, 中枢性尿崩症, 下垂体腫瘍

中丸悠子

ポイントになる検査項目
下垂体画像検査（MRI, CT）, 血中ホルモン値, 内分泌機能検査（負荷試験）

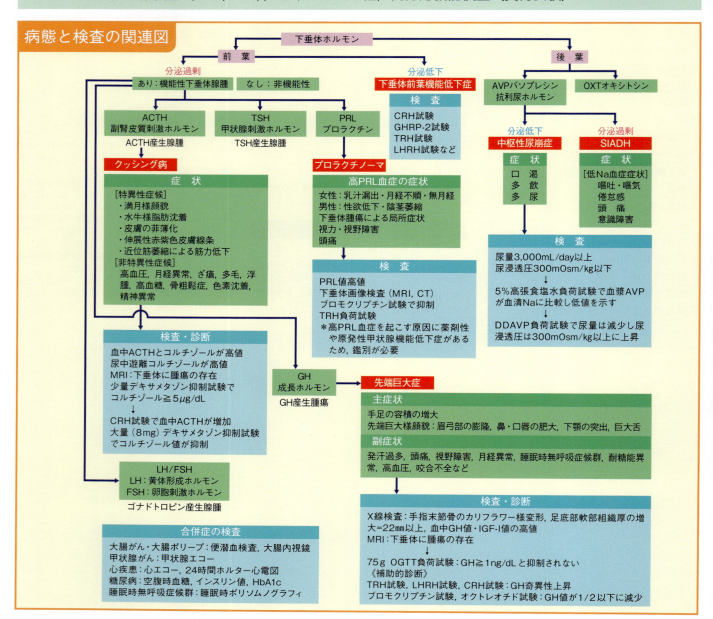

病態と検査の関連図

どんな疾患か

- 下垂体とは，脳の直下（腹側）に存在し，間脳の視床下部に接する位置にある．上方には左右の視神経の交差部，側方には眼球運動神経，下側には蝶形骨が存在している．
- 多くのホルモンを分泌する内分泌器官であり，おもに前葉，後葉からホルモンが分泌される（表1）．
- 下垂体腫瘍とは，下垂体にできる脳腫瘍の一種であり，ホルモンを過剰分泌する機能性と，分泌しない非機能性に分かれる．機能性腫瘍のほとんどは良性の腺腫であり，分泌するホルモンの種類により副腎皮質刺激ホルモン（adrenocorticotropic hormone：ACTH）産生腺腫，成長ホルモン（growth hormone：GH）産生腺腫などと呼ばれる．
- おもにGH産生腺腫がひき起こすGH過剰状態は先端巨大症と呼ばれ，ACTH産生腺腫によるコルチゾール過剰状態は，特にクッシング病と呼ばれる．

表1 下垂体から分泌されるホルモン

	下垂体から分泌されるホルモン	作用
前葉	GH：成長ホルモン	骨の伸長，筋肉の成長 代謝促進，血糖値上昇 恒常性の維持，体脂肪動員の促進
前葉	LH：黄体形成ホルモン	性腺からの性ホルモンの産生を刺激
前葉	FSH：卵胞刺激ホルモン	生殖細胞の成熟を刺激
前葉	TSH：甲状腺刺激ホルモン	甲状腺に働きかけ甲状腺ホルモンの分泌を促進
前葉	ACTH：副腎皮質刺激ホルモン	副腎皮質に作用し，副腎皮質ホルモンの分泌を促進
前葉	PRL：プロラクチン	乳汁合成，分泌作用など
後葉	AVP バソプレシン：抗利尿ホルモン	水分を再吸収し利尿を妨げる
後葉	OXT：オキシトシン	子宮収縮，乳汁分泌促進 中枢神経での神経伝達物質

体の中で起きていること（病態生理）

- 下垂体，副腎，甲状腺，性腺などの末梢ホルモン臓器は，ネガティブフィードバック機能によりそのホルモン分泌が厳密に調整されている（「病態と検査」下垂体前葉ホルモン調節機構参照）．
- 視床下部，下垂体疾患の一部は自律性にホルモンを異常に分泌し，末梢ホルモンの分泌過剰を呈する．
- 先端巨大症：GHの働きは，組織の成長を促進することと代謝をコントロールすることである．骨の骨端線に働きかけ，骨の成長を促進したり，脂肪細胞を燃焼しやすくしたり，筋肉などの細胞の修復を促進したりしている．働きかけには，下垂体から各組織に直接働きかける場合と，肝臓を経由してインスリン様成長因子Ⅰ（insulin-like growth factor Ⅰ：IGF-Ⅰ）という成分に変化してから各組織へ働きかける場合がある（「病態と検査」GHの流れ参照）．先端巨大症では，このGHが過剰に分泌されることで，身体の変化（「病態と検査」主症状参照）や代謝異常（高血糖，高血圧など）がみられる．
- クッシング病：下垂体よりACTHが過剰に分泌され，副腎皮質よりコルチゾールが過剰に分泌される（「副腎腫瘍，クッシング症候群」の項参照）．中枢性尿崩症では，バソプレシンという抗利尿ホルモンが分泌されない，または低下することにより，腎臓内で水分の再吸収がうまく促されず，体内の水分が大量の尿となって排出されてしまう．そのため，脱水の状態となる．

検査の読み方　ここがポイント！（表2）

先端巨大症

- 主症状（「病態と検査」参照）を呈し，GH分泌過剰と画像検査により下垂体に腺腫の存在を証明することによって診断される．
- GHの分泌過剰を評価する内分泌機能検査である75gブドウ糖負荷試験（経口ブドウ糖負荷試験）で，GHが正常域（1 ng/mL未満）まで抑制されないことと，血中IGF-Ⅰの高値を確認する．
- 補助的な検査として，TRH・LHRH・CRH試験でのGH増加（奇異反応）や，ブロモクリプチン試験・オクトレオチド試験でのGHの減少も診断や治療の参考とされる．

クッシング病

- 典型的なクッシング徴候（「病態と検査」特異性症候参照），高コルチゾール血症に基づく症状（「病態と検査」非特異性症候参照）があれば，血中コルチゾールあるいは尿中遊離コルチゾールを測定する．
- いずれかが高値であれば，一晩法少量

先端巨大症，クッシング病，中枢性尿崩症，下垂体腫瘍

（0.5 mg または 1 mg）デキサメタゾン抑制試験，あるいは，深夜の血中コルチゾール測定を行う．いずれもコルチゾールの抑制がみられない（≧ 5 μg/dL），血中 ACTH が正常〜高値（≧ 10 pg/mL）であれば ACTH 依存性，低値（< 10 pg/mL）であれば ACTH 非依存性と区別される．
- ACTH 非依存性であれば，副腎性であることから，副腎病変を精査する（「副腎腫瘍，クッシング症候群」の項参照）．
- ACTH 依存性であれば，CRH 試験および一晩法大量（8 mg）デキサメタゾン抑制試験を行う．
- CRH 試験で血中 ACTH 頂値が前値の 1.5 倍以上，デキサメタゾン 8 mg 投与後の血中コルチゾールが前値の半分以下であればクッシング病，いずれもあてはまらなければ異所性 ACTH 症候群を疑う．
- さらに選択的下錐体静脈洞・海綿静脈洞サンプリングで ACTH の中枢／末梢比が CRH 刺激前・後でそれぞれ 2 および 3 以上であればクッシング病，未満であれば異所性 ACTH 症候群がほぼ確実となる．
- 画像検査によって下垂体に腺腫の存在を証明すれば確実となる．

中枢性尿崩症

- 口渇，多飲，多尿の症状を呈し尿量 3,000 mL/day 以上，尿浸透圧 300 mOsm/kg 以下の場合，5％高張食塩水負荷試験，デスモプレシン負荷（DDAVP）試験を実施する．5％高張食塩水負荷試験で血漿バソプレシン濃度が血清 Na 濃度に比較し低値を示し，またデスモプレシン負荷試験で尿量が減少し，尿浸透圧が 300 mOsm/kg 以上に上昇した場合，中枢性尿崩症と診断される．
- ほかに多尿をきたす疾患として，心因性多飲症や腎性尿崩症がある．心因性多飲症は心因性に水を大量に飲むことにより多尿を呈する疾患で，高張食塩水負荷試験でバソプレシンの反応が保たれることで鑑別される．
- 腎性尿崩症は，腎臓集合管の抗利尿ホルモンの受容体の異常により，中枢性尿崩症と同様の抗利尿ホルモン欠乏症状が出るが，血漿バソプレシンの基礎値が 1.0 pg/mL 以上であり，デスモプレシン負荷試験によっても尿量減少や尿浸透圧の上昇を認めないことから鑑別される．

> **検査基準値**
> - IGF-Ⅰ：性別・年齢で基準値が異なる．
> - 血中コルチゾール：4.0 〜 23.3 μg/mL （AM 6：00 〜 8：00）
> - 尿中コルチゾール：26.0 〜 187.0 μg/day
> - ACTH：7.2 〜 63.3 pg/mL

表2 内分泌機能検査（負荷試験）

疾患	検査	病態の判定基準
先端巨大症	75gOGTT	GH：底値≧1 ng/mL
	TRH 試験 LHRH 試験 CRH 試験	GH：奇異性上昇
	ブロモクリプチン試験 オクトレオチド試験	GH：前値の1／2以下に減少
クッシング病	デキサメタゾン抑制試験	0.5 mg または 1 mg：コルチゾール≧5 μg/dL 8 mg：コルチゾールは前値の1／2以下に低下
	CRH 試験 DDAVP 試験	ACTH：頂値は前値の1.5倍以上
中枢性尿崩症	水制限試験 高張食塩水負荷試験	尿浸透圧≦300 mOsm/kg．AVP 低値，無反応． 血清Naと血漿AVPがそれぞれ ①144 mEq/L：1.5 pg/mL 以下 ②146 mEq/L：2.5 pg/mL 以下 ③148 mEq/L：4 pg/mL 以下 ④150 mEq/L：6 pg/mL 以下
	DDAVP 試験	尿量減少，尿浸透圧が≧300 mOsm/kg

診断のされ方

- 先端巨大症とクッシング病，中枢性尿崩症は，病歴，症状，バイタルサイン，血液データ，内分泌機能検査（負荷試験），画像所見などの結果を総合的に判断して診断される．
- さらに先端巨大症とクッシング病は，内分泌機能検査の結果と同時に，下垂体に腺腫の存在が認められることが重要である．
- 先端巨大症では，成長ホルモンの過剰な状態が長期に持続すると，さまざまな合併症（「病態と検査」合併症の検査参照）が出現し，生命予後が悪くなりやすいため，診断と同時に合併症精査を進めることも重要である．

> **診断に関する臨床知**
> - 内分泌機能検査（負荷試験）では，検査によっては食事や薬剤，ストレスで結果に影響が出てしまうことがある．検査による食事制限，内服，安静が守れるよう，十分な検査説明と個別性に合わせたケアが必要である．

治療法の選択

外科的治療
- 下垂体腫瘍治療の第一選択は外科的治療である（プロラクチノーマを除く）．
- 経蝶形骨洞的下垂体腫瘍摘出術（TSS）が一般的であるが，腫瘍の種類，大きさ，位置，伸展方向などによっては，開頭腫瘍摘出術が選択されることもある．

薬物療法
- 先端巨大症では，手術でGHが正常化しない場合，ソマトスタチンアナログ，ブロモクリプチンが用いられる．
- プロラクチノーマは内科治療が第一選択であり，ドパミン作動薬が用いられる．
- 中枢性尿崩症の治療にはデスモプレシン（DDAVP）がおもに用いられる．

放射線治療
- 外科的治療が困難または不十分な症例に対しては，腫瘍増大ならびにホルモン過剰分泌の抑制を目的として放射線治療が選択される．

補足説明
- 下垂体は，目の奥，鼻の奥に位置し，副鼻腔の一部である蝶形骨洞が下垂体の前にある．そのため，最近では鼻からこの空洞を経由して行う経蝶形骨洞手術が一般的になってきている．

治療に関する臨床知
- 術後は尿崩症，下垂体前葉機能低下，髄液漏，感染症などを起こすことがあるため，症状の観察，早期対応が必要である．
- 中枢性尿崩症の薬剤治療では，水分が再吸収されすぎてしまい，低Na血症をきたすことがある．急激な尿量減少，低Na血症の症状（「病態と検査」SIADHの低Na血症症状参照）がないか，観察していく必要がある．

文献
1) 平田結喜緒，他編：下垂体疾患診療マニュアル．診断と治療社，pp92-108，2012
2) 成瀬光栄，他編：内分泌機能検査実施マニュアル．改訂第2版，診断と治療社，2011
3) 尾上尚志，他監：病気がみえる vol. 7—脳・神経．メディックメディア，p39，p437，2011

先端巨大症，クッシング病，中枢性尿崩症，下垂体腫瘍

内分泌・代謝系疾患

副腎腫瘍，クッシング症候群

藤岡千果

ポイントになる検査項目
血中ホルモン値，電解質データ，内分泌機能検査（負荷試験），副腎 CT・MRI

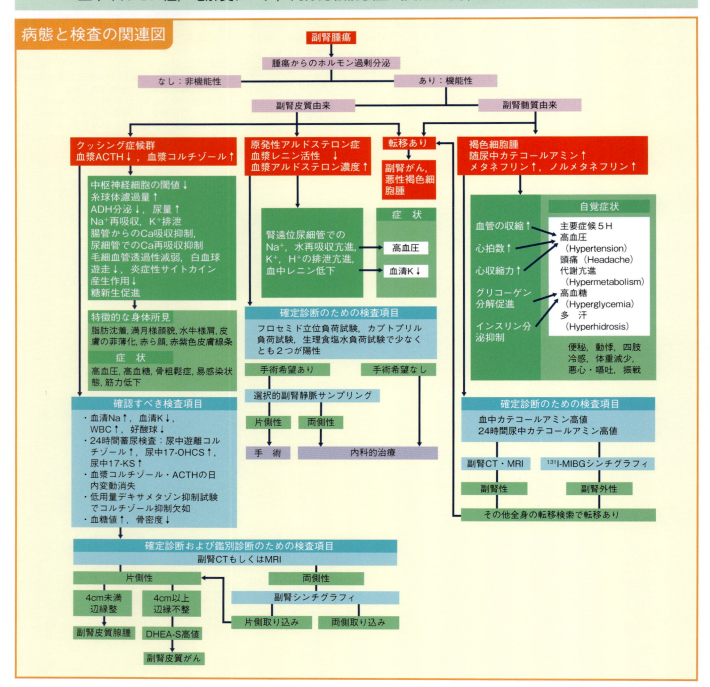

どんな疾患か

- 副腎は腎臓の上にある小さな臓器である（図1）．
- 副腎は皮質と髄質からなり，皮質ではステロイドホルモン（アルドステロン，アンドロゲン，コルチゾール）を合成分泌する（図2）．
- 髄質ではカテコールアミン（ノルアドレナリン，アドレナリン）を合成分泌する．

クッシング症候群

- 腎腫瘍，副腎過形成，下垂体腺腫などによりコルチゾールが過剰に分泌されて起こる疾患であり，このうち下垂体性副腎皮質刺激ホルモン（adrenocorticotropic hormone：ACTH）過剰分泌によるものをクッシング病と呼ぶ．全国集計によると，わが国の推計患者数は1年に約100例とまれな疾患であり，そのうち50例が副腎腺腫，40例がクッシング病である［厚生労働省特定疾患　副腎ホルモン産生異常症調査研究班データより］．40〜60歳の女性に多い．

原発性アルドステロン症（primary aldosteronism：PA）

- 副腎皮質腫瘍からアルドステロンが過剰分泌されることで低K血症，高血圧をきたす．しかし，PAにおける低K血症は全体の5〜38％にとどまり，本態性高血圧の5％を占めるのではないかと，近年ではいわれている．低K血症をきたさない症例では，見逃されやすい疾患である．クッシング症候群に比べると，腫瘍も小さい．

褐色細胞腫

- 副腎髄質細胞もしくは傍神経節のクロム親和性細胞から発生した腫瘍で，カテコールアミンが過剰に分泌されることで，高血圧，高血糖，代謝亢進，多汗，頭痛（褐色細胞腫の主要症候5H）をきたす疾患である．そのほかにも交感神経が優位になることで便秘や動悸，四肢冷感などの症状が出る．副腎外の発生は10％程度．ストレスや腹部触診などのきっかけでホルモン分泌が誘発され，高血圧発作や症状が増悪することもある．
- 副腎腺腫は良性であるが，他臓器に転移がある場合や大きさが4〜6 cm以上，周囲臓器への浸潤があった場合，悪性腫瘍と診断される．このうち髄質由来のものを悪性褐色細胞腫，皮質由来のものを副腎がんという．

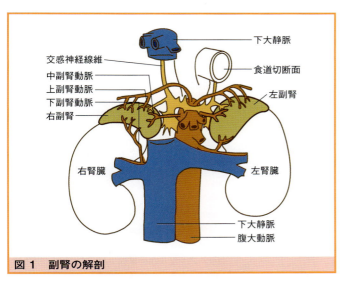

図1　副腎の解剖

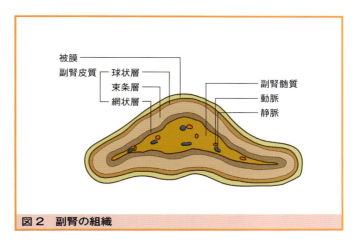

図2　副腎の組織

体の中で起きていること（病態生理）

副腎皮質

- **アルドステロンの作用と分泌調節**
- ＊アルドステロンは副腎から分泌される主要なミネラルコルチコイドであり，腎臓に作用しNaと水の再吸収を行う．
- ＊レニン・アンジオテンシン・アルドステロン系（RAA系）によって調整されている．
- ＊原発性アルドステロン症では，アルドステロン分泌過剰により，ネガティブフィードバックが働き，レニン，アンジオテンシンⅠ・Ⅱ，アンジオテンシン変換酵素（ACE）が低下する．
- ＊アルドステロン分泌過剰により，Na^+・水の再吸収促進，K^+・H^+排泄促進の作用が持続的に起こり，その結果，高血圧，低K血症をきたす．

- **コルチゾールの作用と分泌調節**
- ＊コルチゾールは副腎から分泌される主要なグルココルチコイドであり，生命維持に最も重要な役割を果たすステロイドホルモンである．おもな作用として，代謝に対する作用（糖代謝，蛋白質代謝，脂質代謝），免疫機能調整作用（抗炎症作用），水・電解質・血圧調整作用（腎臓での水利尿，ミネラルコルチコイド様作用：Na再吸収，K排泄促進），骨代謝に対する作用（骨形成抑制），精神・神経に対する作用（興奮性を高める），ストレス応答ホルモンとしての作用（ストレ

スに対しエネルギー代謝・循環機能を高める）がある．
* 視床下部-下垂体系により調節されている．
* クッシング症候群では，コルチゾール分泌過剰により，血中コルチゾールの日内変動が消失し，血中ACTHがネガティブフィードバックにより低下する．
* コルチゾール過剰分泌により特徴的な身体所見（脂肪沈着，満月様顔貌，水牛様肩，皮膚の菲薄化，赤ら顔，赤紫色皮膚線条），高血圧，耐糖能異常，低K血症をきたす．

副腎髄質
● カテコールアミンの作用と分泌調節
* 副腎髄質は発生学的には交感神経系から由来する．
* 副腎髄質からのカテコールアミン分泌は大脳辺縁系，視床下部の中枢から入力を受けた交感神経節前線維によって調節されている．血中に放出されたカテコールアミンは標的細胞のα受容体，β受容体に結合することにより標的細胞の生理反応が起こる．
* 褐色細胞腫では，カテコールアミン過剰分泌により，全身のアドレナリン受容体（$α_1$，$α_2$，$β_1$，$β_2$，$β_3$）に作用し交感神経系の作用を増強する．結果として，多汗，高血圧，心拍数増加，心収縮力増強，脂肪分解促進，糖新生促進をきたす．

検査の読み方　ここがポイント！

内分泌機能検査（ホルモン負荷試験）
● ホルモン負荷試験は前日の21時から食止め，糖分を含む飲料水の制限をし，翌朝に安静臥床で実施する．この際，何度も針を刺すことによるストレスを排除するため，留置針からの採血もしくは翼状針を使用する．ストレス，活動によりホルモン値が変化することを防ぐための処置である．腺腫の場合は腫瘍からホルモンの自律分泌があるため，ネガティブフィードバックがなく，上位ホルモンの抑制反応が低下，欠如する．

原発性アルドステロン症の検査
● 血漿アルドステロン濃度（plasma aldosterone concentration：PAC），血漿レニン活性（plasma renin activity：PRA）は体位，降圧薬の使用，採血時間により影響がある．早朝から午前中，空腹時に30分程度臥床してから測定をする．降圧薬は使用していない状態での採血が望ましいが，内服をすでに実施し中止が難しい場合は，比較的影響の少ないCa拮抗薬，α遮断薬に変更し1週間程度期間をおいてから測定する．血漿アルドステロン濃度は正常〜高値，血漿レニン活性あるいはレニン濃度の低値，PAC/PRA比が200以上の場合は，原発性アルドステロン症を疑い精査が必要となる．
● 生理食塩水負荷試験では，輸液ポンプを使用し正確な時間で投与できるようにしたうえで，生理食塩液を500mL/hrで4本投与する．投与前，120分，240分で採血を行う．
● カプトプリル負荷試験では，採血後にカプトリル®50mg粉砕を内服し，60分後，90分後に採血を行う．60分後値PAC/PRA比200以上と抑制されない場合，陽性とされる．
● フロセミド立位負荷試験では，採血後にラシックス®40mgを静脈注射後，2時間立位で過ごし，60分後，120分後に採血を行う．

クッシング症候群の検査
● デキサメタゾン抑制試験はデカドロン®を23時に服用し，翌朝8時に採血を実施する．低用量1mg負荷試験と高用量8mgで副腎性，下垂体性（クッシング病），異所性ACTH産生腫瘍，その他クッシング症候群の鑑別に使用される．クッシング病では抑制され，その他クッシング症候群では抑制されない．
● 血漿ACTH，コルチゾールはストレスによって影響を受けるため，空腹時に針を留置し30分程度安静にしてから採血を実施する．また，正確な量を採取したうえで，氷中保存し速やかに血漿の分離が必要である．放置することで数値が変化するため注意する．副腎性クッシング症候群ではコルチゾール高値，血漿ACTHは低下する．
● 血漿ACTH，コルチゾールの日内変動は，早朝6〜8時が一番高値であり，夜20〜0時が一番低いため，この時間帯に測定する必要がある．クッシング症候群では日内変動は消失する（図3）．

褐色細胞腫の検査
● 血漿カテコールアミンも同様に採血針を留置後30分安静にし，採血をする．カテコールアミン（エピネフリン，ノルエピネフリン），およびその代謝産物（メタネフリン，ノルメタネフリン）を測定する．24時間蓄尿カテコールアミン測定では，酸性蓄尿を実施する．

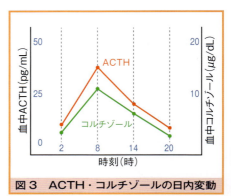

図3　ACTH・コルチゾールの日内変動

検査基準値
● コルチゾール：正常値4.0〜18.3μg/dL
● デキサメタゾン抑制試験：1mg抑制後コルチゾール：≧5μg/dL，8mg抑制後コルチゾール：≧5μg/dL　が陽性
● カプトリル負荷試験：ARR＞200　が陽性
● フロセミド立位負荷試験：
　2時間後　PRA＜2.0　が陽性
● 生理食塩水負荷試験：
　240分後　PAC＞60pg/mL　が陽性
● 血漿カテコールアミンが基準値上限の3倍程度，あるいは総メタネフリン排泄量（ノルメタネフリン＋メタネフリン）が1.0mg/24hr以上が陽性

診断のされ方

- 高血圧や身体的所見，電解質，ホルモン基礎データを基にスクリーニングが行われ，確定診断として内分泌機能検査（負荷試験），各種画像検査などが行われる．
- 病歴，身体症状，高血圧症状があればどのようなときに起こるのか（発作性か持続性なのか），薬剤の使用（ステロイド，降圧薬の種類）など，全身の状態を細かく把握し鑑別に役立てていく．
- 最終的には，選択的副腎静脈サンプリングというカテーテル検査やシンチグラフィで片側性か両側性の診断，副腎外の検索を行う．

検査に関する臨床知

- ホルモン検査は，食止めや安静臥床が必要など，患者の協力が必要である．正確なデータが出るよう看護介入をする．

治療法の選択

- 良性の機能性副腎腫瘍であれば，摘出手術を行う．
- 基本的には腹腔鏡下で実施されるが，大きさや転移が疑われる場合は開腹手術になることもある．
- ホルモンが過剰に分泌されていた影響で術中から術後の全身管理が必要となる．
- ＊クッシング症候群（副腎原発）の場合は，正常副腎の萎縮やACTHが抑制されている可能性があり，副腎不全予防のために術中からグルココルチコイドの補充を要する．術後は副腎機能が戻るまで徐々に漸減していく．
- ＊原発性アルドステロン症は特別な処置は必要ないが，術後すぐには血圧が下がらない．カリウム製剤はすぐに中止できる場合が多いが，データをみながら降圧薬とカリウム製剤の調整が必要．
- ＊褐色細胞腫はカテコールアミンが多量に分泌されていた影響で，術中から血圧，血糖値の著しい変動やクリーゼが起こりやすく，重篤な状態になる場合もある．術前にα遮断薬，（β遮断薬）を使用し十分にコントロールした状態で手術を実施し，術後は糖液の持続投与や昇圧薬の使用を要するためICU管理となる．
- 転移を認め，悪性と診断された場合，放射線療法や抗がん剤の使用となる．予後は悪い．機能性腫瘍であった場合はホルモンの影響も出るため，そのための薬剤投与が必要となる．特に悪性褐色細胞腫の場合は，腫瘍の大きさ，転移の増殖によりカテコールアミンが比例して上がるため，便秘，動悸，発汗などQOLを低下させる症状も多い．

補足説明

- 褐色細胞腫におけるβ遮断薬の単独投与，およびプリンペラン®使用はクリーゼ誘発の危険があり，禁忌である．

治療に関する臨床知

- クッシング症候群では外見の変化によるボディイメージ変調，精神症状として不眠やうつ，イライラを感じる患者もいる．精神的なフォローも必要である．
- クッシング症候群では骨粗鬆症や免疫低下の状態に配慮し，転倒予防や感染予防に努める．
- 副腎腺腫は一般的に知られていない疾患であり，かつ多様な症状をきたす疾患であるため，患者や家族の病態理解の確認も必要．不安や疑問を解消できるよう情報を提供し，必要であれば医師と話す場を設定する．
- 高血圧，高血糖，脂質異常症などの合併では生活習慣の変容も指示されることがある．その場合は，栄養士やリハビリスタッフと協働し生活指導を行う．

文献
1) 成瀬光栄，他編：内分泌機能検査実施マニュアル．改訂第2版，診断と治療社，pp10-11, 14, 65, 75, 2011
2) 橋詰直孝，他監：病気がみえる vol.3—糖尿病・代謝・内分泌疾患．メディックメディア，pp214-250, 2004
3) 高野加寿恵 監：最新 内分泌検査マニュアル．日本医事新報社，pp1-16, 112-132, 2006

内分泌・代謝系疾患

骨粗鬆症

高原麻耶

ポイントになる検査項目

X線, 骨密度検査〔DXA（デキサ）法, MD（エムディー）法, 超音波法〕, 骨代謝マーカー検査〔骨形成マーカー：骨型アルカリホスファターゼ（BAP）, オステオカルシン（OC）, Ⅰ型プロコラーゲン C-プロペプチド（PICP）, Ⅰ型プロコラーゲン N-プロペプチド（PINP）〕〔骨吸収マーカー：デオキシピリジノリン（DPD）, Ⅰ型コラーゲン架橋 N-テロペプチド（NTX）, Ⅰ型コラーゲン架橋 C-テロペプチド（CTX）, Ⅰ型コラーゲン C-テロペプチド（ICTP）〕, MRI, 身長測定

病態と検査の関連図

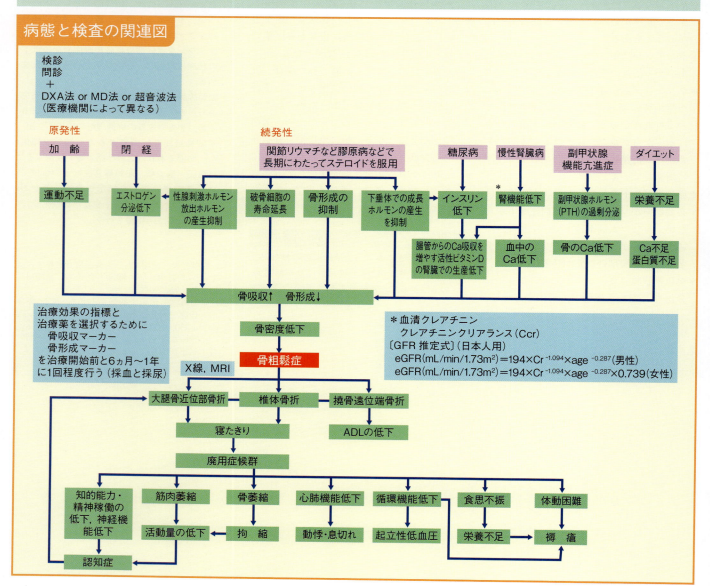

どんな疾患か

- 加齢や閉経，副甲状腺機能亢進症，糖尿病，慢性腎臓病（chronic kidney disease：CKD），ステロイド薬の長期内服，ダイエットなどさまざまな原因で骨に含まれるカルシウムなどが減ることで骨密度が低下し，骨折しやすくなる病気である．
- 患者数は年々増加し，わが国では，現在，1,300万人まで増加しているといわれているが，その中でも2割程度しか医療機関で治療を受けていないとされている．また，治療継続率や服薬コンプライアンスの低さも問題となっている．
- 全身の骨が弱くなるので，少しの力が加わることで，さまざまな部位で容易に骨折をひき起こす．また，気づかないうちに骨折していたということもある．
- なかでも，椎体骨折や大腿骨近位部骨折など床上安静が必要な部位での骨折では日常生活動作（ADL）に支障をきたし，生活の質（QOL）の悪化もひき起こす．
- 大腿骨近位部骨折患者の10％が骨折後1年以内に死亡するなど，生命予後にもかかわる．

体の中で起きていること（病態生理）

- どこの骨も新陳代謝を繰り返している．骨吸収（古い骨が壊される）と骨形成（新しい骨がつくられる）のバランスが崩れると，骨量が減少していく．
- 骨量は20歳代でピークに達し，40歳代半ばころまではその値が保持されるが，その後，徐々に減少していく．
- 特に，女性は閉経によって女性ホルモンが減少し，骨量を急激に減少させる．
- さまざまな原因で骨吸収が亢進し，骨形成が低下すると，石灰化度の低下や微細構造の劣化を招き，さらには骨密度の低下や骨の質の低下をひき起こし，骨に鬆（す）が入った状態になる．そのため，少しの力でも容易に骨折してしまうのである．

検査の読み方　ここがポイント！

X線検査，MRI

- 胸腰椎の正面と側面の2方向のX線検査をし，椎体の骨折の有無や骨の変形（椎体の前方や中央がへこむ，上下の椎体よりも厚さが薄くなっている），濃さをみるが，X線上には映らない骨折もある．

骨密度検査（表1）

- 二重エネルギーX線吸収測定法（dual energy X-ray absorptiometry：DXA法）：腰椎・大腿骨・前腕に高低2種類のX線を照射し，その透過度をコンピュータで解析し，骨量を算出する方法である．
- MD法：第二中手骨にX線を照射し，骨量を算出する方法．
- 超音波法：踵の骨に超音波を当て，骨量を測定する方法．X線を使用しないので妊娠の可能性のある女性でも受けられる．

骨密度基準値

- 骨量（g）を単位面積（cm²）で割り，1cm²あたりの骨量（g/cm²）を算出する．
- 骨量は，若年成人平均値（20〜44歳の骨量）を基準とし，70％未満を骨粗鬆症，70〜80％未満を骨量減少症とし，80％以上を正常値としている（表1）．詳しくは「診断」の項を参照．

表1　骨密度基準値

	骨密度
正常	YAMの80％以上
骨量減少症	YAMの70〜80％未満
骨粗鬆症	YAMの70％未満

YAM（young adult mean）：若年成人（20〜44歳）の平均値

骨代謝マーカー

- 骨形成マーカーと骨吸収マーカーがあるが，診断には有用ではなく，今後の病気の進行をある程度予測することや，治療薬の選択，治療効果をみるための指標として使用されている．

検査基準値

- 身長測定：20歳のころよりも2.0cm以上の身長低下．
- 骨密度検査：左記参照

検査に関する臨床知

- 椎体骨折は無症状なことも多くあるので，X線検査は推奨されている．
- MD法や超音波法は簡便で健診などでよく使用されるが，DXA法がより信頼される検査となっている．

診断のされ方

原発性骨粗鬆症

- 既存骨折の有無を確認し，既存骨折がない場合，骨密度の測定値が，YAM（young adult mean）：若年齢（20〜44歳）の平均骨密度を100％とした場合の被験者の骨密度が70％以下，または，Tスコア（腰椎か大腿近位部）が−2.5以下で骨粗鬆症と診断する．
- 既存骨折として腰椎骨折または大腿骨近位部骨折がある場合は，骨密度の検査の結果を問わずに骨粗鬆症と診断する．

続発性骨粗鬆症

- 原発性副甲状腺機能亢進症やクッシング症候群などの内分泌系の疾患や糖尿病，関節リウマチ，CKDなどのほかに，病

気の治療に使用するステロイド薬（副腎皮質ホルモン）やワルファリンなどの薬，過剰なアルコールの飲酒，悪性腫瘍に対する化学療法などが原因で骨密度が基準値以下となった場合診断する．

治療法の選択

食事療法

- 蛋白質：骨のおもな成分の一つである．骨をつくる材料になる．魚介・海藻，肉，乳製品，大豆製品などに多く含まれる．
- カルシウム：骨のおもな成分の一つである．骨の材料になる．1日800 mgを摂取するよう心がける．牛乳，乳製品，骨ごと食べる魚，緑黄色野菜などに多く含まれる．
- ビタミンD：カルシウムの吸収を助けてくれる．魚類，干しシイタケに多く含まれる．
- ビタミンK：骨へのカルシウムの沈着に必要な蛋白質の成熟を促す．納豆，緑の葉の野菜に多く含まれる．
- その他，ビタミンB_6，B_{12}，葉酸，ビタミンCなども骨の健康に必要である．
- リン，食塩，カフェイン，アルコールの過剰摂取は避けるようにする．また，やせすぎは骨粗鬆症の原因となる．
- 適切なエネルギー量とバランスのとれた食事が必要である．

運動療法

- 適度に負荷がかかる運動は，血流がよくなり，骨の代謝をよくする．骨量を減らさないために，骨に刺激が加わる適度な運動が必要である．例えば，ウォーキング．最初はゆっくり平地で30分程度．慣れれば少しずつ時間を延ばしたり，緩やかな坂を歩いたりする．また，ストレッチ体操やバランス立ち，ラジオ体操（座ったままでも構わない）や開眼したままで，何かにつかまった状態での片足立ち，など．
- しかし，運動能力は個人差がある．また，心臓の疾患や高血圧，脳血管障害，糖尿病や整形外科疾患など基礎疾患がある場合は，必ず医師の判断が必要になる．

表2 骨粗鬆症に使用される薬剤

薬剤名	働き	内服	静脈注射	皮下注射	筋内注射
副甲状腺ホルモン誘導体（テリパラチド）	強力な骨形成促進作用			○ 連日自己皮下注射製剤と週1回医療者による皮下注射がある 18〜24ヵ月の治療期間の制限あり	
カルシトニン製剤（エルカトニン，サケカルシトニン）	骨吸収を抑制 除痛作用				○
ビスホスホネート薬（エチドロネート，アレンドロネート，リセドロネート，ミノドロン酸水和物，ゾレドロン酸水和物）	強力な骨吸収抑制作用	○	○	○	
SERM（サーム）製剤（ラロキシフェン塩酸塩，バゼドキシフェン塩酸塩）	骨に対してエストロゲン作用を発揮することで骨吸収抑制と骨質改善効果がある	○			
ヒト型抗RANKL抗体（デノスマブ）	骨吸収をつかさどる破骨細胞を強力に抑制			○	
活性型ビタミンD_3製剤（アルファカルシドール，カルシトリオール，エルデカルシトール）	食物からのカルシウムの吸収を補助 骨形成の補助	○			
ビタミンK	骨形成の補助	○			
カルシウム	食事から補いきれないカルシウムの補給	○			

薬物療法（表2）

- 骨粗鬆症の重症度や病態を考慮して選択する．
- 骨形成促進薬に加え，近年，骨吸収抑制薬が使用されるようになってきた．
- 経口薬や静脈内注射，皮下注射など経路は種類があり，患者の服薬アドヒアランスが得られる薬剤を選択することも重要になる．

用語解説

- アドヒアランス（adherence）：患者が積極的に治療方針の決定に参加し，治療を受けること．

治療に関する臨床知

- 超高齢社会を迎え，骨粗鬆症の予防・治療は，ますますその対策が重要視されている．
- 日本骨粗鬆症学会では，骨粗鬆症治療におけるリエゾンサービスの普及を目的に『骨粗鬆症マネージャー』という資格制度をつくり，認定している．今後の活躍が期待されている．

文献

1) 特集・骨粗鬆症の予防と治療update．整形・災害外科 58（11）：1421-1472，2015
2) 杉本利嗣 編：骨粗鬆症（インフォームドコンセントのための図解シリーズ）．改訂3版，医薬ジャーナル社，2015
3) 折茂肇 監：ダイジェスト版 骨粗鬆症の予防と治療ガイドライン2015年版．ライフサイエンス出版，2015
4) 酒井昭典 編：骨粗鬆症患者の骨折治療．真興交易医書出版部，2014
5) 折茂肇 監：骨粗鬆症検診・保健指導マニュアル．第2版，ライフサイエンス出版，2014

Ⅵ 腎・泌尿器系疾患

- 糸球体腎炎
- 腎不全（急性・慢性）
- ネフローゼ症候群
- 尿路結石症
- 尿路感染症
- 前立腺がん

腎・泌尿器系疾患

糸球体腎炎

本間明香

> **ポイントになる検査項目**
> 尿検査（尿沈査，尿蛋白定量，24時間クレアチニンクリアランス），血液検査（Cr，BUN，eGFR），腎生検

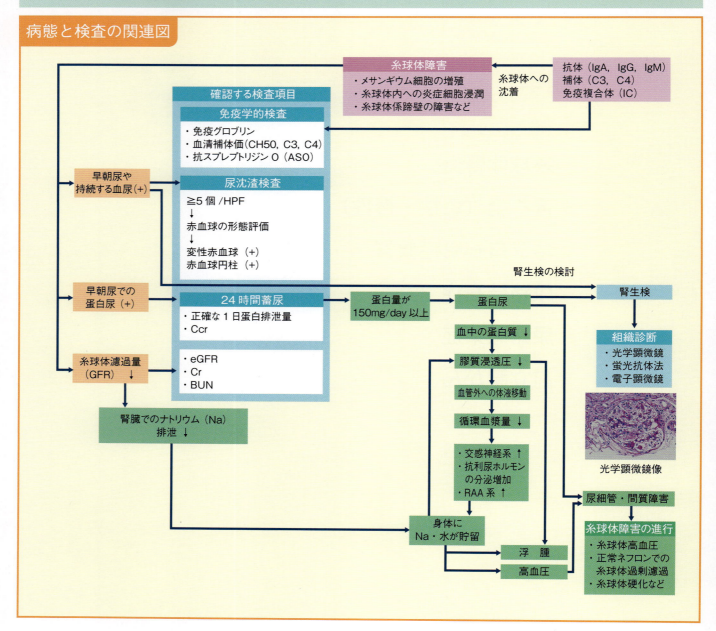

光学顕微鏡像

どんな疾患か

- 糸球体とは，毛細血管が糸くずのように絡まった直径0.2 mm程度の塊である．腎臓一つにつき約100万個ある．血液から尿のもととなる原尿を濾過している．
- 糸球体腎炎とは，糸球体に炎症病変をみる腎疾患である．さまざまな機序により糸球体が障害され，蛋白尿や血尿，腎機能障害〔糸球体濾過量（glomerular filtration rate：GFR）の低下〕，高血圧，浮腫をきたす．
- A群β溶血性連鎖球菌（70〜80％を占める），ブドウ球菌，肺炎球菌などの感染後に急性に発症する急性糸球体腎炎や，免疫学的機序により糸球体に炎症が起こり，継続的に糸球体が障害されることにより徐々に腎機能が低下する慢性糸球体腎炎，免疫学的異常により数週間〜数ヵ月の経過で腎不全が進行する急速進行性糸球体腎炎がある．
- 急性糸球体腎炎の多くは自然軽快するが，蛋白尿や高血圧が持続し数十年で腎不全に至る症例もある．
- 慢性糸球体腎炎の原因疾患としてIgA腎症，膜性腎症，膜性増殖性糸球体腎炎などの一次性糸球体疾患や，膠原病や糖尿病に伴う二次性糸球体腎炎がある．厚生労働省の定義では，二次性糸球体腎炎は除き，一次性糸球体腎炎によるものを慢性糸球体腎炎としている．わが国の腎臓学会の調査では，2007〜2008年の間に登録された腎生検症例でIgA腎症の占める割合は27.6％と高い．
- 急速進行性糸球体腎炎は，単一疾患ではなく症候群である．肺病変をみることも多く，腎機能のみではなく生命予後も不良であり，早期発見・早期治療が大切である．
- 糸球体腎炎は，さまざまな組織分類があり，症状や腎不全に至る経過はその原因疾患や病期によりさまざまである．そのため，腎生検で組織診断を確定することが重要である．

体の中で起きていること（病態生理）

- 糸球体が障害されることにより，蛋白や赤血球が尿中に漏出する．蛋白が尿中に大量に排出されると，代謝のバランスが崩れネフローゼ症候群となることもある．
- 糸球体に激しい炎症が起きて，糸球体がつぶれたり破壊されるとGFRが低下する．GFRが低下すると，腎臓でのナトリウム（Na）の排泄量が低下し身体にNaと水が貯留し，浮腫や高血圧が出現する．
- 急性糸球体腎炎は，咽頭炎や皮膚炎などの感染後1〜2週間の潜伏期間を経て発症する．血尿，蛋白尿，高血圧などが急性に発症する．感染の起因菌に由来する抗原が糸球体に沈着し，それに対する免疫反応が糸球体の炎症をひき起こすと考えられている．
- 慢性糸球体腎炎では，何らかの原因で糸球体に起こった免疫学的活動である炎症により糸球体が障害される．糸球体の数が減少すると，糸球体一つあたりの濾過量が増加する．濾過量が増加すると，糸球体内圧が上昇し，これによりさらに糸球体が破壊される．糸球体数の持続的な減少が起こることにより，徐々に腎機能が低下する．
- 急速進行性糸球体腎炎は，抗好中球細胞質抗体（anti-neutrophil cytoplasmic antibody：ANCA），抗糸球体基底膜抗体（抗GBM抗体），免疫複合体（immune complex：IC）などが関与し，腎臓で免疫学的な異常が起こることで発症すると考えられている．これらの抗体が糸球体に付着し，糸球体が破壊され，数週間〜数ヵ月の経過で急速に腎不全が進行する．腹部エコーで，腎臓は正常か腫大していることが多い．

検査の読み方　ここがポイント！

尿検査

- 早朝尿での血尿や蛋白の存在は，糸球体疾患の存在を示唆する．
- 血尿には肉眼的血尿と顕微鏡的血尿がある．尿の肉眼的所見も大切であり，血尿の表現には比色を用いる．正常では淡黄色であるが，IgA腎症や急性糸球体腎炎では肉眼的血尿をみることがある．
- 血尿の評価には，尿沈渣が有用である．≧5/HPFの血尿を有意と判断し，変性赤血球，赤血球円柱があれば糸球体由来の血尿と判断される．
- 尿の簡易検査として試験紙法による尿定性検査がある．安価でありスクリーニングには適するが，尿比重や内服薬などに左右され偽陽性・偽陰性も多い．
- 尿蛋白は腎疾患の重要な所見である．蛋白尿とは，尿蛋白の排泄量が150 mg/day以上の場合を指す．
- 蓄尿は24時間蓄尿が基本となる．24時間で生成された尿であるため，尿量や尿蛋白，クレアチニン（creatinine：Cr）などの総排泄量がわかる．
- 腎機能の代表的な指標として糸球体濾過量（GFR）がある．
- GFRを反映する検査として，クレアチニンクリアランス（creatinine clearance：Ccr）とイヌリンクリアランス（inulin clearance：Cin）がある．Crは大部分が糸球体で排泄され，尿細管での再吸収はわずかであるためGFRの指標となる．イヌリン（inulin：In）は生体内に存在しない物質であり，糸球体で濾過され尿細管では再吸収・分泌されずに排泄される．CinはGFRを正確に反映するが，検査方法が複雑で患者負担も大きいため，臨床ではCcrが用いられることが多い．

血液検査

- 腎機能の指標として，血清クレアチニン（Cr），尿素窒素（BUN）があり，腎機能の低下により上昇する．血清 Cr は患者の筋肉量，BUN は食事や尿量に影響される．
- 糸球体が何らかの原因で障害されると，濾過され尿中に排泄されるはずの Cr が濾過されず血中に戻るため血清 Cr が上昇する．GFR が 50% 以下になると，血清 Cr が上昇してくる．
- 血清 Cr をもとにし，年齢や性別により GFR を推定する推定糸球体濾過量（estimated glomerular filtration rate：eGFR）がある．採血のみで GFR を推定できるため，臨床では多く用いられる．
- 急性糸球体腎炎で，抗ストレプトリジン O 抗体（ASO），抗ストレプトキナーゼ抗体（ASK）が上昇した場合は，A 群 β 溶血性連鎖球菌感染を示唆する．
- 急速進行性糸球体腎炎では，急激な BUN，Cr の上昇，貧血，活動性の炎症を生じていることで C 反応性蛋白（C-reactive protein：CRP）上昇や赤沈亢進，ANCA（MPO-ANCA）陽性，抗 GBM 抗体陽性を認める．

免疫学的検査

- 糸球体疾患の中には，炎症の促進や病原体の排除のために，補体の消費が亢進することで血清補体価（CH50，C3，C4）が低下するものがある．CH50 のみではなく，C3，C4 量が診断の指標となる．
- 血尿，蛋白尿を呈する全身疾患もあり，二次性の糸球体腎炎との鑑別診断ために重要である．
- 一次性糸球体腎炎の中にも，疾患により一部免疫学的データの異常を呈する疾患がある．

腎生検

- 腎生検とは，組織診断のために腎組織（腎皮質）の一部を採取することである．
- 腎生検には，開放腎生検と経皮的腎生検がある．臨床では，エコーガイド下腎生検が最も頻用されている．開放腎生検は，経皮的腎生検が行えない症例に対して全身麻酔下で行われ，腎組織を確実に採取することができる．腎生検は診断，病状の進行度判定，治療方針において必要不可欠な検査であるが，侵襲的な検査で患者の負担も大きいため，適応には十分な検討が必要となる（表1）．

その他

- 腎萎縮の有無がないか確認するために腹部エコーが行われる．腎生検前には必須の検査である
- 二次性の腎疾患との鑑別のため，悪性腫瘍や糖尿病など，腎炎をきたす全身疾患がないか検査が行われる．

基準値

- Cr：男性 0.6 ～ 1.1 mg/dL
  女性 0.4 ～ 0.8 mg/dL
- BUN：8.6 ～ 22.9 mg/dL
- Ccr：90 ～ 110 mL
- eGFR：90 以上（mL/min/1.73m^2）
- CH50：31 ～ 58 U/mL
- C3：86 ～ 160 U/dL
- C4：17 ～ 45 mg/dL

検査に関する臨床知

- 腎生検後は，出血予防のため安静が重要となる．検査前より患者には十分な説明を行い協力を得る．検査後は，出血（腎周囲の血腫，肉眼的血尿など）や感染症などの合併症の有無に注意する．
- 24 時間蓄尿は，きちんと蓄尿されないと正しく測定がされないため，患者には十分に説明する．

表1　腎生検の適応と禁忌

腎生検の適応となる病態	経皮的腎生検の禁忌
・血尿（高度，変性赤血球） ・蛋白尿（300～500 mg/day 以上） ・ネフローゼ症候群 ・急性の腎機能障害 ・全身疾患に伴う腎機能障害 ・移植腎 ・その他（本人の希望，挙児希望，腎移植ドナー，小児の安静度の決定など）	・全身状態が不良の場合（呼吸不全，循環不全，感染症など） ・出血傾向（出血時間：5分以上，PT：70%以下，APTT：対象＋10秒以上） ・片腎 ・慢性腎不全 ・水腎症 ・嚢胞腎 ・重症高血圧 ・高度の肥満 ・妊娠 ・非協力的な患者など

診断のされ方

- 急性糸球体腎炎は，先行感染の証明（扁桃炎や皮膚感染），潜伏期の存在，血清補体価（CH50）の低下，尿所見異常がそろえばほぼ診断できる．2～3週間で改善する点も，臨床診断には大切である．典型的な症状を示すものは，腎生検の積極的な適応はない．
- 腎生検で得た組織を光学顕微鏡，蛍光抗体法，電子顕微鏡を用いて組織診断を行う．おもに糸球体での細胞増殖と係蹄壁の肥厚に着目して組織診断名を決定する．
- 診断名には，症候診断名と組織診断名がある．症候診断は，症状や所見と腎機能障害の経過から臨床的に判断するもので，組織診断は腎生検で得た組織を用いて診断するものである（表2）．わが国では，昔から糸球体腎炎という表現をしていたが，現在では WHO の分類を用いた診断名で表記するのが一般的である．

表2 おもな糸球体腎炎の臨床症状と症候診断名

		溶連菌感染後急性糸球体腎炎（PSAGN）	IgA腎症	半月体形成性糸球体腎炎	膜性増殖性糸球体腎炎（MPGN）	巣状分節性糸球体硬化症（FSGS）	膜性腎症（MN）	微小変化型ネフローゼ症候群（MCNS）
臨床像	好発年齢	小児（3〜10歳）	小児・成人	成人	小児・成人	若年者	成人	小児・成人
	典型的な症例の特徴	先行感染後2週間で血尿,高血圧,浮腫	上気道感染後,数日で肉眼的血尿	蛋白尿・血尿,貧血 週単位での腎機能低下	ステロイド抵抗性の蛋白尿・血尿	ステロイド抵抗性ネフローゼ 血尿	緩徐に進行する蛋白尿	急激に浮腫で発症 ステロイドへの反応は良好
	蛋白尿	±	+	+〜#	#	#	#	#
血尿	肉眼的	○	○					
	顕微鏡的	○	○	○	○	○		
	血液検査	ASO↑,ASK↑ 一過性の低補体血症（CH50↓,C3↓）	血清IgA↑	急激なBUN↑,Cr↑,CRP↑ ANCA陽性	低補体血症（CH50↓,C3↓,C4↓）			
症候診断名	急性腎炎症候群［日単位で経過］	◎	○		○			
	急速進行性糸球体腎炎［日〜週単位で経過］			◎	○			
	慢性腎炎症候群［年単位で経過］		◎		○	○	○	
	無症候性蛋白尿・血尿［年単位で経過］		○			○		
	ネフローゼ症候群				◎	◎	◎	◎
治療		・安静,食事療法 ・抗生物質投与 ・状態に応じて,利尿薬や降圧薬	・免疫抑制療法 ・抗血小板薬 ・病期に応じて食事療法	・ステロイド,免疫抑制薬,抗血小板薬,抗凝固薬の併用 ・安静,食事療法	・免疫抑制療法 ・病期に応じて安静,食事療法	・免疫抑制療法 ・血液浄化療法 ・病期に応じて安静,食事療法	・免疫抑制療法 ・病期に応じて安静,食事療法	・免疫抑制療法 ・病期に応じて安静・食事療法
予後		小児は95％以上が治癒,成人では約20％が慢性化	約40％が20年の経過で末期腎不全に移行する	数ヵ月で腎不全となることが多い（糸球体腎炎の中で最も予後不良）	不良	不良	比較的良好	良好 数週間で寛解するが,再発も多い

治療法の選択

● 組織診断名や重症度により治療法は異なる．安静や食事療法などの生活指導を行う症例もある．慢性糸球体腎炎の治療は，腎機能の低下を予防することも目的の一つである．そのため，病期に応じた適切な患者指導を行うことが重要である．

● 薬物療法

＊急性糸球体腎炎の場合は，先行感染に対して抗生物質の投与を行う．そのほかは，副腎皮質ステロイド薬を基本とした免疫抑制療法を行う．

＊浮腫に対して，水分・塩分制限を行い，改善がない場合にはループ利尿薬を用いる．

＊高血圧に対して，腎機能保持も目的としてアンジオテンシンⅡ受容体拮抗薬（angiotensin Ⅱ receptor blocker：ARB）やアンジオテンシン変換酵素（angiotensin converting enzyme：ACE）阻害薬を中心に，カルシウム（Ca）拮抗薬や利尿薬を用いて降圧を行う．

＊脂質異常に対して，スタチン系薬物（HMG-CoA還元酵素阻害薬）の投与を行う．

● 食事療法

＊乏尿や浮腫に対しては水分・塩分制限を行い，腎機能低下を認める場合には程度に応じて蛋白質制限を行う（表2）．

治療に関する臨床知
● 糸球体腎炎では，患者の疾患や病期により治療や行う検査は多岐にわたることを理解しておく．

文献
1）池森敦子，他監：病気がみえる Vol. 8—腎・泌尿器．メディックメディア，pp118-149，2012
2）二瓶宏，他監：図説 腎臓病学．第3版，日本医事新報社，pp15-54，2005
3）落合慈之 監：腎・泌尿器疾患ビジュアルブック．学研メディカル秀潤社，pp69-83，2011
4）東間紘 監：腎・泌尿器疾患（Nursing Selection ⑧）．学研メディカル秀潤社，pp102-112，235-236，2003
5）医療情報科学研究所 編：year note 内科・外科等編 2006．メディックメディア，ppE38-E39，2005
6）服部元史：小児期発症と成人期発症の差異．腎と透析 72（1）：49-52，2012
7）日本腎臓学会 編：CKD診療ガイド．東京医学社，pp33-35，2007

腎・泌尿器系疾患

腎不全（急性・慢性）

土田真紀

ポイントになる検査項目
血液検査（BUN，血清 Cr），尿検査，蓄尿検査

病態と検査の関連図

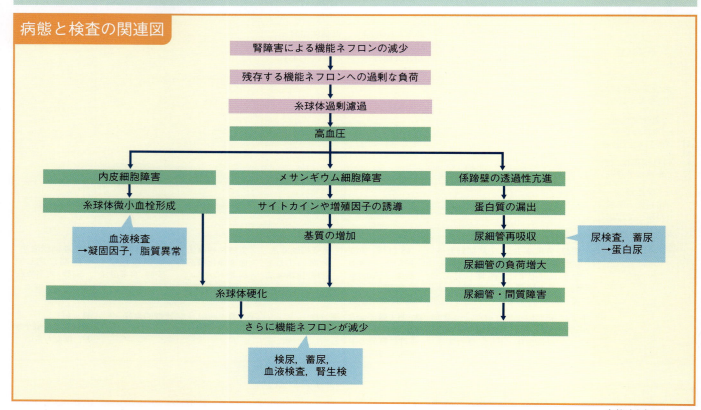

文献1）を参照して作成

- 腎不全には，急性腎不全（acute renal failure：ARF）と慢性腎不全（chronic renal failure：CRF）がある．
- 急性腎不全は，腎前性急性腎不全，腎性急性腎不全，腎後性急性腎不全に分類される．
- 慢性腎不全は，早期から腎障害が慢性的に持続する病態として，慢性腎臓病（chronic kidney disease：CKD）と捉える．ステージ1〜5に分類され，慢性腎不全は慢性腎臓病の概念に含め，腎不全に陥る前に早期での診療を行う．
- いずれも，何らかの原因により腎障害が起こり，老廃物の蓄積として血清尿素窒素値が上昇する．

どんな疾患か

腎臓の働き

- 血液を濾過して血液中の老廃物（終末代謝産物）を除去し，身体に必要なものは残して必要でない毒素を尿として排出する．
- 尿をつくることで，細胞外の水分の量を調節する．塩分と水分をコントロールして血圧を調整する．
- 赤血球がつくられるのを促進するエリスロポエチン，血圧を調節するレニン，プロスタグランジンなどのホルモンを産生する．ビタミンDを活性化してカルシウムの吸収を促進する．
- 尿をつくることによって電解質の濃度を調節する．
- 骨を強くする．
- 腎不全は，腎臓の働きが低下して上記の機能が正常に働かなくなった状態である．

急性腎不全

- 急性腎不全は，急激な腎機能の低下の結果，体液の恒常性が維持できなくなった状態である．急性腎不全と診断するうえで，血清Cr値が2.0～2.5 mg/dL以上へ急速に上昇したもの，または血清Cr値が0.5 mg/dL/day以上，BUNが10 mg/dL/day以上の速度で上昇するものを，一般的に急性腎不全として取り扱っている．
- 数時間～日単位で出現する腎機能障害で原因別に分類して診療を進める．
- 急性腎不全には，腎前性，腎性，腎後性がある．いずれも回復するが，治療が遅れたり回復が認められないと予後不良となる．

慢性腎不全

- 慢性腎不全は，腎臓の慢性の病気にために腎臓の機能が低下し，3ヵ月以上，機能が正常時の30％以下に落ちた状態である．
- 末期腎不全は，腎機能が不可逆的に著しく低下した状態である．体液の恒常性が維持できないため，尿毒症状を呈する．尿毒症状は全身の臓器障害であり，さまざまな症状を呈し，放置すると数日で死に至る．

急性腎不全と慢性腎不全の違い
（表1）

- 急性腎不全と慢性腎不全の鑑別が必要．
- 腎機能低下の速度．
- 原　因
  * 急性腎不全は数時間～日単位と急激に進行するが，慢性腎不全は緩徐であり，数ヵ月～年単位の進行である．
  * 急性腎不全では，脱水，ショック，薬物，手術，急速進行性糸球体腎炎，急性間質性腎炎などによるが，慢性腎不全では糖尿病腎症，慢性糸球体腎炎，IgA腎症，腎硬化症などが原因となる．
- 可逆性
  * 慢性腎不全は非可逆性で進行性であるのに対し，急性腎不全では腎機能の回復が期待できる．
- 治療の目標
  * 急性腎不全では腎機能の回復を目標とし，慢性腎不全では腎機能のそれ以上の悪化を防ぐことを目標とする．
  * 著しい尿毒症や高カリウム血症，肺水腫，心不全などの症状がある場合は，透析用カテーテルを留置して緊急血液浄化（血液透析）を行う．

表1　急性腎不全と慢性腎不全の違い

	急性腎不全（ARF）	慢性腎不全（CRF）／慢性腎臓病（CKD）
進　行	急激（数時間～日単位）	緩徐（数ヵ月～年単位）
原　因	・下痢，嘔吐，手術，薬剤投与，造影剤による脱水，ショック ・腎損傷 ・心不全 ・急性尿細管壊死 ・尿路閉塞 ・薬剤アレルギー ・急速進行性糸球体腎炎 ・急性間質性腎炎	・慢性糸球体腎炎 ・糖尿病腎症 ・IgA腎症 ・膜性腎症 ・巣状糸球体硬化症 ・腎硬化症 ・多発性嚢胞腎 ・動脈硬化
尿量	乏尿～無尿	多尿傾向
腎機能障害	可逆性	不可逆性

体の中で起きていること（病態生理）

急性腎不全

- **腎前性急性腎不全**：腎実質は正常であるが，循環血液量の減少，心拍出量低下により，腎血流量が低下することで生じる（図1）．尿細管に障害をきたすと腎性急性腎不全に移行する．
- **腎性急性腎不全**：腎実質の障害により生じる．障害部位により糸球体障害型，血

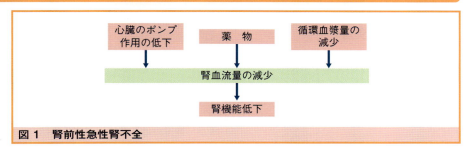

図1　腎前性急性腎不全

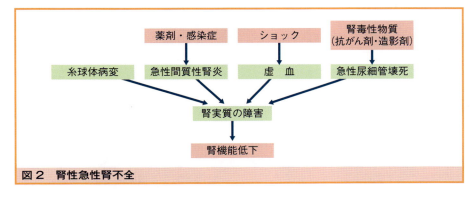

図2　腎性急性腎不全

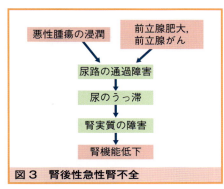

図3　腎後性急性腎不全

管障害型, 尿細管間質障害型に分類される (図2). 腎前性急性腎不全から移行する場合もある.
●**腎後性急性腎不全**: 尿路の通過障害により尿がうっ滞することで生じる (図3). 早期に尿路の確保を行うことにより腎機能は回復する. 閉塞障害が持続すると腎性急性腎不全に移行する.

慢性腎不全
●腎臓が障害されることによりさまざまな症状をひき起こす (図4, 5).

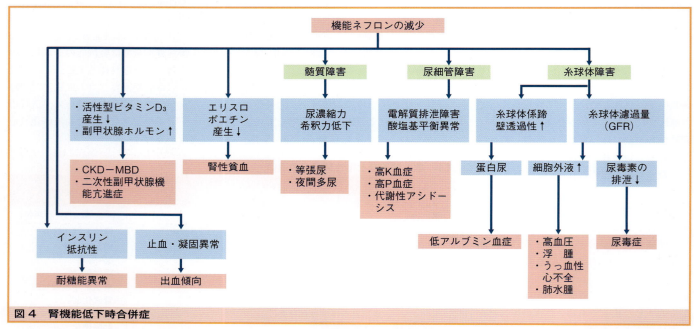

図4　腎機能低下時合併症

(池森敦子, 他監: 病気がみえるvol.8—腎・泌尿器. メディックメディア, p216, 2013より引用)

検査の読み方　ここがポイント！

腎機能の低下により, 血清 Cr, BUN が上昇する.

重要度の高い検査
●**尿検査**
* **クレアチニンクリアランス (Ccr)**: 一定時間に出る尿をためておき, その一部を採取して検査する. 糸球体で濾過される血液の量を調べる検査. 腎機能を評価するための重要な指標. 血液中のクレアチニンと尿中のクレアチニンの濃度を測り, 腎臓がクレアチニンを含む血液を1分間にどれくらい濾過できるかを計算する.
* **蛋白尿**: 腎臓の濾過機能が低下するため通常より多い蛋白質が尿の中に漏れる. 尿に蛋白が通常以上に漏れているかどうかを調べる検査. 尿中に1+ 以上の場合, 24時間蓄尿を行い, 尿中蛋白量を検査する.
* **血　尿**: 腎臓の濾過機能が低下するため, 糸球体が阻害されると尿に赤血球が混じ

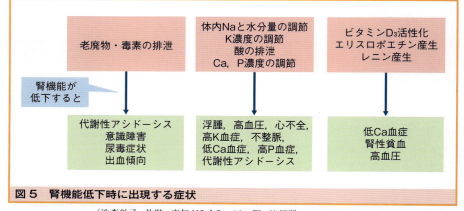

図5　腎機能低下時に出現する症状

(池森敦子, 他監: 病気がみえるvol.8—腎・泌尿器. メディックメディア, p202, 2013より引用)

る. 試験紙で潜血反応を確認するほか, 尿検査で赤血球の有無を調べる. 肉眼的血尿と顕微鏡的血尿に分類される.

●**血液検査**
* **血清 Cr**: クレアチニンは, 筋肉の収縮に必要なクレアチンの最終代謝産物である. 筋細胞内で産生され, 筋肉から血液中に出て腎臓から尿に排泄される. 腎臓の機能が低下すると血中のクレアチニンの濃度が高くなる. 筋肉量が多い人は濃度が高く, 筋肉量が少ない人は低くなる.
* **BUN**: 蛋白質の代謝でできる老廃物. 血液中の尿素に含まれる窒素を測定したもの. 尿素は摂取した蛋白質や組織の分解物の最終代謝産物であり, 糸球体で濾過された後, 尿細管で約50％が再吸収され, 残りが尿中に排泄される. 腎機能が低下すると血中から尿に排泄されず,

血中の濃度が高くなる．食事の内容に影響される．
* **糸球体濾過量**(glomerular filtration rate：GFR)：糸球体の濾過量を反映する検査．
* **推定糸球体濾過量（eGFR）**：糸球体濾過量の検査として血清Cr値，年齢，性別によって簡易にGFRを推定することができる．慢性腎臓病（CKD）のステージ分類に用いられている．

● その他の検査
* 腹部エコー：腎障害の進行に伴い，腎臓は萎縮する．腎臓のサイズを測定できる．
* 腎生検：腎臓の組織の一部分を採取し顕微鏡で糸球体や尿細管の状態を観察する．腎臓の病変の程度を正確に知ることができる．腎生検には大きく分けて2つの方法があり，局所麻酔下で医師がエコーの画像を見ながら針を腎臓に刺し組織の一部を取り出す方法（エコーガイド下経皮的腎生検）と，全身麻酔下で一部切開し腎臓の組織を一部取り出す方法（開放腎生検，腹腔鏡下腎生検）がある．エコーガイド下経皮的腎生検が困難な場合，開放腎生検が行われる．いずれにしても数日間の安静と入院が必要．腎生検による組織診断は，腎疾患の確定診断，治療方針の決定や腎予後の推定に有用である．
* 心電図：腎機能低下によって高カリウム血症が生じると，心電図でテント状T波がみられる．重篤な高カリウム血症では心室細動（ventricular fibrillation：VF）などの重篤な不整脈や心停止をきたすことがある．
* 胸部X線：尿毒症時の胸部X線像では，胸水貯留や肺水腫に伴う蝶形像，心拡大がみられる．肺水腫は，尿毒症による肺毛細血管透過性の亢進やナトリウム排泄が低下することにより生じる．
* 心エコー：尿毒症時，体液貯留などによる心嚢液貯留や左室拡大がみられる．

> **検査基準値**
> ● 蛋白尿：尿蛋白排泄量が150 mg/day以上の状態．
> ● 血尿：尿1,000 mL中に1 mL以上の血液が混じると肉眼的血尿．顕微鏡的観察で赤血球を5個以上認めたものを顕微鏡的血尿．
> ● 血清CrとBUN
> 血清Cr：男性 0.61〜1.04 mg/dL
> 　　　　女性 0.47〜0.79 mg/dL
> BUN：8.0〜22.0 mg/dL
> 血清クレアチニン値（Cr）8.0 mg/dL以上，血清尿素窒素（BUN）が100 mg/dL以上となると透析導入が検討される．

診断のされ方

急性腎不全
● 急激な機能低下で高尿素窒素血症（BUN，血清Cr値の上昇）が認められれば急性腎不全と診断される．

慢性腎不全
● 慢性腎臓病（CKD）は，尿検査，画像診断，血液検査，病理などで腎障害の存在が明らかであり，糸球体濾過量（GFR）で表される腎機能の低下があるか，もしくは腎臓の障害を示唆する所見が慢性的に持続する状態である．
● 特に150 mg/gCr（尿蛋白/Cr比，1gのCrあたりの量）以上の蛋白尿（30 mg/gCr以上のアルブミン尿）や糸球体濾過量（GFR）<60 mL/min/1.73 m²のいずれか，両方が3ヵ月以上持続することで診断する．

末期腎不全（ESKD）
● 腎障害の進行により，腎機能が不可逆的に著しく低下した状態．体液の恒常性が維持できないため，尿毒症状を呈する．大半は慢性腎臓病（CKD）ステージ4〜5からの移行であるが，急性腎不全から移行することもある．尿毒症は，全身の臓器障害であり，さまざまな症状を呈し，放置すると数日で死に至る．腎代替療法(透析療法，腎移植)が必要になる．

表2　慢性腎臓病（CKD）のステージ分類

CKDの ステージ	ハイリスク群	1 腎障害(+)， GFRは正常 または亢進	2 腎障害(+)， GFR軽度 低下	3 GFR中等 度低下	4 GFR高度 低下	5 腎不全
推定GFR （eGFR） mL/min/1.73m²	≧90	≧90	60〜89	30〜59	15〜29	<15

> **診断に関する臨床知**
> ● 腎機能の経過が不明の高尿素窒素血症は，急性腎不全と慢性腎不全との鑑別が必要．
> 【急性腎不全】
> ・急性腎不全は，生体への侵襲が直前にあるが，慢性腎不全は高血圧や蛋白尿，浮腫などの既往歴があることが多い．
> ・急性腎不全は，腎臓の大きさが大きいが，慢性腎不全では小さいことが多い．
> ・これらによって鑑別ができないときは，1〜2週間後に腎機能を再検し，高尿素窒素血症の進行度で鑑別する．
> 【慢性腎不全】
> ・腎障害が慢性的に持続する病態すべてを慢性腎臓病（CKD）とする．急性腎不全も慢性腎不全もステージ1〜5に分類される(表2)．

治療法の選択

急性腎不全
● 原因によって腎機能が低下しているので，原因に対して治療を行う．原因を除去して効果が出るまで腎不全期としての管理を行う．補液，尿道に管を入れて尿量確保，食事療法，薬物療法を行う．尿毒症状があるときは一時的に血液透析を行うこともある．腎機能が回復すれば，血液透析は離脱できる．

慢性腎不全

- **保存療法**：慢性腎臓病（CKD）ステージ1～4はおもに保存療法となる．

生活療法
- 肥満予防，禁煙，適度な運動，規則正しい生活と十分な睡眠と休養をとる．

食事療法
- 塩分制限：高血圧や浮腫の原因になるため，5～7g以下/dayが理想．
- 低蛋白食：蛋白質は体内で分解されると窒素を含む老廃物が腎臓から排出されないため，制限する．身体の維持に最小限必要な量は，体重1kgあたり0.5～0.6g．
- カリウム制限：低蛋白食を行っていれば，リン，カリウムの摂取量も減るので通常は制限しないが，腎不全が進行すると毒素が体内から排出されないため，高カリウム血症や高リン血症に至る．高カリウムは死に至る不整脈が出るため，データをみながら制限する．
- エネルギー摂取：蛋白質を抑えた食事をするとエネルギー量が不足する．エネルギー量が不足すると身体をつくる蛋白質がエネルギーとして使われ，老廃物が増えるため炭水化物や脂質から十分にエネルギーを摂取する．
- 水分制限：CKDの増悪によって尿量低下や低ナトリウム血症がある場合は，水分摂取量を尿量と不感蒸泄量を考慮して制限する．浮腫があるときも水分制限を行う．

薬物療法
- 赤血球造血因子であるエリスロポエチンは腎臓で産生される．腎機能が低下するとエリスロポエチン産生も低下し，貧血が進行するため，エリスロポエチン製剤を使用する．CKDステージ3くらいの時期に開始する．併せて鉄剤も使用する．
- 腎臓機能が低下すると高血圧になりやすい．高血圧によって腎臓の細動脈が硬化し腎臓機能がさらに低下する．糸球体の硬化を防ぎ血圧を下げるためアンジオテンシン変換酵素阻害薬，降圧薬を使用する．降圧が不十分であれば，カルシウム拮抗薬や利尿薬を考慮する．
- 高リン血症では，炭酸カルシウムなどのリン吸着薬を使用する．
- 体液が酸性に傾きアシドーシスを起こすことがある．重炭酸ナトリウムによるアルカリ薬を使用しpHを正常に戻す．
- 高カリウム血症になると心臓に障害が起こり不整脈をひき起こす．カリウムを排泄させるため高カリウム治療薬を使用する．
- 糸球体内の血液の凝固を抑制し硬化を防ぐため，抗血小板薬，抗体凝固薬を使用する．
- ビタミンDの活性化が阻害され骨がもろくなるため，活性型ビタミンD剤を使用する．

- **腎代替療法**：慢性腎不全（CKDステージ5），末期腎不全（ESKD）の治療には，腎代替療法を行う．腎代替療法には，透析療法（血液透析，腹膜透析），腎移植がある．

- **透析療法**
- 血液浄化療法は，透析療法があり，大きく分けて血液透析と腹膜透析の2つがある．患者の病態やライフスタイルを考慮して選択する．透析療法は，半透膜の性質を利用して患者の血液と透析液を合わせ，拡散と濾過の2つの原理を用いて血液から水分やナトリウムなどの過剰な物質を除去する．体内に不足している物質を補充して，体液の恒常性を維持する．

血液透析（hemodialysis：HD）：血管から血液をチューブを通して体外に取り出し（脱血），機械に血液を循環させ，ポンプを使ってダイアライザー（透析器）に循環させ，透析を行い，血液中の老廃物や不要な水分を除去し，血液をきれいにして体内に戻す（返血）方法．ダイアライザーは，透析膜の細い管を1万本束ねたもので，管の中を血液が流れ，周囲には透析液が流れている．この多数の管の細かい穴を通して老廃物や水分，食塩，電解質が透析液の側に移動する．不要なものが，濾し出され，血液は浄化される．血液透析は，医療機関で実施され，1回3～4時間の透析を1週間に2～3回行う．自宅に機械を置いて患者自身や家族が行う在宅透析の方法もある．透析前後で体液組成の変動が大きく，心血管系や腎機能に負担をかけるため，残存腎機能の低下が早い．また，食事制限が厳しい．半永久的に治療が行われる．

腹膜透析（peritoneal dialysis：PD）：腹腔内に透析液を入れ，自分の腹膜を半透膜として利用して用い，血液をきれいにする方法．腹腔内にカテーテルを通して透析液を入れておくと血液中の老廃物や不要な水分，電解質などが透析液の中ににじみ出る．一定時間経ったら，この液を体外に排出し新しい透析液を入れる．1日1回，寝ている間に機械（自動腹膜透析装置）を使って自動的に腹膜透析を行う夜間腹膜透析（APD）という方法もある．在宅で患者自身が行うため，自己管理が必要となる．常時行われ，毎日数回の透析液交換を行う．透析前後で体液組成の変動が小さく，残存腎機能も比較的長く保たれる．食事制限は，血液透析より緩い．治療期間は，5～8年が限界で，最終的に血液透析に移行する．

- 血液透析と腹膜透析には，それぞれ長所と短所があるため病態や患者のライフスタイルを考慮して選択する．

- **腎移植**
*他の人の腎臓を体内に移植し，腎臓の働きを回復させる治療法．末期腎不全の唯一の根治療法である．献腎移植と生体腎移植がある．移植後免疫抑制薬を使用する．

補足説明
- 急性腎不全の治療は，原因に対する治療と腎不全から回復するまでの腎不全期の管理の2つがポイントである．
- 慢性腎不全，末期腎不全の治療には，腎臓の働きの一部を補う腎代替療法と呼ばれる透析療法（血液透析，腹膜透析），腎移植がある．

治療に関する臨床知
- **急性腎不全の治療ポイント**
血液検査で確認しながら腎機能の回復を目指す：補液，尿量確保，時に血液透析．
- **慢性腎不全の治療ポイント**
ステージに応じた治療を行う：食事療法，生活療法，薬物療法，透析療法．

文献
1）池森敦子，他監：病気がみえる vol.8―腎・泌尿器．メディックメディア，p202, 210, 213, 214, 2014
2）菱田 明：急性腎不全．日本腎臓学会誌 44（2）：94-101, 2002
3）日本腎臓学会 編：CKD診療ガイド2012．東京医学社，2012

腎・泌尿器系疾患

ネフローゼ症候群

森下裕美子

ポイントになる検査項目
蛋白尿，血清アルブミン値，総コレステロール値，BUN，Cr，腎生検，胸部X線，腹部エコー

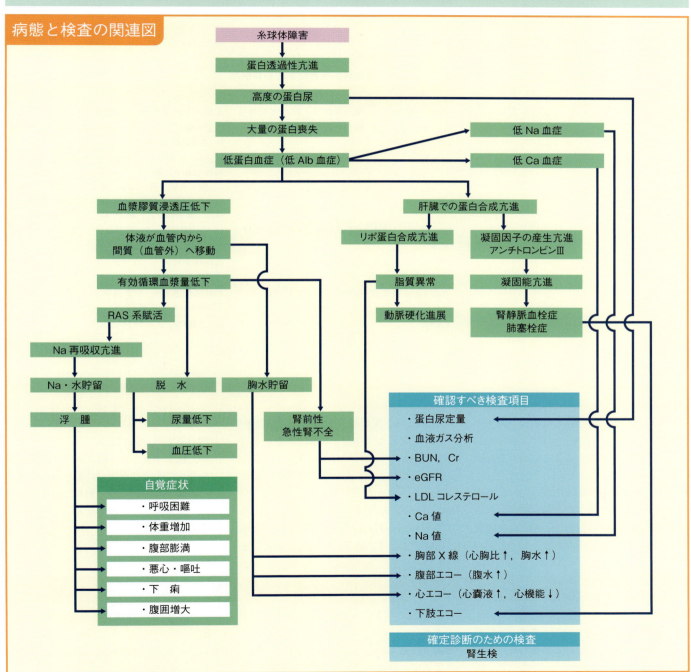

どんな疾患か

- ネフローゼ症候群（nephrotic syndrome：NS）とは，糸球体透過性異常により糸球体から尿中へ大量の蛋白が漏れ出し，それによって低アルブミン血症や浮腫，脂質異常がひき起こされる腎疾患である．
- 症状と検査所見から診断され，表1の診断基準を満たす病態をいう．表1の項目の中で，1日3.5 g以上の大量の蛋白尿を呈することがネフローゼ症候群の一番の特徴である．
- ネフローゼ症候群は，一次性（原発性）糸球体疾患と二次性（続発性）糸球体疾患に分けられる．原因となる疾患は多数あり，表2に示す．

表1　成人ネフローゼ症候群の診断基準

1. 蛋白尿3.5 g/day以上が持続する（随時尿において尿蛋白／尿Cr比が3.5 g/gCr以上の場合もこれに準ずる）
2. 低アルブミン血症：血清アルブミン3.0 g/dL以下，血清総蛋白量6.0 g/dL以下も参考になる
3. 浮腫
4. 脂質異常症（高LDLコレステロール血症）

注1：上記の1,2は必須条件である．
注2：浮腫は必須条件ではないが重要な所見である．
注3：脂質異常症は必須条件ではない．
注4：卵円形脂肪体は診断の参考となる．

文献1）より引用

表2　ネフローゼ症候群をきたすおもな疾患

組織型	一次性	二次性
微小変化病変	微小変化型ネフローゼ症候群	薬剤（NSAIDsなど），腫瘍（悪性リンパ腫など）
巣状分節性糸球体硬化症（FSGS）	特発性FSGS	逆流性腎症，HIV腎症，肥満関連腎症，遺伝性腎症（Alport症候群など）
膜性腎症	特発性膜性腎症	感染症：B型肝炎，連鎖球菌，梅毒など 悪性腫瘍（腫瘍サイズとは関係しない）：固形がん（肺・大腸・胃・乳腺・腎など），悪性リンパ腫 自己免疫疾患：SLE, MCTD, Sjögren症候群 薬剤：金製剤，ブシラミン，D-ペニシラミンなど
膜性増殖性糸球体腎炎	特発性膜性増殖性糸球体腎炎	SLE，C型肝炎，クリオグロブリン血症
メサンギウム増殖性糸球体腎炎	IgA腎症	紫斑病性腎炎
半月体形成性腎炎	特発性半月体形成性腎炎	ANCA関連腎炎，抗糸球体基底膜抗体腎炎（Goodpasture症候群）
その他		糖尿病腎症，アミロイドーシス

SLE：全身性エリテマトーデス，MCTD：混合性結合組織病

文献1）より引用

体の中で起きていること（病態生理）

- ネフローゼ症候群でみられる低アルブミン血症は，尿中へ大量の蛋白が漏れ出し，大量に蛋白を喪失することがおもな原因と考えられている．
- ネフローゼ症候群における浮腫はADL低下のおもな原因となる．
- 浮腫の成立機序には，underfilling仮説とoverfilling仮説がある．
- underfilling仮説は，血漿膠質浸透圧が低下することで体液が血管内から血管外へ移動し，有効循環血漿量が低下するため，腎臓でのNa再吸収が促進し浮腫が生じるという考え方である．
- overfilling仮説は，一時的に腎でNa再吸収が進みNaが貯留することで体液増加が生じ，その結果浮腫が生じるという考え方である．
- 脂質異常症の詳細な機序は明らかでないが，低アルブミン血症による肝臓での蛋白合成によりリポ蛋白の産生が高まることが関与しているといわれている．低アルブミン血症が治療されると，脂質異常症も改善する．

検査の読み方　ここがポイント！

- 尿検査
  * 蛋白尿（3.5g/day以上）．沈渣で卵円形の脂肪体が検出されることもある．血尿の有無や程度は原病によって異なる．尿生化学ではFENa低値を呈することがある．

- 血液検査
  * 低蛋白・低アルブミン血症（血清総蛋白 < 6.0 g/dL，血清アルブミン < 3.0 g/dL）
  * 高コレステロール血症（総コレステロール > 250 mg/dL）

* 腎機能（BUN上昇，Cr上昇，eGFR低下）
* 原疾患により，補体価・抗核抗体・ANCAなども確認する．

基準値
- 蛋白尿：0.044〜0.295 g/day
- 血清総蛋白：6.3〜7.8 g/dL
- 血清アルブミン：3.7〜4.9 g/dL
- 総コレステロール：130〜220 mg/dL
- BUN：9〜21 mg/dL
- 血清クレアチニン：男性 0.65〜1.0 mg/dL
  　　　　　　　　　 女性 0.46〜0.82 mg/dL
- eGFR：90 mL/min/1.73 m²（CKDの基準値）

- **身体所見**
* 体重は急性期〜回復期には毎日測定し変動を把握することが望ましい．
- **腎生検**
* 原因が明らかな場合や禁忌の場合を除き，組織学的診断確定と組織障害の程度を明らかにするため，治療方針を決定するために行う．
* ネフローゼ症候群は一般に原疾患により一次性（原発性糸球体疾患），二次性（続発性）に分けられる．原疾患により治療方針や経過が大きく異なるため，原疾患の同定が重要である．

* 二次性の原疾患として糖尿病腎症やループス腎炎，アミロイドーシス，薬剤性，遺伝性がある．近年では糖尿病腎症の増加が著しい．
- **胸部X線**：胸水の有無，心胸比などの評価．
- **腹部エコー**：腹水の有無，腎形態の確認．下大静脈の評価をすることで脱水の評価にもつながる．
- **心エコー**：脱水の評価，浮腫の原因に心原性の要素がないかを調べる．心嚢水の評価．

診断のされ方

- 診断基準は表1に示す．
- 浮腫を主訴に病院を受診するケースが最も多い．体重の変動や浮腫の分布について確認することが重要である．浮腫の発症形式により原病が異なることもある．
- また，健診などで尿所見異常や脂質異常症や高血圧を指摘されて受診することもあり，尿所見や血液検査など，詳細を調べる必要がある．
- 一次性の場合は上気道炎や先行感染がみられることがあり，二次性では原疾患の活動性や持続期間，薬剤投与の時期，家族歴についても確認する必要がある．
- 胸水貯留や腹水貯留を合併していることもあり，呼吸困難感や腹部膨満感，悪心・嘔吐や下痢などについても症状を確認する．
- 症状の程度の把握と緊急性の評価のために，尿蛋白量，浮腫の程度，体重の変化，胸水腹水の有無，尿量が重要である．

診断に関する臨床知
- 著しい体重の増加，全身水腫，呼吸頻拍，起坐呼吸，湿性ラ音などの所見がみられる場合は，多量の胸水・肺水腫の可能性があり，早期に胸部X線・血液ガス分析を行い緊急処置の必要性がある．

治療法の選択

- ネフローゼ症候群に共通した病態の治療と原疾患に特異的な治療法がある．
- 一般的な治療には，生活指導，食事療法（塩分制限，水分制限，低蛋白食），血圧コントロール，薬物療法（利尿薬投与）がある．
- 入院治療が原則．
- 安静臥位により下肢の浮腫が軽減し，利尿効果が得られる．
- しかし，ネフローゼ症候群に深部静脈血栓症を合併することもあり，血栓予防や長期的予後を考えた場合には，安静を強調するよりも適度な運動が推奨される．
- 高蛋白は腎臓に負担になるため低蛋白食とする．
- カロリーは十分に摂取することが大切．
- 利尿薬は症状によって，経口と経静脈を使い分ける．浮腫が著明な場合は腸管浮腫による薬剤吸収障害が生じていることがあるため経静脈投与を行う．
- 利尿薬に反応が悪い場合や，急速に腎機能が悪化した場合には，血液透析が必要となることもある．
- 治療効果は，体重の変化，胸部X線での心胸比の変化，胸水の変化，下腿浮腫の軽減などから評価する．
- 蛋白減少効果を目的にアンジオテンシン変換酵素阻害薬やアンジオテンシンII受容体拮抗薬（angiotensin II receptor blocker：ARB），Ca拮抗薬を使用することがある．また蛋白減少効果や血栓予防効果を期待して抗血小板薬を使用することがある．
- 二次性ネフローゼ症候群に対しては原疾患に対する治療が優先される．微小変化型ネフローゼ症候群や膜性腎症，IgA腎症，ループス腎炎，紫斑病性腎炎，ANCA関連腎炎はステロイドの効果が期待できるため使用する．ステロイドはさまざまな副作用があるため，十分な注意が必要である．

治療に関する臨床知
- 凝固能亢進や高コレステロール血症などにより静脈血栓症をきたすことがあるため，静脈血栓症状に注意が必要である．ネフローゼ症候群の治療として安静が指導されるが，長期臥床は静脈血栓症のリスクが高いため予防策を実施することが重要．
- ステロイドを使用する場合は，易感染性が高まるため感染予防行動の指導と症状の早期発見が重要である．副作用はさまざまで，耐糖能障害や精神症状，消化性潰瘍などを生じることもある．

文献
1) 厚生労働省難治性疾患克服研究事業進行性腎障害に関する調査研究班難治性ネフローゼ症候群分科会：ネフローゼ症候群診療指針．日本腎臓学会誌 53（2）：78-122，2011
2) 深川雅史，他編：レジデントのための腎臓病診療マニュアル．医学書院，pp298-314，2012
3) 高久史麿 監：臨床検査データブック 2013-2014．医学書院，p886，2013

腎・泌尿器系疾患

尿路結石症

勝守理子

ポイントになる検査項目

尿検査，血液検査（CRP，Cr，尿酸，Ca，P，iPTH），腎尿管膀胱部単純X線（KUB），腹部エコー，腹部単純CT

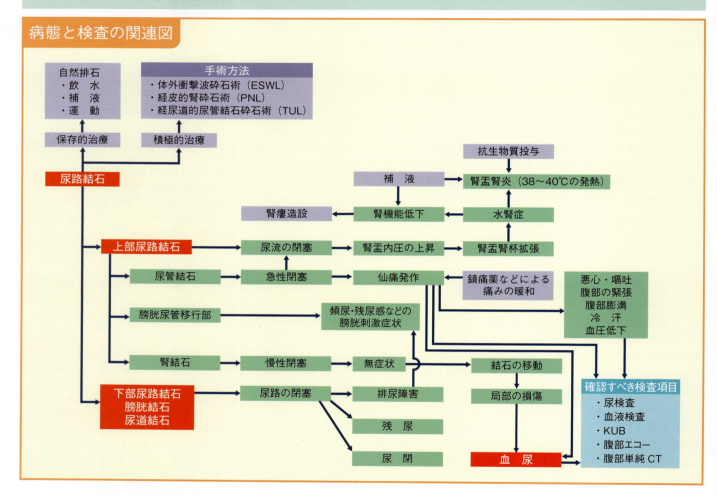

どんな疾患か

- 腎臓から尿道に至るまでの尿路にできる結石を尿路結石という．
- 尿の成分の一部が析出，結晶化し，これらが集合，沈着，増大して尿路内で形成された石様の構造物を尿路結石という．
- 結石の存在部位により腎結石，尿管結石，膀胱結石，尿道結石に分類される．
- 腎臓および尿管の結石は上部尿路結石，膀胱および尿道の結石は下部尿路結石という．
- 発症頻度は30～50歳代の男性に多い．
- 尿路結石の95％は上部尿路結石である．
- 下部尿路結石の発生機序はおもに2つで，上部尿路結石が自然に下降し膀胱内に排石したものが膀胱内にとどまったものと，排尿障害が基礎疾患としてあり尿流停滞，慢性尿路感染症により結石を形成した二次性のものである．

体の中で起きていること（病態生理）

- 腎結石は無症状のことが多く，健診などの検査中に偶然発見されることが多い．
- 尿管結石は腰背部，側腹部の突然の激しい痛み（仙痛発作）と，血尿が症状である．
- 特に尿が濃縮される夜間や早朝に仙痛発作が起こることが多く，腰背部から側腹部にかけての激痛のほか，肋骨脊柱角（CVA）叩打痛，下腹部から外陰部あるいは大腿部にかけての放散痛を伴うこともある．
- 尿管結石は生理的狭窄部位の腎盂尿管移行部，腸骨動脈交叉部，膀胱尿管移行部に嵌頓しやすい（図1）．
- 腎盂腎炎を併発し，38～40℃の発熱を呈することもある．
- 膀胱尿管移行部近くの結石では，頻尿や残尿感などの膀胱刺激症状がある．
- 膀胱結石，尿道結石では，頻尿や残尿感などの膀胱刺激症状のほか，排尿痛，排尿障害，血尿がある．
- 結石の排出時には排尿痛を伴うが，女性では無自覚に排石されることもある．
- 顕微鏡的血尿はほぼ必発で，発作時には肉眼的血尿がみられることもある．
- 体動による結石の移動により局所が損傷され血尿が起こることもある．
- 結石の種類は結石を構成する成分により以下のように分類される．
  ① シュウ酸カルシウム結石
  ② リン酸カルシウム結石
  ③ リン酸マグネシウムアンモニウム結石
  ④ 尿酸結石
  ⑤ シスチン結石

尿路結石の成因

- 代謝異常：高カルシウム尿症，高シュウ酸尿症，高尿酸尿症，低クエン酸尿症，低マグネシウム尿症．
- 内分泌：副甲状腺機能亢進症，尿細管性アシドーシス，クッシング症候群，糖尿病，関節リウマチ，痛風など．
- 薬剤：尿酸排泄促進薬，ステロイド薬，アセタゾラミド，活性型ビタミンD製剤など．
- 食事：食生活の欧米化（高蛋白食，高プリン体摂取）．
- 長期臥床：長期臥床による骨吸収の促進，尿がうっ滞しやすい，尿路感染が起きやすい．
- 飲水不足：飲水不足による体液量の減少，尿の濃縮．

- 尿路通過障害：腎盂尿管移行部狭窄や尿管狭窄などによる尿路通過障害の存在により尿がうっ滞し腎結石の原因となりやすい．前立腺肥大症，神経因性膀胱，脊椎損傷，脳血管障害では膀胱結石が生じやすい．
- 尿路感染：グラム陰性桿菌（大腸菌など）が尿中の尿素を分解してアンモニアを生成し，尿をアルカリ化することでリン酸マグネシウムアンモニウムが多量に析出する（感染結石）．

用語解説

- 肋骨脊柱角：（CVA：casto vertebral angle）：第12肋骨と脊椎がつくる三角部を肋骨脊柱角という．
- 仙痛発作：結石による尿流の閉塞に伴い腎盂内圧の急上昇が原因となり起こる痛み．

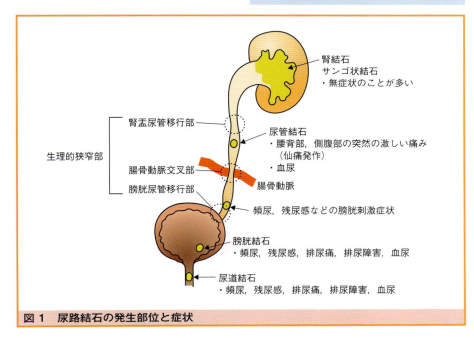

図1　尿路結石の発生部位と症状

検査の読み方　ここがポイント！

尿検査

- 肉眼的血尿が認められない場合には鏡検により顕微鏡的血尿を診断する．
- 尿管結石の完全嵌頓の場合には，尿潜血・血尿は陰性になることもある．
- 尿潜血反応：尿中に血液成分（ヘモグロビン）が混じっているかを調べる．
- 尿沈渣：尿中の沈殿物を顕微鏡で観察し，細胞，細菌，結晶などを調べる．

血液検査

- 腎機能，尿酸値，カルシウム（Ca）値，リン（P）値には特に注意する．
- 高カルシウム血症を呈する場合，副甲状腺腫による副甲状腺ホルモン（parathyroid hormone：PTH）の過剰分泌も疑い，ホルモン値も測定する．

エコー

- 拡張した腎盂，尿管を確認することにより結石による尿流の閉塞の程度を知り，尿管に連続する結石を同定することができる．また腎内部では小結石の診断も可

能となる．下部尿管末端部の結石や膀胱結石の診断にも有用である．

腎尿管膀胱部単純X線（kidney, ureter and bladder：KUB）
- シスチン，尿酸，キサンチン結石はX線陰性結石（X線透過性が高い）のため，X線写真にはほとんど描出されない．

腹部単純CT検査
- 組織のわずかなX線吸収値の違いを識別するので，すべての結石を抽出することが可能である．
- 小さな腎結石の確認や腎結石による腎杯や腎実質の変化をみることもできるため，確定診断に最も有用な検査と考えられる．

検査基準
- 尿検査
  - 顕微鏡的血尿：尿沈渣の顕微鏡観察で，赤血球を5個以上認める
- 血液検査
  - CRP：0.33 mg/dL 以下
  - クレアチニン（Cr）：男性 0.69～1.06 mg/dL
    女性 0.48～0.79 mg/dL
  - 尿酸：男性 3.7～6.9 mg/dL
    女性 2.4～5.9 mg/dL
  - Ca：8.5～9.9 mg/dL
  - P：2.5～4.3 mg/dL

診断のされ方

- 既往歴（過去の尿路結石の治療歴や残石の有無）
- 薬剤歴
- 家族歴
- 身体所見の診察
- 膀胱尿管移行部近くの結石では頻尿，残尿感などの膀胱刺激症状が認められることもあるため症状の有無．
- 痛み（腰背部から側腹部にかけての仙痛発作，肋骨CVA叩打痛，下腹部から外陰部あるいは大腿部にかけての放散痛）．
- 仙痛に起因する症状で悪心・嘔吐，腹部の緊張，腹部膨満などの腹部症状や冷汗などの自律神経症状が生じることがあるため症状の有無．
- 上記症状と血液検査，尿検査，KUB，エコー，CT検査などのデータから診断を行い，結石の大きさ，存在部位により治療方針を決定する．

診断に関する臨床知
- 脳血管障害や脊椎損傷の患者では長期臥床となっている場合が多く，意識障害を伴っていることがあるため自覚症状の訴えがないことがある．データなどからアセスメントを行う．
- 排尿障害で長期にカテーテルを留置している患者や，間欠導尿をしている患者，慢性尿路感染症がある患者は尿路結石を起こしやすい．

治療法の選択

痛みの緩和
- 痛みを伴う尿管結石の初期治療としては，痛みに関する対処が治療の第一選択となる．
- 非ステロイド性抗炎症薬（nonsteroidal anti-inflammatory drugs：NSAIDs）坐剤，非麻薬系鎮痛薬，抗コリン薬を使用．

保存的治療
- 適 応
  * 直径5～8 mm以下の結石は自然排石を期待できるため無治療で経過を観察することもある．
  * その際，自然排石促進のため1日2,000 mL以上の飲水を励行し，輸液や利尿薬による尿量の増加を行う．また運動による自然排石も行う．
  * 内服薬による尿管の緊張緩和を行う．

積極的除去法
- 適 応
  * 直径10 mm以上の結石．
  * 痛みのコントロールが不良で繰り返す痛みがある場合．
  * 結石の自然排石が認められない場合．
  * 水腎症，腎機能障害，尿路感染などを伴う場合．
- 手術方法（図2）
  * 体外衝撃波砕石術（extracorporeal shock wave lithotripsy：ESWL）
  * 経尿道的尿管結石砕石術（transurethral ureterolithotripsy：TUL）
  * 経皮的腎砕石術（percutaneous nephrolithotripsy：PNL）
- 体外衝撃波砕石術（ESWL）
- 適 応
  * 10 mm未満の腎・尿管結石が適応．
- 禁 忌
  * 結石の近くに動脈瘤が存在する，または結石より遠位部に尿管狭窄がある患者，出血傾向のある患者や妊婦．
  * 感染結石や尿路感染を伴う結石の場合，術前に抗生物質を使用し感染のコントロールを行う必要がある．
- 方 法
  * 衝撃波エネルギーを結石に合わせて照射し，結石を破砕する．
  * 破砕された破砕片は尿とともに体外に自然排石する．
- ケア，観察ポイント
  * 急性期合併症として血尿，皮下出血，stone street，腎被膜腫，尿溢流，膵炎，腸管損傷もあるためバイタルサイン，痛み，腹部所見の観察を行う．
  * 排石の有無を確認する．
- 経尿道的尿管結石砕石術（TUL）
- 適 応
  * 20 mmまでの腎・尿管結石が適応．
- 禁 忌
  * 活動性上部尿路感染症が存在する場合．
- 方 法
  * 尿管鏡を尿道から尿管，腎臓まで挿入し，

直視下でレーザーや圧縮空気砕石装置などを用いて結石を破砕する．
* 破砕された破砕片は鉗子を用いて体外に摘出する．
* 破砕片による尿管の閉塞や手術操作後の粘膜浮腫による閉塞を避けるため尿管ステントを留置する．

● ケア，観察ポイント
* 腎盂腎炎による発熱，敗血症に注意（敗血症によるショック状態になることもあるためバイタルサインは特に注意する）．

● 経皮的腎砕石術（PNL）
● 適応
* 20 mmを超える大きな腎結石，腎サンゴ状結石が適応．
● 禁忌
* 腎瘻造設時は出血のリスクがあるため出血傾向の患者は禁忌．
* 腎内を生理食塩液で灌流しながら砕石を行うため，上部尿路感染症を合併している場合は菌血症や敗血症を発症しやすいため，術前に抗生物質を使用し感染のコントロールを行う必要がある．

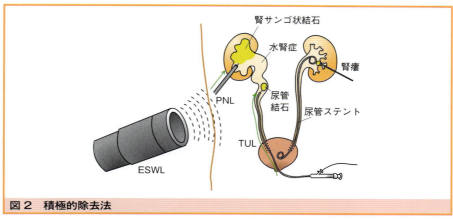

図2 積極的除去法

文献6)を参照して作成

● 方法
* 経皮的に腰背部より腎尿路に至るルートを作成し，内視鏡を挿入し観察しながらレーザーや圧縮空気破石装置を用いて結石を破砕する．
* 破砕された破砕片は鉗子を用いて体外に摘出する．
* 腎瘻カテーテルを止血および尿流確保のため留置する．

● ケア，観察ポイント
* 腎盂腎炎による発熱，敗血症に注意（敗血症によるショック状態になることもあるためバイタルサインは特に注意する）．
* 腎血管の損傷による腎出血が起こる可能性があるため尿の性状に注意する．
* 腎瘻カテーテルの管理を行う（尿の流出状況，性状，カテーテルの固定，屈曲，ねじれの有無などの観察を行う）．

治療に関する臨床知

再発予防の基本は食事療法のため，退院時は食事指導，飲水指導などの生活指導を行う．

● 水分摂取の勧め
・食事以外に1日2,000 mL以上摂取する（1日尿量が2,000 mL以上となることが望まれる）．
・清涼飲料水，甘味飲料水，コーヒー，紅茶，アルコールの過剰摂取を避ける．
・シュウ酸をほとんど含まないほうじ茶，麦茶や水道水などがよい．

● 動物性蛋白質の過剰摂取制限（1.0g/kg/day）
・結石の生成を抑制するクエン酸の尿中排泄量が減少し，カルシウム排泄が増えて結石ができやすくなる．

● シュウ酸の過剰摂取の制限
・尿中シュウ酸濃度の増加によりシュウ酸カルシウム結晶形成が促進される．
・ほうれん草，たけのこ，チョコレート，紅茶などはシュウ酸の含有量が多いため摂取を控える．

● 塩分の過剰摂取の制限（10g/day以下）
・尿中ナトリウムが増加するとカルシウム排泄も増加する．

● 糖分の過剰摂取の制限
・カルシウム排泄を増加させる．

● 脂肪の過剰摂取の制限
・結石患者の脂肪摂取量は多い．

● 一定のカルシウム摂取（600〜800 mg/day）
・尿中にシュウ酸を排泄しにくくする効果がある．

● 炭水化物の摂取（穀物摂取）の勧め
・炭水化物（穀物）には食物繊維やマグネシウムが多く含まれる．食物繊維はカルシウムと結合し吸収を減少させ，マグネシウムは腸管内でシュウ酸と結合し，シュウ酸の吸収を減少させるとともに尿中では結石形成阻止物質として働く．
・食物繊維は豆類，おから，納豆などに多く，マグネシウムは海藻類，野菜，豆類に多く含まれる．

● クエン酸の適量摂取の勧め
・尿中のクエン酸は結石形成阻止物質とされる．

● 朝昼夕3食のバランスをとる（夕食過食の是正，朝食欠食の是正）．

● 夕食から就寝までの間隔をあける（4時間程度の間隔を目標とする）．
・結石患者の多くは夕食中心型で，特に動物性蛋白質の摂取量が多いためバランスのよい食生活の指導を行う．また，結石をつくる物質（カルシウム，尿酸，シュウ酸など）の尿中濃度は，食後2〜4時間で高まるため夕食後すぐに就寝することを避け，寝るまでおよそ4時間程度はあけ，寝る前に水分を摂るよう指導する．

● 規則正しい生活を指導する

文献

1) 東間 紘 監：腎・泌尿器疾患（Nursing Selection⑧）．学研メディカル秀潤社，pp143-147，2003
2) 池森敦子，他：病気がみえる vol.8―腎・泌尿器．メディックメディア，pp238-243，2012
3) 林 正 監：泌尿器ケアのDo & Do Not．メディカ出版，pp241-244，2007
4) 金山博臣 監：術式別泌尿器科の術前・術後ケア．メディカ出版，pp242-277，2011
5) 日本泌尿器科学会，他編：尿路結石症診療ガイドライン．金原出版，2013
6) 岡田真介，他：尿路結石症に対する尿路結石手術．泌尿器ケア 20(6)：53，2015

腎・泌尿器系疾患

尿路感染症

島田聖子

ポイントになる検査項目
尿検査，血液（CRP，WBC），血液培養，尿培養，エコー，CT，腎尿管膀胱部単純X線（KUB）

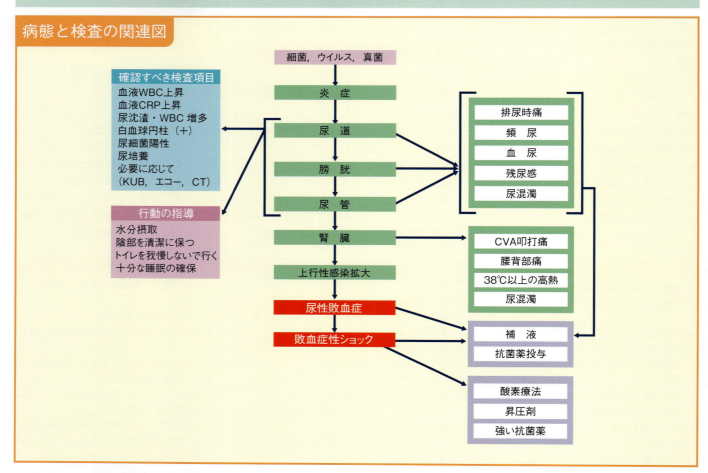

どんな疾患か

- 尿路感染症（urinary tract infection：UTI）とは腎臓，尿管，膀胱，尿道に病原体が生着し生じた感染症である．
- 感染部位により，上部尿管腎盂腎炎と下部尿管尿道炎，膀胱炎に分類される．
- 尿路感染症は基礎疾患をもたない単純性尿路感染症と，基礎疾患をもつ複雑性尿路感染症に分類される（図1，2）．

- 単純性尿路感染症とは，基礎疾患をもたず，女性に多い．女性に多いのは，尿道が男性に比べて短く外尿道口の細菌が膀胱に到達しやすいからである．
- 複雑性尿路感染症とは，尿路通過障害，残尿，逆流といった疾患があることや，結石や尿道留置カテーテル挿入，導尿などによる操作も原因として挙げられる．

耐性菌を認めることが多く，治療が難渋することがある．
- 性交渉で感染する感染症を性行為感染症（sexually transmitted disease：STD）という．STDの病原体はクラミジア・トラコマチスや淋菌が一般的である．

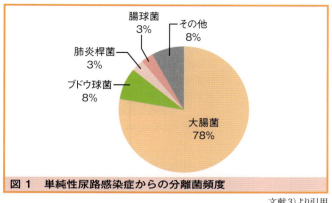

図1　単純性尿路感染症からの分離菌頻度

文献3)より引用

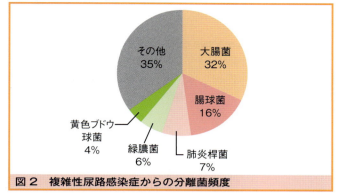

図2　複雑性尿路感染症からの分離菌頻度

文献3)より引用

体の中で起きていること（病態生理）

- 病原体が腎臓，尿管，膀胱，尿道からくる尿路に感染し生じるのが尿路感染である．
- どこまで病原体が侵入し感染したかにより，尿道炎，膀胱炎，腎盂腎炎に分類される（図3）．
- 尿道炎は病原体の侵入が尿道でとどまったもので，性行為をして感染するものが多い．症状としては，排尿時痛や尿道分泌物がみられることがある．
- 膀胱炎とは，病原体の侵入が尿道から膀胱までみられるものである．症状としては，頻尿，排尿時痛，残尿感，下腹部痛，血尿を伴うこともある．
- 腎盂腎炎とは，病原体の侵入が尿道，膀胱，腎臓にまで達したもの．症状としては，発熱，CVA叩打痛（肋骨脊柱角を叩打したときに患側にみられる痛み），腰背部痛，悪寒戦慄などがみられる．
- 腎盂腎炎にさらに尿路の通過障害を伴った場合，尿路内圧が上昇し尿中の細菌が血液内に侵入し尿路性敗血症となることがある．
- 尿路性敗血症となった場合，ショック状態となることもある．発熱，心拍数，呼吸数の増加，酸素化不良，血圧低下，意識レベルの低下をきたし，重症化することもある．また，重要臓器が障害を受けると多臓器障害を併発することもある．

用語解説

- **CVA叩打痛**：肋骨脊柱角叩打痛のこと．

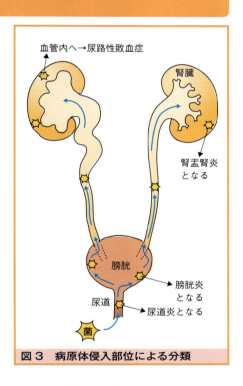

図3　病原体侵入部位による分類

検査の読み方　ここがポイント！

- 尿路感染症の検査で用いるもの．
- **尿検査**
* **細菌尿検査**：正常の尿より多くの細菌が認められた場合，細菌尿となる．中間尿または導尿にて尿を採取する（最初の排尿では外尿道口付近に付着した細菌が混入しやすいため，中間尿や導尿での採取が必要）．特に女性の場合，外陰部などの細菌の混入を避けるため，尿採取の前に陰部を清浄綿などで清拭した後に採取してもらう．
* **円柱検査**：尿沈渣所見の一つである．円柱の種類により腎障害の種類，程度を知ることができる．腎盂腎炎では，白血球3個以上を含んだ硝子円柱がみられる．円柱の存在は，尿細管腔内に一時的に閉塞があったことも意味する．
* **膿尿**：尿沈渣で白血球を5個/HPFを認めることをいう．肉眼的に混濁尿を確認できることもある．

用語解説

- **HPF**：high power fieldの略で，顕微鏡において400倍拡大したときの1視野のこと．

* **尿沈査**：尿を遠心して沈殿成分をみるものである．尿路感染症の場合，白血球の中でも好中球が多くみられる．
- **血液検査**
* **白血球数（WBC）上昇**：白血球は体内に細菌，異物が侵入して炎症を起こすと

身体を防御するために血液中に白血球が増える．
* C反応性蛋白（C-reactive protein：CRP）上昇：体内で炎症が起こり上昇する．
* エコーや X 線（KUB），CT にて腎臓から膀胱までの通過障害がないかを確認する．
* 通過障害があり，結石性腎盂腎炎を伴う場合には DJ カテーテルを挿入することがある．

細菌尿検査基準値
- 中間尿：≧ 10^5 CFU/mL
- カテーテル尿：≧ 10^4 CFU/mL
- 白血球円柱：なし
- 尿沈渣：白血球 ≦4 個 /HPF
- WBC：男性 3,700〜9,700 /μL
　　　　女性 3,500〜8,200 /μL
- CRP：0.3 mg/dL

診断のされ方

- 尿検査において基準値以上の値が出た場合．尿路に感染菌があることを確認し，菌の特定を行う．その後に感染部位を確認し基礎疾患の有無を確認する．
- 頻尿，排尿時痛，尿混濁，時に血尿がみられた場合には膀胱炎，尿道炎といった下部尿路の炎症を疑う．腰背部痛，CVA 叩打痛，発熱，悪寒戦慄といった症状がみられる場合は腎盂腎炎といった上部の炎症を疑う．
- 診断をつけるために尿検査，血液検査，エコーや，場合によっては X 線（KUB），CT 検査などを行う．

治療法の選択

- 原因菌に対する抗菌薬の投与が開始される．
- 軽症であれば抗菌薬の内服と水分摂取を促し，安静，保温を行う．
- 中等症〜重症の場合は，抗菌薬の静脈投与と補液の投与を実施する．
- 敗血症まで進行してしまった場合には，さらに広域な抗菌薬投与，ショック状態となり血圧低下や酸素化不良となった場合には昇圧剤や酸素投与も実施する．
- 複雑性尿路感染症の場合には，基礎疾患のコントロールを行う．
- 腎膿瘍，水腎症など薬物療法単独ではなく早急なドレナージや外科的処置が必要となることがある．
- 菌交代現象，細菌の薬剤耐性化に注意が必要．

治療に関する臨床知
- 再発予防のためにも生活・行動療法の指導を実施．
- 水分摂取により尿量を増加させ，尿路の自浄作用をはかる．
- 水分をこまめに摂取し 1.5 L を 1 日摂取できるよう目標とする．
- 身体の抵抗力が低下しないよう，睡眠を十分にとる．
- 無理なダイエットはしない．
- こまめに排尿し，排尿を我慢しない．
- 排便後には，前から後ろに向かって拭く．
- 生理用ナプキンや尿とりパッド，オムツはこまめに取り換える．
- 性交渉の後には排尿をする，また性交渉前後ではシャワーで陰部を洗い流す．
- 性交渉の若年化に伴い，若い女性の尿路感染もみられるため，プライバシーに考慮し問診，指導する．

文献
1）西崎 統 監：ナースのための早引き検査値・数値ハンドブック．第 2 版，ナツメ社，pp20-21，26-27，49-50，194-195，2011
2）池森敦子，他監：病気がみえる vol.8―腎・泌尿器．メディックメディア，pp18-19，244-247，2014
3）増栄考子：尿路感染症．泌尿器ケア 20（8）：36-41，2015

腎・泌尿器系疾患

前立腺がん

齊藤舞衣

ポイントになる検査項目
血清 PSA 値，直腸診，経直腸的エコー，前立腺生検，MRI，CT，骨シンチグラフィ

病態と検査の関連図

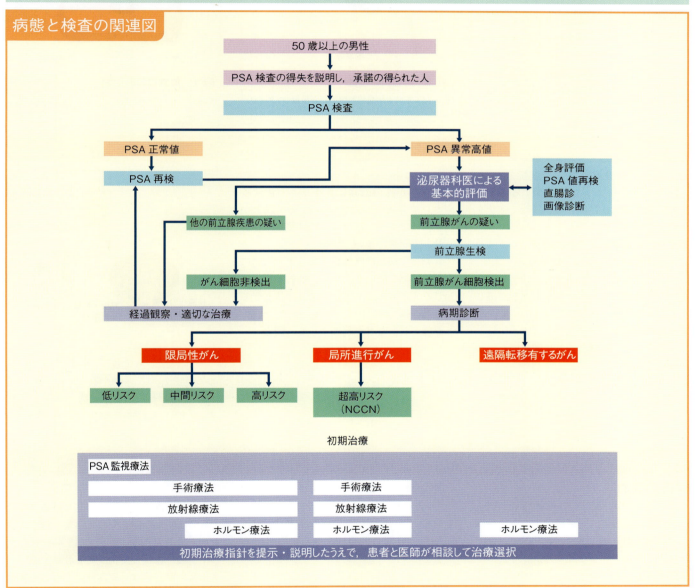

文献2) より引用

どんな疾患か

- 前立腺（図1）は膀胱の下方の骨盤最低位にあり，直腸の前方に位置する．
- 尿道付近の移行領域，射精管が貫く中心領域，それらの外側の辺縁領域，腺構造をもたない前部線維筋性間質からなる（図2）．
- 前立腺がんとは前立腺に発生した悪性腫瘍であり，辺縁領域に好発する．
- 早期には無症状であることが多く，症状が出現したときには進行している可能性が高い．
- 危険因子として加齢（50歳以上の男性），遺伝，食生活の西欧化などの要因がある．
- 前立腺特異抗原（prostate specific antigen：PSA）測定により早期がんの発見が可能となったこともあり有病率が近年急増してきている．

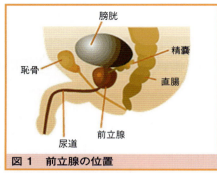

図1　前立腺の位置

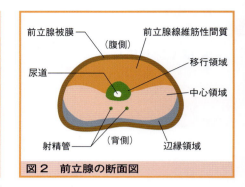

図2　前立腺の断面図

（東京女子医科大学病院腎臓病総合医療センター ホームページより引用）

体の中で起きていること（病態生理）

- 早期の前立腺がんでは無症状であり，PSAスクリーニングで受診する例では排尿や全身状態に関してまったく症状を有しないような症例もある．
- 前立腺がんが尿道や膀胱に浸潤して初めて臨床症状が出現し，排尿障害，血尿，膀胱刺激症状などが生じる．
- がんが精嚢に広がると精液に血液が混じることがある（血精液症）．
- がんの浸潤が尿管に及び水腎・水尿管が出現すると，患側の腎部に叩打痛が出現する．
- 前立腺がんの転移は骨やリンパ節に多く，前立腺がんの転移の約80％以上が骨転移であり，部位としては腰椎，骨盤骨，大腿骨に多い．
- 骨転移の初期は無症状であるが，次第に骨転移部に痛みが出現し，病的骨折が生じることもある．また，全身症状として食思不振，体重減少，嘔気，嘔吐，発熱，浮腫，貧血などが起こりうる（図3）．

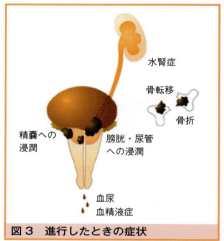

図3　進行したときの症状

（東京女子医科大学病院腎臓病総合医療センター ホームページより引用）

検査の読み方　ここがポイント！

検査の流れ

検診（PSA検査）→精密検査（PSA再検査，直腸診，経直腸的エコー）→確定診断（前立腺生検）→病期診断（CT，MRI，骨シンチグラフィ）

● 血清PSA値

* 血清PSA値の測定はがんのスクリーニングで最も有用な検査である．
* PSAは前立腺で産生される蛋白質であり，産生されたPSAは通常は腺腔へと分泌されるが，がんや炎症では前立腺組織が破綻して血管内に漏れ出すため，血中PSA値が高くなる．
* 一般に4 ng/mL未満が正常値とされ，PSAは病期の進行に比例して上昇し高値を示す．
* PSAはがんに特異的ではなく前立腺の特異的な蛋白であるために，前立腺肥大や前立腺炎などの良性疾患によっても数値が上昇する．そのため他の検査と総合して診断する必要がある．

● 直腸診

* 前立腺が直腸の前面に接していることから，肛門から指を入れて診察を行う．
* 前立腺の大きさ，硬さ，病変の存在部位や精嚢・被膜外浸潤などを評価する．
* 正常な前立腺はくるみ程の大きさで弾力があり，表面は滑らかで中心溝を触れる．
* がんの場合，病巣に一致して硬結や表面の不整を認め，進行すれば石様硬となり可動性が消失する．
* 直腸診で得られる情報は前立腺の直腸面

における性状の評価に限られるため，前立腺腹側の病変に関しては検出が困難である．
* 簡便だが主観的な検査のため，触診の解釈にはある程度の熟練を要する．

● 経直腸的エコー
* 直腸より超音波プローブを挿入し前立腺を断画面で抽出する検査である．
* 前立腺被膜の断裂，精嚢浸潤の有無などを観察する．
* 病変部は低エコー像（黒く映し出される）を示すため，比較的容易に変化が所見として現れる．
* 早期の病変では抽出できないこともある．

● 前立腺生検
* スクリーニング検査でがんが疑われた場合に経直腸的または経会陰的に針を刺入する生検を行い，病理学的に診断を確定する．
* 患者を砕石位にして行う．基本的に，経直腸的エコーガイド下に生検針を刺入させて行う．
* 10〜14ヵ所から針で組織を採取する方法が一般的となっている．

* 直腸診やエコーで異常を認める場合には，疑診部位に生検を追加する．
* 前立腺生検による有害事象として発熱，感染症，出血および一時的な排尿困難，痛みなどがある．
* 特に感染症の場合，急性前立腺炎から敗血症へと比較的進行しやすいため注意を要する．
* 予防的に抗菌薬の投与が行われる．

● MRI
* 前立腺がんの局所進展の診断にはMRIが有用で，被膜外浸潤や精嚢浸潤の有無が診断できる．
* 内腺領域の病変の抽出は困難だが，直腸診，経腸的エコーで抽出困難な病変がはっきりわかる場合もある．また，椎骨などの骨転移が疑われる場合，より正確な情報を得る目的で用いられることもある．

● CT
* CTは小さな前立腺内の初期病変の検索には適さないが，リンパ節転移などの検索に用いられる．

● 骨シンチグラフィー
* 前立腺がんは骨に転移しやすいことから

病期診断に必須の検査である．
* 骨転移の有無，部位を検索する目的で，骨シンチグラフィー，単純X線撮影などが行われる．
* 前立腺の骨転移は造骨性病変を特徴とする．

● 膀胱鏡検査
* 前立腺がんの膀胱への浸潤の状態について把握するために行われ，膀胱生検を併用することもある．

● 尿流量測定
* 排尿状態評価のため実施される．

　検査によっては羞恥心を伴うため事前の説明や配慮が必要である．

> **検査基準値**
> ● PSA基準値は，全年齢で0.0〜4.0 ng/mL，あるいは，年齢階層別基準値（50〜64歳：0.0〜3.0 ng/mL，65〜69歳：0.0〜3.5 ng/mL，70歳以上：0.0〜4.0 ng/mL）が推奨される．
> ● PSA100 ng/mL以上では，ほぼ前立腺がんが診断される．

診断のされ方

● それぞれの検査結果から総合的に判断され，原則的に針生検による病理組織検査によってなされる．

病期分類
● Jewett分類（ABCD分類）
* Jewettの病期分類は理解しやすく臨床上でも用いやすい分類で，病期Aは偶発がん，Bは局所限局がん，Cは局所進行がん，Dは転移がんとおおよそ分類されている．

● TNM分類
* 局所限定がん（T1，T2），局所進展がん（T3，T4），転移がん（N1，M1）に大きく分けられる．

悪性度分類
● グリーソン分類
* グリーソン分類は，前立腺がんの組織学的悪性度の指標であり，現在国際的に最も広く使用されている．腺がん組織の腺構造と増殖パターンを基盤とした5段階分類法である．
* グレード1（正常細胞に近い）〜グレード5（正常細胞の形と異なる）に分類される．
* 生検で採取した組織の中から最も面積が広いパターンと，次に広いパターンをグレード1〜5に分類し，その数値を足したものをグリーソンスコアという．
* 予後との相関率が比較的高いとされ，

TNM分類とともに治療方針決定のための重要な因子となっている．
* グリーソンスコア≦6であれば予後良好，グリーソンスコア≧8であれば予後不良とされる．

リスク分類
● 前立腺がんはそのリスクにより治療方針が大きく異なるため，治療方法の決定に先立ってリスク分類を行う必要がある．
● PSA値，TNM分類，グリーソンスコアなどを組み合わせ，再発の可能性や生命予後などを推測するリスク分類（D'Amico分類，NCCN分類など）が臨床で参考にされている．

治療法の選択

● 病期や年齢，全身状態，合併症などを考慮し治療方針を決定する．
● 局所限定がん（低リスク）：無治療経過観察，手術療法，放射線療法のいずれか

または組み合わせて行われる．
● 局所限定がん（中〜高リスク）：手術療法，

放射線療法のいずれかまたは組み合わせて行われ，必要に応じて補助としてホルモン療法が選択される．
- 局所進行がん：超高リスクとして評価され，放射線療法，ホルモン療法が選択される．
- 遠隔転移を有する：転移がんのおもな治療法はホルモン療法である．
- 骨転移が存在する場合には病的骨折に注意し，神経圧迫の所見や痛みのコントロールが必要である．

無治療経過観察（PSA監視法）
- PSAを定期的に採血し，PSAの上昇や画像所見により，必要があれば再生検を行い評価する方法である．

手術療法
- 根治的前立腺摘除術（開腹，腹腔鏡下，ロボット支援下）
- 合併症として尿失禁，勃起障害などがある．

放射線療法
- 外照射療法：外部から前立腺の存在する下腹部に放射線を照射する治療法である．三次元原体照射（3D-CRT），強度変調放射線治療（intensity- modulated radiotherapy：IMRT）や粒子線治療などがある．前立腺自体の治療以外にも，骨転移による痛みなどの症状緩和を目的とする照射も行われる．
- 内照射療法：放射線を出すシード線源を体内に埋め込む方法である．代表的な方法として，ヨウ素125を埋め込む永久挿入密封小線源療法（low dose rate：LDR）や，イリジウム192を用いる高線量率組織内照射（high dose rate brachytherapy：HDR）などがある．永久挿入密封小線源療法は放射線を出すシード線源をエコーガイド下で前立腺に埋め込む方法であり，おもに低リスク群に適応される．高線量率組織内照射は穿刺により留置したチューブを経由し，一時線源より組織内照射を行う方法である．局所進行がんにも適応があり，外照射療法と併用して行われる．1回の放射線量が多く短期間で効果が得られる一方，治療中は安静が必要なため一時的に体動が制限される．現在は高線量率組織内照射より永久挿入密封小線源療法が主流となってきている

ホルモン療法
- 前立腺がんの薬物療法の中心はホルモン療法である．
- 前立腺は男性ホルモン（アンドロゲン）依存性の臓器であり，前立腺がんの多くもその発育にアンドロゲンを必要とする．このアンドロゲンをがん細胞に到達しないようにする治療法がホルモン療法である．
- ホルモン療法は前立腺がんの増殖を抑えることはできるが，根治を目指す治療ではない．
- LH-RHアゴニスト，LH-RHアンタゴニスト，抗アンドロゲン剤などがある
- 外科的去勢術：精巣からのテストステロン（アンドロゲンの一種）が産生されないようにする目的で行われる．

化学療法
- 前立腺がんの場合，化学療法単独治療は有効とされていない．
- ホルモン療法が無効となった状態（去勢抵抗性前立腺がん）に対して行われる．

治療に関する臨床知
- 手術療法：合併症として尿失禁があり，骨盤底筋運動の指導を行う．効果が現れるまで数ヵ月かかるため，継続して行うよう指導する．
- 神経温存の有無により性機能障害が生じるため，術前よりセクシャリティーに関する情報収集が必要である．
- 術後肉眼的血尿がみられることがあり，血尿の増悪を予防するために水分摂取を促す．

文献
1) 市川智彦, 他編：前立腺癌のすべて─基礎から最新治療まで. 第3版, メジカルビュー社, 2011
2) 日本泌尿器科学会 編：前立腺癌診療ガイドライン 2012年版. 金原出版, 2012
3) 市川智彦, 他編：前立腺癌スクリーニング AtoZ. メジカルビュー社, 2006
4) 池森敦子, 他監：病気がみえる vol.8─腎・泌尿器. メディックメディア, 2015
5) 吉田 修 監：前立腺がん 改訂版─Q＆Aで理解を深める基礎と臨床（インフォームドコンセントのための図解シリーズ）. 医薬ジャーナル社, 2013
6) リンパ球バンク：再発・転移が危ない前立腺がん 最強の免疫細胞を使うANK療法. 日経BPコンサルティング, 2014
7) 折笠精一, 他：標準泌尿器科学. 第7版, 医学書院, 2005
8) 井口正典, 他：STEP泌尿器科. 第2版, 海馬書房, 2004

VII 血液・造血器疾患および免疫機能障害，感染症

- 白血病，悪性リンパ腫
- 多発性骨髄腫
- 関節リウマチ
- 全身性エリテマトーデス（SLE）
- 全身性強皮症
- HIV感染症
- 敗血症
- 播種性血管内凝固症候群（DIC）

血液・造血器疾患および免疫機能障害，感染症

白血病，悪性リンパ腫

塚越真由美

ポイントになる検査項目
血液検査，骨髄検査，リンパ節生検，PET，脳脊髄液検査，エコー，CTなどの画像検査

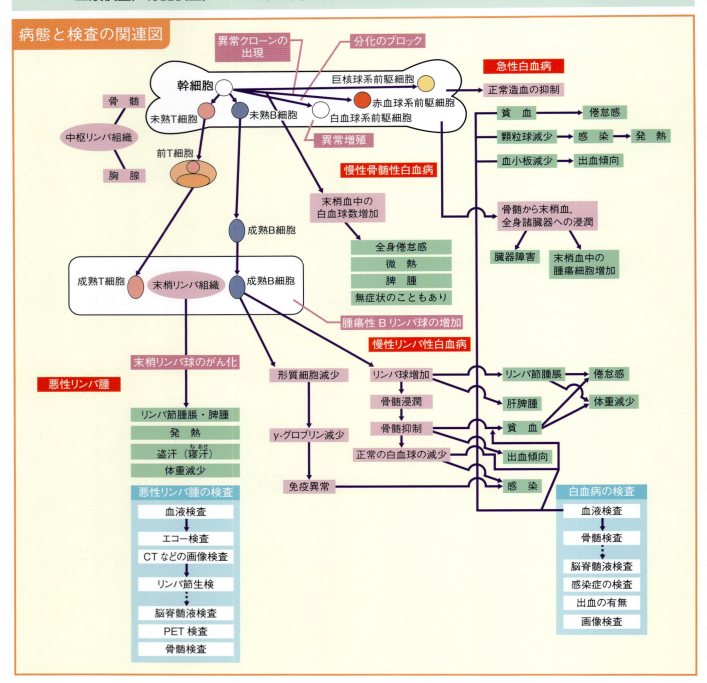

どんな疾患か

- 白血病とは骨髄でつくられる造血幹細胞が分化の過程でがん化することにより，分化と増殖に異常をきたす疾患である．
- 造血幹細胞は骨髄系とリンパ系に分かれて成熟するが，腫瘍細胞がどちらに由来しているかによって，骨髄性白血病とリンパ球性白血病に分類される．また，腫瘍細胞が分化能を失っているものを急性白血病，分化能を保っているものを慢性白血病と分類する．これにより，急性骨髄性白血病，慢性骨髄白血病，急性リンパ性白血病，慢性リンパ性白血病の4つに大別され，さらに形態や染色体，細胞表面マーカーなどにより細かく分類される．
- 急性骨髄性白血病は白血病全体の4割を占め，白血病の中では最も患者数が多い．
- 一部の白血病では原因にウイルスの関連がわかっているものもあるが，ほとんどは原因が解明されていない．
- 悪性リンパ腫とはB細胞やT細胞，NK細胞（natural killer cell）などのリンパ球ががん化し，リンパ管を通じて全身のリンパ節や扁桃腺，胸腺，脾臓などのリンパ組織に腫瘍をつくる疾患の総称である．また，リンパ節以外の節外臓器にも浸潤することがある．
- 悪性リンパ腫は大きく非ホジキンリンパ腫とホジキンリンパ腫に分けられ，さらに形態や染色体，臨床的悪性度などにより細かく分類される．
- 日本人は非ホジキンリンパ腫が多く，悪性リンパ腫全体の90％を占める．
- 悪性リンパ腫の原因は慢性的な炎症やウイルスの関連がわかっているものもあるが，ほとんどが原因不明である．

体の中で起きていること（病態生理）（図1）

- 急性白血病では血液細胞がうまく分化できず，幼弱なレベルで止まる．幼弱な白血病細胞は増殖の制御がきかず，無制限に増える．その結果，幼弱な白血病細胞が著しく増える一方で，正常な白血球，赤血球，血小板は減少する．
- 幼弱な白血病細胞は血液細胞としての正常な働きをせず，成熟白血球の減少により，肺炎や敗血症などの感染症を起こしやすくなる．また，赤血球減少による倦怠感や息切れ，動悸などの貧血症状が出現する．血小板が減少することにより皮下出血や鼻出血，歯肉出血がみられる．
- 慢性骨髄性白血病では，白血病細胞は著しく増殖するが，分化する能力も残っているため，幼弱な白血病細胞だけでなく，成熟した白血球や血小板も増加する．
- 悪性リンパ腫では，おもにがん化したリンパ球がリンパ節で塊をつくり腫れる．
- 原因不明の発熱や寝汗（盗汗），6ヵ月に10％以上の体重減少がみられることがあり，これらをB症状と呼ぶ．
- 胸部に発生したリンパ腫によって，胸水の貯留がみられることもある．
- 胃や腸に病変があると食べ物の通過障害や悪心・嘔吐などの消化器症状が出現することがある．
- 皮膚に異常が出るタイプの悪性リンパ腫では，治りにくい発疹や結節ができる．
- リンパ節の腫れによって，周囲の臓器が圧迫されるとそれに伴う症状が出る．
- 悪性リンパ腫が脳に発生することもあり，頭痛やけいれんが起こることがある．

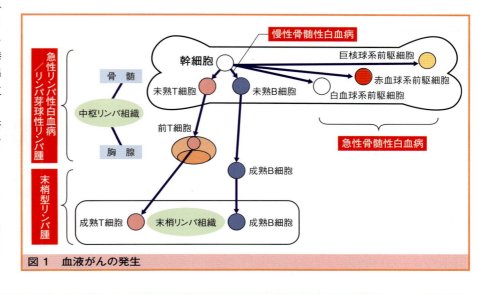

図1　血液がんの発生

検査の読み方　ここがポイント！

血液検査

- 白血球数（WBC）は急性白血病では増えることが多いが，減少することもある．慢性白血病ではほとんどが増加する．悪性リンパ腫ではあまり変動しない．いずれも化学療法を行うと骨髄抑制により著しく減少する．
- 赤血球数（RBC）は急性白血病では減少する．慢性白血病では正常，もしくは減少する．悪性リンパ腫では正常または減少する．化学療法を行うと減少する．
- 血小板（Plt）は急性白血病では減少する．慢性白血病では増加する．悪性リンパ腫ではほとんど変動はない．化学療法を行うと著しく減少する．
- 網状赤血球（reticulocyte：Ret）は白血病では減少する．
- 桿状核好中球（band neutrophil）や分

- 節核好中球（segmented neutrophil）は急性白血病では低下する．慢性白血病では上昇する．
- 慢性白血病では好塩基球（basophil）や好酸球（eosinophil）が上昇する．
- 尿酸値（uric acid：UA）：急性白血病では正常，または上昇する．
- 好中球アルカリホスファターゼ（neutrophil alkaline phosphatase：NAP）：急性白血病では増加または正常．慢性骨髄性白血病では減少する．
- 乳酸脱水素酵素（lactate dehydrogenase：LDH）は白血病，悪性リンパ腫とも上昇することが多い．特にバーキットリンパ腫，リンパ芽球性リンパ腫，成人T細胞性白血病では著しく上昇することが多い．
- 悪性リンパ腫ではC反応性蛋白（C-reactive protein：CRP）や可溶性インターロイキン-2（interleukin-2：IL-2）受容体（SIL-2R），フェリチン（ferritin：FER）が上昇していることが多い．

骨髄検査
- 白血病の場合，骨髄の未成熟な細胞（芽球）の割合が調べられる．正常な骨髄では，芽球は5％以下である．
- 白血病の場合，骨髄検査では特殊染色が行われ，形態学的診断がされる．
- 染色体異常は治療や分類，予後の判定に用いられる．急性白血病ではさまざまな染色体異常がある．慢性骨髄性白血病ではフィラデルフィア染色体がみられる．
- 細胞表面マーカーは骨髄性かリンパ性かを鑑別するのに有用である．
- 急性リンパ性白血病では，細胞表面マーカーはB細胞系かT細胞系か鑑別するのに有用である．
- 代表的な表面マーカー：CD13，33（顆粒球系），CD14（単球系），CD41（巨核球系），CD19，20（B細胞系），CD3，7（T細胞系）．

リンパ節生検
- 悪性リンパ腫の診断に最も重要な検査である．
- 腫れているリンパ節を外科的に切除し，病理所見を調べる．
- 病理組織の形態や表面マーカーにより，病型が分類される．

脳脊髄液検査
- 白血病細胞や悪性リンパ腫の脳神経組織への浸潤の有無を調べるために検査される．

PET
- 悪性リンパ腫の細胞は多くの場合，ブドウ糖を多く取り込む性質がある．この性質を利用して，ブドウ糖と似た構造をもち微量の放射線を出すフルオロデオキシグルコース（fluorodeoxyglucose：FDG）を注射し，病変部を検出する．

CT検査
- 白血病の浸潤の有無，リンパ節や脾臓，肝臓の腫れについて調べる．

血液検査基準値（当院の参考値）
- WBC：3,300〜8,600/μL
- RBC：男性 435〜555 万/μL
   女性 386〜492 万/μL
- Plt：15.8〜34.8 万/μL
- 網状赤血球：男性 3.6〜20.6 %
   女性 3.6〜22.0 %
- 桿状核球：男性 1.1〜8.9 %
   女性 0.9〜6.5 %
- 分節核球：男性 44.1〜59.9 %
   女性 48.8〜66.2 %
- 好塩基球：男性 0.0〜5.0 %
   女性 0.0〜3.0 %
- リンパ球（lymphocyte）：男性 26.8〜43.8 %
   女性 24.5〜38.9 %
- 単球（monocyte）：男性 2.7〜7.9 %
   女性 1.7〜8.7 %
- CRP：0.14 以下 mg/dL
- 乳酸脱水素酵素：124〜222 U/L
- 可溶性IL-2受容体：145〜519 U/mL
- フェリチン：男性 25〜280 ng/mL
   女性 10〜120 ng/mL
- 尿酸値：3.7〜7.8 mg/dL
- 好中球アルカリホスファターゼ：106〜322 U/L

診断のされ方

- 白血病では，血液検査データのWBC，RBC，Pltの血球数に異常がないか，末梢血に未成熟な細胞がないかを調べる．その他，生化学検査では乳酸脱水素酵素（lactate dehydrogenase：LDH）が上昇することも多い．
- 血液検査で異常がみられたら，骨髄検査を行う．骨髄検査では，芽球の比率，染色体の検査，遺伝子の検査，骨髄性とリンパ性の区別を行う．
- 芽球とは未成熟な細胞であり，正常な状態では5％以下であるが，20％以上の場合に急性白血病と診断される．
- 染色体や遺伝子により，白血病のタイプを調べる．WHO分類（2008年，第4版）では染色体・遺伝子学的特徴と形態異常に基づいた分類が示されている（表1）．
- 骨髄検査による原病の診断のほかに，画像検査などによる臓器浸潤の有無や感染症の評価，出血の有無の評価も重要である．
- 採血データとしては，悪性リンパ腫の場合，LDHの値が高くなることが多い．また，腫瘍マーカーとして可溶性IL-2受容体が検査される．
- CTなどの画像検査は腫瘍の大きさや全身への広がり具合を調べるのに有効である．
- エコーでは腫れが感染や炎症によるものではないか，膿瘍ではないかの検討がつけられる．
- リンパ節生検を行い，リンパ節の細胞や腫瘤の組織を採取して調べる．部位や大きさによって局所麻酔か全身麻酔下で採取し，顕微鏡で詳しく調べられ，診断や病型の確定が行われる．
- さらに進行度や広がりを調べるために，骨髄検査やPET検査，脳脊髄液検査が行われる．
- 悪性リンパ腫はWHOの分類では50種類以上の病型に分類される（表2）．
- 病理組織学的診断と，画像評価および骨髄検査による病期診断が治療方針の決定に重要である．

補足説明
- 白血病の分類はWHO分類が用いられるが，1976年に提唱されたFAB分類は細胞形態と細胞生化学に基づいた分類であり，臨床的に有用性の高い分類として現在でも用いられている．

表1 急性骨髄性白血病のWHO分類

WHO分類	対応するFAB分類
1) 特定の遺伝子異常を有するAML (acute myeloid leukemia with recurrent genetic abnormalities)	
均衡型染色体転座／逆位を有するAML	
(1) t (8;21) (q22;q22); *RUNX1-RUNX1T1* を有するAML	M2
(2) inv (16) (p13.1q22) または t (16;16) (p13.1;q22); *CBFB-MYH11* を有するAML	M4
(3) t (15;17) (q22;q12); *PML-RARA* を有するAML	M3
(4) t (9;11) (p22;q23); *MLLT3-MLL* を有するAML	M4,5
(5) t (6;9) (p23;q34); *DEK-NUP214* を有するAML	M3,7以外
(6) inv (3) (q21q26.2) または t (3;3) (q21;q26.2); *RPN1-EVI1* を有するAML	M3以外
(7) t (1;22) (p13;q13); *RBM15-MKL1* を有するAML	M7
遺伝子変異を有するAML	
(1) *NPM1* 遺伝子変異を有するAML	M4,5
(2) *CEBPA* 遺伝子変異を有するAML	M4,5はまれ
2) 骨髄異形成関連の変化を有するAML	
3) 治療関連骨髄性腫瘍	
4) 特定不能のAML	M0〜M7
5) 骨髄肉腫	
6) ダウン症候群関連骨髄腫瘍	
7) 芽球形質細胞様樹状細胞腫瘍	

> **検査に関する臨床知**
> ● 白血病や悪性リンパ腫では病気が疑われてから診断・治療までの期間が短いことが多いうえに，骨髄検査などの痛みを伴う侵襲的な検査が行われるため，不安を軽減するような声かけや配慮が大切である．

表2 リンパ系腫瘍のWHO分類

前駆リンパ球腫瘍
- B細胞リンパ芽球性白血病／リンパ腫 (B lymphoblastic leukemia/lymphoma)
- T細胞リンパ芽球性白血病／リンパ腫 (T lymphoblastic leukemia/lymphoma)

成熟B細胞腫瘍
- 慢性リンパ性白血病／小リンパ球性リンパ腫 (Chronic lymphocytic leukemia/small lymphocytic lymphoma)
- 慢性リンパ性白血病／小リンパ球性リンパ腫 (Chronic lymphocytic leukemia/small lymphocytic lymphoma)
- B細胞前リンパ球性白血病 (B-cell prolymphocytic leukemia)
- 脾B細胞辺縁帯リンパ腫 (Splenic B-cell marginal zone lymphoma)
- 有毛細胞白血病 (Hairy cell leukemia)
- リンパ形質細胞性リンパ腫 (Lymphoplasmacytic lymphoma)
- 重鎖病 (Heavy chain disease)
- 形質細胞腫瘍 (Plasma cell neoplasms)
- 粘膜関連リンパ組織型節外性辺縁帯リンパ腫 (MALTリンパ腫) (Extranodal marginal zone lymphoma of mucosa-associated lymphoid tissue)
- 節性辺縁帯リンパ腫 (Nodal marginal zone lymphoma)
- 濾胞性リンパ腫 (Follicular lymphoma)
- マントル細胞リンパ腫 (Mantle cell lymphoma)
- びまん性大細胞型B細胞リンパ腫 (Diffuse large B-cell lymphoma)
- バーキットリンパ腫 (Burkitt lymphoma)

成熟T細胞およびNK細胞腫瘍
- T細胞前リンパ球性白血病 (T-cell prolymphocytic leukemia)
- T細胞前リンパ球性白血病 (T-cell prolymphocytic leukemia)
- T細胞大顆粒リンパ球性白血病 (T-cell large granular lymphocytic leukemia)
- アグレッシブNK細胞白血病 (Aggressive NK-cell leukemia)
- 成人T細胞白血病／リンパ腫 (Adult T-cell leukemia/lymphoma)
- 節外性鼻型NK/T細胞リンパ腫 (Extranodal NK/T-cell lymphoma, nasal type)
- 腸管症関連T細胞リンパ腫 (Enteropathy-associated T-cell lymphoma)
- 肝脾T細胞リンパ腫 (Hepatosplenic T-cell lymphoma)
- 皮下脂肪組織炎様T細胞リンパ腫 (Subcutaneous panniculitis-like T-cell lymphoma)
- 菌状息肉症 (Mycosis fungoides)
- セザリー症候群 (Sézary syndrome)
- 原発性皮膚CD30陽性T細胞リンパ増殖異常症 (Primary cutaneous CD30 positive T-cell lymphoproliferative disorders)
- 原発性皮膚γδ細胞リンパ腫 (Primary cutaneous gamma-delta T-cell lymphoma)
- 末梢性T細胞リンパ腫，非特定型 (Peripheral T-cell lymphoma, NOS)
- 血管免疫芽球性T細胞リンパ腫 (Angioimmunoblastic T-cell lymphoma)
- 未分化大細胞リンパ腫 (Anaplastic large cell lymphoma)

ホジキンリンパ腫
- 結節性リンパ球優位型ホジキンリンパ腫 (Nodular lymphocyte predominant Hodgkin lymphoma)
- 古典的ホジキンリンパ腫 (Classical Hodgkin lymphoma)
  - 結節性硬化型 (Nodular sclerosis)
  - 混合細胞型 (Mixed cellularity)
  - リンパ球豊富型 (Lymphocyte-rich)
  - リンパ球減少型 (Lymphocyte depletion)

治療法の選択

- 急性白血病の治療法には，複数の薬剤を組み合わせた多剤併用化学療法が行われる．初めに寛解導入療法を行い，引き続き地固め療法を行っていく．
- 最近では，白血病の病型によっては白血病細胞に強い効果を示し，正常細胞への影響が少ない分子標的薬や抗体医薬による治療も行われるようになっている．
- 化学療法で完全寛解に至らないときや予後が悪いタイプの白血病で，移植可能な患者さんでは，同種造血幹細胞移植が行われる．
- 慢性骨髄性白血病ではチロシンキナーゼ阻害薬の治療が第一選択となる．
- 悪性リンパ腫の治療は多剤併用化学療法が中心となる．放射線治療が追加されることもある．治療方針は病型や悪性度によって決められる．
- 悪性リンパ腫では再発した場合や他の治療法で効果がないときに，造血幹細胞移植が検討されることがある．
- いずれも骨髄抑制により白血球数が減少し，感染を起こしやすくなるため，治療開始とともに感染予防に努めるように指導していく必要がある．
- 化学療法後は赤血球数や血小板数も減少する．場合により輸血療法が行われるが，貧血症状や出血傾向に注意する．

検査に関する臨床知

- 化学療法開始後は血球数減少が著しいため，感染予防や貧血，出血に注意する．患者自身が自分の血液データを意識して生活できるように，セルフケア支援を行うことが重要である．

文献

1) 神田善伸：急性白血病総論．"病気がみえる vol.5―血液"土屋達行，他監．メディックメディア，pp68-83，2008
2) 前掲書1)．pp68-83
3) 善家善貴：慢性白血病．"がん診療レジデントマニュアル"国立がん研究センター内科レジデント 編．第6版，医学書院，pp214-230，2013
4) 竜野真維：急性白血病/骨髄異形成症候群．"がん診療レジデントマニュアル"国立がん研究センター内科レジデント 編．第6版，医学書院，pp230-239，2013
5) 多田耕平：悪性リンパ腫．"がん診療レジデントマニュアル"国立がん研究センター内科レジデント 編．第6版，医学書院，pp240-265，2013
6) 服部玲子 他：急性骨髄性白血病 骨髄系腫瘍―新WHO分類（第4班）はどのように変わったか．臨床血液 50（3）：154-159，2008
7) 薄井紀子：急性リンパ性白血病 リンパ系腫瘍―新WHO分類（第4班）はどのように変わったか．臨床血液 50（4）：230-243，2008
8) 永井宏和：成熟B細胞性腫瘍 リンパ系腫瘍―新WHO分類（第4班）はどのように変わったか．臨床血液 50（4）：243-252，2008
9) 山口素子：成熟T細胞・NK細胞腫瘍 リンパ系腫瘍―新WHO分類（第4班）はどのように変わったか．臨床血液 50（4）：253-260，2008
10) 鈴宮淳司：ホジキンリンパ腫 リンパ系腫瘍―新WHO分類（第4班）はどのように変わったか．臨床血液 50（4）：261-270，2008

血液・造血器疾患および免疫機能障害，感染症

多発性骨髄腫

藤井恵美

ポイントになる検査項目

蛋白分画（血清・尿），免疫グロブリン（IgG, IgA, IgM, IgD, IgE），免疫電気泳動法（血清・尿），血清遊離軽鎖定量，尿検査（尿蛋白，ベンス・ジョーンズ蛋白），血清アルブミン，Hb，血清カルシウム，骨髄検査，WBC, RBC, Plt, 糸球体濾過率（eGFR）全身骨X線，単純CT，MRI, FDG-PET

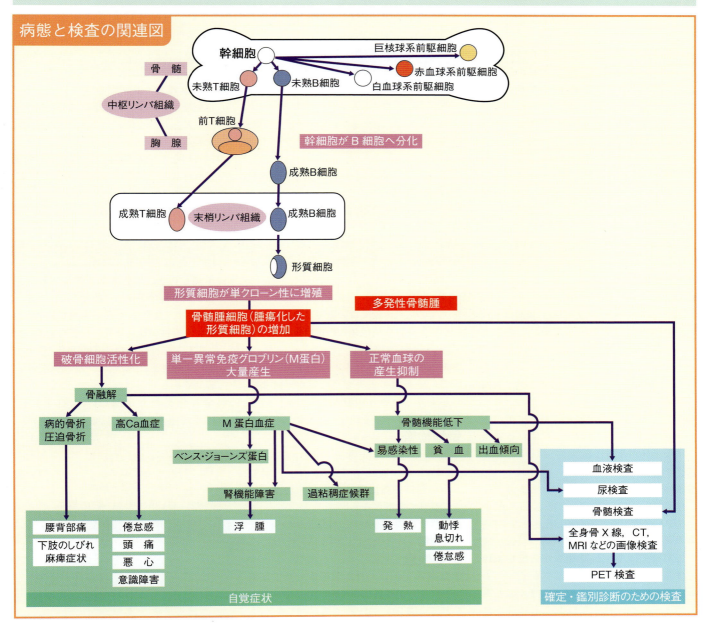

病態と検査の関連図

どんな疾患か

- 骨髄中のBリンパ球が分化・成熟した形質細胞が腫瘍性に増殖する疾患である．
- 形質細胞の高度な蛋白合成能によって，M蛋白を大量に産生し，骨破壊，骨髄機能不全，腎障害などの多彩な病態がひき起こされる．
- 初発症状として，溶骨性変化による腰痛や背部痛などの骨痛が出現する頻度は高く，圧迫骨折や病的骨折を認めることも多い．
- 骨髄の正常造血能が抑制されることにより，貧血，免疫機能の低下や易感染状態を起こす．
- 無症状で，健康診断の血液検査や尿検査で異常を指摘される場合もある．
- 多発性骨髄腫の罹患率は，人口10万人あたり年間約2～3人程度である．40歳未満の発症はまれで，70歳以上の高齢者の罹患率が高く，男性でやや多い傾向にある．
- 慢性的な経過をたどることも多いが，まれに急激に進行する場合もあり，症状についても個人差が大きく，患者の病状に合った適切な治療を選択していく必要がある．

用語解説
- **M蛋白**：血中および尿中の異常免疫グロブリン（モノクローナル蛋白）．
- **アミロイドーシス**：M蛋白の一部であるアミロイド蛋白が，全身性あるいは臓器限局性に沈着する病態．
- **過粘稠度症候群**：血液粘稠度の上昇により末梢循環障害が生じた病態．

体の中で起きていること（病態生理）

- 骨髄腫細胞による骨溶解と骨破壊により骨粗鬆症，圧迫骨折を起こす．骨病変による痛み，病的骨折，脊髄圧迫による下肢のしびれや麻痺などを生じる．
- 骨髄腫細胞増殖による造血障害により血球減少をきたすことが多いが，赤芽球をアポトーシスに導くことから，特に貧血の頻度が高い．
- 骨髄腫細胞によって活性化された破骨細胞が骨を吸収するために，高カルシウム血症を生じ，倦怠感や口渇，多飲，多尿，悪心・嘔吐，頭痛，意識障害といった症状が現れる．
- M蛋白の増加により腎機能障害，過粘稠症候群，アミロイドーシスをひき起こし，浮腫や蛋白尿，神経症状を認める．
- 正常B細胞，T細胞の機能抑制と，正常免疫グロブリンの低下により，易感染状態にあり，感染症や肺炎，尿路感染症を起こす．
- 髄外病変の脊髄圧迫による知覚障害や運動麻痺などは，早急な治療を必要とする．

検査の読み方　ここがポイント！

血液検査
- 貧血，白血球（WBC）減少，血小板（Plt）減少がみられることがある．貧血は，骨髄腫診断に重要な項目であり，ヘモグロビン（Hb）値が基準値または患者のベースラインより2 g/dL以上低下または10 g/dL未満のとき貧血ありと判断する[1]．
- 異常なM蛋白が増加するため，蛋白分画法では「Mピーク」と呼ばれる特徴的な上昇がみられる．

尿検査
- M蛋白が認められないこともあり，尿中にベンス・ジョーンズ蛋白（尿中BJP）が排出されるため，有無を調べる．
- 腎障害は，血清クレアチニン（Cr）値でだけでなく，24時間尿から推定糸球体濾過率（eGFR）で判断する[1]．
- 血清カルシウム＞11 mg/dLまたは基準値より0.25 mmol/L以上の上昇が骨髄腫診断基準となる[1]．

免疫電気泳動
- 通常の電気泳動では分離できない微量蛋白成分を抗血清抗体との抗原抗体反応を用いて同定する．
- 血液や尿をサンプルとした蛋白分画法で，M蛋白の上昇を認めるが，M蛋白が上昇しない分類型もあるため，M蛋白のサブタイプを決定するために行う．

骨髄検査
- 骨髄検査は確定診断に用いられる．IMWGの診断基準（表1）では，骨髄中の形質細胞比率は10％以上で多発性骨髄腫の診断となる[1]．
- 悪性度を調べるためには染色体検査を行う（図1）．

画像検査
- 全身骨X線は，骨病変検索として使用される．溶骨性病変や病的骨折が検出される（図2）．
- 単純CTでは，全身骨X線では検出困難な微小病変が検出可能である．
- MRIは，全身骨X線や単純CTと比較して，脊椎の腫瘍進展の程度や圧迫骨折（図3），脊柱管狭窄，脊髄圧迫，髄外腫瘤による神経孔狭窄などの病変の把握が容易である[1]．
- 全身骨X線や単純CT，MRIとFDG-PETを組み合わせて，病期診断を行う．

血液検査基準値
- Hb：11.6～14.8 g/dL
- 血清Cr：8.8～10.1 mg/dL
- eGFR：60 mL/min /17.3 m² 以上
- 血清Ca：0.65～1.07 mg/dL
- 形質細胞比率：＜10％

表1 IMWG（国際骨髄腫ワーキンググループ）による形質細胞腫瘍の診断規準
（2013年版より一部改変，IMWG 2014年の改訂で分類が変更）

1. 意義不明の単クローン性ガンマグロブリン血症：Monoclonal Gammopathy of Undetermined Significance (MGUS)
   - 血清M蛋白＜3 g/dL
   - 骨髄におけるクローナルな形質細胞の比率＜10%
   - 他のB細胞増殖性疾患が否定されること
   - 臓器障害*がないこと

2. 無症候性骨髄腫：Asymptomatic Myeloma (Smouldering Multiple Myeloma)
   - 血清M蛋白≧3 g/dL and/or 骨髄におけるクローナルな形質細胞の比率≧10%
   - 臓器障害*がないこと

3. 多発性骨髄腫：Multiple Myeloma (Symptomatic)
   - 血清and/or尿にM蛋白を検出
   - 骨髄におけるクローナルな形質細胞の増加（10%以上）または形質細胞腫
   - 臓器障害*の存在

4. 症候性非分泌型骨髄腫：Nonsecretory Myeloma (Symptomatic)
   - 血清および尿にM蛋白を検出しない（免疫固定法により）．
   - 骨髄におけるクローナルな形質細胞の比率≧10%または形質細胞腫
   - 臓器障害*の存在

5. 骨の弧立性形質細胞腫：Solitary Plasmacytoma of Bone
   - 血清and/or尿にM蛋白を検出しない（少量を検出することがある）．
   - クローナルな形質細胞の増加によるただ1ヵ所の骨破壊
   - 正常骨髄
   - 病変部以外は正常な全身骨所見（X線およびMRI）
   - 臓器障害*がないこと

6. 髄外性形質細胞腫：Extramedullary Plasmacytoma
   - 血清and/or尿にM蛋白を検出しない（少量を検出することがある）．
   - クローナルな形質細胞による髄外腫瘤
   - 正常骨髄
   - 正常な全身骨所見
   - 臓器障害*がないこと

7. 多発性形質細胞腫：Multiple Solitary Plasmacytoma
   - 血清and/or尿にM蛋白を検出しない（少量を検出することがある）．
   - クローナルな形質細胞による1カ所以上の骨破壊または髄外腫瘤
   - 正常骨髄
   - 正常な全身骨所見
   - 臓器障害*がないこと

8. 形質細胞白血病：Plasma Cell Leukemia
   - 末梢血中形質細胞＞2,000/μL
   - 白血球分画中形質細胞比率≧20%

*臓器障害 related organ or tissue impairment (end organ damage) (CRAB)
- 高カルシウム血症：血清カルシウム＞11 mg/dLまたは基準値より1 mg/dLを超える上昇
- 腎不全：血清クレアチニン値＞2 mg/dL
- 貧血：Hb値が基準値より2 g/dL以上低下または10 g/dL未満
- 骨病変：溶骨病変または圧迫骨折を伴う骨粗鬆症（MRI，CT）
- その他：過粘稠度症候群，アミロイドーシス

文献8, 9）より引用

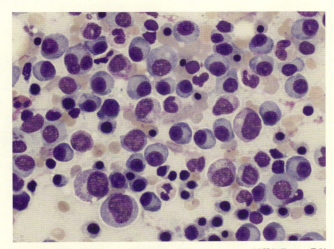

図1 骨髄所見

多発性骨髄腫の骨髄では，形質細胞の増殖がみられる．形質細胞は，骨髄塗抹標本（May-Giemsa染色）で細胞質が青く染まり，核周囲明庭をもつ．

検査に関する臨床知
- 腰痛で全身骨X線検査を行ったり，腎機能障害による浮腫などの症状があり，血液・尿検査を実施することが多いが，確定診断には，骨髄検査が不可欠である．
- 多発性骨髄腫の病期は，Ⅰ～Ⅲ期に分類されるが，Ⅰ期で，骨痛などの症状や臓器障害がなければ経過観察となる．

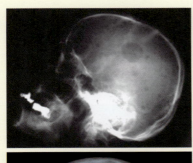
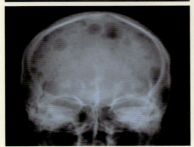
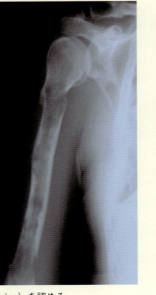

骨打ち抜き像（punched out lesion）を認める．

図2　全身骨X線（溶骨性病変）

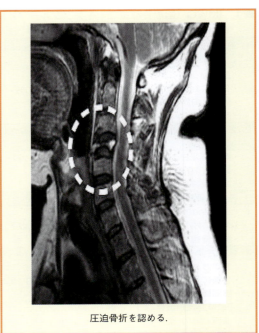

圧迫骨折を認める．

図3　MRI画像

診断のされ方

病期分類（表2，3）

- 多発性骨髄腫は，骨髄中の≧10％のクローナルな形質細胞の増殖または生検にて確認された形質細胞腫を有して，下記に該当すれば多発性骨髄腫と診断，該当しなければ無症候性になる．
- ※IMWG（国際骨髄腫ワーキンググループ）による形質細胞腫瘍の診断規準2014年の改訂で分類が変更になり，症候性骨髄腫という表現は使用しない
- 臓器障害（CRAB）
  - ＊高カルシウム血症（C）
  - ＊腎機能障害（R）
  - ＊貧血（A）
  - ＊骨病変（B）
- Myeloma defining events（MDEs）：骨髄腫診断事象
  - ＊骨髄形質細胞 ≧60％
  - ＊遊離軽鎖比 ≧100 かつ腫瘍性遊離軽鎖 ≧100 g/dL
  - ＊MRI＞1の局所病変
- 無症候性（くすぶり型）骨髄腫
  - ＊痛みなどの症状や骨病変がなく，骨髄の形質細胞の割合が10〜30％である．
  - ＊臓器障害もなく，経過観察することが多い．

表2　国際病期分類基準（International Staging System）

病期（Stage）	基準	全生存期間
I期	血清β_2ミクログロブリン＜3.5 mg/L 血清アルブミン≧3.5 g/dL	62ヵ月 （約5年）
II期	IでもIIIでもないもの	45ヵ月 （約3.5年）
III期	血清β_2ミクログロブリン≧5.5 mg/L	29ヵ月 （約2.5年）

文献8）より引用

表3　Durie-Salmon 病期分類基準

病期	病期基準	腫瘍細胞量
I	次の項目のすべてを満たすもの 1. ヘモグロビン値 ＞10 g/dL 2. 血清カルシウム値 正常（≦12 mg/dL） 3. 骨X線写真で正常像もしくは孤立性の骨形質細胞腫 4. M蛋白成分低値 　a. IgG値 ＜5 g/dL 　b. IgA値 ＜3 g/dL 　c. 尿中M蛋白 ＜4 g/日	少量 ＜0.6×10^{12}個/m²
II	病期Iにも III にも該当しない．	中等量 ＜$0.6〜1.2\times10^{12}$個/m²
III	次の項目のうち1つ以上を認めるもの 1. ヘモグロビン値＜8.5 g/dL 2. 血清カルシウム濃度＞12 mg/dL 3. 重度の溶解性骨病変（＞3の骨病変） 4. 蛋白成分高値 　a. IgG ＞7 g/dL 　b. IgA ＞5 g/dL 　c. 尿中M蛋白 ＞12 g/日	大量 ＞1.2×10^{12} cells個/m²

文献1）より引用

- 非分泌型骨髄腫
* M蛋白は産生されないタイプであるが，発症の頻度は少ない．
- 腫瘍量，その後の経過を左右する要因（予後因子）によってⅠ～Ⅲの3段階に分類される．特に血清β_2ミクログロブリンと血清アルブミンは重要な予後因子で，前者は値が高いほど，後者は低いほどその後の予後が悪いとされる．

組織分類
- M蛋白の種類によって5つの型に分類される（表4）．

表4　組織分類

分類	産生されるM蛋白
IgG型	IgG
IgA型	IgA
IgD型	IgD
IgE型	IgE
Bence-Jones型	Bence-Jones蛋白
原発性マクログロブリン血症（リンパ形質細胞様細胞）	IgM

治療法の選択

- 多発性骨髄腫の標準治療は，抗がん剤および分子標的薬を組み合わせた治療による通常の化学療法か，自家末梢血幹細胞移植を組み合わせた大量化学療法が適応されるかどうかによって二分される．
- 自家末梢血幹細胞移植の適応は，65歳未満であり，高齢者が多い多発性骨髄腫では，年齢的に適応とならないこともあるが，抗がん剤や分子標的薬を組み合わせた治療を行う．

用語解説
- 自家末梢血幹細胞移植：移植前に大量の抗がん剤を投与し，あらかじめ患者自身の末梢血から採取しておいた造血幹細胞を移植すること．

治療に関する臨床知
- 進行の状況によっては，合併症を併発していることもあり，その場合には，合併症の治療を優先して行う．
- 病的骨折や骨病変による痛みに対しては，オピオイドなどを使用した痛みのコントロールを積極的に行う．
- 高齢者も多く，骨病変により，PSやADLの低下を認めることも少なくないため，ADL評価を行い，状態に合わせてコルセット，杖や歩行器，車椅子などの補助具を適切に使用し，日常生活の援助を行う．

文献
1) 畠 清彦 編：多発性骨髄腫（新しい診断と治療のABC84/血液10）．最新医学社，2014
2) 土屋達行，他監：病気がみえる vol.5—血液．メディックメディア，2008
3) 上田亮介：多発性骨髄腫．"がん診療レジデントマニュアル"．第6版，国立がん研究センター内科レジデント 編．医学書院，pp270-282，2013
4) 神田善伸：多発性骨髄腫および関連疾患．"血液病レジデントマニュアル"．第2版，医学書院，pp291-314，2014
5) 飛内賢正 監：多発性骨髄腫とはこうして闘う．"血液のがん 悪性リンパ腫・白血病・多発性骨髄腫"．講談社，pp73-79，2015
6) 樋口敬和：多発性骨髄腫と関連疾患．"レジデントのための血液診療の鉄則"岡田 定 編著．医学書院，pp106-120，2014
7) 髙松 泰：骨髄腫．"血液疾患の病診連携"鈴宮淳司，他編．医薬ジャーナル社，pp102-109，2010
8) 日本血液学会：造血器腫瘍診療ガイドライン2013年版．http://www.jshem.or.jp/gui-hemali/3_1.html#soron
9) Rajkumar SV, et al：International Myeloma Working Group updated criteria for the diagnosis of multiple myeloma. Lancet15(2)：e538-e548，2014

関節リウマチ

石渡由貴

ポイントになる検査項目
リウマトイド（RF）因子，抗CCP抗体，MMP-3，CRP，単純X線，MRI，エコー

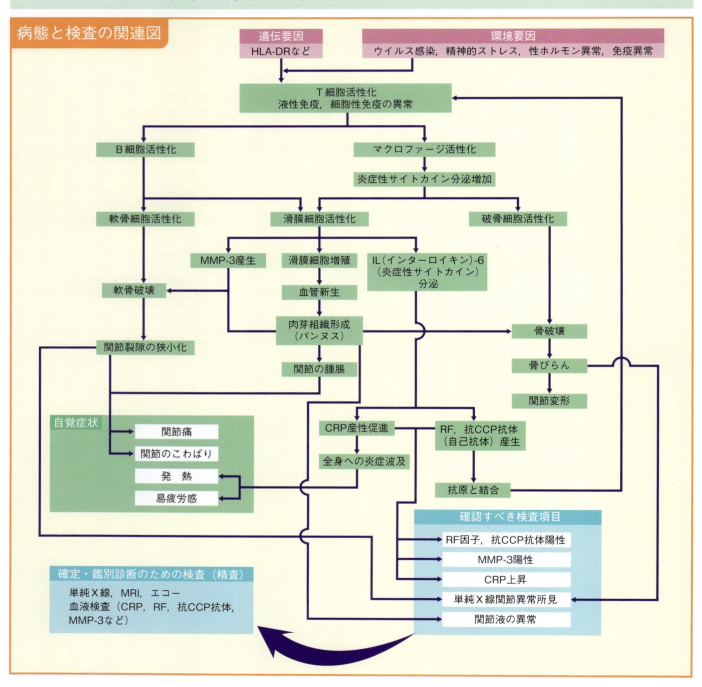

どんな疾患か

- 関節リウマチ（rheumatoid arthritis：RA）とは，自己免疫異常により関節に慢性の炎症をきたす疾患である．おもに関節滑膜に病変をきたし，関節の破壊や機能障害を起こす原因不明の疾患である．
- RAは30～50歳代に好発し，男女比は1：4で女性に有意に多い疾患である．
- 主症状として，長時間持続する関節のこわばり，左右非対称性の関節腫脹・痛みがある．関節外症状として，慢性的に続く炎症に伴う皮下結節（リウマトイド結節），発熱，貧血，易疲労感などといった全身症状が現れる．
- 炎症が持続することで関節液貯留や種々の関節変形（ボタン穴変形，スワンネック変形，外反母趾など）を起こすおそれがある．そのため日常生活動作（ADL）を著しく低下させる．
- RAは寛解と増悪を繰り返しながら進行するため，定期的な診察と検査が要される．

用語解説

- **自己免疫異常**：免疫は本来，細菌やウイルスなどの病原体を攻撃し自分の身体を守るための機能である．自己免疫異常は，それが自分の身体（特に関節）を誤って攻撃している状態のことである．
- **寛解**：RAにおける寛解とは，疾患活動性による臨床症状・徴候が消失・軽減した状態のことである．

体の中で起きていること（病態生理）

- RAの発症原因は不明であるが，主要なものは遺伝要因と環境要因の関与が考えられている．
- 遺伝要因としてHLA-DRなど，環境要因としてウイルス感染，精神的ストレス，性ホルモン異常，免疫異常が示唆されている．
- 特定の遺伝要因をもつ者に環境要因が加わり，T細胞（Tリンパ球）などの免疫が活性化され，マクロファージから炎症性サイトカイン（TNF-α，IL-6など）が産生される．
- 炎症性サイトカインは破骨細胞，軟骨細胞，滑膜細胞に作用する．破骨細胞は活性化されて，骨破壊が進行する．滑膜骨細胞は活性化されて，軟骨破壊に関与するMMP-3（マトリックスメタロプロテアーゼ-3）が産生される．
- 骨膜細胞ではサイトカインがより活性化され，リウマトイド因子（抗IgG抗体）や抗CCP抗体などの自己抗体の産生が増長する．自己抗体と抗原が結合することにより，炎症細胞が活性し慢性的な炎症状態を生じさせる．また，C反応性蛋白（C-reactive protein：CRP）の産生が促進され，全身へと拡大していく．同時に炎症性肉芽組織（パンヌス）の形成や骨破壊に至る．

検査の読み方　ここがポイント！

血液検査

> - リウマトイド因子（RF：rheumatoid factor）陽性
> - 抗環状シトルリン化ペプチド抗体（抗CCP抗体, anti-cyclic citrullinated peptide antibody：ACPA）陽性
> - 血清マトリックスメタロプロテアーゼ-3（MMP-3）上昇
> - CRP上昇

- リウマトイド因子はIgGに対する抗体で，RA患者の約80％に検出される．しかし健常人であっても，特に高齢者にはリウマトイド因子陽性者の頻度が高い．
- 抗CCP抗体はRAの発病早期において，RAの分類基準を満たさない関節炎例の診断にきわめて有用であると示唆されている．
- 関節内の炎症が強いと上昇するMMP-3は，軟骨細胞や滑膜細胞から産生される蛋白分解酵素であり，軟骨成分を分解する．変形性関節症では上昇しないが，RAなど炎症性骨膜炎をきたす疾患で上昇する．MMP-3が高値を示す場合，また上昇してきた場合は，関節破壊進行が速いことが予測される．ただし，乾癬性関節炎やリウマチ性多発筋痛症などのリウマチ性疾患でも高値を示すことがあるので，RAを診断する検査としては特異度が低い．
- CRPは体内で炎症が起こることで上昇する．RAにおいては，活動性滑膜炎の程度によっても上昇する．

単純X線，MRI，エコー

- 軟部組織の異常，関節裂隙の狭小化，骨びらん，亜脱臼，骨破壊などの所見を判断するのに有用である．
- 単純X線検査所見は，各関節局所の進行度（Larsenのgrade分類）によって6段階に分類され，評価される．
- MRIやエコーは，病態を鋭敏かつ高い再現性をもって検出することが可能であり，病態の時期にかかわらず有用である．

関節液検査

- 活動性の高い関節液は黄色で，時に混濁し，粘稠度は低下している．変形性関節症など他の疾患の除外のために有用であるが，確定診断にはあまり参考にならない．

血液検査基準値

- RF：陽性
- 抗CCP抗体：陽性
- MMP-3：男性 36.9～121 ng/mL
  　　　　女性 17.3～59.7 ng/mL
- CRP：0.3 mg/dL以下

診断のされ方

- RAは病歴，関節症状，バイタルサイン，検査データ，画像所見などの結果を総合的に判断して診断する．
- 1ヵ所以上の関節に明確な臨床的滑膜炎（腫脹）がみられること，滑膜炎をより妥当に説明するほかの疾患がみられないことを踏まえて，確定診断にはRA新分類基準（ACR/EULAR 2010：米国リウマチ学会 American College of Rheumatology と欧州リウマチ学会 European League Against Rheumatism が2010年に共同発表した新しいRA分類）が用いられる（表1）．
- RA新分類基準では鑑別疾患が提示されていないため，日本リウマチ学会による鑑別疾患難易度別リスト（表2）と問診表（図1）を参考にすることが望ましいとされている．
- RAの症状の強さを判断するために，DAS28，SDAI，CDAIを使用し評価する．いずれかではなく，いくつかの評価基準を基に疾患活動性評価判定を行い，一定の値以上の場合を寛解と判断する．

表1　RA新分類基準

腫脹または圧痛関節数（0～5点）	
1個の中～大関節**	0
2～10個の中～大関節**	1
1～3個の小関節*	2
4～10個の小関節*	3
11関節以上（少なくとも1つは小関節*）	5
血清学的検査（0～3点）	
RFも抗CCP抗体も陰性	0
RFか抗CCP抗体のいずれかが低値の陽性	2
RFか抗CCP抗体のいずれかが高値の陽性	3
滑膜炎の期間（0～1点）	
6週間未満	0
6週間以上	1
急性期反応（0～1点）	
CRPもESRも正常値	0
CRPかESRが異常値	1

スコア6点以上ならばRAと分類される．
*：MCP，PIP，MTP2～5，1st IP，手首を含む
**：肩，肘，膝，股関節，足首を含む
***：DIP，1st CMC，1st MTPは除外
低値の陽性：基準値上限より大きく上限の3倍以内の値
高値の陽性：基準値の3倍より大きい値

（日本リウマチ学会ホームページ．ACR/EULAR新分類基準の検証結果についてより引用）

表2　新基準使用時のRA鑑別疾患難易度別リスト

鑑別難易度	
高	1. ウイルス感染に伴う関節炎（パルボウイルス，風疹ウイルスなど） 2. 全身性結合組織病（シェーグレン症候群，全身性エリテマトーデス，混合性結合組織病，皮膚筋炎・多発性筋炎，強皮症） 3. リウマチ性多発筋痛症 4. 乾癬性関節炎
中	1. 変形性関節症 2. 関節周囲の疾患（腱鞘炎，腱付着部炎，肩関節周囲炎，滑液包炎など） 3. 結晶誘発性関節炎（痛風，偽痛風など） 4. 血清反応陰性脊椎関節炎（反応性関節炎，掌蹠膿疱症性骨関節炎，強直性脊椎炎，炎症性腸疾患関連関節炎） 5. 全身性結合組織病（ベーチェット病，血管炎症候群，成人スチル病，結節性紅斑） 6. その他のリウマチ性疾患（回帰リウマチ，サルコイドーシス，RS3PEなど） 7. その他の疾患（更年期障害，線維筋痛症）
低	1. 感染に伴う関節炎（細菌性関節炎，結核性関節炎など） 2. 全身性結合組織病（リウマチ熱，再発性多発軟骨炎など） 3. 悪性腫瘍（腫瘍随伴症候群） 4. その他の疾患（アミロイドーシス，感染性心内膜炎，複合性局所疼痛症候群など）

関節症状を主訴に受診する患者集団における頻度，RAとの症状・徴候の類似性，新分類基準スコア偽陽性の頻度などを総合して，新分類基準を用いる際にRAと鑑別すべき代表的疾患を鑑別難易度高・中・低の3群に分類した．疾患名は日本リウマチ学会専門医研修カリキュラムに準拠した．
鑑別難易度高：頻度もスコア偽陽性になる可能性も比較的高い
鑑別難易度中：頻度は中等または高いが，スコア偽陽性の可能性は比較的低い
鑑別難易度低：頻度もスコア偽陽性になる可能性も低い

（日本リウマチ学会ホームページ．ACR/EULAR新分類基準の検証結果についてより引用）

用語解説

- **DAS28**：治療前後の28関節中の腫脹数，圧痛数，赤沈，患者全般評価スケールを複雑な計算式によって計算する．専用のDAS計算機が必要である．
- **SDAI（simplified disease activity index）**：DAS28専用計算機が不要であり，DAS28と相関する．血液検査によるCRP値が必要であり，当日血液検査が得られない場合は同日の評価は困難．
- **CDAI（clinical disease activity index）**：DAS28，SDAIと相関し，検査値なしで計算可能であり，簡便に活動性を定量できる指標．

検査に関する臨床知

- 関節リウマチは特異的な臨床症状や検査所見がなく，数あるリウマチ性疾患の一部である．そのためさまざまな検査項目を用いて，他の疾患の可能性を多面的に判断・除外し診断をする必要がある．症例により診断確定までに長期的な時間を要するため，患者の苦痛や不安を軽減できるようなケアが大事である．

図1 問診表

現病歴
- □関節症状の発症　年　月　日
- □口腔乾燥　眼乾燥
- □日光過敏症　あり　なし
- □朝のこわばりを伴った腰痛　あり　なし
- □乾癬　ピンク色の慢性皮疹
- □発熱

既往歴
- □乾癬　ピンク色の慢性皮疹
- □胸膜炎　肋膜炎
- □結核　□悪性腫瘍

薬物アレルギー　なし　あり

喫煙歴

飲酒歴

診察
- □口腔内所見
- □聴診
- □皮膚所見　爪　肘　膝など

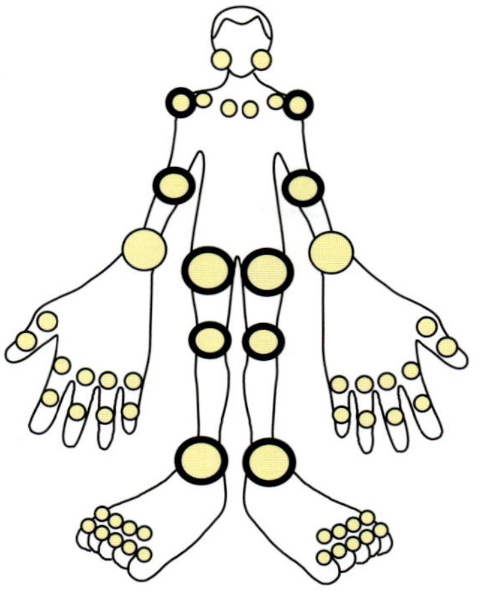

家族歴
- □関節リウマチ
- □膠原病
- □乾癬　ピンク色の慢性皮疹
- □リンゴ病
- □結核

検査
- □血算　分画　　□抗核抗体　　□尿定性　　□手X線
- □CRP　ESR　　□AST　　　　　　　　　　　□足X線
- □RF　CK　　　□ALT　　　　　　　　　　　□胸部X線　正面・側面
- □抗CCP抗体

腫腸 ○　圧痛 ×　　○小関節　●大関節

スコアが6点以上であればRAと分類される.	
腫脹または圧痛関節数（0～5点）	
1個の中～大関節**	0
2～10個の中～大関節**	1
1～3個の小関節*	2
4～10個の小関節*	3
11関節以上（少なくとも1つは小関節*）	5
血清学的検査（0～3点）	
RFも抗CCP抗体も陰性	0
RFか抗CCP抗体のいずれかが低値の陽性	2
RFか抗CCP抗体のいずれかが高値の陽性	3
滑膜炎の期間（0～1点）	
6週間未満	0
6週間以上	1
急性期反応（0～1点）	
CRPもESRも正常値	0
CRPかESRが異常値	1

（日本リウマチ学会ホームページ．ACR/EULAR新分類基準の検証結果についてより引用）

治療法の選択

- 関節リウマチにおいて，関節破壊は発症後の数年間に急速に進行する場合が多いことから，早期からの積極的な治療が行われる．
- 治療目標として，関節の腫脹や痛みを軽減し，関節破壊の進行を止め，ADLだけでなく生活の質（QOL）の改善が挙げられている．
- 治療方法には基礎療法，薬物療法，手術療法，リハビリテーションがあり，これらを組み合わせて行われる．
- 基礎療法は，患者本人への病識獲得，検査や治療・副作用に関する説明，活動と休息のバランスなどの指導をさまざまな医療職（医師，看護師，理学療法士，作業療法士，薬剤師，栄養士，産業医，保健師，ソーシャルワーカーなど）と連携し行う．
- 薬物療法は，『関節リウマチ診療ガイドライン2014』の治療アルゴリズム（図2）に沿って，関節の腫脹を抑制する非ステロイド性抗炎症薬（nonsteroidal anti-inflammatory drugs：NSAIDs），免疫異常に作用することで進行を抑制する抗リウマチ薬（disease modifying antirheumatic drugs：DMARDs），炎症を抑えるステロイド，炎症をひき起こすサイトカインの働きを妨げる生物学的製剤を投与する．
- 手術療法は，増殖した関節の滑膜を取り除く滑膜切除術，破壊された関節の機能を再建する人工関節置換術などがある．
- リハビリテーションでは適度な関節可動訓練を通して，関節に負担がかかる行為や動作を避けて，自助具などを使用したADLの改善を行う．
- 治療の効果判定は，検査データの改善，画像所見，自覚症状の改善の程度からDAS28，SDAI，CDAIにより評価する．

治療に関する臨床知

- 関節リウマチの治療には個人的，社会的，医療費的に大きな負担を生ずるものであり，これらをすべて考慮し，患者本人が主体的に長期的に病態をコントロールし寛解を得られるように介入する必要がある．

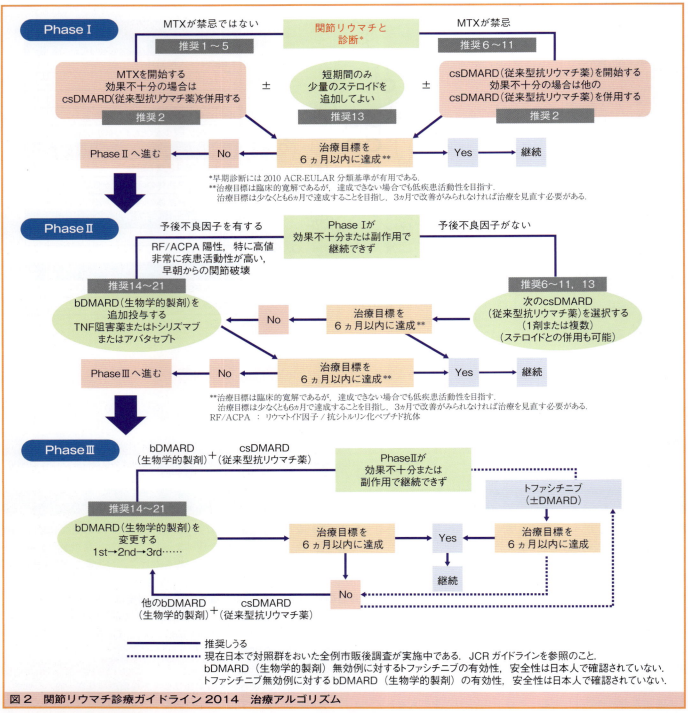

図2 関節リウマチ診療ガイドライン2014 治療アルゴリズム

MTX：メトトレキサート

（日本リウマチ学会 編：関節リウマチ診療ガイドライン2014. メディカルレビュー社, p47, 2014より引用）

文献

1) 田中良哉 編：病態と治療戦略がみえる 免疫・アレルギー疾患イラストレイテッド. 羊土社, pp112-118, 2013
2) 岸本暢将 編：すぐに使えるリウマチ・膠原病診療マニュアル. 改訂版, 羊土社, pp204-215, 2015
3) 山中寿, 他編：Evidence Based Medicine を活かす 膠原病・リウマチ診療. 第3版, メジカルビュー社, pp2-6, 13-16, 30-36, 198-201, 2013
4) 日本リウマチ学会 編：関節リウマチ診療ガイドライン2014. メディカルレビュー社, pp44-47, 2014
5) 住田孝之 編：COLOR ATLAS 膠原病・リウマチ. 改訂第2版, 診断と治療社, 2010
6) 日本リウマチ学会ホームページ. http://www.ryumachi-jp.com/
7) 氏家真二, 他：改良型 MMP-3 測定試薬の基本性能評価. 医学と薬学 67(5)：741-747, 2012
8) 神宮政男, 他：早期慢性関節リウマチ診断における血清 MMP-3 濃度測定の臨床的意義. Modern Rheumatology 35(1)：15-24, 1995

血液・造血器疾患および免疫機能障害，感染症

全身性エリテマトーデス（SLE）

佐藤　優

ポイントになる検査項目
血液検査，尿検査，胸腹部X線，CT，MRI，呼吸機能検査，心エコー，脳波検査，腎生検，心臓カテーテル

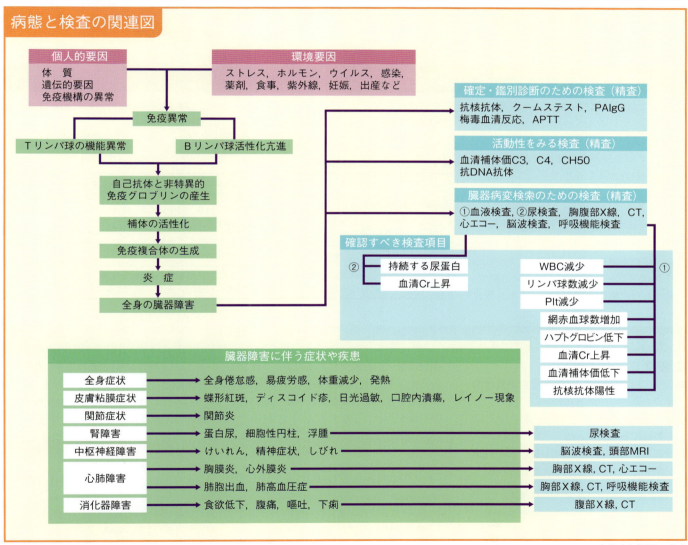

文献5）を参照して作成

どんな疾患か

● 全身性エリテマトーデス（systemic lupus erythematosus：SLE）は全身のあらゆる臓器を侵し，多様な症状を呈する原因不明の全身性炎症性の自己免疫疾患である．

● 男女比は1：10であり，特徴としては15〜40歳ぐらいの妊娠可能年齢の女性に発症することが多い．そのため，ホルモンの影響があるのではないかと考えら

- SLEは易疲労感や全身倦怠感，食欲低下，体重減少などの全身症状がみられる場合がある．また，38℃以上の発熱がみられることがあるが，感染症に比べて重症度は低い．
- SLEは寛解と再燃・増悪を繰り返し，慢性の経過をたどることが多い．SLEでは腎障害による死亡が多いが，近年ではステロイドや免疫抑制薬投与による易感染状態での感染症による死亡が多いとされている．
- SLEは全身性の疾患であるため，皮膚粘膜症状（約40～70％），関節症状（約90％），腎障害（約50～60％），中枢神経症状（約10～20％），心・肺・消化器などに障害をきたす（図1）．
- SLEによる血管障害やステロイド治療の影響による無菌性骨壊死が起こることがある．

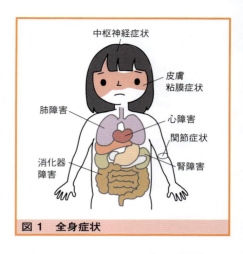

図1　全身症状

体の中で起きていること（病態生理）

- SLEでは自己抗原に対する免疫寛容が破たんしていることが考えられ，その機序はいまだに不明である．
- SLEでは多種自己抗体の産生と抗体産生の永続性がみられる．そして，その自己抗体産生はT細胞依存性であることが知られている．
- T細胞異常では，活動期SLEではリンパ球の減少を認め，CD3，CD4，CD8のいずれも減少する．B細胞異常ではポリクローナルな免疫グロブリンの産生，種々の自己抗体の産生が認められ，異常な活性化がみられる．
- SLEでは多彩な自己抗体を認める．多くは直接的または間接的に組織障害にかかわる（表1）．

表1　SLEにおける組織障害

Ⅱ型細胞傷害型	細胞の膜表面ないし組織上にある抗原とそれに対する特異抗体（IgGおよびIgM）が結合し，時に補体に関与を伴って細胞を破壊する．また，抗原と結合した抗体のFcを介して単球，キラー細胞，Bリンパ球，好中球などと結合し，その結果，膜表面に抗原を有する標的細胞が破壊される．
Ⅲ型免疫複合体型	抗原と抗体が血管内で可溶性の免疫複合体を形成し，腎，皮膚，血管などに沈着し，補体の活性化を伴って炎症をもたらす．
Ⅳ型細胞性免疫型	抗原に感作されたTリンパ球が標的抗原を有する組織を障害する．また，標的抗原に接触したときに種々のサイトカインを産生し炎症に関与する．

検査の読み方　ここがポイント！

血液検査，尿検査

- SLEの所見で最も重要な検査は抗核抗体である．
- 抗ds-DNA抗体や抗Sm抗体はSLEに特異的である．
- 活動期には血清補体のCH50，C3，C4が低下し抗DNA抗体の増加を認める．

> 白血球数（WBC）減少，リンパ球減少，血小板数（Plt）減少，ハプトグロビン減少，持続する尿蛋白，CRP上昇

- SLEの活動性と炎症に伴い，血液障害が起きる．WBC・リンパ球・ハプトグロビン・Pltの減少などで感染・溶血性貧血・出血などが起きている可能性が考えられる．
- 腎障害がある場合に尿蛋白・白血球尿・赤血球尿・円柱尿などが出現する．腎機能が低下すると血清クレアチニン（Cr）が上昇する．腎病変を診断するためには腎生検を行うことがある．
- 血沈は活動性により変わるが，CRPはそれほど上昇しない．CRPが上昇している場合には，漿膜炎，中枢神経病変，血管炎，感染症の合併症などを疑う．

血液検査基準値

- WBC：4,000～8,600/μL（リンパ球比率　27～47％）
- 網赤血球数：2.3～10万/μL
- ハプトグロビン：1-1型：83～209，2-1型：66～218，2-2型：25～176 mg/dL
- Plt：15～35万/μL
- 尿蛋白：陰性（－）
- CRP：0.3 mg/dL
- 血清Cr：男性：0.69～1.06 mg/dL　女性：0.48～0.79 mg/dL
- CH50：30～45 U/mL
- C3：65～135 mg/dL
- C4：13～35 mg/dL

（東京女子医科大学病院　本院院内検査項目基準範囲一覧より引用）

診断のされ方

- SLEの診断は臨床症状と検査所見を総合的に判断して行われる．米国リウマチ学会（ACR）の1982年基準（1997年改訂）の診断基準に基づいて行われる（表2）．

診断に関する臨床知

- SLEの患者の90％以上が皮膚・粘膜症状と関節症状がある．直射日光へ当てないように配慮することや痛みのコントロールができるよう援助する．
- 腎障害も50〜60％の患者が合併する．血液・尿検査の数値だけでなく，浮腫の有無・体重の観察や安静保持・食事療法なども取り入れていく必要がある．
- 中枢神経症状も10〜20％の患者が合併する．不安，抑うつなどがないかアセスメントを行い援助する．

表2 SLE分類基準

1. 頬部紅斑（蝶形紅斑）
2. 円板状皮疹（ディスコイド疹）
3. 日光過敏（日光の反応による皮疹）
4. 口腔潰瘍（無痛性の口腔内・鼻咽頭の潰瘍）
5. 関節炎（非びらん性で2ヵ所以上の関節で疼痛・腫脹・関節液貯留のあるもの）
6. 漿膜炎（胸膜炎または心膜炎）
7. 腎障害（尿蛋白0.5g/day以上または3＋以上で細胞性円柱あり）
8. 神経障害（けいれん，抑うつなどの精神症状）
9. 血液学的異常（溶血性貧血・白血球減少・リンパ球減少・血小板減少のいずれか）
10. 免疫学的異常（抗DNA抗体・抗Sm抗体，抗リン脂質抗体のいずれか）
11. 抗核抗体（抗核抗体の陽性）

上記4項目以上でSLEと分類される

治療法の選択

- 薬物療法の基本は，ステロイドと免疫抑制薬である．
- ステロイドの量は，病態と活動性により異なる．
- 軽度の関節痛は非ステロイド性抗炎症薬でコントロール可能である．頑固な関節炎，皮疹などの軽症に対してはプレドニゾロン15〜20 mg/day，漿膜炎・軽度の心筋炎・筋炎などは中等量の30〜50 mg/day程度，中枢神経症状・ネフローゼ症候群・腎不全・溶血性貧血・血小板減少・全身の血管炎などでは体重（kg）あたり1〜1.5 mgが普通である．必要に応じてメチルプレドニゾロン1gを3日間連続点滴静注するステロイドパルス療法も行われる．
- 免疫抑制薬はステロイドが効かない腎炎や中枢神経症状に対して使われることが多く，経口投与だけではなく，シクロホスファミドを点滴投与するエンドキサンパルス療法（IVCY）が用いられる．

補足説明

- ステロイドパルス療法（メチルプレドニゾロン1g×3日間）とは，大量にステロイド薬を点滴投与する方法である．大量のステロイドを投与することで絶大な効果を得ることができる．適応は，内服での効果が不十分な場合や，病態が急激に悪化し炎症を早急に抑える必要がある場合である．
- エンドキサンパルス療法（IVCY）とは，抗がん剤の一つであり，DNA合成を阻害する作用がある．膠原病の適応ではSLE，全身性血管炎，多発性筋炎，皮膚筋炎，強皮症，混合性結合組織病などに使用される．

検査に関する臨床知

- ステロイド・免疫抑制薬を使用している患者が多いため，感染予防の援助をすることがとても大切である．手洗い，うがい，マスクの着用などが徹底できるように指導を行い，感染予防に努めていく必要がある．また，感染徴候がないかの観察も重要である．
- ステロイドや免疫抑制薬の副作用の観察をしていくことが大切である．
- SLEは慢性疾患であり，特定疾患であるため，医療費助成の制度がある．そのため，特定疾患医療受給者証の交付を受けると一部治療にかかった費用が助成される．

文献

1) 川合眞一，他編：リウマチ・膠原病の治療と看護．南江堂，pp132-137，2001
2) 橋本博史：全身性エリテマトーデス臨床マニュアル．第2増補版，日本医事新報社，pp39-48，62-63，2014
3) 森尾友宏，他監：病気がみえる vol.6—免疫・膠原病・感染症．メディックメディア，pp72-79，2009
4) 村田裕二：新・病態生理できった内科学6（免疫・アレルギー・膠原病）．第2版，医学教育出版社，pp108-117，2006
5) 山口瑞穂子 監：The 疾患別病態関連マップ 2nd．学研メディカル秀潤社．pp178-181，2006

血液・造血器疾患および免疫機能障害，感染症

全身性強皮症

冨澤絵美

ポイントになる検査項目
スキンスコア，抗核抗体，自己抗体，胸部単純 X 線，胸部 CT，肺機能検査，心エコー，上部内視鏡検査，食道造影検査，皮膚生検

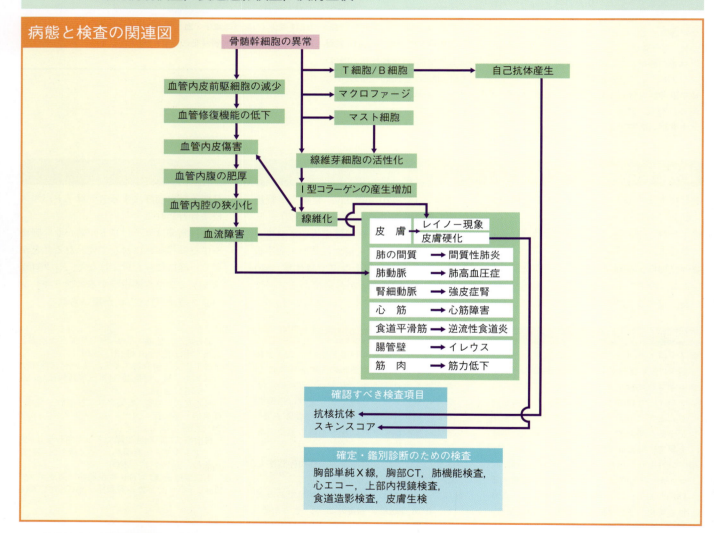

どんな疾患か

- 全身性強皮症（systemic sclerosis：SSc）は，皮膚硬化，臓器の線維化，血管傷害，自己抗体産生をきたす原因不明の自己免疫疾患である．
- 男女比は 1：10 と女性に多く，好発年齢は 30〜50 歳である．
- 全身性強皮症は，皮膚硬化だけでなく，肺・心臓・血管・消化器・筋肉などへのさまざまな内臓障害も併発し，その有無が生命予後や生活の質（QOL）に関与する．
- 予後は，皮膚硬化による分類，抗核抗体の種類により差がある．

症 状

- 全身性強皮症の症状には，以下がある．

- **レイノー現象**
  * 初発症状はレイノー現象が最も多い．
  * レイノー現象とは，寒冷曝露や精神的緊張により発作的に誘発される手指の色調変化である．
  * 白（虚血）→紫（チアノーゼ）→赤（再疎通）の3相性の変化を認める．
- **皮膚硬化**
  * 手指・足趾より皮膚硬化が起こり，症例によっては，その範囲が拡大する．
  * 皮膚硬化が急激に全身に拡大する症例もあるが，多くの症例では，緩やかな進行であり，ほとんど進行しない症例もある．
  * 全身性強皮症は，広範囲の皮膚硬化を呈するびまん皮膚硬化型と，限局した皮膚硬化を示す限局皮膚硬化型の2つに分類される．
  * 限局皮膚硬化型には，皮下石灰化（Calcinosis），レイノー現象（Raynaud's phenomenon），食道機能異常（Esophageal dysfunction），手指硬化（Sclerodactylia），毛細血管拡張（Telangiectasia）を特徴とし，その頭文字から，CREST（クレスト）症候群と呼ばれる疾患群も含まれる．
- **皮膚潰瘍・壊死**
  * 皮膚硬化とは別に，血流障害による皮膚潰瘍・壊疽が指尖部にしばしばみられる．また線維化に伴う関節の拘縮部（手指PIP関節，肘関節）にも皮膚潰瘍が生じうる．
  * 難治性の場合も多く，壊死となることがある．
- **間質性肺炎**
  * 間質性肺炎は強皮症患者の52～75％にみられ，予後にかかわる重要な合併症である．
  * 間質性肺炎の初発症状は，乾性咳嗽，労作性呼吸困難である．
- **肺高血圧症**
  * 間質性肺炎と同様に生命予後にかかわる重要な合併症である．
  * 肺動脈の中膜，内膜が肥厚し，内腔が狭小化する．
  * 進行すると，労作性呼吸困難を生じる．
- **強皮症腎**
  * 強皮症腎と呼ばれる腎障害を合併することがあり，日本人では10％以下と低頻度ではあるが，生命予後に大きく影響を与える重要な合併症である．
  * 90％以上の症例で，進行する高血圧症状が認められるが，正常範囲の血圧を維持する患者も10％前後にみられる（正常血圧強皮症腎）．
  * 血清クレアチニン（Cr）が4 mg/dLを超えない段階で治療を開始すれば，予後良好と考えられている．
- **心臓病変**
  * 心臓病変の発現率は，20～25％と報告されている．
  * 動悸，息切れ，胸痛といった症状は遅れて生じることが多く，無症候性の心臓病変が多く存在するとされている．
- **消化管病変**
  * 90％以上の患者が消化管病変を有している．
  * 病変部位は，90％以上が食道であり，食道下部平滑筋層に生じる線維化により，逆流性食道炎が惹起される．
  * 口腔内乾燥症状を呈し，舌小帯の短縮・肥厚が生じる．
  * 胃病変の合併は非常にまれであるが，小腸の蠕動運動低下に伴う嘔気，腹部膨満感を呈することは，約半数の患者で認められる．
  * 結腸においても同様の腸蠕動運動の低下が高頻度に生じるとされており，便秘をきたす．
- **筋病変**
  * 筋肉痛および筋力低下は，炎症性筋疾患の合併，つまり，重複症候群の場合と，強皮症固有の筋病変がある．
  * 手関節・肘関節・膝関節・足関節の各部において，腱・腱鞘または隣接組織の炎症，線維化が生じ，触診上，粗い摩擦音を伴うことがある．

体の中で起きていること（病態生理）（図1）

- 症状は，線維化と血管傷害の2つの病態により形成される．このどちらが先に生じるのか，主要なものかは明らかではない．

線維化

- 線維化は，病変局所に存在する線維芽細胞が過剰な膠原線維を産生することから起こる．この線維芽細胞の異常の原因は，明らかになっていない．
- リンパ球が血液中から皮膚に移動し，そこでさまざまな細胞成長因子やサイトカインを産生し，これらが線維芽細胞を刺激し，過剰な膠原線維が産生されて線維化が起こると考察されている．

血管傷害

- 血管壁に線維化が生じることで，血管が

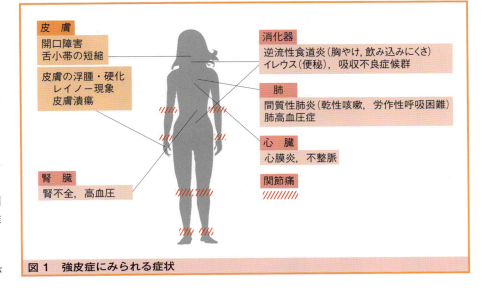

図1 強皮症にみられる症状

- 硬く，広がりにくくなり，血流障害をきたす．
- レイノー現象も，この病態により生じる．
- 血管傷害は皮膚だけでなく，内臓にも生じる．例えば，肺動脈性肺高血圧症では，肺動脈の内膜・中膜の肥厚がみられ，血管内腔の狭小化が認められる．
- 発症機序には，血管作動因子（エンドセリン-1，プロスタグランジン，ブラジキニン，アンジオテンシンⅡ，一酸化窒素）の関与が指摘されている．
- エンドセリン-1は，血管収縮因子としての機能のほかに，血管内皮細胞，血管平滑筋細胞に対して増殖因子として作用し，血管内膜の肥厚に関与している．
- 一方，血管内皮傷害の機序に，血管修復機構の破たんが関与していることも示されている．末梢血管内皮細胞に傷害が生じると，骨髄由来の血管内皮前駆細胞が供給され，血管を修復する．しかし，強皮症患者では，この血管内皮前駆細胞の末梢血中の量が減少しており，血管修復機能が低下している．

自己抗体産生
- 全身性強皮症では，さまざまな自己抗体が産生される．

検査の読み方　ここがポイント！

血液検査（抗核抗体陽性）
- 約90％の強皮症患者に抗核抗体（細胞核の成分と反応する自己抗体）が検出される．強皮症患者に認められる抗核抗体は数種類あり，その種類により，症状に違いがある（表1）．
- 抗Scl-70抗体（抗トポイソメラーゼⅠ抗体）は，びまん型の皮膚硬化を呈し，肺線維症を高頻度に合併する患者に多く発現する．
- 抗セントロメア抗体は，CREST症候群を含む限局型で高頻度に発現する．心臓，肺線維症，腎臓の内臓病変の合併は少なく，予後は比較的良好だが，肺高血圧症を併発することが知られている．
- 抗RNAポリメラーゼⅠとⅢ抗体が，びまん型に多く，腎病変を合併しやすいが，肺線維症の合併は少ない．

スキンスコア
- 皮膚硬化の評価方法としてm-Rodnan total skin thickness score（m-Rodnan TSS）が使用されている．
- 全身の指定された17部位（図2）を触診し，皮膚硬化の程度を，それぞれ0〜3点（0＝正常，1＝軽度，2＝中等度，3＝高度）の4段階で評価する．スコアの合計は最小0点〜最大51点となる．
- 診療において，皮膚硬化の進行の評価，治療効果の判定に有用である．
- 皮膚硬化の進行には3段階の過程がある．病初期には浮腫期があり，特に早朝時に手指の突っ張り感を訴える．全身性の皮膚硬化が生じるびまん型では，数ヵ月〜数年の間に，硬化期を呈する．一方，限局型では非常にゆっくりとした速度で硬化期を迎える．CREST症候群では，10年以上かけて徐々に皮膚の硬化が進行する．顔貌は特徴的であり，表情に乏しくなり，口唇の硬化のため開口障害が生じる．硬化期を経過すると皮膚の萎縮期を迎える．この時期になると皮膚の硬化が改善し，一見正常の皮膚と変わらないことがある．

皮膚生検
- 皮膚硬化がはっきりしない場合に，一部の皮膚組織を採取し，病理検査を行う．

胸部単純X線
- 肺病変・心臓病変のスクリーニング・精査のために行う．
- 肺ではおもに間質性肺炎の有無・程度を

表1　自己抗体と臨床症状

	自己抗体	臨床症状
1.	抗トポイソメラーゼⅠ抗体（抗Scl-70抗体）	びまん性皮膚硬化，間質性肺病変
2.	抗RNAポリメラーゼⅠ/Ⅲ抗体	びまん性皮膚硬化，強皮症腎
3.	抗セントロメア抗体	限局性皮膚硬化，CREST症候群，肺高血圧症
4.	抗U1-RNP抗体	関節炎，発熱，白血球減少症，Overlap症候群，肺高血圧症，びまん性と限局性がほぼ同頻度
5.	抗Fibrillarin抗体（抗U3 RNP抗体）	びまん性皮膚硬化，肺高血圧症，筋炎，下部腸管病変
6.	抗Ku抗体	限局性皮膚硬化，筋炎
7.	抗Th/To抗体	限局性皮膚硬化，間質性肺病変

1〜4の検査は保険適用認可済み．

図2　スキンスコアテスト

患者名					患者番号				診察日			
（右）							（左）					
手指	0	1	2	3			手指	0	1	2	3
手背	0	1	2	3			手背	0	1	2	3
前腕	0	1	2	3			前腕	0	1	2	3
上腕	0	1	2	3			上腕	0	1	2	3
				顔	0	1	2	3				
				前胸部	0	1	2	3				
				腹部	0	1	2	3				
大腿	0	1	2	3			大腿	0	1	2	3
下腿	0	1	2	3			下腿	0	1	2	3
足背	0	1	2	3			足背	0	1	2	3
合計（m-Rodnan TSS）＿＿＿							検者名＿＿＿				

文献1）より引用

評価する．間質性肺炎は，間質の線維化，炎症性細胞浸潤から構成され，胸部単純X線検査では，すりガラス影，網状影がみられる．
- また，肺高血圧症による右室拡大，肺動脈陰影の増強の有無を確認する．

胸部CT
- 早期の間質性肺炎では，自覚症状に乏しく，胸部CT検査で初めて診断されることが多い．
- 両側下肺野背側を中心に，網状影や索状影が認められる．

心エコー
- 労作時の息切れなどの自覚症状のない段階でも，心エコー検査による推定右室収縮期圧（estimated right ventricular systolic pressure：eRVSP）の測定が必要である．
- eRVSPが40 mmHg以上あれば，肺高血圧症が疑われる．異なる日に心エコーを再検する．2回とも40 mmHg以上であれば，血液検査でNT-proBNP（心室の圧負荷の指標）を測定する．または，呼吸機能検査の拡散能の指標とされる%DLcoを測定する．
- 一度の検査で，肺高血圧症なしと判断された症例でも，その後に肺高血圧症を発症する可能性もあるため，6ヵ月に一度は心エコーを受けることが推奨される．

心臓カテーテル検査
- 平均肺動脈圧が25 mmHg以上の症例を肺高血圧症と診断する．
- NT-proBNPが異常に増加しているか，または%DLcoが低下している症例では，侵襲的な検査ではあるが，心臓カテーテル検査を行い，肺高血圧症の診断を確定する．
- 間質性肺炎や心筋傷害から生じているとは考えにくい息切れなどの症状がある場合，またはeRVSPが30〜40 mmHgである場合には，NT-proBNPまたは%DLcoのどちらかに異常があれば，心臓カテーテル検査を行う．
- eRVSPが30 mmHg未満であれば，肺高血圧症なしと考える．

肺機能検査
- 間質性肺炎，肺高血圧症のスクリーニング，程度評価のために行われる．
- 自覚症状が出現する前の病初期にも異常を検出しうる．
- 間質性肺炎では，拘束性呼吸機能障害の指標である%FVC（肺活量）や%DLco（拡散能）が低下する．

上部内視鏡検査
- 食道下部の粘膜状態を検索するために行われる．
- 逆流性食道炎の内視鏡的診断は，下部食道にみられる線状および地図状の発赤，びらん，潰瘍，白色混濁，粘膜の凸凹の確認による．

食道造影検査
- 食道下部における蠕動，低下あるいは消失，下部の拡張が認められる．

> **基準値**
> - eRVSP：<15〜30 mmHg
> - NT-proBNP：<125 pg/mL
> - %FVC：>70%
> - %DLco：>80%

診断のされ方
- 米国リウマチ学会（American College of Rheumatology：ACR）が1980年に作成した分類予備基準が診断に用いられる．
- I．近位の皮膚硬化，II．①手指，足趾の皮膚硬化，②指の先端の瘢痕，指腹の萎縮，③肺の両基底部の線維症のうち，「I」あるいは「IIの3項目のうち2項目」があれば，強皮症と診断される．
- 近年，欧州リウマチ学会（The European League Against Rheumatism：EULAR）による新分類基準が提唱された．皮膚硬化がなくても，末梢循環障害があり，強皮症に特異的な自己抗体が陽性であれば，強皮症と診断できる．

> **診断に関する臨床知**
> - 診断に至るまで，患者はさまざまな検査を受ける必要がある．看護師は，患者が検査に臨めるよう検査の目的や方法を十分に説明し，患者の不安や疑問を軽減する必要がある．

治療法の選択
- 臓器病変の重症度に合わせて，副腎皮質ステロイド，免疫抑制薬，対症療法を選択する．
- 病勢が落ち着いても定期的な検査を行い，新たな病変の出現に注意する．
- 現在も根治的治療はなく，新規治療が模索され，臨床試験が進行中である．

レイノー現象
- レイノー現象に対しては，血管拡張薬が用いられている．カルシウム拮抗薬，アンジオテンシンII受容体拮抗薬，プロスタグランジン製剤の有効性が報告されており，使用されている．

皮膚硬化
- 皮膚硬化（進行期）にはプレドニゾロン20〜30 mg/dayが有効である．新たな試みとして大量免疫グロブリン静注療法が提唱されている．

皮膚潰瘍・壊死
- 末梢循環の改善をはかる目的で，プロスタグランジン製剤などの血管拡張薬，血小板凝集抑制薬が投与される．
- 潰瘍に対する局所的治療は，創面の洗浄，外用薬の塗布を行う．

間質性肺炎
- 活動性の間質性肺炎と診断した場合の治療選択肢としては，①副腎皮質ステロイド内服と免疫抑制薬の併用療法，②免疫抑制薬単独療法，③自己末梢血管細胞移植療法がある．厚生労働省研究班の指針では，①または②を推奨している．
- また，免疫抑制薬ではシクロホスファミド静注療法を推奨しており，3〜6回行う．
- プレドニゾロンは1ヵ月間同量で内服後，2週ごとに2.5〜5 mg/dayのペースで

漸減する．6ヵ月後には10〜15 mg/dayとし，維持療法とする．12ヵ月再燃がなければ，さらにプレドニゾロンを減量する．

肺高血圧症
- 肺高血圧症で有効性が認められている血管拡張薬は，プロスタグランジン製剤（ベラプロスト），ホスホジエステラーゼ5阻害薬（ボセンタン，アンブリセンタン），エンドセリン受容体拮抗薬（シルデナフィル，タダラフィル）があり，近年使用されている．

強皮症腎
- 強皮症腎に対しては，アンジオテンシン変換酵素阻害薬（ACE阻害薬）の投与を行う．なかでも半減期の短い薬剤を選択し，少量ずつ1日3回投薬し，収縮期血圧が160 mmHg以下になるよう徐々に増量する．ACE阻害薬のみでは血圧コントロールが不良な場合，カルシウム拮抗薬を併用する．

心病変
- 基本的には対症療法が行われる．

消化管病変
- 消化管病変では胃食道逆流症（gastro-esophageal reflux disease：GERD）に対し，胃酸の逆流を防ぐ目的でH_2受容体拮抗薬，プロトンポンプ阻害薬の投与を行う．

筋病変
- 筋病変の治療には，副腎皮質ステロイドおよび免疫抑制薬が用いられる．

用語解説

- **副腎皮質ステロイド薬**：副腎皮質ステロイドは副腎で産生されるホルモンで，ミネラルコルチコイド，グルココルチコイド，アンドロゲンが含まれる．グルココルチコイドを人工的に合成した薬が炎症や免疫を抑制する目的で使用される．投与量や期間は，疾患によって，また重症度によって大きく異なる．一般的には，プレドニゾロンで10 mg/day以下を少量，30 mg/day前後を中等量，50 mg/day以上を大量と分類する．大量のメチルプレドニゾロン（500〜1,000 mg/day）を3日間連続して投与する治療方法をステロイドパルス療法という．副作用には，感染症，胃潰瘍・十二指腸潰瘍，骨粗鬆症，高血圧症，糖尿病，精神症状，筋力低下，白内障などがある．

- **シクロホスファミド**：免疫抑制薬の一つである．白血病やがんの治療薬として開発されたが，使用量を減らすことで，膠原病の一部にも有効であることが報告されている．投与方法は経口服用と点滴注射がある．投与回数・間隔・中止時期は疾患活動性と副作用により決定する．シクロホスファミド特有の副作用は，出血性膀胱炎，膀胱がん，生殖能力低下がある．出血性膀胱炎は，薬の代謝物が尿の中に排泄されるため，膀胱の粘膜を傷害することで生じる．予防のため，十分な水分摂取を促し，排尿は我慢しないよう指導する．

治療に関する臨床知

- 治療には，患者自身と家族が病状を正しく理解し，受容できていることが重要である．また副作用のある薬の服用を継続しなければならないため，薬を管理できるよう知識を提供し，理解を得る必要がある．

文献

1) 山中 寿，他編：Evidence Based Medicineを活かす膠原病・リウマチ診療．メジカルビュー社，pp306-318，2013
2) 竹原和彦，他：よくわかる強皮症のすべて．永井書店，2004
3) 竹原和彦，他：強皮症のすべてがわかる本．保健同人社，2008

血液・造血器疾患および免疫機能障害，感染症

HIV 感染症

佐野麻里子

ポイントになる検査項目
HIV 抗体1+2（PA法，EIA法，CLIA法），Western Blot法，RT-PCR法（HIV-1RNA量），白血球血液像，Tサブセット（CD4リンパ球数）

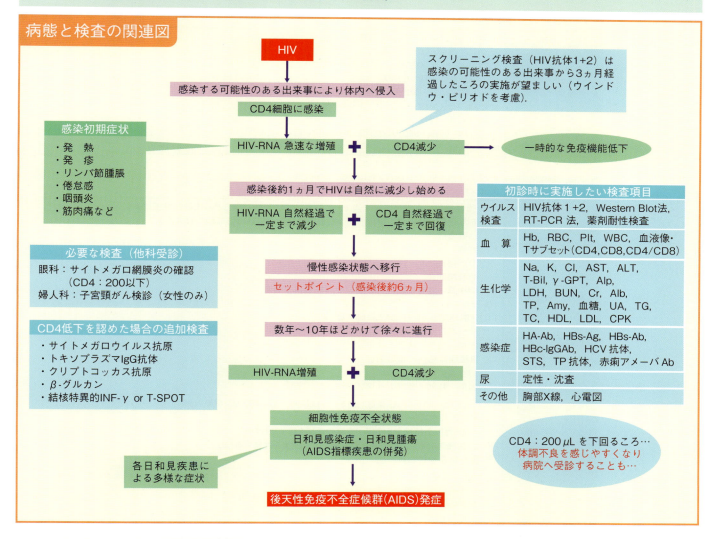

どんな疾患か

- HIVとはヒト免疫不全ウイルス（human immunodeficiency virus：HIV）のことで，HIV感染症とはHIVに感染したことをいう．
- HIVは，ヒトの免疫で司令塔の役割をもつCD4陽性リンパ球（CD4細胞）に感染し，その細胞内で増殖する．
- その結果，CD4細胞は破壊されCD4細胞数が減るため，細菌やウイルスを実際に攻撃する細胞（Bリンパ球，マクロファージ，キラーT細胞）への司令を出すことができず，免疫機能が低下する（図1）．
- 免疫機能が低下すると，健康時に抑え込まれていた体内のウイルスや細菌などの

活性化，また，さまざまな感染症や腫瘍といった日和見疾患に罹りやすくなる．
- HIV感染症＝後天性免疫不全症候群（acquired immuno-deficiency syndrome：AIDS）発症ではない．
- AIDS発症とは，HIV感染が進行し，表1に指定された23種の指標疾患（日和見感染や腫瘍）いずれかを発症した状態をいう．

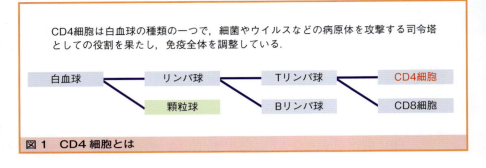

図1　CD4細胞とは

CD4細胞は白血球の種類の一つで，細菌やウイルスなどの病原体を攻撃する司令塔としての役割を果たし，免疫全体を調整している．

表1　23種の指標疾患

A．真菌症	1．カンジダ症（食道・気管・気管支・肺） 2．クリプトコッカス症（肺以外） 3．コクシジオイデス症 　1）全身に播種したもの 　2）肺・頸部・肺門リンパ節以外の部位に起こったもの 4．ヒストプラズマ症 　1）全身に播種したもの 　2）肺・頸部・肺門リンパ節以外の部位に起こったもの 5．ニューモシスチス肺炎
B．原虫感染症	6．トキソプラズマ脳症（生後1ヵ月以降） 7．クリプトスポリジウム症（1ヵ月以上続く下痢を伴ったもの） 8．イソスポラ症（1ヵ月以上続く下痢を伴ったもの）
C．細菌感染症	9．化膿性細菌感染症（13歳未満で，ヘモフィルス，連鎖球菌などの化膿性細菌により以下のいずれかが2年以内に，2つ以上多発あるいは繰り返して起こったもの） 　1）敗血症 　2）肺　炎 　3）髄膜炎 　4）骨関節炎 　5）中耳・皮膚粘膜以外の部位や深在臓器の潰瘍 10．サルモネラ菌血症（再発を繰り返すもので，チフス菌によるものを除く） 11．活動性結核（肺結核または肺外結核）＊ 　1）全身に播種したもの 　2）肺・頸部・肺門リンパ節以外の部位に起こったもの 12．播種性非結核性抗酸菌症 　1）全身に播種したもの 　2）肺・頸部・肺門リンパ節以外の部位に起こったもの
D．ウイルス感染症	13．サイトメガロウイルス感染症（生後1ヵ月以降で，肝・脾・リンパ節以外） 14．単純ヘルペスウイルス感染症 　1）1ヵ月以上持続する粘膜，皮膚の潰瘍を呈するもの 　2）生後1ヵ月以後で気管支炎・肺炎・食道炎を併発するもの 15．進行性多巣性白質脳症
E．腫　瘍	16．カポジ肉腫 17．原発性脳リンパ腫 18．非ホジキンリンパ腫 　LSG分類により 　1）大細胞型・免疫芽球型 　2）Burkitt型 19．浸潤性子宮頸がん＊
F．その他	20．反復性肺炎 21．リンパ性間質性肺炎／肺リンパ過形成：LIP/PLH complex（13歳未満） 22．HIV脳症（認知症または亜急性脳炎） 23．HIV消耗性症候群（全身衰弱およびスリム病）

＊C-11活動性結核のうち肺結核，およびE-19浸潤性子宮頸がんについては，HIVによる免疫不全を示唆する症状または所見がみられる場合に限る．

体の中で起きていること（病態生理）

- 自然経過において，病期は急性期，無症候期，AIDS発症期の3つに分類される（図2）．
- 急性期
  * 感染後，数週でHIVはリンパ組織内で急速に増殖し，それに伴いCD4も一時的に低下する．発熱・発疹・筋肉痛・リンパ節腫脹などの急性感染症状を呈することがあるが，多くは数週間で消失する．
- 無症候期
  * 増殖するHIVとそれを抑え込もうとする免疫系が拮抗している時期で，両者は一定のバランスを保ちながら経過するが，その間もHIVはCD4を破壊し続けている．感染者の自覚症状はほとんどなく，HIV-RNA量（ウイルス量）は比較的安定した値に保たれ，拮抗状態は平均10年程度持続するといわれてきた．しかし近年では，この期間が短くなっている傾向にある．
- AIDS発症期
  * HIVの増殖とともにCD4の破壊が進むことで免疫機能が低下し，免疫不全状態へ進行する．CD4数が$200/\mu L$を下回るようになると，さまざまな日和見疾患や腫瘍性疾患を併発しやすくなる．
- 感染後，急速に増殖したウイルスも免疫機能により，1ヵ月ほどでウイルス量は自然に減少する．その後6ヵ月を過ぎたころより，ウイルス量が減らなくなる時期を迎える．これをセットポイントという．セットポイントでのウイルス量が多いほど，病気の進行が速いといわれている．

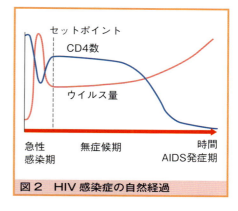

図2　HIV感染症の自然経過

検査の読み方　ここがポイント！

血液検査（重要度の高いマーカー）

- HIV抗体の検出
  * HIV感染症の検査には感度の高い「スクリーニング検査」と，特異度の高い「確認検査」があり，2つの検査を組み合わせることで，より正確な診断が可能となる．
  * スクリーニング検査：HIV抗体1+2：ELISA法，PA法など
  * 確認検査：Western Blot法
- HIV-RNAの検出
  * PCR法（HIV-1RNA量）：病気の勢い（進行速度）を予測する指標．血漿1mL中のウイルスの数が示される．治療（抗HIV療法）継続されていれば2.0×10^1未満（検出限界未満）が目標となる．

〔検査値の見方（例）〕
- 2.0×10^1未満　⇒　検出せず
- 2.0×10^4　⇒　20,000 コピー/mL
- 3.8×10^5　⇒　380,000 コピー/mL

- CD4陽性リンパ球数
  * 現在の免疫状態や，治療開始時期の検討をする指標．

〔CD4数の計算方法〕
白血球（WBC数）×リンパ球（%）× CD4（%）= CD4数$/\mu L$
  * CD4細胞は白血球の種類の一つで，細菌やウイルスなどの病原体を攻撃する司令塔としての役割を果たし，免疫全体を調整している．CD4陽性リンパ球にウイルスが感染すると，細胞内でウイルスが複製され，CD4が破壊されることとなりCD4数が減少する．

血液検査基準値
- HIV抗体1+2：（−）陰性
- Western Blot法：陰性
- HIV-1 RNA：検出せず or 2.0×10^1未満コピー/mL
- CD4（実数）：500 〜 1,500$/\mu L$

診断のされ方

- HIV感染の診断にはスクリーニング検査と確認検査と2段階の検査を実施する．
- HIVスクリーニング検査はHIV感染が疑われる場合，もしくは検診や術前検査として実施される．スクリーニング検査で（+）陽性の結果であった場合，陽性の可能性（確定ではない）があることがわかる．その後，確認検査としてWestern Blot法，ウイルスを確認する

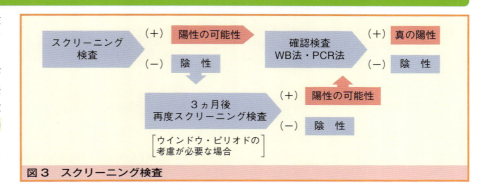

図3　スクリーニング検査

ためのPCR法を実施し，陽性の結果を確認して初めて**真の陽性**（確定）となり，HIV感染症として診断される（図3）．

治療法の選択

抗HIV療法—ART（anti-retroviral therapy，多剤併用療法）（表2）

- 抗HIV療法は血液中のウイルス量（HIV-RNA量）を抑え，免疫力（CD4）を回復させることを目的としている．そのことにより，HIV感染症の進行を遅らせ，また免疫力が回復することで日和見疾患（エイズ発症）の予防となる．
- 治療の目標はHIV-RNA量が「検出せず」もしくは「2.0×10^1 未満コピー/mL」となることを目指す．
- 治療方法
  * 抗HIV療法（ART）は，HIVの増殖を抑制するため，増殖過程の異なる箇所で作用する，複数の薬剤を併せて投与（内服）する（表3）．
  * 通常は3種類の薬剤を選択する（キードラッグ1剤＋バックボーン2剤）（図4）．
  * CD4が低値な場合には，その値により発症する可能性のある日和見疾患を予防するための投薬を行う（表4）．

診断に関する臨床知

- HIV感染の機会から抗体が陽転化（陰性→陽性になること）するまで，平均20日ほどかかる（95％が4〜41日）．この期間をウインドウ・ピリオドといい，この期間は真の陽性であっても抗体検査では陰性となることがある．よって，正確な検査結果を得るためにはHIV感染の可能性のある出来事から約3ヵ月経過した時点で，抗体検査を実施することが望ましい．しかし，PCR法では感染初期であってもウイルスが検出されるため，急性感染を疑う際にはPCR法の検査は有効といえる．

治療に関する臨床知

- 治療が開始されたら，血液中のHIV-RNA量（ウイルス量）を長期にわたり検出限界以下（20コピー未満/μL）に抑え続けることがARTの目標の一つとなる．そのことにより免疫機能（CD4値）が回復・維持されるため，ART開始以降も定期的に血液検査を実施し，治療効果を判定する．定期的にHIV-RNA量を観察することにより，適切な服薬管理が行われているかを評価し，またCD4値に応じた日和見感染予防や日常生活指導を実施する必要もある．加えて治療による副作用や生活習慣病などの長期合併症のモニタリングを行うことも重要である．

表2　未治療患者に対するART開始基準

状態	ART開始の推奨度
AIDS発症（HIV関連認知症を含む）CD4＜350	ただちに治療開始
神経学的合併症	ただちに治療開始
CD4：350〜500	治療開始を強く推奨
CD4＞500	治療開始を推奨
妊婦・HIV腎症・HBV重複感染者	治療開始を強く推奨
急速なCD4数減少（例えば年間100を超えるCD4数減少）	治療開始を強く推奨
HCV重複感染者	治療開始を推奨
高ウイルス量（例えばHIV-RNA：100,000コピー/mLを超える患者）	治療開始を推奨
急性HIV感染症/HIV感染早期	治療開始を推奨
性的パートナーへのHIV二次感染リスクを有する患者	効果的なARTは性的パートナーへの二次感染を予防することが示されているので，何らかの二次感染リスクを有する患者にはARTが開始されるべきである．

文献1）より引用

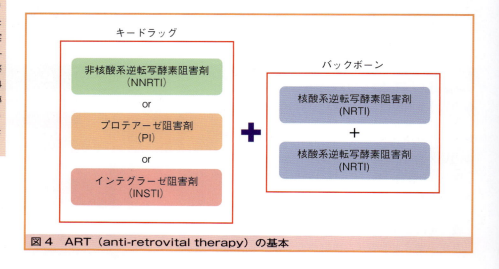

図4　ART（anti-retrovital therapy）の基本

表3 日本で承認されている抗HIV薬　2016年8月現在

商品名	一般名	略名
核酸系逆転写酵素阻害剤（NRTI）		
レトロビル®	ジドブジン	AZT
エピビル®	ラミブジン	3TC
ザイアジェン®	アバカビル	ABC
コンビビル®	ジドブジン/ラミブジン	AZT/3TC
エプジコム®	アバカビル/ラミブジン	ABC/3TC
ゼリット®	サニルブジン	d4T
ヴァイデックスEC®	ジダノシン	ddI
ビリアード®	テノホビル	TDF
エムトリバ®	エムトリシタビン	FTC
ツルバダ®	テノホビル/エムトリシタビン	TDF/FTC
非核酸系逆転写酵素阻害剤（NNRTI）		
ビラミューン®	ネビラピン	NVP
ストックリン®	エファビレンツ	EFV
インテレンス®	エトラビリン	ETR
エジュラント®	リルピビリン	RPV
プロテアーゼ阻害剤（PI）		
ノービア®	リトナビル	RTV
クリキシバン®	インジナビル	IDV
インビラーゼ®	サキナビル	SQV
ビラセプト®	ネルフィナビル	NFV
レクシヴァ®	ホスアンプレナビル	FPV
カレトラ®	ロピナビル/リトナビル	LPV/RTV
レイアタッツ®	アタザナビル	ATV
プリジスタ®/プリジスタナイーブ®	ダルナビル	DRV
インテグラーゼ阻害剤（INSTI）		
アイセントレス®	ラルテグラビル	RAL
テビケイ®	ドルテグラビル	DTG
侵入阻害剤（CCR5拮抗薬）		
シーエルセントリ®	マラビロク	MVC
シングルタブレットレジメン（STR）・（NNRTI+NRTI）		
コムプレラ®	リルピビリン/テノホビル/エムトリシタビン	CMP(RPV/TDF/FTC)
シングルタブレットレジメン（STR）・（INSTI+NRTI）		
スタリビルド®	エルビテグラビル/コビシスタット/テノホビル/エムトリシタビン	STB(EVG/COBI/TDF/FIC)
トリーメク®	ドルテグラビル/アバカビル/ラミブジン	TRI(DTG/ABC/3TC)
ゲンボイヤ®	エルビテグラビル/コビシスタット/エムトリシタビン/テノホビルアラフェナミドフマル酸塩	GEN(EVG/COBI/FTC/TAF)

補足説明

- 現在の治療においては，一度感染したHIVを体内から排除することはできず，多剤併用療法（ART）を開始された患者は生涯にわたり確実な内服を継続する必要がある．またHIVは増殖するスピードが速く，変異を起こす確率の高いウイルスで，不定期な服薬や自己判断での薬の減量や中断をすることで薬剤の血中濃度が低下し，治療成功率が低下するだけでなく，薬剤耐性ウイルスが生じる危険性もある．そのため医療者は，患者自身がARTを開始することに対する意思決定ができるよう支援し，服薬アドヒアランスを確保することが重要となる．
- 1997年以降，ARTが確立したが，当時は1日の服薬錠数も多く，服薬方法も複雑であり副作用も強く，患者にとってはつらい治療であった．しかし現在では副作用も大幅に改善し，2013年にはキードラックとバックボーンドラックが1錠（合剤）となり，1日1回1錠のシングルタブレットレジメン（STR）での治療も可能となった．
- ARTが開始される際には，事前に抗HIV薬の薬剤耐性試験（血液検査）を実施する．感染したHIVがすでに薬剤耐性をもったウイルスである可能性があり，治療薬剤を選択する際には耐性のない薬剤を選択する必要があるためである．
- ART開始後，数ヵ月が経過した段階で日和見感染症などの疾患を発症・再発・再増悪することを「免疫再構築症候群」と呼ぶ．このことは，ARTによりHIV-RNA量が減少し免疫機能が改善する過程で，免疫応答が過剰に誘導されるために生じると考えられている．

表4 CD4低値で使用する日和見疾患予防のための薬剤

CD4の値	発症の可能性がある疾患	予防薬
CD4数<200/μL あるいは口腔カンジタ症	ニューモシスチス肺炎	・ST合剤（内服） ・ベナンバックス®（吸入/点滴） ・サムチレール®（内服）
CD4数<100/μL かつトキソプラズマ抗体（IgG）陽性	トキソプラズマ脳症	・ST合剤（内服）
CD4数<50/μL	播種性非定型抗酸菌症	・ジスロマック® ・クラリス®

文献

1) 日本エイズ学会HIV感染症治療委員会：HIV感染症「治療の手引き」第19版
2) 満屋裕明 編：HIV感染症とAIDS改定．第2版，最新医学社，2013
3) 平成26年度厚生労働科学研究費補助金エイズ対策研究事業（エイズ対策政策研究事業）HIV感染症及びその合併症の課題を克服する研究班：抗HIV治療ガイドライン2015年3月版

血液・造血器疾患および免疫機能障害，感染症

敗血症

大槻勝明

ポイントになる検査項目
WBC，CRP，プロカルシトニン，血液ガス分析（PaO_2，$PaCO_2$，HCO_3^-，乳酸値），血糖値，Cr，Bil，PT-INR，APTT

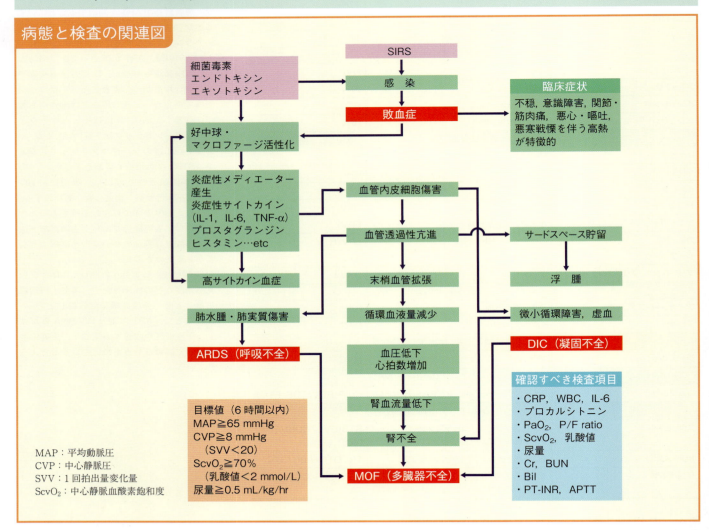

病態と検査の関連図

MAP：平均動脈圧
CVP：中心静脈圧
SVV：1回拍出量変化量
$ScvO_2$：中心静脈血酸素飽和度

どんな疾患か

- 敗血症は，1989年にBoneら[1]が定義した「sepsis syndrome」という概念を基に，米国集中治療医学会（Society of Critical Care Medicine：SCCM）と米国胸部専門医学会（American College of Chest Physicians：ACCP）の合同カン

ファレンス（1992年）において，全身性炎症反応症候群（systemic inflammatory response syndrome：SIRS）の診断を満たし，その原因が感染症によってひき起こされたものとしていた（図1）．2016年2月SCCMにおいて，敗血症の定義は15年ぶりに改訂され，感染症に対する制御不能な宿主生体反応によって引き起こされる生命を脅かす臓器障害とされた．また，敗血症性ショックは，実質的に死亡率を上昇させる重篤な循環，細胞，代謝の異常を有する敗血症のサブセットとされ，重症敗血症という用語は除外された[2]．

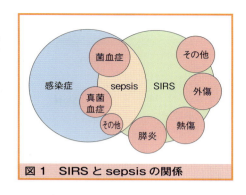

図1　SIRSとsepsisの関係

体の中で起きていること（病態生理）

- 敗血症性ショックは，初期では過剰に産生された種々の炎症性サイトカインなどが血管内皮細胞に働き，ヒスタミンやプロスタグランジンなどの血管拡張物質が産生され，末梢血管が拡張（末梢血管抵抗の減少）し，血液分布異常性のショックの状態となる．
- 同時に血管内皮細胞の組織間隙は開大し，血管透過性亢進による血漿成分の血管外漏出による循環血液量減少も伴う．
- また，β_1受容体作用が障害され心収縮力が低下するが，末梢血管拡張に伴う後負荷の減少と末梢組織の酸素需要が増加することで，高心拍出量状態（hyperdynamic state）となり，末梢（手足）が温かくなることから，"warm shock"とも呼ばれる（表1）．
- 敗血症性ショックでは，重要臓器以外にも血流が集まることで重要臓器血流が不足するのを代償するため，心拍数や心拍出量が増加するが，細胞レベルでは炎症性サイトカインや細菌毒素などの影響により，酸素供給があっても細胞レベルで十分な酸素の利用ができない状態になっている．
- さらに進行すると，末梢血管は収縮し体血管抵抗が高まり，後負荷が増大することから心拍出量は減少し"cold shock"の状態に陥り，臓器灌流の低下や組織酸素代謝障害から代謝性アシドーシスの進行，多臓器不全へと移行する．

表1　warm shockとcold shockの特徴

	SVR（体血管抵抗）	CO（心拍出量）	$ScvO_2$（中心静脈酸素飽和度）
warm shock	↓	↑	↑
cold shock	↑	↓	↓

検査の読み方　ここがポイント！

- ヘモグロビン（Hb）値と乳酸値をチェックする．
- ＊ヘモグロビンは酸素運搬に重要であるため，＜7g/dLであれば輸血が必要となる．
- ＊乳酸値は組織酸素需要バランスの指標として感度が良好であり，＞4mmol/Lで予後不良である．
- ＊乳酸値は血液ガス分析により測定されるが，静脈血での測定でも可能である．

診断のされ方

- 敗血症の診断基準は，感染が疑われ，SOFAスコア（表2）が2点以上増加したものとされる．
- 敗血症の診断として，必ずしも血液培養で病原微生物や毒素が検出される菌血症やエンドトキシン血症などの存在は必要ない．
- 敗血症性ショックは，十分な輸液負荷にもかかわらず，平均動脈圧65 mmHg以上を維持するために血管作動薬を必要とし，かつ血清乳酸値が2 mmol/L（18 mg/dL）を超えるものとされる．
- 簡便かつ迅速に敗血症の可能性を認知できるようqSOFAが考案され，呼吸数，収縮期血圧，意識レベルの3項目で評価し，2つ以上該当する場合は敗血症を疑い臓器障害の評価を行うことが推奨される（表3）．

表2 SOFAスコア

SOFAスコア	0	1	2	3	4
呼吸器系 PaO_2/FiO_2	≧400	<400	<300	<200 +呼吸補助	<100 +呼吸補助
凝固系 血小板($×10^3/\mu L$)	≧150	<150	<100	<50	<20
肝臓 ビリルビン(mg/dL)	<1.2	1.2〜1.9	2.0〜5.9	6.0〜11.9	>12
心血管 $\mu g/kg/h$	MAP≧70	MAP<70	DOA<5 or DOB	DOA5.1〜15 NOR≦0.1	DOA>15 NOR<0.1
中枢神経(GCS)	15	13〜14	10〜12	6〜9	<6
腎臓 CRE(mg/dL) 尿量(mL/day)	<1.2	1.2〜1.9	2.0〜3.4	3.5〜4.9 <500	>5 <200

文献2)より改変

表3 qSOFA

- 呼吸数 ≧ 22回/min
- 意識の変容(GCS<15)
- 収縮期血圧 ≦ 100 mmHg

文献2)より改変

治療法の選択

- 敗血症に関するガイドラインは，2002年に重症敗血症患者の死亡率を25％に減らすという国際的なキャンペーン（Surviving Sepsis Campaign：SSC）が開始され，2004年にSSCG（Surviving Sepsis Campaign Guideline）が発表された．その後2008年の改訂を経て，2012年にSSCG 2012が，わが国でも日本集中治療医学会より『日本版敗血症診療ガイドライン』が発表された．
- SSCGは，感染症における初期治療指針および初期蘇生臓器低灌流を改善させるための呼吸循環管理指針（初期蘇生），さらに，支持療法を含めた管理指針まで言及されている．
- 敗血症性ショックの死亡率は，約半数ときわめて高いことから，ベッドサイドケアに従事している看護師も，この診療ガイドラインの内容を把握し，異常の早期発見に努めるのはもちろんのこと，予測した迅速な対応ができることが望まれる．
- 敗血症性ショックの治療の中心となる治療法は，EGDT（Early Goal-Directed Therapy）（図2）が基本となる．
- EGDTは「早期目標指向型治療」であり，具体的には，ショック（組織低灌流）が認められたら6時間以内に，①中心静脈圧（CVP）8〜12 mmHg，②平均血圧（MAP）≧65 mmHg，③尿量≧0.5 mL/kg/hr，④中心静脈血酸素飽和度（$ScvO_2$）≧70％の4つの到達目標に，大量輸液と循環作動薬の投与を行う．
- 輸液により菌体成分，炎症性サイトカイン，ケモカインの希釈および排泄，末梢循環の改善と組織酸素代謝障害の改善をはかる．
- 抗菌薬については，1時間以内に投与することが推奨され，抗菌薬投与前に血液培養を2セット以上採取する．
- 輸液反応性の指標として，1回拍出量や脈圧に関する呼吸性変化量が有用[4]とされる1回拍出量変化量（stroke volume variation：SVV）を併せて評価していくことが推奨される．
- 日本集中治療医学会の『日本版敗血症診

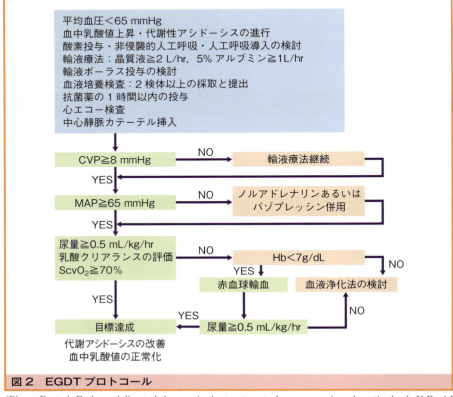

図2 EGDTプロトコール

（Rivers E, et al：Early goal-directed therapy in the treatment of severe sepsis and septic shock. N Engl J Med 345(19)：1368-77, 2001 より改変）

療ガイドライン』では，初期蘇生の目標として，①MAP＞65 mmHg，②尿量＞0.5 mL/kg/hr，③$ScvO_2$＞70%，④血中乳酸値の低下，⑤代謝性アシドーシスの6時間以内の改善，を目標とする．
● 末梢の酸素代謝を維持するための指標として，乳酸値モニタリングは重要であり，乳酸クリアランス（初回乳酸値－次回測定乳酸値）／初回乳酸値×100（%）は，2時間後であれば10%以上，6時間後であれば30%以上を目標とする．

治療介入の評価と看護のポイント
● 初期輸液蘇生
＊EGDTに基づいた治療が行われるのと同時に，モニタリングが重要不可欠となる．血圧，脈拍，体温，呼吸，尿量，SpO_2などの基本的なパラメーター以外に，血行動態指標として，循環血液量（前負荷），心収縮力，体血管抵抗（後負荷）などのさまざまなパラメーターを用いて評価が行われ，それに基づいた治療が行われる．
＊代表的な循環動態モニタリングとして，動脈圧から得られるフロートラックシステム（Edward社）がある．このモニタリングにより得られるパラメーターとしては，心拍出量（cardiac output：CO），心係数（cardiac index：CI），1回拍出量（stroke volume：SV），1回拍出量係数（stroke volume index：SVI），1回拍出量変化率（stroke volume variation：SVV），体血管抵抗（systemic vascular resistance：SVR），体血管抵抗係数（systemic vascular resistance index：SVRI）であるが，専用の中心静脈カテーテルを用いることで中心静脈血酸素飽和度（$ScvO_2$）を測定することも可能である（表4）．
＊心拍出量を規定する因子は，心拍数と1回拍出量であり，1回拍出量はさらに前負荷，後負荷，収縮力によって規定される（図3）．これらのパラメーターはすべて重要であるが，敗血症性ショックの場合，特にCO/CI，SVR/SVRI，SVVに注目する．
＊初期の病態は末梢血管の拡張によりSVR/SVRIの低下が認められる．また，CO/CIは正常値以上を示すが，これは代償的に上昇しているため，心拍出量が維持できているという判断は不適切であり，末期にはcold shockと同様の徴候（CO低下，SVR上昇）を示すことになる．
＊SVR/SVRIおよびMAPの値を参考に，血管作動薬であるノルアドレナリン（0.05 µg/kg/min）が第一選択薬として用いられ，SVR/SVRIの正常化，MAP≧65 mmHg維持できるよう微調整される．
＊輸液反応性の指標であるSVVが上昇していれば前負荷の低下，すなわち循環血液量が減少していることが考えられるため，輸液負荷が行われSVV≦15%（CVP≦8～12 mmHg）を目標とする．
＊このほか重要なモニタリングとして，組織酸素代謝の指標である$ScvO_2$や血中乳酸値，重要臓器血流の指標となる時間尿量などが挙げられる．
＊$ScvO_2$は酸素消費と酸素運搬を表す指標であり，低値は酸素運搬の減少または酸素消費の増加，高値では酸素運搬の増加，または，酸素消費の減少が考えられる．
＊敗血症では，酸素需要は増えているにもかかわらず酸素利用の効率が低下するため，初期では正常または増加することが考えられる．そのため，血中乳酸値を併せてモニタリングしていくことが重要である．
＊ショック時には重要臓器血流を維持するよう調整されるが，最初にダメージを受ける臓器は腎臓である．
＊尿量≧0.5 mL/kg/hrを維持できていれば腎血流量，すなわち重要臓器血流は維持できているという判断になり，≦0.5/kg/hrは臓器血流障害を示唆することになる．

組織酸素代謝の指標について
● 中心静脈血酸素飽和度（$ScvO_2$）
＊$ScvO_2$は，全身の酸素必要量に比べて心拍出量が十分であるかを表す指標である（表5）．
＊酸素消費量とは，実際に組織によって使われる酸素の量であり，これに対し酸素需要量とは，生体活動を維持するのに必要な酸素の量になる．通常これらのバランスは保たれているが，さまざまな要因により，消費量と需要量のバランスに変調をきたす．
＊酸素消費量と酸素需要量のバランスに影響を与える因子は，消費に影響するものと，酸素供給を変化させるものに分類することができる．

表4　フロートラックシステムによって測定できるパラメーターと基準値

略称	内容	基準値
CO	心拍出量 心臓が1分間に送り出す血液の量（1回拍出量×心拍数）	4.0～8.0 L/min
CI	心係数 心拍出量÷体表面積で算出する値	2.5～4.0 L/min/m²
SV	1回拍出量 心室が1回の収縮で拍出する量	60～100 mL/beat
SVI	1回拍出量係数 1回拍出量÷体表面積で算出する値	33～47 mL/beat/m²
SVV	1回拍出量変化 1回拍出量の呼吸性変動を変化率で表した値 ※不整脈では誤差を生じるため，心房細動では正しい評価ができない	10～15 %
SVR	体血管抵抗 左室の拍出に対する抵抗	800～1,200 dynes·sec/cm⁻⁵
SVRI	体血管抵抗係数 体血管抵抗÷体表面積で算出する値	1,970～2,390 dynes·sec/cm⁻⁵·m²
$ScvO_2$	中心静脈血酸素飽和度 酸素供給と酸素運搬の関係を示すパラメーター ※プリセップカテーテル（中心静脈カテーテル使用時）	65～75 %

文献5)を参照して作成

* 消費量には，増加する因子と減少する因子があり，前者は，高体温，痛み，発作，震え（シバリング）などがあり，後者は，低体温，麻酔の影響，敗血症などによって起こる．一方，酸素供給を変化させる因子は，①心拍出量の減少，②ヘモグロビン（Hb）の減少，③動脈血酸素飽和度の減少がある．
* Hbや動脈血酸素飽和度が減少すれば，心拍出量を増加させることでバランスを維持しようとするが，心拍出量の増加で代償しきれない場合はScvO₂が低下することになる．また，心拍出量の減少は，主要な代償機構が欠如することを意味しており，生体が行うことの唯一の手段は，より多くの酸素を摂取することだけとなるため，ScvO₂が減少することになる．
* 一般にScvO₂（warm shockは例外）が正常範囲内であれば，心拍出量が低下していても生体の酸素需要量を満たすのに十分な酸素供給が行われていることになる．

● 血中乳酸値（lactate）について

* 血中乳酸値は組織酸素代謝の失調（dysoxia）の指標となるばかりでなく，循環動態および重症度の評価に有用である．
* 乳酸は正常状態においても組織から1日に1,500 mmol/L産生され，肝臓と腎皮質においてピルビン酸に変換された後，クエン酸回路に組み込まれATP生成に寄与するか，糖新生によってグリコーゲンにつくり換えられることで消費され，5～6 mmol/L以上になると尿中に排泄される．
* 乳酸は，産生と消費のバランスのなかで血中濃度2 mmol/L程度にコントロールされている．
* dysoxiaは，組織への酸素需給のバランスが崩れて（組織の酸素需要に対して酸素供給量が臓器低灌流により不足した状態や組織での酸素利用が障害されている状態），嫌気性代謝が亢進した状態であり，高乳酸血症から乳酸アシドーシスをきたし細胞機能障害から臓器障害を生じる危機的状態であると判断することができる．
* dysoxiaの状態を回避，あるいは，その状態から早期に離脱することが重要であり，組織が必要とする酸素を供給可能な循環を維持し，組織灌流圧を維持していくことが目標となる．

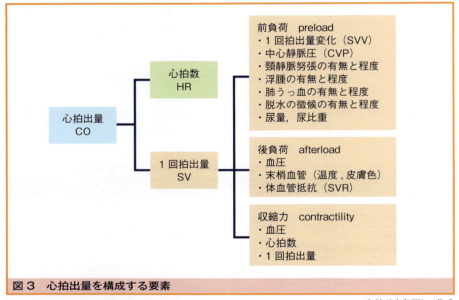

図3　心拍出量を構成する要素

文献5)を参照して作成

表5　ScvO₂の正常値と解釈

	解　釈	原　因
ScvO₂増加 ＞80％	1. VO₂の低下（代謝の低下） 2. 相対的酸素供給量の減少 3. 心拍出量の増加	低体温，全身麻酔 敗血症
ScvO₂低下 ＜60％	1. 酸素供給量の低下 　①SaO₂の低下（酸素化の低下） 　②Hbの減少 　③心拍出量の低下 2. VO₂の増加（代謝の亢進）	呼吸不全，吸引 出血 心不全，ショック 高体温，シバリング

文献

1) Bone RC, et al：Sepsis syndrome：a valid clinical entity. Methylprednisolone Severe Study Group. Crit Care Med 17(5)：389-393, 1989
2) Mervyn Singer, et al：The Third International Consensus Definitions for Sepsis and septic Shock (Septic-3). JAMA 315 (8)：801-810, 2016
3) 日本集中治療医学会Sepsis Registry委員会：日本版敗血症診療ガイドライン. 日本集中治療医学会雑誌 20 (1)：146, 2013
4) Marik PE, et al：Dynamic changes in arterial waveform derived variables and fluid responsiveness in mechanically ventilated patients: a systematic review of the literature. Crit Care Med 37：2642-2647, 2009
5) 分かる！役立つ！FloTrac System. エドワーズライフサイエンス, 2011
6) 道又元裕 編：敗血症ガイドラインの現場対応. 重症集中ケア 15 (6), 2016
7) 小川道雄：侵襲に対する生体反応と臓器障害. メジカルセンス, p90, 2004
8) 砂川健志：敗血症性ショック. 重症集中ケア 12 (2)：58-65, 2013
9) 遠藤祐子：敗血症患者. 重症集中ケア 12 (1)：89-96, 2013
10) 道又元裕 編：ICUケアメソッド―クリティカルケア領域の治療と看護. 学研メディカル秀潤社, pp105-114, 2014

血液・造血器疾患および免疫機能障害, 感染症

播種性血管内凝固症候群（DIC）

露木菜緒

ポイントになる検査項目
FDP, Dダイマー, Plt, 血漿フィブリノゲン, プロトロンビン時間（PT）, アンチトロンビン（AT）活性, TAT, SF, F1+2

病態と検査の関連図

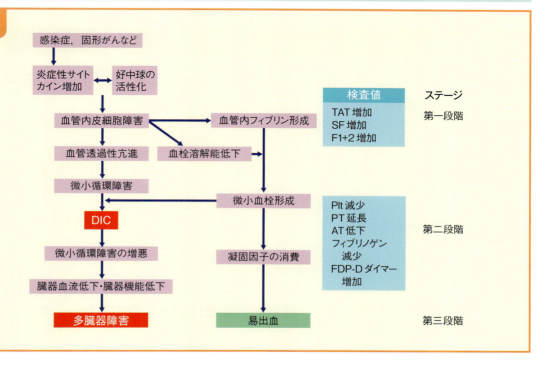

どんな疾患か

- 播種性血管内凝固症候群（disseminated intravascular coagulation : DIC）は感染症, 固形がんなどの基礎病態が悪化した際に発症する後天性の症候群で, 生体への侵襲が大きいときに合併する.
- 生体は侵襲が起こると血液を凝固させる血液凝固系の反応が活性化し, 血栓が形成される. 血栓が形成されると, 血栓を溶かす血液線溶系の反応により血栓は溶かされるが, 生体への侵襲が大きく, 感染症の存在があるときなどは, その血栓を溶かす線溶系の反応が抑制され, 血栓が全身の血管内に微小血栓として多発する. 炎症など生体への侵襲が治まらず,

凝固系の反応が亢進し続けると, 血液を凝固させるための凝固因子が不足し, 次第に血栓形成が不能になる. すると, 今度は出血しやすい状態となる.
- したがって, DICは多発微小血栓による微小循環障害が持続的に起こり「臓器障害」へと発展し, 進行すると凝固因子の消費による消費性凝固障害からの「出血症状」が同時に出現する, きわめて重篤な病態である. このように, 血管内に種を播いたように血栓ができ, さまざまな症状を呈するため「播種性血管内凝固症候群」という.
- 一方, DICの病態は, 基礎疾患により

異なる. 急性前骨髄球性白血病などでは, 凝固活性以上の著しい線溶活性化を伴うため, 出血症状が高度になりやすく, 臓器症状が少ない（線溶亢進型）. 固形がんでは, 凝固・線溶ともに亢進しているがバランスがとれているため症状が表面に出にくい（線溶均衡型）. 感染症は前述したように線溶抑制により臓器症状が出現しやすい（線溶抑制型）[1]. いずれにおいても, 凝固能の異常亢進がベースであり, それに対する線溶系の反応が代償できるのか, 亢進・抑制されるのかによって病態が異なるため, 検査データも異なる（図1）.

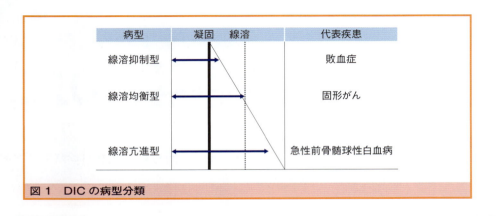

図1　DICの病型分類

体の中で起きていること（病態生理）

凝固のメカニズム（図2）

- 生体に侵襲が加わり，血管が損傷されると，まず血小板が障害部位へ凝集する．次いで，肝臓で生成され血中を流れる凝固因子がフィブリン血栓を形成する．凝固因子は単独でフィブリンを形成するのではなく，凝固因子には発見順にXIIIまでの番号が付けられ，各凝固因子が連続的に増幅的に次々と活性化され，最終的にトロンビン（第II因子）がフィブリノゲン（第I因子）をフィブリンに変換していく．このフィブリンが集まったものが血栓となる．
- 血液凝固反応には，内因系過程と外因系過程の2過程ある．外因系は組織因子（tissue factor：TF）が第VII因子を活性化し第X因子を活性化する．内因系は第XII因子などが活性化し第XI因子を活性化し，活性化第IX因子，次いで第X因子と次々と活性化していく．どちらの凝固系も活性化第X因子からは共通経路において活性化第X因子がプロトロンビンをトロンビンに変換し，トロンビンがフィブリノゲンをフィブリンに変え，フィブリンを形成していく．

抗凝固作用の機序（図2）

- 血管損傷時には速やかに進行する血液凝固反応であるが，通常血管内では凝固を防止するように働いている．
- 血管を形成する血管内皮細胞は，トロンビンの働きを阻害するアンチトロンビンを活性化させる．アンチトロンビンはトロンビン以外に活性化第IX因子や活性化第X因子も阻害し，強力にトロンビン生成を抑制していく．また，血管内皮細胞上に存在するトロンボモジュリンはトロンビンを直接失活させ，血中トロンビン濃度を低下させることにより凝固制御させる．さらに失活したトロンビンはプロテインCを活性化し，活性化プロテインC（activated protein C：APC）となり，APCは活性化第VII因子などの凝固因子の働きを阻害し，血管内での血栓形成を阻害していく．一方，生体の侵襲が大きいと過剰な凝固活性によりアンチトロンビンはトロンビンや活性化第X因子などの凝固因子と複合体を形成し，急速に消費されていく．

線溶と抗線溶作用のメカニズム（図3）

- 血液凝固系が活性化されフィブリンが形成されると，フィブリンを溶かし，血流を再開しようとする線溶系のシステムが活性化される．線溶系の主体はプラスミンであり，プラスミンは血中にあるプラスミノゲンがフィブリンに接着することによって変換され，フィブリンを分解する（フィブリンは網状の線維素であり，これを溶解するため線溶系という）．プラスミノゲンをプラスミンに変換する因子を，組織プラスミノゲン活性化因子（tissue-plasminogen activator：t-PA）といい，これを薬剤としたものが脳梗塞の血栓を溶解させるために使用するt-PA製剤，アクチバシン®，グルトパ®などにあたる．

- 一方，線溶系が活性化されると同時に，プラスミノゲンアクチベーターインヒビター

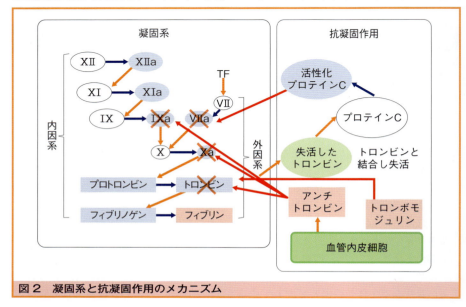

図2　凝固系と抗凝固作用のメカニズム

1（plasminogen activator inhibitor-1：PAI-1）がt-PAを阻害し線溶を制御するシステムが働く．通常は，血液凝固系と抗凝固作用，血液線溶系と抗線溶作用の働きがバランスよく維持されているが，感染症や敗血症などでは，凝固系の亢進に見合う線溶の亢進が認められず，線溶されずに残った血栓が全身の血管内に微小血栓として多発する．この状態がDICである．

多臓器障害への進展

●感染症や敗血症などで血管内皮細胞が障害されると，炎症反応をひき起こすためのアラキドン酸カスケードが活性化され，サイトカインの産生，好中球が活性化される．活性化された好中球は重要臓器へ集積し，血管内皮細胞を障害することにより血管透過性を亢進させ，血漿成分が血管外へ漏出する．すると，二次的に血液の粘度が上昇し，微小血管の循環障害が生じる．また，サイトカインは肝臓でのアンチトロンビン・プロテインCの産生を低下させ，さらにPAI-1を増加させることで抗線溶作用が亢進し，凝固系の抑制が正常に働かず，間接的にフィブリン形成を促進させ，血管内微小血栓が多発する．これらの機序により，複数の臓器で微小循環の障害が生じ，臓器血流が低下し，多臓器障害が発症する（「病態と検査」の図参照）．

用語解説

●**アラキドン酸カスケード**：アラキドン酸は必須脂肪酸であるリノール酸から生合成される脂肪酸で，細胞膜のリン脂質の成分である．カスケードとは，「滝」という意味で，アラキドン酸カスケードとは，アラキドン酸を出発点として，次々に滝の水が落ちるように変化，進化することを意味している．さまざまな炎症反応が起こると，ホスホリパーゼA_2という酵素が活性化される．これは肥満細胞（ヒスタミンなどを放出する細胞）や血小板などの細胞膜のリン脂質からアラキドン酸を遊離する．このアラキドン酸が，シクロオキシゲナーゼなどの作用により，炎症反応促進（血管透過性亢進や白血球活性化）作用のあるロイコトリエン類と血小板凝集・血管収縮作用をもつトロンボキサン，血小板凝集の抑制・血管拡張作用，あるいは発痛・発熱物質である多数のプロスタグランジンを産生する．アラキドン酸カスケードは侵襲に対する生体反応の一つである[2]．

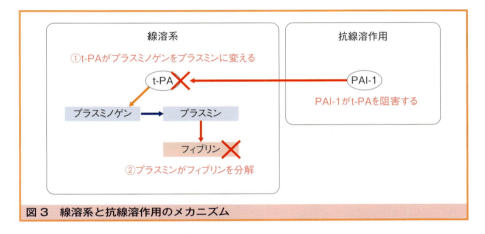

図3　線溶系と抗線溶作用のメカニズム

検査の読み方　ここがポイント！

● DICは血液凝固系の反応の亢進による微小血栓形成が主病態であり，検査は凝固線溶系採血データが重要であり，DICの診断基準の項目にもなっている．凝固線溶のメカニズムに検査データをあてはめてみる（図4）．

* **血小板数（Plt）**：血管損傷した部位に最初に凝集するのが血小板であり，消費性凝固障害ではPltの減少がみられる．

* **フィブリノゲン（fibrinogen：FIBG）**：トロンビンがフィブリンに変える前段階の物質．過凝固が持続すると，凝固因子の生成が追いつかず凝固因子が減少する．フィブリノゲンの減少は，フィブリン生成のための凝固因子の減少を意味する．

* **プロトロンビン時間（prothrombin time：PT）**：外因系凝固系の反応にてフィブリンが生成されるまでの時間．凝固因子が減少するとPTが延長する．

* **可溶性フィブリン（soluble fibrin：SF）**：フィブリンは第XIII因子によって強化・安定化されるが，その前のフィブリン，SFが上昇していれば，凝固が亢進している．

* **プロトロンビンフラグメント1+2（prothrombin fragment 1+2：F1+2）**：プロトロンビンがトロンビンに生成されるときに遊離するもの．F1+2が上昇していれば凝固が亢進している．

* **アンチトロンビンIII（antithrombin III：ATIII）**：トロンビンを阻害する抗凝固因子．凝固が亢進し，トロンビンが過剰に産生されるとATIIIが消費され減少する．

* **トロンビン・アンチトロンビンIII複合体（thrombin antithrombin III complex：TAT）**：ATIIIとトロンビンが結合したもの．TATが上昇していれば凝固が亢進している．

* SF，F1+2，TATは常には血中に存在せず，侵襲が加わり，凝固系が活性化されフィブリン生成し始める過程で出現するため，それぞれの存在はフィブリン生成が始まっていることを意味する．

* **フィブリン分解産物（fibrin degradation products-D dimer：FDP-Dダイマー）**：フィブリンがプラスミンによって分解されたもの．凝固系の反応によりフィブリン生成したものを溶解したのかをみている．FDPの上昇は線溶系の亢進を意味する．

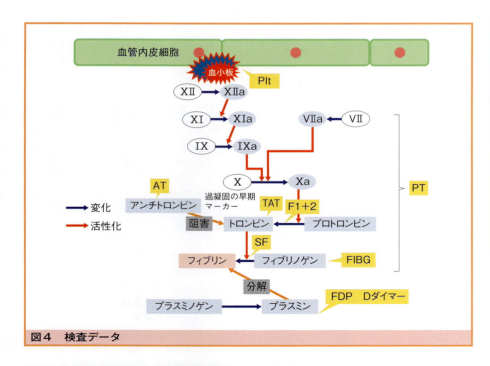

図4 検査データ

診断のされ方

- DICの診断には，病態の変化や治療に伴う経時的な変化を捉えるために，複数の検査所見を点数化して評価するスコアリングシステムが用いられている．これまで，旧厚生省DIC診断基準が汎用され，感染症など急性期領域では急性期DIC診断基準が有用であったが，DICは基礎疾患により病態が異なるため，すべての疾患に適応ではなかった．今回，DIC診断基準作成委員会が公表した「日本血栓止血学会DIC診断基準暫定案」[3]では，基礎疾患や基礎病態を分別して病態別にスコアリングできるようになった（図5）．どの診断基準を適用するかアルゴリズムに沿って決定された後は，表1を用いてDICの診断を行う．

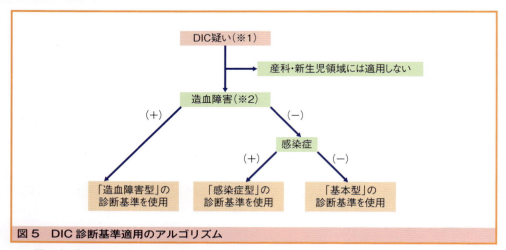

図5 DIC診断基準適用のアルゴリズム

- DIC疑い（※1）：DICの基礎疾患を有する場合，説明の付かない血小板数減少・フィブリノゲン低下・FDP上昇などの検査値異常がある場合，静脈血栓塞栓症などの血栓性疾患がある場合など．
- 造血障害（※2）：骨髄抑制・骨髄不全・末梢循環における血小板破壊や凝集など，DIC以外にも血小板数低下の原因が存在すると判断される場合に（＋）と判断．寛解状態の造血器腫瘍は（－）と判断．
- 基礎病態を特定できない（または複数ある）あるいは「造血障害」「感染症」のいずれにも相当しない場合は基本型を使用する．たとえば，固形がんに感染症を合併し基礎病態が特定できない場合には「基本型」を用いる．
- 肝不全では3点減じる．

表1 日本血栓止血学会 DIC 診断基準暫定案

分類	基本型		造血障害型		感染症型	
Plt ($\times 10^4/\mu L$)	12< 8< ≦12 5< ≦8 ≦5 24時間以内に 30%以上の減少	0点 1点 2点 3点 +1点			12< 8< ≦12 5< ≦8 ≦5 24時間以内に 30%以上の減少	0点 1点 2点 3点 +1点
FDP($\mu g/mL$)	<10 10≦ <20 20≦ <40 40≦	0点 1点 2点 3点	<10 10≦ <20 20≦ <40 40≦	0点 1点 2点 3点	<10 10≦ <20 20≦ <40 40≦	0点 1点 2点 3点
フィブリノゲン (mg/dL)	150< 100< ≦150 ≦100	0点 1点 2点	150< 100< ≦150 ≦100	0点 1点 2点		
プロトロンビン 時間比	<1.25 1.25≦ <1.67 1.67≦	0点 1点 2点	<1.25 1.25≦ <1.67 1.67≦	0点 1点 2点	<1.25 1.25≦ <1.67 1.67≦	0点 1点 2点
アンチトロンビン (%)	70< ≦70	0点 1点	70< ≦70	0点 1点	70< ≦70	0点 1点
TAT, SF または F1+2	基準範囲上限の 2倍未満 基準範囲上限の 2倍以上	0点 1点	基準範囲上限の 2倍未満 基準範囲上限の 2倍以上	0点 1点	基準範囲上限の 2倍未満 基準範囲上限の 2倍以上	0点 1点
肝不全	なし あり	0点 -3点	なし あり	0点 -3点	なし あり	0点 -3点
DIC 診断	6点以上		4点以上		6点以上	

文献3)より引用

検査に関する臨床知

- DIC の臨床症状である，出血傾向や臓器障害は，DIC のステージでは最終ステージである．臓器障害などの増悪因子である微小血栓形成をし始めた初期段階から把握し治療を開始するためには，早期から上昇してくる TAT，SF，F1+2 などの分子マーカーが有用である．この分子マーカーは凝固活性化に鋭敏に上昇するとともに，正常値であれば DIC は否定できるため，診断基準に盛り込むことで DIC 診断基準の感度・特異度の向上が期待されている．

治療法の選択

- DIC の治療は基礎疾患の治療，抗凝固療法，補充療法であるが，要となる抗凝固療法の選択は確立されたものはない．2009年，日本血栓止血学会より「科学的根拠に基づいた感染症に伴う DIC 治療のエキスパートコンセンサス」が公表され，DIC の病態別に推奨度が提示されている．治療薬に関してヘパリン，メシル酸ガベキサート，アンチトロンビン，トロンボモジュリンを抜粋し表2に

表2 治療薬の病態別推奨度

	未分画ヘパリン	メシル酸ガベキサート	アンチトロンビン	トロンボモジュリン
総合的	C	B_2	B_1	B_1
無症候型(輸血基準不適合)	C	B_2	B_2	B_2
無症候型(輸血基準適合)	C	B_2	B_2	B_2
出血型(軽度)	C	B_2	B_2	B_1
出血型(著明)	D	B_1	B_2	C
臓器障害型	C	B_2	B_1	B_1
大血管の血栓合併	B_2	C	B_2	B_2

＊アンチトロンビンは血中 70% 未満症例に限定

《推奨度分類》

推奨度	
コンセンサス	科学的根拠の有無に限らず，診療上，常識的に行うべき治療.
A	その推奨の効果に対して強い根拠があり，その臨床上の有用性も明らかである.
B_1	その推奨の効果に関する根拠が中等度である．または，その効果に関して強い根拠があるが臨床上の有用性がわずかである.
B_2	十分な根拠はないが，有害作用が少なく日常臨床で行われている.
C	その推奨の効果を支持する(あるいは否定する)根拠が不十分である．または，その効果が有害作用・不都合(毒性や薬剤の相互作用，コスト)を上回らない可能性がある.
D	その推奨の有効性を否定する．または，有害作用を示す中等度の根拠がある.

示す．適応疾患は，メシル酸ガベキサートは出血の副作用が少ないため，線溶亢進型の DIC がよい適応であり，アンチトロンビンはアンチトロンビン低下を伴う DIC が適応となる．トロンボモジュリンの使用制限はなく，いずれの病態の DIC でも適応であるが，著明な出血傾向があるときの効果は不明である．

補足説明
- DIC は早期診断，早期治療が予後を左右するため，DIC に対して早期から注意深く疑うことが重要である．DIC の発症頻度の高い基礎疾患を表3に示す．

治療に関する臨床知
- アンチトロンビン低下：アンチトロンビンの活性値が 60% 以下では死亡率が上昇するとの報告[4]もあり，アンチトロンビン投与の適応は活性値が 70% 未満となっている．

表3　DIC の基礎疾患

1. 感染症
    - 敗血症
    - その他の重症感染症（呼吸器，尿路，胆道系など）
2. 造血器悪性腫瘍
    - 急性前骨髄球性白血病（APL）
    - その他の急性白血病
    - 悪性リンパ腫
    - その他の造血器悪性腫瘍
3. 固形がん（通常は転移を伴った進行がん）
4. 組織損傷：外傷，熱傷，熱中症，横紋筋融解
5. 手術後
6. 血管関連疾患
    - 胸部および腹部大動脈瘤
    - 巨大血管腫
    - 血管関連腫瘍
    - 膠原病（血管炎合併例）
    - その他の血管関連疾患
7. 肝障害：劇症肝炎，急性肝炎，肝硬変
8. 急性膵炎
9. ショック
10. 溶血，血液型不適合輸血
11. 蛇咬傷
12. 低体温
13. その他

文献
1) 内山俊正：DIC の基礎疾患からみた病態の差異．Thrombosis Medicine 5（1）：13-20，2015
2) 露木菜緒：凝固線溶異常患者のアセスメントとベストプラクティス．重症集中ケアシリーズ①重症患者の全身管理，日総研出版，p127，2009
3) DIC 診断基準作成委員会：日本血栓止血学会 DIC 診断基準暫定案．日本血栓止血学会誌 25（5）：629-646，2014
4) 磯谷栄二，他：敗血症 DIC 発症時の ATⅢ活性が転帰に及ぼす影響．バイオメディカル 22：47-53，2012
5) 朝倉英策：新しい DIC 診断基準．Thrombosis Medicine 5（1）：52-59，2015

Ⅷ 婦人科系疾患・乳腺疾患

- 子宮がん（子宮頸がん，子宮体がん）
- 卵巣がん
- 子宮筋腫
- 乳がん

婦人科系疾患・乳腺疾患

子宮がん（子宮頸がん，子宮体がん）

宮本いずみ

ポイントになる検査項目
細胞診，腟拡大鏡（コルポスコピー），組織診，子宮鏡，エコー，内診，直腸診，膀胱鏡・直腸鏡，腎盂造影（DIP），CT，MRI，腫瘍マーカー（SCC，CA125，CA19-9，CEA）

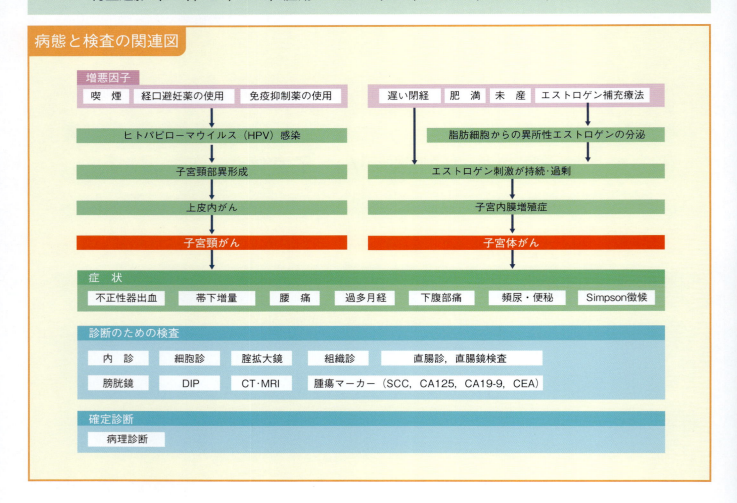

どんな疾患か

- 子宮体部に発生する上皮性悪性腫瘍が子宮体がん，子宮頸部に発生するのが子宮頸がんである．
- 子宮頸がんは，ヒトパピローマウイルス（human papillomavirus：HPV）感染により発生し，病理学的には80～85%が扁平上皮がん，15～20%が腺がんである．
- 子宮体がんは，Ⅰ型とⅡ型に分かれる．Ⅰ型はエストロゲンに関連し，子宮内膜増殖症を伴うことが多く，高分化型で予後良好である．Ⅱ型はエストロゲンや子宮内膜増殖症と関連がない．

体の中で起きていること（病態生理）

子宮頸がん
- 子宮頸がんの発生・進行は，HPV感染→子宮頸部異形成→上皮内がん→浸潤がんという過程をとる．
- 扁平上皮がんでは，HPV16，18，58，52，31型，腺がん/腺扁平上皮がんでは，18，16，45型が検出される．
- 子宮頸部と腟の間にある扁平円柱上皮境界（squamocolumnar junction：SCJ）は子宮頸がんの好発の部位である．SCJは扁平上皮にも円柱上皮にも分化ができる基底細胞が豊富で，外界にも近いからである．腺がんのほとんどはここに発生する．

子宮体がん
- 子宮体がんⅠ型はunopposed estrogenと関連があり，子宮内膜増殖症を経て発症する．肥満，糖尿病（インスリン抵抗性），エストロゲン産生腫瘍，タモキシフェン服用はリスクを高め，経口避妊薬の内服，妊娠・分娩歴はリスクを減らす．
- 子宮体がんⅡ型はunopposed estrogenとは無関係で，好発年齢はⅠ型より高く，高齢者に多い．また，病理学的にはE受容体陰性の漿液性腺がん，明細胞がん，未分化がんなどの特殊型（比較的頻度の少ないがん）が中心である．分化度は低く，進行度は速いため，予後不良である．

> **用語解説**
> - unopposed estrogen：子宮内膜はエストロゲン（E）とそれに拮抗するプロゲステロン（Pg）の作用で制御されるが，Eが過剰になったり，Pgの拮抗作用が不十分となり，E作用が優位になった状態．

検査の読み方　ここがポイント！

子宮頸がん
- 視診：腟鏡による子宮腟部の観察でびらん状，カリフラワー状，フラワー状，噴火口状などの形態をした進行がんをみることもある．
- 細胞診：子宮頸部の扁平上皮－円柱上皮境界（SCJ）領域を中心に細胞を採取する．この検査は，従来クラス分類で結果が出ていたが，2008年に世界標準であるベセスダシステムを導入している．
- 腟拡大鏡検査（コルポスコピー）と狙い組織診：細胞診でがん細胞をみた場合は，コルポスコピーを用いた精密検査をする．なお，意義不明な異型扁平上皮細胞と判定した場合には，まずHPV検査を行う．陽性を示せば精密検査の対象となる．コルポスコピーで異常所見を認めたら，そこを狙って生検（組織診）を行う．組織診では扁平上皮病変か腺病変か，異形成か浸潤がんか，どのタイプの浸潤がんかなどを確定する．
- 円錐切除術：上皮内がんと確定診断されていれば治療目的，それ以外の場合は検査目的で行う．
- CT・MRI：リンパ節転移や遠隔臓器転移の有無を知るのに有用な検査である．
- 腫瘍マーカー：扁平上皮がんではSCC，腺がんではCA125とCA19-9，両者ともCEAの血清が上昇する．

子宮体がん
- 細胞診：核の腫大，クロマチン染色性の増加，核細胞比（N/C）の上昇で子宮体がんを疑う．
- 子宮鏡検査と組織診：経頸管的に内視鏡を挿入し，子宮腔内を観察する検査で，子宮腔は密着したわずかなスペースなので，生理食塩液を灌流し，子宮腔を拡張しながら観察する．異常所見を得たら狙い生検を行い，確定診断に至る．
- エコー：閉経前では，子宮体がんは辺縁が不整の高エコー域として描出される．分泌期でも正常内膜より輝度が高いので，病変を捉えられる．閉経後の子宮は萎縮し，子宮内膜は薄い高いエコー域を呈し，子宮体がんでは子宮が大きいことが多く，内膜領域が拡大するので，高エコー域が異常に厚くなる．
- MRI：T2強調画像が有用であり，内膜と腫瘍は高信号，筋層は中等度信号で，両者の境目に低信号の線状領域を認め，この領域をjunctional zone（JZ）と呼び，JZ～JZの菲薄化と断絶は筋層浸潤を疑う．
- CT：子宮外浸潤，リンパ節転移，遠隔転移の検索に用いる．
- 腫瘍マーカー：がん細胞が産生するCA125，CA19-9，CEAなどの値が上昇する．

> **血液検査基準値**
> **腫瘍マーカー**
> - SCC：1.5 ng/mL以下
> - CA125：閉経前40 U/mL以下，その他25 U/mL以下（RIA法）
> - CA19-9：37 U/mL以下（RIA法）
> - CEA：5.0 ng/mL以下

診断のされ方

子宮頸がん
- スクリーニングでは，子宮頸部の細胞診が重要となる．
- 細胞診で異型細胞やがん細胞をみた場合，腟拡大鏡診を行う．コルポスコピーで白色上皮の中の赤点斑を認めたら狙い組織診を行う．組織診では扁平上皮病変か腺病変か，異形成か浸潤がんか，どのタイプの浸潤がんかなどを確定できる．
- 狙い組織診で微小浸潤がんが疑われる（上皮内がんと確定できない）場合，診断的円錐切除術を行う．狙い細胞診で上皮内がんと確定診断がついた場合，治療的円錐切除を行う．
- 子宮頸がんの臨床進行期分類
  Ⅰ期：頸部に限局
  ・組織学的にしか診断できないⅠA期（微小浸潤がん）

子宮がん（子宮頸がん，子宮体がん）

・肉眼でわかる IB 期
Ⅱ期：子宮頸部を越えるが，骨盤壁または腟壁下 1/3 に達しない
Ⅲ期：骨盤壁または腟壁下 1/3 まで達するか，明らかな水腎症
Ⅳ期：小骨盤腔を越えて広がるか，膀胱，直腸粘膜を侵す

子宮体がん
● 子宮体がんの手術進行期分類
Ⅰ期：子宮体部に限局
　ⅠA 期：がんが子宮筋層 1/2 未満
　ⅠB 期：がんが子宮筋層 1/2 以上
Ⅱ期：がんが頸部間質に浸潤するが，子宮を越えない
Ⅲ期：子宮外に広がるが，小骨盤腔を越えない，または所属リンパ節転移
　ⅢA 期：漿膜 or/and 付属器を侵す
　ⅢB 期：腟 or/and 子宮傍組織へ広がる
　ⅢC 期：骨盤リンパ節 or/and 傍大動脈リンパ節転移
Ⅳ期：小骨盤腔を越える，または明らかに膀胱または腸粘膜を侵す
　ⅣA 期：膀胱 or/and 腸粘膜浸潤
　ⅣB 期：腹腔内 or/and 鼠径リンパ節転移を含む遠隔転移

> **診断に関する臨床知**
> ● 腫瘍マーカーの異常値は病変がかなり進行してからみられるので，早期診断には無力である．ただし，がん細胞が減れば値が下がり，再発すれば値が上がるので，治療効果の判定や再発を疑う際に役立つ．

治療法の選択

子宮頸がん
0 期：ループ切除（loop electrosurgical excision procedure：LEEP），レーザー，超音波，cold knife による円錐切除術．単純子宮全摘出術
Ⅰ期　ⅠA1 期：単純子宮全摘出術，あるいは円錐切除術
　　　ⅠA2 期：準広汎子宮全摘出術
ⅠB 期〜Ⅱ期
　　ⅠB1 期：広汎子宮全摘出術（＋術後放射線照射）
　　ⅠB2 期：広汎子宮全摘出術＋術後放射線照射，あるいは化学療法，あるいは化学療法＋広汎子宮全摘出術，あるいは chemoradiation ＋子宮摘出
Ⅱ期：IB2 期と同様
Ⅲ〜Ⅳ期：化学療法，放射線療法

子宮体がん
Ⅰ期：腹式単純子宮全摘出術＋両側付属器摘出術＋（骨盤リンパ節郭清術，あるいは生検＋傍大動脈リンパ節生検）腹腔細胞診．準広汎子宮全摘出術を標準術式とする施設もある．これは子宮傍組織にがんが進展しているかどうか判定できることを考慮してのことである．
Ⅱ期：ⅡA 期はⅠ期と同じ治療．
　　ⅡB 期：①（準）広汎子宮全摘出術＋両側付属器摘出術＋骨盤リンパ節郭清術，あるいは生検＋傍大動脈リンパ節郭清術あるいは生検．
　　　　　　②術前放射線照射＋腹式単純子宮全摘出術＋両側付属器摘出術＋傍大動脈リンパ節生検
予後因子で筋層浸潤 >1/2，頸部浸潤あり，分化度 G3 群では，化学療法あるいは放射線療法を追加する．
Ⅲ期：手術＋放射線あるいは手術＋化学療法．
Ⅳ期：転移巣の部位，随伴症状により方針が決定される．化学療法，ホルモン療法が中心となる．

> **治療に関する臨床知**
> ● がんの進行度によって発現する症状が異なり，治療も異なる．正確な情報を伝え，患者が適切に理解できるように援助する．
> ● 子宮全摘出した場合，卵巣を合併摘出することがある．術後，二次的に現れる更年期様の症状や神経損傷に伴う症状が生活に支障をきたさないように援助する．

文献
1）可世木久幸，他監：STEP 産婦人科①婦人科．海馬書房，pp141-177，2012
2）佐藤千史，他編：人体の構造と機能からみた病態生理ビジュアルマップ [5] 運動器疾患，皮膚疾患，女性生殖器疾患，眼疾患，耳鼻咽喉疾患．医学書院，pp143-155，2010
3）栗下昌弘：クリニカルトレーニング産婦人科．医学教育出版社，pp206-225，2006

婦人科系疾患・乳腺疾患

卵巣がん

宮本いずみ

ポイントになる検査項目
内診，エコー，CT，MRI，腫瘍マーカー（CA125，CA19-9 など）

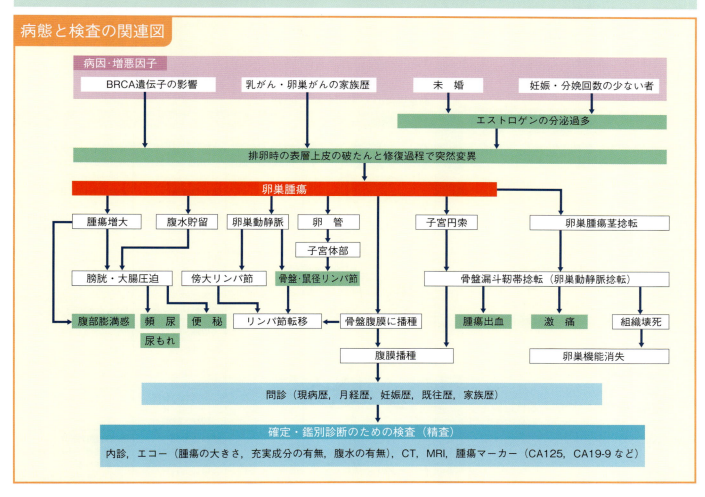

病態と検査の関連図

どんな疾患か

● 性成熟期女性の正常卵巣は母指頭大であり，組織学的に表皮・間質組織，性索，原始胚細胞が存在する．それぞれから良性腫瘍，境界悪性腫瘍，悪性腫瘍が発生するため，組織学的に非常に多数の腫瘍が存在することになる．表層上皮性・間質性腫瘍の悪性腫瘍が，いわゆる卵巣がんである．

体の中で起きていること（病態生理）

● がん抑制遺伝子である BRCA1 の変異が家族性の乳がんや卵巣がんの原因となる．したがって，近親の血縁者に卵巣がん・乳がん患者がいる場合は，卵巣がんの発生率が高くなる．
● 分娩歴がない場合（未婚）は，分娩歴が

卵巣がん 281

ある場合に比べ卵巣がんの発生率が高い．また，経口避妊薬の内服者では卵巣がんの発生率が低いとする報告もある．妊娠中や経口避妊薬内服中は排卵が抑制された状態であり，排卵時の卵巣に対するストレスが卵巣がんの誘因となっている可能性がある．
● 類内膜腺がんや明細胞腺がんでは，その発生過程において子宮内膜症との関連性が指摘されている．

検査の読み方　ここがポイント！

エコー
● エコーは非侵襲的で簡便であり，分解能が高く，腫瘍の内部構造を詳細に観察できる．そのためスクリーニングと経過観察に用いる．
● 良性腫瘍は球型嚢胞として描出され，内腔は均一な低エコー域を示す．
● 悪性腫瘍は充実部分のある嚢胞状腫瘤として描出され，充実部分は不整な乳頭状を示す．また，周囲に浸潤すると，腫瘍の辺縁が不鮮明になる．さらにしばしば腹水貯留を認める．
● 日本超音波医学会から提案された卵巣腫瘍のエコーパターン分類があり，6つのパターンに分類される（表1）．

CT
● 卵巣の形状をある程度観察することが可能である．また，CT は，悪性腫瘍である可能性が高い場合に肺や肝臓への遠隔転移の有無，リンパ節転移の有無など，病変の進行程度を診断する際にも有用である．

MRI
● MRI も卵巣腫瘍の形状を観察するのに有用である．充実成分の有無，腫瘍内溶液の推定，造影剤を使用した際は造影効果の有無などにより，良性・悪性の鑑別を含め，詳しい組織学的推定が可能である．

組織診断
● 組織診断では，良性・悪性の有無，ならびに組織型の確認を行う．
● 組織診断の対象は原発巣と転移巣に分けられる．
● 卵巣腫瘍は腹腔内に位置するため，治療前に腫瘍の細胞診や組織診の検体を採取できない．腹腔穿刺やダグラス窩穿刺によって卵巣腫瘍内の細胞や組織を採取することは腫瘍の腹腔内への漏出を惹起するため，その適応は限られる．
● ただし，進行症例では転移巣を対象とした検査が可能である．腫大した鼠径節や鎖骨状リンパ節を穿刺，細胞診や組織診から組織型推定までが可能である．また，卵巣がんではしばしば腹水や胸水が貯留する．これらの穿刺細胞診からも悪性の判断のみならず組織型推定も可能である．

腫瘍マーカー
● 血液中の腫瘍マーカーの測定には，良性・悪性の鑑別，治療効果の判定，再発の有無などの診断時に有用である（表2）．

表1　卵巣腫瘍のエコーパターン分類

	パターン		追記が望ましい項目	解　説
I型		嚢胞性パターン（内部エコーなし）	隔壁の有無（二房性〜多房性）	1〜数個の嚢胞性パターン 隔壁の有無は問わない 隔壁のある場合は薄く平滑 内部は無エコー
II型		嚢胞性パターン（内部エコーあり）	隔壁の有無（二房性〜多房性） 内部エコーの状態（点状・線状）（一部〜全部）	隔壁の有無は問わない 隔壁がある場合は薄く平滑 内部全体または部分的に点状エコーまたは線状エコーを有する
III型		混合パターン	嚢胞性部分 　隔壁の有無，内部エコーの状態 充実性部分 　均質性：均質・不均質 　辺縁・輪郭	中心充実エコーないし偏在する辺縁・輪郭平滑な充実エコーを有する 後方エコーの減弱（音響陰影）を有することもある
IV型		混合パターン（嚢胞性優位）	嚢胞性部分 　隔壁の有無，内部エコーの状態 充実性部分 　均質性：均質・不均質 　辺縁・輪郭	辺縁・輪郭が粗雑で不整形の（腫瘤より隆起した）充実エコーまたは厚く不均一な隔壁を有する
V型		混合パターン（充実性優位）	嚢胞性部分 　隔壁の有無，内部エコーの状態 充実性部分 　均質性：均質・不均質 　辺縁・輪郭	腫瘤内部は充実エコーが優位であるが，一部に嚢胞エコーを認める 充実性部分のエコー強度が不均一な場合と均一な場合がある
VI型		充実性パターン	内部の均質性：均質・不均質 辺縁・輪郭	腫瘤全体が充実性エコーで満たされる 内部エコー強度が均一な場合と不均一な場合がある
分類不能			上記すべての項目	I〜VI型に分類が困難

注1）隔壁全体または一部が厚い場合には，充実性部分とみなし，IV型にいれる．
　2）記載は医用超音波用語による．
　3）エコーパターン（型）毎に悪性腫瘍・境界悪性腫瘍である可能性は異なる．
　　I型・II型・III型では3％以下であり，IV型は約50％，V型は約70％，VI型は約30％である．

（日本超音波医学会　用語・診断基準委員会：卵巣腫瘍のエコーパターン分類の公示について．超音波医学　27(6)：913, 2000より引用）

表2 腫瘍マーカー

卵巣腫瘍の腫瘍マーカー		・CA125, CA19-9, CEA, AFP, CA72-4, SLX, STN
組織型の推定	・漿液性腺がん	CA125
	・漿液性嚢胞腺がん	CA602　CA54/61（CA546）
	・粘液性腺がん	CA19-9
	・成熟奇形腫	CA19-9 高年齢になるとまれに扁平上皮成分が悪性化することがある．そのときはSCCが上昇する．
	・胎児性がん	AFP 絨毛がんを合併するとhCGが上昇，予後が不良となる．
	・転移性がん	CEA

文献2)より引用

腫瘍マーカーと基準値
- AFP：10.0 ng/mL以下
- CA125：35.0 U/mL以下
- CA19-9：37.0 U/mL以下
- CA54/61（CA546）：35.0 U/mL以下
- CA602：63.0 U/mL以下
- CEA：5.0 ng/mL以下
- CA72-4：8.0 U/mL以下
- シリアルLex-i抗原（SLX）：38.0 U/mL以下
- シリアルTn抗原（STN）：45.0 U/mL以下
- がん関連ガラクトース転移酵素（GAT）：13.6 U/mL以下

診断のされ方

● 病歴，身体所見，画像所見（CT・MRI），血清生化学検査が必要であるが，卵巣腫瘍の最終診断は手術における病理診断である（表3，4，図1）．

診断に関する臨床知
● 卵巣がんの最終診断は病理診断である．病理診断の結果から，良性腫瘍か境界悪性腫瘍か悪性腫瘍なのかを知る必要がある．その結果で治療方針が検討される．

表3　代表的な卵巣腫瘍の臨床病理学的分類

	良性腫瘍	境界悪性腫瘍	悪性腫瘍
表層上皮性・間質性腫瘍	漿液性嚢胞腺腫 粘液性嚢胞腺腫 類内膜腺腫 明細胞腺腫	漿液性嚢胞腺性腫瘍 粘液性嚢胞腺性腫瘍 類内膜腫瘍 明細胞腫瘍	漿液性（嚢胞）腺がん 粘液性（嚢胞）腺がん 類内膜腺がん 明細胞腺がん
性索間質性腫瘍	莢膜細胞腫 線維腫 セルトリ・間質細胞腫瘍（高分化型） ライディック細胞腫	顆粒膜細胞腫 セルトリ・間質細胞腫瘍（中分化型）	線維肉腫 セルトリ・間質細胞腫瘍（低分化型）
胚細胞腫瘍	成熟嚢胞性奇形腫〔皮様嚢胞腫〕	未熟奇形腫（G1，G2）	未分化胚細胞腫 卵黄嚢腫瘍 胎芽性がん〔胎児性がん〕 悪性転化を伴う成熟嚢胞性奇形腫 未熟奇形腫（G3）
その他			二次性〔転移性〕腫瘍

文献3)より引用

表4　卵巣がんの進行期分類（FIGO　1988年）

Ⅰ期	卵巣限局
	Ⅰa期：一側卵巣限局 Ⅰb期：両側卵巣限局 Ⅰc期：卵巣限局で卵巣被膜破たんor癌性腹水
Ⅱ期	骨盤内蔓延
	Ⅱa期：子宮or卵管転移 Ⅱb期：その他骨盤内臓器転移 Ⅱc期：ⅡaorⅡbで卵巣被膜破たんor癌性腹水
Ⅲ期	腹腔内蔓延
	Ⅲa期：腹膜表面に顕微鏡的播種 Ⅲb期：2cm以下の腹腔内播種 Ⅲc期：2cmを超える腹腔内播種or後腹膜リンパ節・鼠径リンパ節転移
Ⅳ期	遠隔転移

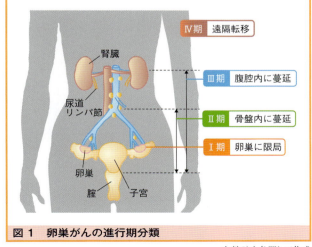

図1　卵巣がんの進行期分類

文献3)を参照して作成

治療法の選択

- 内診・エコーなどで卵巣腫瘍が認められた場合，まず腫瘍性か非腫瘍性かの鑑別を行う．そこで腫瘍と判断された場合，手術適応か否かが検討される．

外科的治療

- 卵巣嚢腫では，年齢や嚢腫の性状により，付属器摘出術（卵巣全体と卵管の摘出），卵巣摘出（卵巣全体の摘出），卵巣嚢腫切除術（卵巣嚢腫だけの摘出）が選択される．いずれの術式も開腹する場合と腹腔鏡下に施行する場合がある．
- 卵巣がんでは，基本的には両付属器摘出術＋子宮全摘出術＋大網切除術＋後腹膜リンパ節（骨盤・傍大動脈リンパ節）郭清術が選択される．ただし，がんの進行の程度によっては，腫瘍減量手術や試験開腹にとどまるケースもある．また，若年者に発生した卵巣がんのⅠ-Ⅰa期や胚細胞腫瘍系の悪性腫瘍では妊孕性（妊娠できる可能性）を考慮し，子宮と健側の卵巣の温存がはかられる場合もある．

薬物療法

- 卵巣がんの術後には，TC療法（パクリタキセル＋カルボプラチン）が3〜6コース施行されることが多い．再発卵巣がんの治療は，TC療法の再開，あるいはドセタキセル水和物やイリノテカン塩酸塩水和物の投与を行う．ドセタキセル水和物，イリノテカン塩酸塩水和物のいずれも，他剤と併用されるケースもある．胚細胞腫瘍系の悪性腫瘍と一部の境界悪性腫瘍では術後にBEP療法（ブレオマイシン＋エトポシド＋シスプラチン）を3〜5コース施行されることが多い（表5）．

表5 卵巣がんのおもな治療薬

分類	一般名	おもな商品名	薬の効くメカニズム	おもな副作用
抗生物質抗がん剤	ブレオマイシン塩酸塩	ブレオ®	DNA合成を阻害	間質性肺炎，肺線腫症
トポイソメラーゼ阻害薬	エトポシド イリノテカン塩酸塩水和物	ラステット®，ペプシド®，カンプト®，トポテシン®	DNA合成を阻害	骨髄抑制
アルカロイド系	パクリタキセル ドセタキセル水和物	タキソール® タキソテール®	細胞分裂を停止	骨髄抑制，神経障害
白金製剤	シスプラチン カルボプラチン	ブリプラチン®，ランダ®，パラプラチン®	DNA合成を阻害	腎毒性，催吐作用，骨髄抑制

文献3）より引用

文献

1) 日本超音波医学会用語・診断基準委員会：卵巣腫瘍のエコーパターン分類の公示について．超音波医学 27（6）：913，2000
2) 野村和弘 監：子宮がん・卵巣がん（がん看護実践シリーズ9）．メヂカルフレンド社，pp130-181，2008
3) 佐藤千史，他編：人体の構造と機能からみた病態生理ビジュアルマップ［5］運動器疾患，皮膚疾患，女性生殖器疾患，眼疾患，耳鼻咽喉疾患．医学書院，pp165-172，2010
4) 可世木久幸，他監：STEP産婦人科①婦人科．海馬書房，pp141-177，2012
5) 栗下昌弘：クリニカルトレーニング産婦人科．医学教育出版社，pp206-225，2006

婦人科系疾患・乳腺疾患

子宮筋腫

林 里香

ポイントになる検査項目

内診，エコー（経腟・経腹），MRI，スクリーニング検査として血算，生化学，凝固：おもに RBC, Hb, Ht, MCV, MCH, MCHC, Plt, WBC, CRP, LDH, Dダイマー

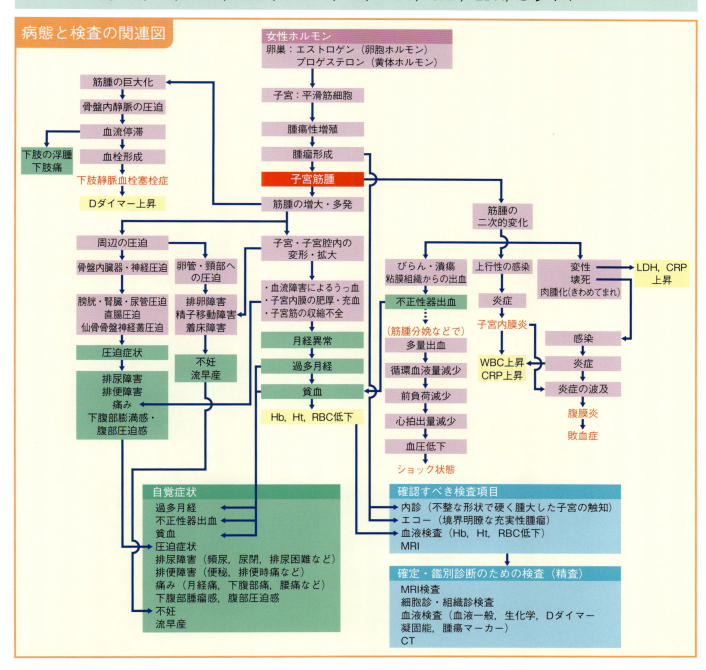

どんな疾患か

- 子宮筋腫は，子宮の筋層を構成する平滑筋に発生する良性腫瘍である．発生の原因や発育過程はまだ詳しくは解明されていない．筋腫は初潮前の発生はなく，性成熟期に発育し，閉経後には縮小することが多い．筋腫はホルモンレセプターをもち，その発育は女性ホルモンのエストロゲン依存性があるが，プロゲステロンの働きも重要とされている．
- 婦人科疾患の中でも発症頻度の高い疾患であり，30歳以上の女性の20〜30％にみられる．
- 大きさは数mm〜数10 cmに及ぶものまであり，ごくまれに重さが10 kg以上になる巨大に発育した筋腫もある．

体の中で起きていること（病態生理）

- 子宮は正常時は鶏卵大であり，上2/3を体部，下1/3を頸部に分けられる．筋腫のほとんどは子宮体部に発生する．ごくまれに頸部に発生する筋腫を頸部筋腫という（図1）．
- 子宮筋腫は発生部位により，①粘膜下筋腫，②筋層内筋腫，③漿膜下筋腫に分類される．
- **子宮筋腫の分類**
  - *粘膜下筋腫*：子宮内膜直下に発生し，子宮腔内に向けて発育する．症状には過多月経や不正性器出血，月経痛などの痛み，不妊，流早産がある．筋腫が小さくても症状が強くみられる．有茎性の粘膜下筋腫が子宮口から腟内腔へ娩出した状態（筋腫分娩）になり，陣痛様の痛みや多量の出血を伴うことがある．
  - *筋層内筋腫*：子宮筋層内に発生し，発育するもので，最も高頻度で発症する．症状は筋腫が大きくなると下腹部腫瘤感・圧迫感などがある．
  - *漿膜下筋腫*：子宮漿膜下に発生し，子宮の外側に発育する．症状には下腹部腫瘤感・圧迫感，圧迫症状，痛みなどがある．
- 筋腫は一つだけでなく複数発生していることが多く，前記の筋腫が複数合併し，多発することが多い．
- 筋腫は無症状であることも多いが，発生する部位や大きさにより症状が異なる．
- 筋腫の症状で最も多いのが過多月経（月経時の経血量が多い）や不正性器出血であり，それに伴い貧血がみられるが，慢性的な貧血で自覚症状がないことも多い．
- 筋腫の発育・多発により子宮が腫大・変形して子宮腔内が変形，内膜表面積が拡大して月経血量が増え過多月経となる．
- 子宮腔内に発育する粘膜下筋腫は不正出血を伴いやすく，筋腫分娩では多量の出血を伴う．また，着床障害となり，不妊や流早産の原因にもなる．骨盤腔内で腫大した筋腫は隣接する膀胱や尿管，直腸，神経などを圧迫し，頻尿，尿閉，便秘，腰痛などの圧迫症状を呈する．
- 骨盤腔内で巨大になった筋腫は下大静脈，骨盤内静脈を圧迫し，下肢の浮腫や静脈血栓症を起こしやすい．
- 筋腫は血行障害があり充血しているため，内部変性（硝子化，囊胞化，液状化，赤色化，石灰化，ごくまれに肉腫化）・壊死や感染，炎症など二次的変化がみられることがある．

疾患に関する臨床知

- 子宮筋腫は良性腫瘍であり，筋腫そのものが生命にかかわる疾患ではない．しかしまれではあるが，有茎性筋腫の茎捻転や筋腫分娩，筋腫の変性，壊死，出血，感染などにより多量出血や急性腹症，腹膜炎，敗血症などを合併し重篤な状態になることもある．強い痛みや多量の性器出血を伴う場合は，症状や検査データ，フィジカルアセスメントで得られた情報を活かして，異常の早期発見と対応に努める．

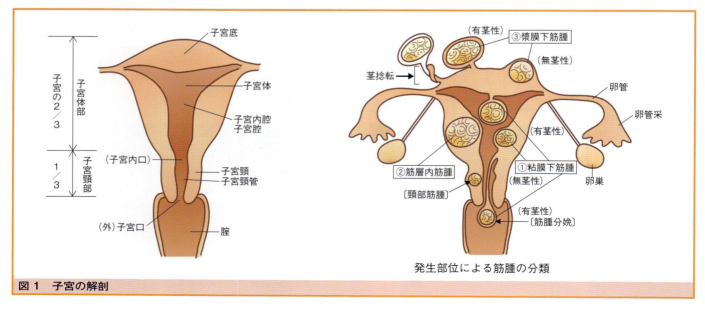

図1　子宮の解剖

発生部位による筋腫の分類

検査の読み方　ここがポイント！

子宮筋腫の触診（診察）

● 内診（双合診）

＊腟から示指を入れ，もう一方の手で下腹部を押さえて挟むようにして子宮や卵巣の触診を行い，子宮の位置，大きさ，形状，硬さ，可動性，圧痛の有無を確認する．筋腫のある子宮は不整な形状で硬く腫大して触れる．筋腫そのものを腫瘤として触知することもある．変性した筋腫や子宮肉腫では，腫瘤は軟らかく，変性や感染があると圧痛がみられることが多い．

子宮筋腫の画像所見

● エコー（経腟または経腹）

＊筋腫は円形状の充実性腫瘤として比較的明瞭な低エコーを示す．筋腫の位置や大きさ，性状を確認する．筋腫が変性すると低～高エコーのさまざまな所見がみられる．

● MRI（図2～4）

＊筋腫はT1, T2画像で低信号の境界明瞭な腫瘤を示す．筋腫の位置，大きさ，多発性を確認する．また，子宮腺筋症や子宮肉腫などの悪性腫瘍との鑑別を行う．

● 粘膜下筋腫の確定診断や治療法検討のために，以下の検査を行うことがある．

＊子宮鏡検査（ヒステロスコープ）：腟から子宮内にファイバースコープを入れて子宮内腔に発生した粘膜下筋腫の位置，大きさ，形状などを確認し，子宮鏡下手術（TCR）の適応評価を行う．

＊ソノヒステログラフィ：子宮内腔に生理食塩液を注入し満たした状態でエコーを行い，子宮内腔の粘膜下筋腫やポリープをより明確に抽出し確認する．

＊子宮卵管造影検査：子宮内腔の筋腫の位置，卵管の通過性の有無などを確認する．不妊原因の検査として行う．

● 悪性腫瘍との鑑別検査：細胞診・組織診検査，腫瘍マーカー（子宮肉腫CA125，子宮体がんCA125・CA19-9），LDH，CTなど．

● 子宮腺筋症との鑑別検査：CA125.

● 下肢静脈血栓塞栓症の合併診断検査：Dダイマー．

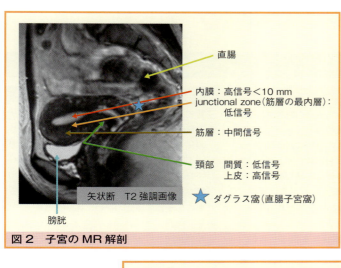

図2　子宮のMR解剖

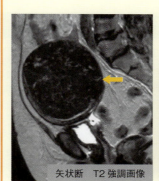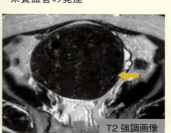

・T2強調画像でひび割れ状の低信号
・筋腫核の境界は明瞭
・内膜の圧排所見
・変性により，内部の信号は多彩
・栄養血管の発達

図3　子宮筋腫　MRIのポイント

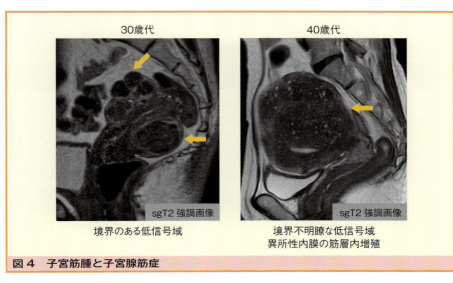

図4　子宮筋腫と子宮腺筋症

- 子宮筋腫の診断に血液検査は必須ではないが、貧血を伴うことが多いため基本的な検査として行う．初診時はおもにヘモグロビン（Hb），ヘマトクリット（Ht），赤血球数（RBC），血小板数（Plt），白血球数（WBC），CRP，LDH，Dダイマーを確認し，一般状態とともに筋腫に起因する貧血の評価，筋腫の変性・壊死，炎症，血栓症などの有無を確認する指標とする．結果から他疾患，合併疾患が疑われる場合は追加検査を行う．

補足説明
鑑別検査
- LDH（乳酸脱水素酵素）は子宮肉腫などの悪性腫瘍で高値を示すことがある．変性した筋腫でも高くなることがある．
- CA125は上皮性卵巣がんの腫瘍マーカーであるが，子宮腺筋症，子宮内膜症でも高値を示すことがあるため，これらを鑑別診断の参考とする．

血液検査基準値
- Hb（女性）：11.6～14.8 g/dL
- Ht（女性）：35.1～44.4%
- RBC（女性）：386～492万/μL
- MCV：83.6～98.2 fL
- MCH：27.5～33.2 pg
- MCHC：31.7～35.3%
- Plt：15.8～34.8万/μL
- WBC：3,300～8,600/μL
- CRP：0.00～0.14 mg/dL
- LDH：124～222 U/L
- Dダイマー：0.0～0.5 μg/mL

検査に関する臨床知
- 子宮筋腫の患者は多くの場合，過多月経や不正性器出血に伴う鉄欠乏性貧血がある．過多月経でゆっくりと長期間で貧血が進行していることが多いため，身体が慣れ，Hb3～4 g/dLといった重度な貧血でも自覚症状がなく日常生活を送れていることがある．Hb，MCV，MCHCの結果から，貧血の有無と病態（MCV≦80 fL，MCHC≦30%で小球性低色素性貧血）を確認して筋腫に起因する貧血であるかを，他の検査結果も含めて判断する．
- 急性出血時は出血直後のHb，Ht，RBC値は大きな減少がみられず，しばらくして循環血液量を補うために血漿量の増加が起こり低下を認める．そのため，筋腫に伴う多量出血時には直後の検査値だけでなく，出血量と患者の状態変化の観察を行い，総合的に判断し対応する．

診断のされ方

- 子宮筋腫は多くの場合は問診，内診とエコーにより診断される．さらに確定診断と治療法検討のためにMRIで筋腫の数，大きさ，部位，種類，変性の有無を確認し，子宮腺筋症や子宮肉腫などとの鑑別診断を行う．
- 筋腫以外の良性疾患や悪性腫瘍との鑑別が必要な場合は細胞診・組織診検査，CT，子宮鏡検査，子宮卵管造影検査，血液・腫瘍マーカー検査などの諸検査を行う．

診断に関する臨床知
- 診断では筋腫と同じく，子宮の筋層内に発生する子宮腺筋症と悪性腫瘍である子宮肉腫，子宮体がんなどとの鑑別診断が重要となる．子宮肉腫との鑑別は難しく，検査では判明せず筋腫の手術後に病理組織検査で子宮肉腫と診断されることもある．通常，閉経後に筋腫が大きくなることはないため，閉経後に腫大する場合，あるいは急激に腫大する場合は悪性腫瘍を疑う．年齢，腫瘍の大きさや変化，諸検査の結果により総合的に診断し，治療法を決定する．

補足説明
子宮筋腫との鑑別
- 子宮腺筋症：良性疾患で，子宮内膜に似た組織が子宮の筋層内で発生・発育する境界が不明瞭な腫瘤である．おもな症状は痛み，不妊である．同じように子宮内膜に似た組織が子宮以外の臓器表面で発生・発育するものを子宮内膜症といい，区別される．
- 子宮肉腫：子宮体部に発生する非上皮性悪性腫瘍で，①がん肉腫，②平滑筋肉腫，③子宮内膜間質肉腫に分類される．きわめてまれな疾患であるが一般的に進行が早く，予後は不良である．

治療法の選択

- 子宮筋腫は良性腫瘍であり，閉経後には縮小するため，症状が乏しい場合や閉経が近い場合は経過観察となる．
- 過多月経，貧血や痛み，圧迫症状などの症状がある場合や悪性疾患の可能性がある場合は手術適応となる．また，挙児希望があり不妊や流早産の原因となっている場合や妊娠中や分娩時に障害となる可能性がある場合は子宮を温存する保存的治療を検討して行う．
- 筋腫の発生部位，大きさ，症状，患者の年齢や妊孕性（妊娠できる能力），挙児希望の有無，子宮温存の希望などにより治療方針を決定していく必要がある．
- 筋腫のおもな治療には，対症療法，薬物療法，手術療法がある．
- *対症療法：鉄剤，止血薬，消炎鎮痛薬（非ステロイド性抗炎症薬 nonsteroidal anti-inflammatory drugs：NSAIDsなど）を使用して諸症状の緩和をはかる．
- *薬物療法：ゴナドトロピン放出ホルモン（gonadotropin-releasing hormone：GnRH）アゴニストによる偽閉経療法がある．
- *手術療法：手術には筋腫のある子宮を摘出する子宮全摘出術（腹式・腟式・腹腔鏡下）と筋腫核（筋腫の瘤）のみを摘出する筋腫核出術（腹式・腟式・腹腔鏡下・子宮鏡下）がある．子宮全摘出術は根治的治療となり症状や再発リスクがなくなるが，妊孕性を失う．筋腫核出術は子宮を温存できる保存的治療ではあるが，再発の可能性はある．

＊そのほかに保存的治療として子宮動脈塞栓術（UAE）や集束超音波療法（FUS）がある．いずれも筋腫の位置，大きさ，数，変性の有無などによって適応が判断されるが，挙児希望のある患者には推奨されていない．

補足説明
- **GnRHアゴニスト（偽閉経療法）**：GnRHと類似した構造をもつホルモン剤．卵巣からのエストロゲン分泌を抑制し，月経を止めて筋腫を縮小する治療法である．閉経が近い場合や手術前処置として筋腫の縮小や貧血改善を目的に行うことがある．骨粗鬆症予防のため，通常は6ヵ月間を使用限度とし，6ヵ月の休薬期間を必要とする．使用を中止し月経開始後には筋腫は再増大してしまう．また，副作用に更年期障害様の症状がある．

用語解説
- **子宮動脈塞栓術（uterine artery embolization：UAE）**：血管撮影下で筋腫の栄養血管にカテーテルを入れて塞栓物質（吸収性のゼラチンスポンジ）を注入して血流を遮断し，発育を抑え縮小させる治療法である．
- **集束超音波療法（focused ultrasound surgery：FUS）**：多数の超音波を1点に集中させて，振動エネルギーを熱エネルギーに変換して筋腫を焼灼し壊死させて縮小する治療法である．

治療に関する臨床知
- 安全に手術を行うためには術前の貧血改善が必要である．検査データを確認し，症状に応じて鉄剤，止血剤，GnRHアゴニストの一時的使用などにより貧血の改善をはかる．重度の貧血の場合は，術前に輸血を行うこともある．
- 筋腫の開腹手術では子宮全摘出術よりも，多発した筋腫を複数摘出する筋腫核出術のほうが術中の出血量が多くなることがある．手術操作により術後出血のリスクもあるため，術後の状態観察とともに血液検査結果を確認して異常の早期発見に努める．

文献
1）鈴木彩子：子宮の腫瘍・類腫瘍．産婦人科研修の必修知識2009．日本産科婦人科学会雑誌 61(5)：N145-150，2009
2）倉智博久：婦人科良性腫瘍・類腫瘍．日本産婦人科学会雑誌 63(4)：N29-36，2011
3）道又元裕 監：見てわかる産婦人科ケア 看護手順と疾患ガイド．照林社，pp82-121，2013
4）杉村和朗 監訳：画像診断ポケットガイド婦人科Top100診断．メディカル・サイエンス・インターナショナル，pp11-22，2005

婦人科系疾患・乳腺疾患

乳がん

金井久子

ポイントになる検査項目
- 乳がんの画像検査：マンモグラフィ（MMG），乳房エコー，乳房MRI
- 乳がんの病理検査：穿刺吸引細胞診，分泌物細胞診，擦過細胞診，病理組織検査〔針生検，バコラ生検，マンモトーム（超音波ガイド下・ステレオガイド下）生検，切開生検〕

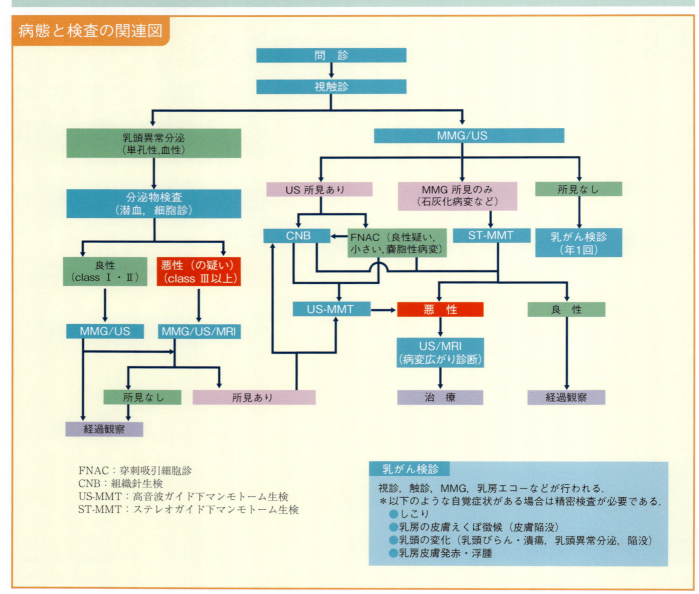

(吉田 敦：乳腺疾患診断のフローチャート．"乳癌診療ポケットガイド"．第2版，中村清吾 監，医学書院，p13，2014より転載)

どんな疾患か

- 乳房内に存在する組織を原発とする悪性腫瘍である．
- 乳がんは，組織学的に非浸潤がん，浸潤がん，Paget病に大別される（表1）．
- また乳がんはがん細胞の免疫染色でホルモンレセプター抗体やHER2蛋白発現状態で分類される（表2）．

表1 乳がんの組織学的分類

1. 非浸潤がん	1a. 非浸潤性乳管がん
	1b. 非浸潤性小葉がん
2. 浸潤がん	2a. 浸潤性乳管がん
	2a1. 乳頭腺管がん
	2a2. 充実腺管がん
	2a3. 硬がん
	2b. 特殊型
3. Paget病	

表2 乳がんのサブタイプと治療

Type	ホルモン受容体(＋)		ホルモン受容体(－)
増殖能	低い	高い	
HER2(－)	Luminal A	Luminal B	トリプルネガティブ
HER2(＋)	Luminal B		HER2

用語解説

- **増殖能**：乳がん細胞を免疫組織染色してKi-67という核内蛋白質が染まる細胞は増殖期にあるもので，それが多ければ腫瘍の活動性として増殖能が高いことを示す．
- **HER2（ハーツー）蛋白の発現**：HER2蛋白は乳がん細胞の表面に発現し，がん細胞の増殖を促す作用を示す．HER2蛋白の作用を抑制するハーセプチン®という薬が開発された．ハーセプチン®はHER2蛋白を多く発散しているがん細胞のみを標的に効果を示すため，一般の抗がん剤に比べて副作用が少ない．免疫染色検査で強陽性（3＋）の場合，ハーセプチン®の適応となる．2＋の場合はDNA検査（FISH法）を追加し判定する．

体の中で起きていること（病態生理）

- 乳がんは乳腺組織に発生する腫瘍で，母乳がつくられる小葉からその通路となる乳管に移行する部分から発生し，増殖しながら乳管の内側を進展する．がんがこの乳管の内側にとどまっているものを非浸潤がんという．この場合，リンパ節や遠くの臓器に転移することはない．一方，乳管の壁を壊し，がんが周りの組織にまで及んだものを浸潤がんといい，リンパ節や遠隔臓器に転移する可能性が出てくる（図1）．

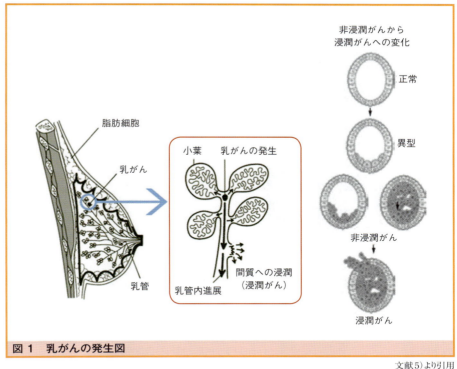

図1 乳がんの発生図

文献5）より引用

検査の読み方 ここがポイント！

画像診断（図2）

- **MMG**
- ＊評価項目：腫瘤・石灰化
- ＊腫瘤の評価：分葉形（くびれのあるもの）・不整形（スピキュラ）は悪性が疑われる（図3）．
- ＊石灰化の評価：石灰化の形態による分類を表3に示す．
- ＊石灰化の分布：集簇性・線状・区域性は悪性が疑われる（図4）．

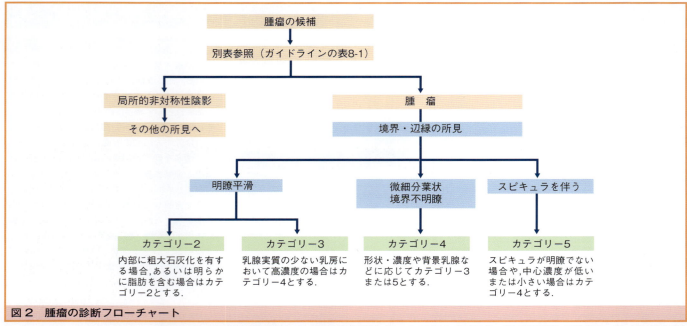

図2 腫瘤の診断フローチャート

(日本医学放射線学会,日本放射線技術学会 編:マンモグラフィガイドライン. 第3版増補版, 医学書院, p69, 2014より転載)

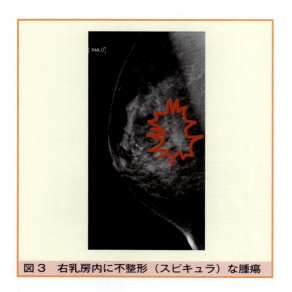

図3 右乳房内に不整形（スピキュラ）な腫瘤

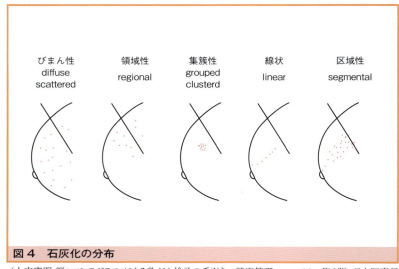

図4 石灰化の分布

(大内憲明 編:マンモグラフィによる乳がん検診の手引き—精度管理マニュアル. 第6版, 日本医事新報社, p75, 2016より引用)

表3 石灰化の形態

微細円形 (small round)	・1mm以下，円形/楕円形辺縁明瞭 ・点状石灰化(≦0.5 mm, punctate)
淡く不明瞭 (amorphous/indistinct)	・円形〜フレーク状 ・小さい/淡いために明確な形態分類不能
多形性/不均一 (pleomorphic)	・さまざまな大きさ，形態，濃度の不整形 ・0.5 mm以下
微細線状/微細分枝状 (fine・linear/fine・branching)	・細長く不整形，線状だが断裂 ・幅≦0.5 mm

文献4)より引用

補足説明
- MMG検診で死亡率減少効果が確認されている．

検査に関する臨床知
- MMGを痛がり，検査を嫌がる患者がいるので，圧迫の意味，検査の意義など説明し，看護師は不安の軽減に努める．

- 乳房エコーの画像所見
* 正常乳房エコー画像を図5に示す．

《悪性が疑われるもの》
* 境界部高エコー像（halo ハーロー）：腫瘍の境界部に認められる高エコーの反射量を指す．仏像やマリア像の後光のように見える．
* 前方境界線の断裂：がんが乳腺を越えて脂肪組織に浸潤すると境界線が断裂する（図6）．
* 縦横比計測：腫瘤の最大断面における「深さ÷幅」の数値．悪性では大きな値を示す[3]．
[カットオフ値は0.7]

- MRI・CT
* 広がり診断のために用いられる．
- 骨シンチグラフィ
* 骨転移診断のために用いられる．
- PET-CT・CT
* 全身検索，再発・転移の評価に有用である．

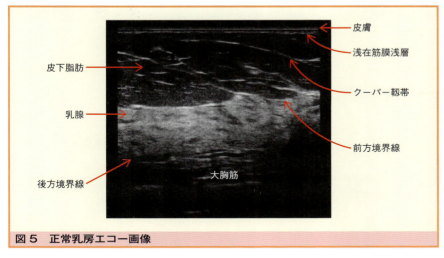

図5 正常乳房エコー画像

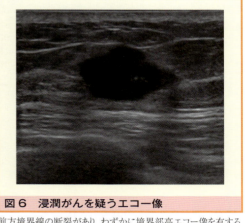

図6 浸潤がんを疑うエコー像
前方境界線の断裂があり，わずかに境界部高エコー像を有する．不整形低エコー腫瘤で，浸潤がんを考える．
（写真提供）聖路加国際病院　角田博子 医師

病理診断（図7）

- 術前の組織診断でわかること：組織学的分類，核グレード，サブタイプ
- 術後病理所見でわかること：術前の組織診断に加え，腫瘍径，乳がんの波及度，センチネルリンパ節（見張りのリンパ節）や腋窩リンパ節への転移の有無．

★病理報告書の読み方[8]

・組織学的異型度／核異型度：細胞や構造の見た目の悪さを示す．
構造異型（1.2.3），核異型（1.2.3），核分裂数（1.2.3）をそれぞれスコア化し，合計したもので異型度を決める（数字が高いほど異型度が高い）．
核グレード1（3〜5），核グレード2（6〜7），核グレード3（8〜9）

・組織学的波及度
乳腺の中：g（gland），脂肪まで：f（fat）
皮膚まで：s（skin），大胸筋まで：p（pectoral muscle）

・リンパ管侵襲（ly）：がん細胞がリンパ管に入り込んだ状態である．

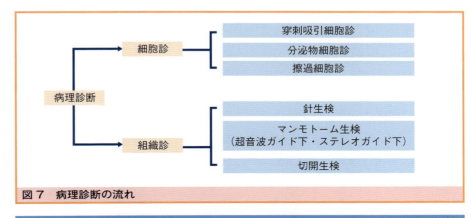

図7 病理診断の流れ

補足説明
- 核グレード（NG）：がん細胞の核の形態と核分裂の程度を評価して3段階に分類する．
- エストロゲン受容体（ER）・プロゲステロン受容体（PgR）：乳がん細胞にエストロゲンやプロゲストロンに反応する受容体があるかどうか調べ，受容体がある場合，女性ホルモンの影響を大きく受けて成長するタイプの乳がんである．受容体陽性の場合，内分泌療法の効果が期待できる．

診断のされ方

- 乳がんは症状，視触診，画像所見，病理結果を総合的に判断して診断する．
- 症状としては，腫瘤を自覚して来院する患者が多く，病理検査で確定診断を行う．
- そして治療は，サブタイプと乳がんの広がりによって組み立てられる．

〔ポイント〕良性疾患との鑑別が必要
 * おもな良性疾患：乳管内乳頭腫，乳腺症（腺症・囊胞・線維腺腫など），乳腺炎，葉状腫瘍

治療法の選択

- 原発性乳がんの治療の流れを図8に示す．

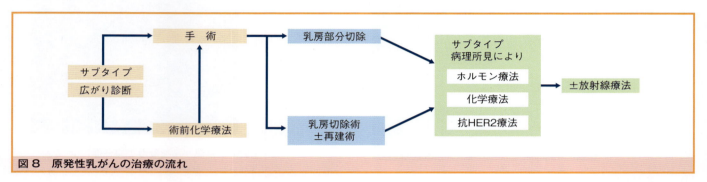

図8　原発性乳がんの治療の流れ

局所療法
- 手術療法
 * 乳房切除術
 * 乳房切除術＋再建術（人工物再建，自家組織再建）

- 放射線療法
 * 乳房部分切除術後の残存乳房に照射
 * 腋窩リンパ節転移（4個以上）に対して腋窩に照射
 * がんの腫瘍径が5cm以上の場合，術後に胸壁に照射

全身療法
- 化学療法
- 分子標的薬
- 内分泌療法

用語解説

人工物再建
- 乳腺切除と同時にシリコンを挿入する：一次一期再建．
- 乳腺切除と同時に組織拡張器（ティッシュエキスパンダー）を挿入し，皮膚を伸ばしてからシリコンに入れ替える：一次二期再建．
- 乳がんの手術後に改めて再建する場合：二次再建．

自家組織再建
- 腹直筋皮弁：腹部の筋肉と脂肪を移植する方法．
- 穿通枝皮弁：腹部やおしりなどの脂肪と皮膚に血管がついた組織を移植する方法．
- 広背筋皮弁：背中の筋肉を移植する方法．

文献
1) 日本乳癌学会 編：乳腺腫瘍学．金原出版，2013
2) 大内憲明 編著：マンモグラフィによる乳がん検診の手引き—精度管理マニュアル．日本医事新報社，2000
3) 阿部恭子，他監：乳がん患者ケア．学研メディカル秀潤社，2013
4) 中村清吾 監：乳癌診療ポケットガイド．第2版，医学書院，2014
5) 山内英子 監：聖路加国際病院ブレストセンター乳がん冊子
6) 日本乳癌学会 編：患者さんのための乳がん診療ガイドライン2014年版．金原出版，2014
7) 射場典子，他監：乳がん患者へのトータルアプローチ．ピラールプレス，2005
8) 矢形 寛：乳がん病理の基礎知識，乳がん看護はトータルケアへ．看護学雑誌 68 (11)：1067-1074，2004

索引

あ行

アイソトープ検査 ……………………………… 196
亜急性甲状腺炎 ………………………………… 195
悪性褐色細胞腫 ………………………………… 207
悪性リンパ腫 …………………………………… 239
アスピリン ……………………………………… 89
アダムス・ストークス発作 …………………… 77
圧迫骨折 ………………………………………… 244
圧負荷 …………………………………………… 96
アップルコアサイン …………………………… 137
アディポサイトカイン ………………………… 151
アドヒアランス …………………………… 54, 212
アトピー型喘息 ………………………………… 50
アミラーゼ ……………………… 103, 167, 171, 179
アミロイドーシス ……………………………… 244
アラキドン酸カスケード ……………………… 273
アルテプラーゼ ………………………………… 10
アルブミン（Alb） ……………… 82, 103, 156, 200
アンチトロンビン ……………………………… 272
アンチトロンビンⅢ（ATⅢ） ……………… 273
アンドロゲン …………………………… 207, 236
アンモニア ……………………………………… 156
胃・十二指腸潰瘍 ……………………………… 129
イオンチャネル ………………………………… 78
胃がん …………………………………………… 133
胃食道逆流症（GERD） …………… 126, 260
一次結核 ………………………………………… 60
一過性脳虚血発作 ……………………………… 7
遺伝子検査 ………………………………… 40, 61
イヌリンクリアランス（Cin） ……………… 215
インスリン作用不足 …………………………… 182
インスリン抵抗性 ……………………………… 182
インスリン抵抗性改善薬 ……………………… 153
インスリン分泌指数 …………………………… 185
インスリン分泌不全 …………………………… 182
インターフェロン（IFN） …………… 150, 158
インターベンショナルラジオロジー（IVR） … 15
院内肺炎 ………………………………………… 44
インフルエンザ検査 …………………………… 69
インフルエンザ肺炎 …………………………… 67
ウイルス細菌混合性肺炎 ……………………… 68
ウイルス性肺炎 ………………………………… 67
ウイルスマーカー ……………………………… 149
ウインドウ・ピリオド ………………………… 264
ウェアリングオフ現象 ………………………… 31
植込み型除細動器（ICD） …………………… 93
運動負荷試験 ……………………………… 48, 52
栄養指導 ………………………………………… 153
腋窩リンパ節 …………………………………… 293
エコーパターン分類 …………………………… 282
エストロゲン …………………………………… 286
エストロゲン受容体（ER） ………………… 293
エプワース眠気尺度（ESS） ………………… 65
エラスターゼ1 ………………………………… 171
エリスロポエチン ……………………………… 222
塩基過剰（BE） ………………………………… 48
嚥下造影検査 …………………………………… 34
炎症性サイトカイン …………………………… 249
炎症性肉芽組織 ………………………………… 249
遠心性肥大 ……………………………………… 95
円錐切除術 ……………………………………… 279
エンドキサンパルス療法 ……………………… 255
エンピリック治療 ……………………………… 45
黄色腫 …………………………………………… 191

か行

改訂ロサンゼルス分類 ………………………… 127
潰瘍性大腸炎（UC） ………………………… 141
解離性大動脈瘤 ………………………………… 102
化学療法 ……………………………… 5, 42, 139
核グレード（NG） …………………………… 293
喀痰検査 …………………………… 45, 52, 61
喀痰細菌検査 …………………………………… 69
喀痰細胞診 ……………………………………… 40
拡張型心筋症（DCM） ……………………… 91
下垂体腫瘍 ……………………………………… 203
下垂体性副腎皮質刺激ホルモン ……………… 207
仮性大動脈瘤 …………………………………… 101
家族性高コレステロール血症（FH） ……… 190
家族性複合型高脂血症 ………………………… 190
下大静脈フィルター …………………………… 115
過多月経 ………………………………………… 286
褐色細胞腫 ……………………………………… 207
活性酸素 ………………………………………… 20
カテーテルアブレーション …………………… 78
過粘稠症候群 …………………………………… 244
カプトプリル負荷試験 ………………………… 208
可溶性フィブリン（SF） …………………… 273
カルシウム（Ca） ……………………………… 228
カルシトニン …………………………………… 200
カルディオバージョン ………………………… 78
肝逸脱酵素 ……………………………………… 92
肝炎 ……………………………………………… 147
肝がん …………………………………………… 159
換気補助療法 …………………………………… 48
間欠性跛行 ……………………………………… 117
肝硬変 ………………………………… 155, 160
肝細胞がん ……………………………………… 157
間質性肺炎 …………………………… 55, 257
桿状核球 ………………………………………… 240
肝生検 …………………………………………… 152
関節液 …………………………………………… 249
間接ビリルビン（I-Bil） …………………… 156
関節リウマチ（RA） ………………………… 249
感染性心内膜炎 ………………………………… 106
がん胎児性抗原 ………………………………… 137
冠動脈造影 ……………………………………… 88
冠動脈バイパス術（CABG） ………………… 89
がん抑制遺伝子 ………………………………… 281
冠攣縮性狭心症 ………………………………… 86
気管支喘息 ……………………………………… 50
気管支肺胞洗浄 ………………………………… 57
気腫性病変 ……………………………………… 47
気道炎症 ………………………………………… 51
気道可逆性検査 ………………………………… 52
気道過敏性検査 ………………………………… 52
気道モデリング ………………………………… 51
偽閉経療法 ……………………………………… 288
逆流性食道炎 …………………………………… 257
求心性肥大 ……………………………………… 95
急性右心不全 …………………………………… 81
急性肝炎 ………………………………………… 147
急性冠症候群（ACS） ………………………… 86
急性呼吸促迫症候群（ARDS） ……………… 166
急性心原性肺水腫 ……………………………… 81
急性心不全 ……………………………………… 80
急性腎不全（ARF） …………………………… 218
急性膵炎 ………………………………………… 166
急性膵炎重症度判定 …………………………… 167
急性胆囊炎 ……………………………………… 174
急性肺血栓塞栓症 ……………………………… 110
急性白血病 ……………………………………… 239
急性非代償性心不全 …………………………… 81
急性腹膜炎 ……………………………………… 177
急速進行性糸球体腎炎 ………………………… 215
吸入ステロイド薬 ……………………………… 54
狭心症 …………………………………………… 86
胸水細胞診 ……………………………………… 40
強皮症腎 ………………………………………… 257
キラーT細胞 …………………………………… 261
筋萎縮性側索硬化症 …………………………… 32
筋腫核出術 ……………………………………… 288
筋層内筋腫 ……………………………………… 286
クッシング症候群 ……………………………… 207
クッシング病 …………………………… 202, 203, 207
クボステック徴候 ……………………………… 201
クモ膜下出血（SAH） …………………… 7, 13
グラム染色 ………………………………… 20, 69
グリーソン分類 ………………………………… 235
グリコアルブミン ……………………………… 184
クリニカルシナリオ …………………………… 84
グルコース ……………………………………… 82
クレアチニン（Cr） … 11, 82, 103, 167, 216, 221, 228
クレアチニンクリアランス（Ccr） … 210, 215, 220
クレアチンキナーゼ（CK） ……………… 87, 103
クローン病（CD） ………………………… 141
経気管支肺生検 ………………………………… 57
経口ブドウ糖負荷試験（75gOGTT） …… 184, 204
軽症急性胆囊炎 ………………………………… 175
経尿道的尿管結石砕石術（TUL） ………… 228
経皮経肝胆囊吸引（PTGBA） ……………… 176
経皮経肝胆囊ドレナージ（PTGBD） ……… 175
経皮的冠動脈形成術（PCI） ………………… 89
経皮的経静脈的僧帽弁交連切開術（PTMC） … 100
経皮的腎砕石術（PNL） …………………… 228
劇症肝炎 ………………………………………… 147
血圧コントロール ……………………………… 11
血液凝固系 ……………………………………… 271
血液検査 …………………………………… 4, 231
血液浄化療法 …………………………………… 222
血液線溶系 ……………………………………… 271
血液透析（HD） ………………………………… 222
血液培養 ………………………………………… 106
血液培養検査 …………………………………… 20
結核菌 …………………………………………… 59
結核性髄膜炎 …………………………………… 18

血管拡張薬	260
血管内皮細胞	267
月経痛	286
血行性転移	122, 137
血漿アルドステロン濃度（PAC）	208
血小板数（Plt）	11, 103, 143, 153, 156, 161, 167, 254, 288
血漿レニン活性（PRA）	208
血清 PSA 値	234
血清アルブミン	161
血清アンモニア	161
血清カルシウム	244
血清クレアチニン（Cr）	210, 221, 225, 244, 254
血清総蛋白	224
血清尿酸値	188
血清尿素窒素	221
血清ペプシノゲン	133
血清補体価	216
結石	226
結節形成	157
血中 C-ペプチド	184
血中コルチゾール	203, 204
血中乳酸値	270
血糖自己測定	184
血糖値	171, 184
血尿	215, 221, 227
ケルニッヒ徴候	19
原発性アルドステロン症（PA）	207
限局性腹膜炎	178
顕微鏡的血尿	215, 221, 227
抗 CCP 抗体	249
抗 ds-DNA 抗体	254
抗 GBM 抗体	215
抗 HIV 療法	264
抗 IgG 抗体	249
抗 Sm 抗体	254
抗インフルエンザ薬	70
抗ウイルス薬	158
好塩基球	240
抗核抗体	254, 256, 258
高カリウム血症	221
抗凝固療法	89, 275
抗菌薬	20, 45, 70
抗菌薬感受性検査	108
高血圧	72
高血圧性急性心不全	81
高血糖性高浸透圧症候群	182
抗甲状腺ペルオキシターゼ抗体（TPOAb）	196
抗甲状腺薬	197
抗サイログロブリン抗体（TgAb）	196
高脂血症	190
甲状腺機能異常症	195
甲状腺機能亢進症	195
甲状腺機能低下症	195
甲状腺腫瘍	198
甲状腺中毒症	195
甲状腺刺激ホルモン（TSH）	196, 200
拘束型心筋症（RCM）	91
拘束性換気障害	57
好中球アルカリホスファターゼ（NAP）	240
高張食塩水負荷試験	204
後天性免疫不全症候群（AIDS）	261
高トリグリセリド血症	191
高尿酸血症	187
高尿素窒素血症	221
高拍出性心不全	81
後負荷	73, 267
項部硬直	19
興奮産生の異常	77
興奮性アミノ酸	20
興奮伝導の異常	77
抗リウマチ薬（DMARDs）	251
呼気中一酸化窒素濃度	52
呼吸機能検査	48, 51, 57, 259
呼吸抵抗検査	52
骨吸収	211
骨形成	211
骨髄腫細胞	244
骨髄腫診断事象	246
骨髄性白血病	239
骨粗鬆症	211
骨代謝マーカー	211
骨転移	234
骨盤底筋運動	236
骨密度検査	211
コリンエステラーゼ	156
コルチゾール	203, 207
コルヒチン	189
コルポスコピー	279

さ行

細菌性髄膜炎	18
最小発育阻止濃度（MIC）	107
最大吸気圧（MIP）	35
最大呼気圧測定（MEP）	35
細胞傷害性 T 細胞	148
細胞診	279
サイログロブリン	200
左室駆出率（LVEF）	92, 99
左室内径短縮率（%FS）	92
酸素療法	70
自家組織再建	294
自家末梢血幹細胞移植	247
敷石像	143
子宮鏡検査	279, 287
子宮筋腫	286
子宮頸がん	278
子宮腺筋症	288
子宮全摘出術	288
子宮体がん	278
糸球体腎炎	215
糸球体濾過量（GFR）	215, 221
子宮動脈塞栓術（UAE）	289
子宮内膜増殖症	278
子宮肉腫	288
子宮卵管造影検査	287
シクロホスファミド	260
自己抗体	254
自己調節硬膜外鎮痛法	125
自己免疫疾患	256
脂質異常症	190, 224
ジスキネジア	31
自然排石	228
持続陽圧呼吸療法（CPAP）	66
市中肺炎	44
シバリング	270
脂肪肝	151
粥状硬化	102, 116
重症急性膵炎	166
重症急性胆嚢炎	175
重症虚血肢（CLI）	116
縦走潰瘍	143
集束超音波療法（FUS）	289
ジュネーブ・スコア	110
腫瘍マーカー	39, 124, 161, 279, 283
小細胞がん	39
硝酸薬	89
常染色体優性遺伝	23
小脳失調症状	26
上部内視鏡検査	130
漿膜下筋腫	286
静脈エコー	115
静脈血栓塞栓症（VTE）	110
初期輸液蘇生	269
食事療法	188
食道	122
食道亜全摘術	125
食道がん	122
食道造影	122
食道内 24 時間 pH モニタリング	127
食道裂孔ヘルニア	128
除細動	78
ショック徴候	180
自律神経障害	24, 26
腎移植	222
腎盂腎炎	227, 231
心エコー	81, 96, 106
心筋梗塞	86
心筋症	91
真菌性髄膜炎	18
針筋電図	34
神経伝導検査	34
心原性ショック	81
進行胃がん	133
人工血管置換術	104
人工呼吸療法	36, 70
腎後性急性腎不全	220
心室再同期療法（CRT）	93
心収縮力	73
浸潤	136
浸潤がん	291
腎性急性腎不全	219
腎生検	215, 221
真性大動脈瘤	102
腎前性急性腎不全	219
心臓移植	93
心臓肥大	95
心臓由来脂肪酸結合蛋白（H-FABP）	87
腎代替療法	222
腎尿管膀胱部単純 X 線	228
深部静脈血栓症（DVT）	113

心不全	80	
腎不全	218	
髄液検査	4, 20	
膵がん	169	
膵酵素	167	
推定右室収縮期圧	259	
推定糸球体濾過量（eGFR）	92, 216, 221, 225, 244	
髄膜炎	18	
睡眠時無呼吸症候群（SAS）	64	
スキルス胃がん	134	
スキンスコア	258	
ステロイド	225, 255	
ステロイドパルス療法	255, 260	
すりガラス影	69	
声帯麻痺	200	
成長ホルモン（GH）	203	
成長ホルモン産生腺腫	203	
成分栄養療法	146	
生理食塩水負荷試験	208	
咳の最大流速（CPF）	34	
石灰化	95, 291	
赤血球数	11, 103, 130, 288	
赤血球沈降速度（赤沈）	143	
腺がん	39, 278	
潜血	103	
全身性エリテマトーデス（SLE）	253	
全身性炎症反応症候群（SIRS）	166, 174, 267	
全身性強皮症（SSc）	256	
喘息治療薬	54	
先端巨大症	202, 203	
センチネルリンパ節	293	
仙痛発作	227	
前負荷	73	
前立腺がん	236	
前立腺特異抗原	234	
総IgE抗体検査	53	
造影CTGrade	167	
早期胃がん	133	
臓器障害	246	
総コレステロール（TC）	11, 118, 144, 156, 225	
僧帽弁狭窄症	95	
僧帽弁閉鎖不全症	95	
足関節上腕血圧比（ABI）	117	
続発性骨粗鬆症	211	
組織診	279	
ソノヒステログラフィ	287	

た行

体外式膜型人工肺（ECMO）	70	
体外衝撃波砕石術（ESWL）	228	
体血管抵抗	73	
大細胞がん	39	
代謝性アシドーシス	267	
大腸がん	136	
大動脈弁狭窄症	95	
大動脈弁閉鎖不全症	95	
大動脈瘤	102	
大量免疫グロブリン静注療法	259	
多系統萎縮症（MSA）	23	

多剤併用療法	264	
多臓器障害（MODS）	166	
多臓器不全	267	
多発性骨髄腫	244	
単純性尿路感染症	230	
胆石	174	
断層エコー	96	
胆嚢ドレナージ	175	
蛋白・エネルギー栄養障害（PEM）	142	
蛋白尿	221, 224	
蛋白分画	143	
蓄尿	215	
腟拡大鏡検査	279	
中間尿	232	
中枢型睡眠時無呼吸症候群（CSAS）	64	
中枢性尿崩症	202, 204	
中性脂肪	11, 144	
中等症急性胆嚢炎	175	
中毒性結節性甲状腺腫	195	
直接ビリルビン（D-Bil）	156	
直接服薬確認療法（DOTS）	62	
直腸診	234	
チロシンキナーゼ阻害薬	242	
痛風	187	
デ・エスカレーション治療	45	
低アルブミン血症	224	
定型肺炎	44	
低分化がん	198	
デキサメタゾン抑制試験	208	
滴状心	47	
デジタルサブトラクション血管造影（DSA）	15	
転移性肝がん	159	
電気生理学的検査（EPS）	78	
頭蓋内圧亢進	3	
糖新生	184	
透析療法	222	
動注療法	168	
糖尿病	182	
糖尿病神経障害	182	
糖尿病腎症	182, 225	
糖尿病性ケトアシドーシス	182	
糖尿病網膜症	182	
動脈硬化	102, 191	
特異型IgE抗体検査	53	
特発性間質性肺炎	55	
特発性肺線維症	57	
ドパミンアゴニスト	31	
ドパミントランスポーター	29	
ドパミントランスポーターシンチグラフィー	30	
ドプラエコー	96	
塗抹検査	61	
トリグリセリド（TG）	117, 190	
トリプシン	167, 171	
努力性肺活量	35, 51	
トルソー症候群	7	
トルソー徴候	201	
トロポニン	82	
トロポニンI	87	
トロポニンT	87	
トロンビン	272	
トロンビン・アンチトロンビンIII複合体（TAT）	273	
トロンボモジュリン	272	

な行

内視鏡的止血術	131	
内視鏡的粘膜下層剥離術（ESD）	135	
内視鏡的粘膜切除術（EMR）	135	
内照射療法	236	
内診	287	
内分泌機能検査	204	
難病	36	
肉眼的血尿	215, 221, 227, 236	
二次感染	68	
二次結核	60	
二次性高血圧	72	
二次性高脂血症	190, 191	
二次性細菌性肺炎	68	
ニトログリセリン	89	
乳がん	291	
乳酸脱水素酵素（LDH）	57, 103, 167, 240, 288	
乳酸値	179, 267	
乳頭がん	198	
乳房切除術	294	
ニューロ・ナビゲーションシステム	5	
尿アルブミン排泄量	184	
尿検査	215, 227, 231	
尿酸	187, 228	
尿酸クリアランス	188	
尿酸生成抑制薬	189	
尿酸値（UA）	240	
尿酸排泄促進薬	189	
尿潜血反応	227	
尿蛋白	184, 215, 254	
尿中C-ペプチド	184	
尿中コルチゾール	204	
尿中尿酸排泄量	188	
尿中遊離コルチゾール	203	
尿沈渣	215, 227, 232	
尿糖	184	
尿道炎	231	
尿比重	103	
尿路感染	227	
尿路感染症（UTI）	230	
尿路結石	226	
尿路通過障害	227	
ネガティブフィードバック	199, 203, 207	
ネフローゼ症候群	224	
粘膜下筋腫	286	
脳血管撮影	4	
脳血管障害	7	
脳梗塞	7	
脳実質外腫瘍	2	
脳実質内腫瘍	2	
脳出血	7	
脳腫瘍	2	
脳深部刺激療法（DBS）	31	
脳脊髄液	19	
脳卒中	7	
脳保護療法	12	

は行

パーキンソニズム	24
パーキンソン症候群	29
パーキンソン病	29
肺炎	44
肺拡散能障害	57
肺がん	39
肺結核	59
敗血症	180, 229, 266
敗血症性ショック	267
肺血栓塞栓症（PE）	110
肺高血圧症	57, 257
培養検査	61
破壊性甲状腺炎	195
橋本病	195, 198
播種性血管内凝固症候群（DIC）	166, 271
バセドウ病	195
パタカラ発声	201
白血球数（WBC）	11, 45, 69, 82, 103, 130, 143, 167, 179, 231, 240, 254, 288
白血球分画	103
白血病	239
ハプトグロビン	254
瘢痕化	95
反跳痛	178
パンヌス	249
汎発性腹膜炎	178
非ST上昇型心筋梗塞（NSTEMI）	86
非アルコール性脂肪肝炎（NASH）	151
非アルコール性脂肪性肝疾患（NAFLD）	151
ピークフロー	51
鼻腔ぬぐい液	69
非侵襲的陽圧換気（NPPV）	70, 89
非ステロイド性抗炎症薬（NSAIDs）	129, 189, 251
ヒステロスコープ	287
肥大型心筋症（HCM）	91
必須脂肪酸欠乏	141
非定型肺炎	44
ヒトパピローマウイルス（HPV）	278
ヒト免疫不全ウイルス	261
皮膚硬化	257
皮膚生検	258
非分泌型骨髄腫	247
表現促進現象	23
病的骨折	234, 244
日和見感染症	265
びらん	130
微量元素欠乏	141
ビリルビン	103, 149, 171
貧血	286
不安定狭心症	86
フィブリノゲン	11, 272
フィブリン	272
フィブリン分解産物（FDP-Dダイマー）	273
フェリチン	153, 240
腹腔内圧の上昇	180
副甲状腺	199
副甲状腺機能低下	201
複雑性尿路感染症	230
副腎がん	207
副腎腫瘍	206
副腎皮質刺激ホルモン産生腺腫	203
副腎皮質ステロイド薬	189, 260
腹部CT	152
腹部エコー	152, 170
腹部コンパートメント症候群	180
腹膜透析（PD）	222
不整脈	77
プラスミノゲン	272
プラスミン	272
ブルンジンスキー徴候	19
プレアルブミン	144
フローボリューム	51
プロカルシトニン	179
プロゲステロン	285
プロゲステロン受容体（PgR）	293
フロセミド立位負荷試験	208
プロテインC	272
プロトロンビンフラグメント1+2（F1+2）	273
プロトンポンプ阻害薬（PPI）	128, 131
分子標的薬	42, 242, 247
分節核球	240
閉塞型睡眠時無呼吸症候群（OSAS）	64
閉塞性黄疸	170
閉塞性動脈硬化症	116
閉塞性肥大型心筋症（HOCM）	92
ヘマトクリット（Ht）	11, 103, 130, 144, 288
ヘモグロビン（Hb）	11, 82, 103, 130, 144, 244, 267, 288
ヘリコバクター・ピロリ	129, 133
弁下部組織重症度分類	98
便検査	130
便潜血反応	137, 143
扁平円柱上皮境界（SCJ）	279
扁平上皮がん	39, 278
弁膜症	95
膀胱炎	231
放射性ヨウ素内用療法	201
放射線療法	5, 42
ホーマンズ徴候	114
ホーン・ヤールの重症度分類	29
補充療法	275
ポリソムノグラフィ（PSG）	65
ホルモン療法	236
本態性高血圧	72

ま行

マクロファージ	261
末期腎不全	221
末梢動脈性疾患（PAD）	116
慢性肝炎	147
慢性糸球体腎炎	215
慢性腎臓病（CKD）	211, 218
慢性腎不全（CRF）	218
慢性膵炎	166
慢性肺血栓塞栓症	110
慢性白血病	239
慢性閉塞性肺疾患（COPD）	47
未分化がん	198
脈圧	96
ミラー＆ジョーンズの分類	61
無菌性髄膜炎	18
無呼吸・低呼吸指数（AHI）	64
無症候性（くすぶり型）骨髄腫	246
無痛性甲状腺炎	195
免疫抑制薬	255, 259
免疫療法	42
網赤血球数	254

や行

薬剤感受性検査	61
疣贅	106
遊離サイロキシン（FT$_4$）	196, 200
遊離トリヨードサイロニン（FT$_3$）	196, 200
ヨウ素制限	201
容量負荷	96
ヨード染色法	124
予後予測因子	57

ら行

卵巣がん	281
リウマトイド因子	249
リウマトイド結節	249
リステリア菌	20
利尿薬	225
リパーゼ	167, 171, 179
リポ蛋白	224
リンパ球	240
リンパ球性白血病	239
リンパ行性転移	122, 137
レイノー現象	257
レニン・アンジオテンシン・アルドステロン系	207
レボドパ	31
労作性狭心症	86
肋骨脊柱角（CVA）	227
濾胞がん	198

記号・英数

%DLco	57, 259
%FVC	259
%VC	57
^{123}I甲状腺シンチグラフィ検査	196
1秒率	48, 51
1秒量	48, 51
A/G比	143
A-aDo$_2$	57
ACE阻害薬	260
ACTH	203, 207
AFP	161, 283
AFP-L$_3$分画	161
ALP	103, 148, 171
ALS	32
ALSFRS-R	35
ALT	82, 103, 144, 148, 153, 156, 161

Term	Pages
APTT	11, 111, 115
ART	264
AST	82, 103, 144, 148, 153, 156, 161
Awajiの基準	35
BAD	7
BEP療法	284
BNP	11, 82, 92, 98
BRCA1	281
BT-PABA試験	167
BUN	11, 45, 103, 130, 167, 216, 221, 225
BUN/Cr比	144
B型肝炎ウイルス（HBV）	155, 159
Bリンパ球	244, 261
C3	216, 254
C4	216, 254
Ca	78, 200
CA125	279, 283, 287
CA19-9	134, 137, 171, 279, 283
CA50	171
CD4陽性リンパ球	261
CDAI	250
CEA	39, 124, 134, 137, 171, 200, 279
CH50	216, 254
Child-Pughスコア	157
CI	269
CK-MB	87
CL	78
cold shock	267
CREST症候群	257
CRP	45, 69, 82, 103, 130, 143, 167, 179, 228, 232, 240, 249, 254, 288
CTアンギオグラフィ	15
CYF	39
CYFRA21-1	124
C型肝炎ウイルス（HCV）	155, 159
C-ペプチド	11
DAS28	250
DaTスキャン	30
D-Bil	148, 161
DDAVP試験	204
dome/neck比	17
Duke診断基準	107
DU-PAN-2	171
DXA法	211
dysoxia	270
Dダイマー	11, 110, 115, 288
EGDT	268
ELISA法	263
eRVSP	259
ESKD	222
FDP	11, 112, 115
FeNO	52
FEV_1	51
FiO_2	70
fogging effect	9
Fontaine分類	117
Forrester分類	81
FVC	51
GnRHアゴニスト	289
H_2受容体拮抗薬（H_2ブロッカー）	128, 131
HbA1c	119, 184
HBV-DNA	149
HCO_3^-	48
HCV-RNA	149
HDL-C	117, 190
head-up tilt試験	26
HER2蛋白	291
HIV	261
HIV-RNA	263
HPF	231
Hunt and Hess分類	13
Hunt and Kosnik分類	13
$ICGR_{15}$	161
IgA腎症	215
IgM-HAV抗体	149
IIPs	56
IPF	57
Jewett分類	235
Killip分類	81
KL-6	56, 57
KUB	228
LABA	54
LAP	103, 171
LDL-C	117, 190
MCH	144, 288
MCHC	288
MCV	144, 288
MDEs	246
MD法	211
MIBG心筋シンチグラフィ	30
MMG	291
MMP-3	249
m-RodnanTSS	258
Murphy's sign	175
M蛋白	244
NCC-ST-439	134
NIHSS	10
NSE	39
NT-proBNP	82, 259
NYHA心機能分類	81, 93, 95
$PaCO_2$	45, 48, 57, 82
Paget病	291
PAI-1	272
PaO_2	45, 48, 57, 82
PaO_2/FiO_2比	70
PA法	263
PCEA	125
PCO_2	34
PCR法	263
PET	40
pH	48, 57, 127
PIVKA-II	161
ProGRP	39
PSA	234
PT	11, 148, 156, 161, 273
PTH-I	200
PT-INR	11, 92, 274
PT活性%	156
QT延長	78
R-CHOP療法	199
RI核医学検査	30
rt-PA	10
SABA	54
SaO_2	48, 57
SCC	39, 279
SCC抗原	124
SDAI	250
second attack	166
SLX	39, 283
SMBG	184
SP-A	57
Span-1	171
SP-D	57
SpO_2	65
STD	230
ST上昇型心筋梗塞（STEMI）	86
T-Bil	92, 148, 161
TC療法	284
TDM	108
TIA	7
TNM分類	40, 124, 235
TP	103
t-PA	272
TSH受容体抗体（TRAb）	196
unopposed estrogen	279
Vena contracta	99
VF	34
Virchowの3徴	114
warm shock	267
Wellsスコア	110, 114
Western Blot法	263
WFNS分類	13
γ-GTP	148, 161, 171

●謹告：本書の記載事項に関しましては，出版にあたる時点において最新の情報に基づくよう，監修者，執筆者ならびに出版社では最善の努力を払っておりますが，医学・医療の進歩により，治療法，医薬品，検査など本書の発行後に変更された場合，それに伴う不測の事故に対して，監修者，執筆者ならびに出版社はその責任を負いかねますのでご了承ください．また，検査の基準値は測定法などにより異なることもありますので，各施設での数値をご確認ください．

関連図と検査で理解する
疾患 病態 生理パーフェクトガイド

2017年5月25日発行　　　　　　　　　　第1版第1刷 ©

監　修　道又(みちまた)　元裕(ゆきひろ)

発行者　渡辺　嘉之

発行所　株式会社　総合医学社
　　　　〒101-0061　東京都千代田区三崎町1-1-4
　　　　電話 03-3219-2920　FAX 03-3219-0410
　　　　URL：http://www.sogo-igaku.co.jp

Printed in Japan　　　　　　　　　　　　　株式会社新協
ISBN978-4-88378-898-9

・本書の複製権・上映権・譲渡権・公衆送信権（送信可能化権を含む）は株式会社総合医学社が保有します．
・JCOPY ＜（社）出版者著作権管理機構　委託出版物＞
本書の無断複写は著作権法上での例外を除き禁じられています．複写される場合は，そのつど事前に，（社）出版者著作権管理機構（電話 03-3513-6969，FAX 03-3513-6979，e-mail：info@jcopy.or.jp）の許諾を得てください．